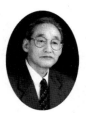

谨守改革和谐，时时临床总结，创新走走世界，追求永不停歇。

朱进忠

只有我现在治不好的病
没有治不好的病
只有我治不好的病
没有治不好的病

朱进忠／编著

朱彦欣／整理

山西出版传媒集团 · 山西科学技术出版社

中医临证经验与方法

图书在版编目（CIP）数据

中医临证经验与方法／朱进忠编著．—太原：山西科学技术出版社，
2018.8（2025.2 重印）

ISBN 978 - 7 - 5377 - 5758 - 4

Ⅰ．①中… Ⅱ．①朱… Ⅲ．①中医临床—经验—中国
—现代 Ⅳ．①R249.7

中国版本图书馆 CIP 数据核字（2018）第 145946 号

ZHONGYI LINZHENG JINGYAN YU FANGFA

中医临证经验与方法

出 版 人：阎文凯

编 著：朱进忠

责 任 编 辑：郝志岗

封 面 设 计：吕雁军

出 版 发 行：山西出版传媒集团·山西科学技术出版社
　　　　　　地址：太原市建设南路21号　邮编：030012

编辑部电话：0351 - 4922072

发 行 电 话：0351 - 4922121

经 销：各地新华书店

印 刷：山西万佳印业有限公司

开 本：890mm×1240mm　1/32

印 张：24.375

字 数：568 千字

版 次：2018 年 8 月第 1 版

印 次：2025 年 2 月山西第 6 次印刷

书 号：ISBN 978 - 7 - 5377 - 5758 - 4

定 价：75.00 元

序

　　父亲过世已经十个年头了，他的突然离世给我的打击是相当大的，意味着我永远失去了亲爱的父亲和工作学习中的指导老师，做梦都是父亲看病时用诙谐的语言跟病人交流，逗得病人、家属笑声不住，但醒来仍是眼前空空，给我留下了无尽的思念和悲痛。父亲刚离世时，有人一提到"朱老"两个字或者看到病人用急切的目光寻找"朱老"时，我的泪水便不由得夺眶而出，经常躲在被窝里哭泣，一天到晚手足厥冷，有时手僵不会拿笔写字，自我感觉那么的渺小无助。在亲朋好友的帮助下，我才逐渐走出阴霾，慢慢静下心来。父亲生前还有许多事情没有完成，我要振作起来把父亲未完成的事情想办法完成，实现他老人家生前的愿望。

　　父亲是一个坚强、勤奋的人，从小以书为伴，他高中毕业考取北京某大学，因患肺结核而被劝退学，他再接再厉又考取北京中医学院。父亲因患肺结核在校期间是免体育课的，但是在北京中医学院体育老师夏汉三的帮助下每天坚持体育锻炼，身体逐渐恢复健康，因此他总是说："人就是动物，必须得动"。父亲每天清晨5点钟左右即起床坚持体育锻炼，这样一坚持就是几十年，风雨无阻。

他大学毕业后分配到山西省中医研究所，并从师李翰卿老先生学习、继承其治疗疑难复杂及危重疾病的经验，其后于 1976 年被推荐保送到全国第一批中医研究班学习，学习全国中医名家经验，1977 年毕业回原单位。父亲除坚持临床、教学外，还在辨证论治方法学和疑难病证治规律的研究上做了大量工作，并把工作中的经验、教训一一记述在案，先后编写出版了 26 部著作，提出疑难疾病从肝论治学说，杂病、久病辨证脉为第一依据等观点，对中医理论的继承与发扬贡献了自己的智慧。

教学、临床之余，勤劳的父亲不忘科研领域的担当，以壮大中医药的市场影响力，有的科研成果甚至转换成商品，产生了巨大的经济效益，比如治疗小儿急慢性腹泻的"宝宝一贴灵"（丁桂儿脐贴），治疗急性扁桃体炎和上呼吸道感染的"疏风清热胶囊"，治疗慢性肾炎、肾病综合征及其引起蛋白尿疾病的"肾康灵胶囊"等。花甲之年的父亲，科研成果亦足令人称道，他将几代人应用于临床中，疗效可靠、未见任何毒副作用的药方制成胶囊或冲剂，如治疗更年期综合征的"远昌胶囊"，治疗咳嗽、哮喘的"耆老归位胶囊"，治疗腰椎间盘突出的"扶筋胶囊"，治疗咳嗽的"咳灵冲剂"等。父亲退休后仍然惦记着患者的看病需求，放弃舒适的退休生活，为方便患者就诊，创办了"山西进忠中医药研究所""进忠诊所"，过着退而不休的生活，一心扑在中医药事业上。

父亲过世后仍然有许多国内外读者及同行打电话或不远万里上门咨询、治病或求取治病的经验，网络上父亲的医案铺天盖地，这坚定了我将父亲的学术思想及诊疗经验搜集、整理的信心，并于2017年出版了《朱进忠老中医50年临床治验系列丛书》（8种）。这套丛书在短短半年内即实现了重印，足见父亲的学术思想及诊疗经验深入人心，产生了一定的经济效益和社会效益，可谓双效并举。

《中医临证经验与方法》《中医临证五十年心得录》两本书是父亲十多年前的作品，也是我的案头参考图书，每每遇到难处，我总是会从中获得启迪，从而开出卓有成效的处方来。父亲的经验对现代的年轻中医师来讲，依然具有一定的指导价值与参考价值。故此，我在原版的基础上进行了增补，进一步优化书稿，使得表述更加精准，读者可以获得原汁原味的临床经验。《中医临证经验与方法》是把很多成功的经验以及国际上公认的不可能治愈的疾病经他治疗获得痊愈或好转及失败的经验为核心编撰出版。全书分症病篇、杂论篇两部分。其中症病篇列述了症111个、病181个的经验与教训及其失败的原因，杂论篇论述了怎样学习和应用方剂、问诊中存在的问题、中西药并用与药物七情等常见问题和观点。《中医临证五十年心得录》以西医病名为病名，首先列述了辨证论治的基本方法，接着又先后论述了每个系统的辨证论治大法和每个疾病的辨证论治，并在每个病之末画龙点睛式地列举了辨证论治时应注意的几个问题。

此次再将十多年前的作品修订出版，不仅仅是为了纪念父亲，更是希望父亲的文字能如他在世时一样，满怀热忱地分享他的成功，他的教训，以培养更多的中医人。

本书在出版前我们做了大量工作，以求精益求精，保证图书质量，但书中难免有差错，恳求广大读者批评指正。

　　本次出版得到胡兰贵的大力协助，特此致谢。

朱彦欣

于山西进忠中医药研究所

前　言

　　任何科学研究工作成绩的取得，没有比随时随地根据工作实践总结经验和教训更为重要的事了。

　　我在 20 世纪 40 年代末至 50 年代初的临床初期阶段，曾经自觉不自觉地犯了一些错误，有些错误在短期内即获得了纠正，而有些错误却屡屡违犯不得改正。为什么？经过反复的思考和很多前辈的指点，才明白了屡犯错误的根源在于没有及时地总结经验和教训，在于没有从思维方法上找出屡犯错误根源所在，在于没有把错误的根源提高到理论高度去认识。于是我从 20 世纪 50 年代开始了对临床实践过程中成功与失败经验的研究，开始撰写开了这部《中医临证经验与方法》。

　　20 世纪 60 年代初，我与山西省中医研究所附属医院副院长、名老老中医刘崇德先生有过一次交谈，他谈到一个重要的观点，就是："世界上没有治不好的病，只有我治不好的病；没有治不好的病，只有我现在治不好的病。"我听后很受教育。于是从 60 年代初开始，我进一步对很多临床实践中的成功经验和失败教训进行了一点一滴的总结，并从中找到了很多成功的诀窍和失败的经验教训。我发现了一些原来认为根本不能治疗的疾病，仅仅经过简单的辨证治疗即获得了痊愈；还发现了一些原来认为根本不可能办的事情，经过努力获得了解决。于是我产生了一种想法：为了造福人类，启迪后人，一定要将这些经验教训汇集成册，付梓于世。当然，书中的论点由于个人水平的限制，还不一定正确，但好歹它是一部踏踏实实的真经验、真教训的总结，所以还是大有裨益的。

　　为了说明我的观点，分别采用了理论问题的形式、病证与理论相结合的形式、疾病与理论相结合的形式，为的是使读者明确思维方法的正确与错误是第一位的，病、证与理论相结合是第二位的。

　　在写作过程中，我得到了朱彦欣、李庭凯、李建刚、王红梅的大力协助，特此致谢。

朱进忠

于山西省中医药研究院

2002 年 4 月

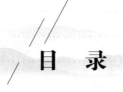

目 录

症 病 篇

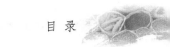

杂 论 篇

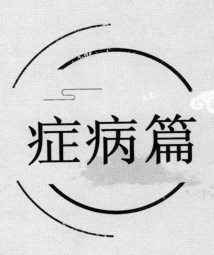

症病篇

第一章　症

第一节　内科

咳嗽遗尿

咳嗽遗尿在《素问》中早有记载。它说："肾咳不已，则膀胱受之，膀胱咳状，咳而遗溺。"沈金鳌、林佩琴等都主张用茯苓甘草汤，但余屡用未见其效。通过观察发现，本病多见于年老体弱和产后之妇女，除咳嗽遗尿外，往往兼有头晕乏力，胸满心烦，心悸气短，脉弦滑无力等症，而无"咳则腰背相引而痛，甚则咳涎"之肾咳证。偶读方隅所著《医林绳墨》小便不禁条，云："妇人咳嗽而溺出者，宜生脉散加归、术、柴、黄芩"，我才始有所悟。再细读《素问》："久咳不已，则三焦受之，三焦咳状，咳而腹满，不欲食饮，此皆聚于胃，关于肺，使人多涕唾而面浮肿气逆也。""少阳属肾，肾上连肺，故将两脏，三焦者，中渎之府也，水道出焉，属膀胱，是孤之府也"句，才使我茅塞顿开。乃拟：柴胡9克，当归9克，白芍9克，麦冬9克，党参9克，五味子9克，半夏9克，陈皮9克，青皮9克，紫菀9克，黄芩9克，方一首，作为心肺不足，三焦气滞，郁而化火的方剂，试用于临床常效如桴鼓。例如：郑××，女，30岁。产后2个月来，咳嗽遗尿，久用中、西药物治疗无效。审其脉证，见其面色㿠白，言语无力，心悸气短，胸满心烦，口干，脉虚而弦滑。综其脉证，诊为心肺不足，三焦气滞，郁而化火，予上方2剂症减，6剂愈。久而久之，虽见效者甚多，然无效者亦不少。例如：唐××，男，64岁。前医屡用上方无效，询治于余。审其脉证，除咳而遗尿外，肺与三焦之证不见，面色微黑，腰酸背痛，小腹憋胀，排尿不畅，时而尿热尿痛，舌苔薄白，脉弦涩不调，尺脉反较寸脉为大。反复思考，正如《素问》所述之肾咳，乃拟八味地黄丸加五味子、车前子、怀牛膝以培补肾气，果然2剂症减，10剂愈。

矽　肺

矽肺是现代医学的病名，中医古典著作中还未见到明确的记载，因其具有明显的气短、喘和胸满，所以近人有的认为相当于中医的肺胀，有的认为相当于中医的喘或短气。治疗上往往拘于景岳"气喘之病，最为危候，治失其要，鲜不误人，欲辨之者，亦惟二证而已。所谓二证者，一曰实喘，一曰虚喘也。""此其一为真喘，一为似喘；真喘者，其责在肺，似喘者，其责在肾，何也？盖肺为气之主，肾为气之根，肺主皮毛而居上焦，故邪气犯之则上焦气壅而喘，气之壅滞者，宜清宜破也；肾主精髓而在下焦，若真阴亏损，精不化气，则下不上交而为促，促者断之基也，气既短促而再加消散如压卵矣"之论，不审五脏的升降和生克制化之理，所以往往治肺不效而求肾，治肾无功而又求于肺，单治不可则同治肺肾，若再无效，即怨古人。不知《素问·天元纪大论》早就说过："五运阴阳者，天地之道也，万物之纲纪，变化之父母，生杀之本始，神明之府也。"短气或喘虽然重在肺肾，但五脏阴阳升降，生克制化，并不仅仅限在肺肾两脏，所以单单求肺求肾往往无功。例如：张××，男，成。二期矽肺4年，前以补肾纳气，宣肺定喘，化痰止咳等中药及西药治疗不但不见好转，反而胸满胸痛，气短咳喘更加严重，头晕头痛，心烦心悸，手足憋胀，诊其脉沉而涩，口唇及舌均稍紫暗。乃肝肺气郁，升降失常，痰滞血瘀，木火刑金之候也，拟疏肝理气，化痰降气，活血软坚之剂：柴胡、枳壳、赤芍、桔梗、杏仁、陈皮、青皮、苏叶、甘草、黄芩各9克，瓜蒌15克，苏木6克。服药3剂，诸症好转。连服3月诸症均平。

李东垣、黄元御等在说明脾胃作用的重要性时，又同时大力倡导了脏气升降之理。李东垣说："脏气法时升降浮沉……肝肺之病，在水火之间，顺逆传变不同，温凉不定，当求责耳。"黄元御说："厥阴能生，则阳气左升而木荣，其风盛者，生意之不遂也；少阴能长，则君火显达而上清，其热盛者，长气之不旺也；阳明能收，则阴气右降而金肃，其燥盛者，收令之失政也；太阳能藏，则相火闭蛰而下暖，其寒盛者，脏气之不行也。"又说:"风木者,五脏之贼,百病之长,凡病之起,无不因于木气之郁,以肝木主升,而人之生气不足者,十常八九,木气抑郁而不升,是以病也。木为水火之中气,病则土木郁迫,水火不交,外燥而内湿,下寒而上热。"本病胸满胸痛,气短而喘,心烦心悸,食欲不振,正为肝肺气郁,中气盘塞,肺金不降,湿痰内盛,血络瘀结影响升降所致,故以升清阳,降浊阴,化痰热,通络脉而证解。

喘

临床过程中,经常遇见一些慢性支气管炎合并感染和支气管哮喘的咳喘,久治无效。综其大要大致有:

1. 表邪为主不先解表,仅与宣肺定喘

例如:患者赵××,女,成。咳喘3个多月持续不止。某院诊为喘息性支气管炎合并感染,予抗生素、氨茶碱等治疗1个多月无效,转请中医治疗2个多月仍无效。又邀余治,遍试定喘汤、小青龙汤等20余剂仍无功。余思良久,难于措手,求教于恩师李翰卿先生。云:患者阵阵恶寒,身痛鼻塞,乃表寒之证,表寒者应先解表,而诸医均以化痰定喘治之,致表邪不解,肺气闭郁,喘咳不减,又病已将3月余,表气已虚,非麻黄发散所能治,因麻黄汤发汗较剧,过汗必损表阳,卫阳虚则易受外邪之复客,而喘咳难愈,故治宜桂枝加厚朴杏子汤调和营卫,宣肺定喘。方用:桂枝10克,白芍10克,炙甘草6克,生姜4片,大枣5枚,厚朴10克,杏仁10克。服药2剂,喘咳果减,继服10剂诸症消失而安。

2. 气逆作喘反用升浮之药

例如：患者耿××，男，成。喘咳不止2个多月，某院诊为慢性支气管炎合并感染，住院治疗1个多月无效，又转请中医，先用定喘汤加地龙，继用小青龙汤、射干麻黄汤等加减仍无功。细审其证，喘咳不能平卧，痰涎壅盛，咽喉不利，头汗较多，脉滑，寸盛尺弱。思之，正与苏子降气汤证合拍，但又考虑麻黄乃喘家圣药，恐仅用苏子降气汤无功，乃处苏子降气汤加麻黄治之。服药2剂未见寸效，求教于恩师李翰卿先生。云："证属苏子降气汤证无疑，用之固然应该有效，但却用之无效，关键在于麻黄一味。麻黄虽为喘家圣药，但其性宣散升浮，本病痰浊壅盛，气逆作喘，非降气化痰纳气归肾不能解，若再加入麻黄之升散，必使病势上冲，而喘咳加剧，因此应去麻黄。"余宗其意，去麻黄，仅服2剂喘咳即减，继服10剂而暂时缓解。

3.脾胃虚寒，斡旋不能者，反治肺肾

例如：患者李××，女，30岁。支气管哮喘5年，遇夏必发，冬季反减，近2年来冬夏俱喘，走路气短。前医始予定喘汤、小青龙汤无效。转请余诊，余诊其脉弦大，治以黄芪鳖甲散去鳖甲、秦艽、天冬、桔梗、桑皮，加麦冬。7剂药后喘咳大减，但继服则无效，并见齿衄、鼻衄、泄泻。再审其证，亦认为上方正确，予上方20剂，药后气短咳喘加剧，衄血同前，按其手足均厥冷，舌质淡暗，脉弦紧。反复思考，衄虽火证为多，然虚寒者亦有之，且十几天来胃脘满痛，食欲不振。乃云：脾胃虚寒为本，痰饮蕴郁为标，因拟附桂理中合二陈汤方4剂，药后非但衄血全止，亦且喘咳渐平。

4.肾不纳气者，反用麻黄之升宣

例如：患者李××，女，成。喘咳短气10个多月，某院诊为慢性支气管炎合并感染、肺气肿。住院治疗8个多月无效，出院后求治于中医，1个多月仍无功。审视其证，喘而短气，面赤足冷，上半身烦热，时时汗出，脉寸大尺微。思之，证脉相参，乃肾气虚衰，虚阳上浮，纳气失职所致，欲以金匮肾气丸治之。又思之，麻黄乃定喘要药，地龙为解痉定喘之良药，乃在金匮肾气丸方中加入麻黄、地龙。服药2剂非但无功，反有加重之势。再思之，金匮肾气丸滋阴温阳，纳气归肾，实属合拍，而麻黄宣肺升浮，地龙通络脉疏内风，于病为逆，应去之。处方：熟地24克，山药12克，补骨脂10克，茯苓10克，泽泻10克，丹皮10克，附子10克，肉桂10克，五味子10克，车前子10克（布包），仅服1剂，喘咳、短气即减，继服10剂而大安。

5. 心肾阳虚，水饮内停，上凌心肺者，反用宣肺化痰以伤正气

例如：患者李××，女，成。支气管哮喘反复发作数10年，1年前因感冒而咳喘加重，某院诊为支气管哮喘合并感染，前后住院治疗7个多月不见好转，后又配合中药射干麻黄汤、定喘汤、苏子降气汤、小青龙汤加减等治疗8个多月亦无功。审视其证，除喘咳短气不能平卧外，并见骨瘦如柴，饮食俱废，畏寒肢厥，足冷至膝，手冷至肘，口干不欲饮，舌淡而苔白，脉沉细促无力。反复思考，证脉合参，诊为心肾阳虚，邪水上泛，上凌心肺所致。而前医所用诸方均以实治，故难奏功。乃拟真武汤原方1剂。其后某医拿方视之，云："病重药轻，又无麻黄之定喘，不可服。"即刻在该方中加入了麻黄1剂服，结

果服药4剂，效果罔然，又邀余诊。余云："正虚之躯，过用克伐之品，已成正虚邪实之重证，麻黄发散之力虽微，而伤正气却有力，应减去麻黄，加人参、杏仁，正气稍复，痰饮可减。"处方：人参6克，杏仁6克，附子6克，白芍6克，茯苓6克，白术6克，生姜1片。药进2剂，咳喘稍减，继服20剂喘咳停止而出院。

6. 中焦气滞，应予调理脾胃，反用肺药

例如：患者李××，男，成。喘咳不止，食后加重2个多月，频用中、西药物治之不效。审视前医之方，大都为定喘汤、小青龙汤、射干麻黄汤、生脉散加减。再察其证，虽喘而不能平卧，但喘声不剧，腹满腹胀，脉弦紧。思考良久，乃云："痰湿中阻，轮轴失转。经云：五脏六腑皆令人咳，非独肺也，此喘咳之机与此理相似耳。景岳虽有初喘治肺，久喘治肾之论，但不可一概而论。治宜平胃、二陈加减除痰湿，理脾胃，使轮轴恢复斡旋之机，肺气自降，肾气自纳。"处方：半夏10克，陈皮10克，苏叶6克，杏仁10克，厚朴10克，茯苓10克，神曲10克。服药2剂，咳喘稍减，继进20剂喘咳渐平。

7. 肝郁者，不去理肝，反予治肺

例如：患者张××，女，成。哮喘反复发作数10年，8个月前咳喘又作，在某院住院治疗半年无效，出院后，配合中药宣肺定喘，降气化痰，纳气归肾等方百剂仍无效。细审其证，喘而短气，频频咳嗽，头晕目眩，心烦心悸，胸胁窜痛，经期尤甚，夜间口干，或口苦，纳呆，再询其病之始，月经期间生气后加重，舌苔白，边有瘀斑，脉虚弦滑。余思良久，诊为心肺俱虚，痰饮内聚，肝木失达，木火凌金之候。为拟益气养阴,疏肝化痰,咳嗽遗尿方加减：柴胡 10 克,当归 10 克,白芍 10 克,半夏 10 克,陈皮 10 克,青皮 10 克,紫菀 10 克,麦冬 10 克,党参 10 克,五味子 10 克,黄芩 10 克。药进 3 剂,喘咳果减,继进 40 剂而喘平。

8. 阴虚燥痰者,反用温燥祛痰

例如：患者苏××,女,成。夏季喘咳发作数 10 年,今年入夏以来咳喘尤剧,频频应用中、西药物 3 个多月无效。细审前医所用诸方不外定喘汤、麻杏石甘汤、小青龙汤、射干麻黄汤等加减而成,舌苔薄白,脉弦滑。沉思良久,云："夏季阳气在外,肺主皮毛,主上焦,故里寒而肺热；冬季阳气入里,故肺寒而里热,阴虚燥痰,入夏必甚,故夏季喘而冬季瘥,此时若以温燥伤阴,燥火更甚,痰热尤增,故治宜养阴润燥化痰。处方：百合 15 克,麦冬 15 克,冬虫夏草 15 克,淡菜 10 克,药进 2 剂,咳喘即减,继进 10 剂喘咳停止。

9. 气阴两虚,痰饮阻滞者,不去扶正,但予祛邪

例如：患者徐××,女,78 岁。慢性支气管炎 19 年,气胸手术后一年来经常气短。近 2 个月来咳喘气短更加严重。某院诊为肺气肿,慢性支气管炎合并感染,住院 2 个多月,中、西药物频频用之,不但无效,反而日渐加重。纳呆神疲,时见神志朦胧,呼之迟迟始应,心悸怔忡,自汗盗汗,舌质紫暗,光剥无苔,脉虚大而数。审视再三,诊为气阴俱虚,痰郁气结,寒热相夹之重证。为拟益气养阴,化痰理气。黄芪鳖甲散加减：黄芪 15 克,人参 10 克,地骨皮 10 克,紫菀 10 克,茯苓 10 克,柴胡 10 克,半夏 10 克,知母 10 克,生地 10 克,白芍 10 克,麦冬 10 克,肉桂 10 克,甘草 6 克。服药 1 剂,喘咳

即减，精神好转，继服 10 剂喘咳大减。

小 腹 冷

《灵枢·本输篇》说："少阳属肾，肾上连肺，故将两脏。"心火居上，不断下交于肾水，使肾能得火之助而阳气旺；肾水居下，不断上升而滋肺心，使心火得肾水之滋养。若肝气不舒，三焦郁滞，心火不能下交肾水，肾水不能上滋心火，则下焦寒甚，而上焦火炎，所以但补其火，则冰炭难温；清其火则寒更甚，因此必与疏肝气，理三焦，交心肾，才能使上焦之火下降而下焦之寒冷消失。例如：焦××，男，成。小腹冰冷 7 ～ 8 年，前医与大剂附、桂、硫黄、干姜、小茴、大茴、沉香、荜茇、良姜之剂数年不效。细视其证，头晕心烦，口苦咽干，脉见弦滑。与柴胡加龙骨牡蛎汤去铅丹，6 剂后，腹冷顿消，20 剂而愈。郝××，男，25 岁。少腹、阴茎冰冷 4 年多，阳痿 2 年多，前医以温肾壮阳之剂 200 多剂，丸剂数百丸不效。细审其证，心烦心悸，便秘尿赤，面赤有神，口苦苔黄，脉见沉弦。为拟柴胡加龙骨牡蛎汤：柴胡、半夏、黄芩、党参、桂枝、茯苓各 10 克，干姜 3 克，川军 4 克，甘草 6 克，大枣 5 枚，龙骨 15 克，牡蛎 15 克。3 剂诸症大减，少腹温和，20 剂诸症消失而愈。郭××，男，40 岁。5 年来遗精，有时 2 ～ 3 天一次，有时连续 4 ～ 5 天中午、晚上均遗精，小腹阴茎冰冷，头晕失眠，胸胁苦满，有时窜痛，四肢厥冷，疲乏无力，前医予温肾之剂遗精加重，固涩之剂烦躁顿加。邀余诊视。审其舌苔黄白，脉沉而弦，且服补益固涩无功，乃予苦辛通降、补泻同施、疏理三焦、交通心肾之柴胡加龙骨牡蛎汤去铅丹加甘草花粉方，10 剂诸症减，80 剂诸症除而愈。

二便不通

二便俱闭大多以通利为急务，惟正气不足者用之非但不解，反见正气更伤，而便溲更加不利。曾治患者赵××，女，成。骨盆骨折，膀胱破裂术后，30 多天来，二便一直不通，非导尿、灌肠不得解。审其身热多汗，疲乏无力，咳嗽多痰，纳呆食减，口苦口干，舌质嫩红，舌苔白厚，脉虚大滑数，寸脉为盛。急予黄芪 15 克、升麻 6 克、柴胡 6 克以益气升阳，天门冬 10 克、麦门冬 10 克以滋阴润肺，桔梗 12 克、枳壳 12 克、紫菀 10 克、知母 10 克以开宣肺气，使清阳升，浊阴降，营卫行，三焦决渎之职得复。3 剂后，大便通，并微有排尿之感；再审其舌苔水滑，故加肉桂 4 克、青皮 9 克以温阳化水，2 剂溲通而愈。若瘀血阻滞，外伤较久，活血伤气，正气难支者，可用局部敷贴药物。

例如：患者张××，男，成。1 年前摔伤，腰椎畸形，下肢瘫痪之后，二便一直不通，每日全靠导尿、灌肠来通大小便，且近来日渐严重。患者为了减轻此项痛苦，不得已采用短期禁食来减轻腹胀。予血竭、儿茶、三七、自然铜、补骨脂、当归、木瓜、赤芍、乳香、栀子、桃仁、山甲珠、牛膝、牙皂各 15 克，金果榄 18 克。共研细末，热醋调合，装口袋内，放置腰部 1 小时。一日 1 次，1 剂后，腹胀略减，2 剂后二便正常而愈。

内服药、外用药均为治疗疾病的重要方法，若内科疾病之因局部病变为主者，外用药饵效果宏大而不伤正，此辨证论治过程中之不可不予注意也。

癃 闭

《证治准绳》说："三焦者，决渎之官，水道出焉。膀胱者，州都之官，津液藏焉，气化则能出矣，故上中下三焦之气有一不化，则不得如决渎之水而出矣，岂独下焦膀胱气塞而已哉。上焦肺者，主行营卫，通调水道，下输膀胱，而肾之合足三焦下输又上连肺，此岂非小便从上焦之气化者乎？"又说："脾胃气滞不能转输，加以痰饮食积阻碍清道，大小便秘涩不快，升麻二术二陈汤数服能令大便润小便长。"余宗上方之意治癃闭而愈者不少，然予肾气不足，湿热蕴结者，则无功。

曾治患者孙××，男，70岁。7天前突然尿闭不通，腹胀难忍，急至某院泌尿科诊治，云："前列腺肥大，尿潴留。"予导尿及其他药物治疗腹胀稍减，然取掉导尿管后即腹胀难忍，尿闭不出。医欲手术治疗，因患者拒绝而不得不请中医治疗。某医以利尿之剂治之不效，以补气养阴之剂无功，乃改求予进行治疗。审其脉弦而尺大，舌苔黄腻。云："脉弦者，寒也，尺脉大者，肾之阳气不足也，肾阳不足化水不能，郁而生热，尿闭而痛，法宜八味地黄丸加肉苁蓉以补肾气，知母、黄柏以除湿热。药进3剂，排尿稍利。15剂，小便通畅而愈。至若肾阳不足，燥火独聚于上之癃闭，非温肾而润上不能解。

例如：耿××，男，70岁。小便不利20多天，先用西药治疗效果不著，改请中医治疗。审其神佳体健，而口微干，指冷，苔薄黄，脉沉弦细。脉证合参，诊为肾阳不足，燥火独聚于上，源匮而化气不能，治以温阳益肾，除热生津，瓜蒌瞿麦丸加减：天花粉 15 克，山药 30 克，瞿麦 15 克，茯苓 10 克，附子 3 克。连服 6 剂，小便较前畅利，继进 14 剂排尿恢复正常。

便 秘

便秘一证，仲景分为阴结、阳结、脾约三种，后世医家分为风秘、气秘、热秘、寒秘、风燥五类。但这种分类方法往往不被临床医生所重视，加以近年的一些著作，或者单纯追求少而简，或者过于强调中西医结合，致使一些医者仅仅知道攻下、润下两法，至于 1964 年版《中医内科学讲义》所述之"忧愁思虑，情志不舒，或多坐少动，每致气机郁滞，不能宣达，于是通降失常，传导失职，使糟粕内停，不得下行，因而大便秘"者，则很少给予应有的注意。

例如：郭××，男，54 岁。3 年来经常便秘不通，先用中、西药物攻下、润下，尚能暂时缓解，但近 1 个月来，虽把泻下药增加 1 倍也无济于事，特别是近 7 天来，频用承气、西药及灌肠等一直未能排便，并见头晕头痛，心烦失眠，口苦口干。急邀余诊，视之舌苔薄白，脉象沉弦。乃云：此少阳气郁，三焦不利，津液不下之证耳。为拟柴胡加龙骨牡蛎汤：柴胡 6 克，黄芩、党参、半夏、桂枝、茯苓、陈皮各 9 克，大黄 3 克，甘草 6 克，生姜 3 片，大枣 5 枚，龙骨、牡蛎各 15 克。某医云：患者 3 年经常大便秘结，先用果导、灌肠和中药大承气汤、麻子仁丸等，虽然能暂时通便，尔后便秘越来越重，而你用大黄仅仅 3 克，并有龙骨、牡蛎之固涩，其能有效吗？答曰："本病证脉合参，为三焦郁滞，不能宣达，通降失职，糟粕内停之便秘，前医之不效者，在于频用攻伐，阳气匮乏，腑气不行，故不再予大剂以事攻伐。柴胡加龙骨牡蛎汤，既有小柴胡汤的疏肝胆理三焦，又有党参、桂枝、生姜、甘草、大枣的助脾温阳，半夏、陈皮、生姜的辛温，龙骨、牡蛎的潜阳镇纳，其虽有收敛之弊，然清气可升，浊气可降。又患者阳气上冲，头晕头痛者，非重镇降逆便难通下，龙骨、牡蛎虽有收涩之害，而却有潜阳之益，故佐大黄少许，大便自解。"药后大便果通，继服6剂数年之便秘得解。其后该医又云：古医遍用朱砂、代赭石、石决明、草决明以通便，余久久不解其意，其理原来在此耳。

大便秘结，二三天或五六天排便一次者，燥热内结，津液干枯，传导失常所致者恒多，故承气诸方尤为常用；老人津枯，产后亡血，病后正衰，血少津枯，肠道失润者，养血润便，多所喜用；而阴寒内结，阳气不行，传导失职者，常多忽略，致使久久不愈者常多。

例如：高××，女，12岁。11年来，先是三四天，后是七八天排便一次，每次排便都用中、西药才可暂通，患者为了促进排便，每日经常服食大量水果、蜂蜜。但近一年来便秘却更加严重，腹胀腹痛，纳呆乏力，每次排便都用大承气汤、开塞露才能排便。但近4个月来，虽用大剂攻下、润便，以及开塞露、肥皂水灌肠等，亦难于排出，为了减轻痛苦，每天都得蹲厕2小时左右。细审其证，面色萎黄，少气寡言，腹满腹胀，隐隐作痛，舌苔薄白，质淡微黯，脉沉弦而细。思之，病虽少年之躯，而久用寒凉攻伐，滋阴润燥，戕害阳气，经云："大肠者，传道之官，变化出焉。小肠者，受盛之官，化物出焉。"阳虚传化不能，大便怎通？乃拟温阳理气，化湿和中。厚朴温中汤加减：厚朴10克，陈皮10克，甘草6克，草蔻10克，木香6克，干姜6克，肉桂6克，大黄1克。药进1剂，大便二行，且腹满胀痛亦减，继进3剂大便正常。后思其阳气大衰，改予附桂理中汤加减：附子10克，肉桂10克，党参10克，白术10克，干姜10克，甘草10克，枳实10克，厚朴10克，大黄2克。药进3剂，腹满胀痛又剧，大便三日一行而干，反复琢磨，景岳曾云：沉脉为阳郁之脉，弦为寒，寒郁者不理其气，反助其阳，必使寒结于内，便秘加甚。乃再改予厚朴温中汤加减治之，服药30余剂，治疗40多天，大便正常而愈。

又如：郭××，女，43岁。经常3~5天大便一次，已30多年。为了减轻排便时的痛苦，每日除吃各种水果、蜂蜜以外，几乎每天都吃西药缓泻剂，如此这般，仍然经常七八天才能排便。近两年来，每次排便都得服用承气汤、蜂蜜，外用开塞露或灌肠才能排出。审之，面色萎黄，舌苔薄白，舌质淡而暗，脉弦大而紧，乃云：病已三十余载，又频用攻伐，戕害元气，润燥生津，阴气用事，仲景云："脉弦而紧，弦则卫气不行，即恶寒，紧则不欲食，邪正相搏。""脉弦而大，弦则为减，大则为芤，减则为寒，芤则为虚，虚寒相搏，此名为革。"虚寒阴结，法宜附桂理中温阳散寒，佐以理气通下：附子10克，肉桂10克，党参10克，白术10克，甘草10克，干姜10克，枳实6克，厚朴6克，大黄2克。服药1剂，大便3次，微溏，继服4剂，大便一直保持在一日2次。患者云：前医诸方均用大黄30克，芒硝10克，且配以开塞露而便难通，你用大黄 2 克反泻下者何也？答曰：大黄、芒硝虽系攻下圣药，然其用于实热者尚可，用于津枯者不可，用于虚寒者更不可，因大黄、芒硝苦咸而寒，泻热通腑，津伤液耗者反伤其津，津枯则不润，水枯则舟停，舟停则便不通。阳虚者用之，必更伐生生之阳气，阳不生则气不行，气不行则便不通。本方所以用附桂理中大补中下二焦之阳，稍佐小承气以取效者，在于行其阳气耳。继服一月，诸症消失而愈。

遗 尿

遗尿一证，《内经》阐述较为详尽。它说："膀胱……不约为遗溺"，"督脉为病……遗溺"，"脉所生病者遗溺"，"淫气遗溺，痹聚在肾"，"三焦者，足少阴少阳之所将……虚则遗溺"。

曾治一男性患者，43 岁，遗尿 40 年，经多方检查除隐性骶椎裂外，余无异常发现。前医用针灸、中西药物治疗数十载无功，审其诸方多为补肾固涩之品；察其证，除一至三夜遗尿一次外，腰不痛，小腹不胀，神色正常，舌苔薄白，脉虚大而缓，并无肾虚膀胱不约之表现。反复思考始得其解。《素问·经脉别论》说："食气入胃，浊气归心，淫精于脉，脉气流经，经气归于肺，肺朝百脉，输精于皮毛，毛脉合精，行气于府。府精神明，留于四脏，气归于权衡。权衡以平，气口成寸，以决死生。"《素问·脉要精微论》说："微妙在脉，不可不察。"证不具备者，应求之于脉，此病脉虚大缓，乃脾肺俱虚，清阳不升所致。沈金鳌说："肺主气以下降生水，输于膀胱。肺虚则不能为气化之主，故溺不禁也。"乃予补气升阳，佐以固涩之法，补中益气汤、缩泉丸加减：黄芪 15 克，党参 9 克，白术 9 克，陈皮 9 克，当归 9 克，白果 9 克，乌药 9 克，升麻 6 克，柴胡 6 克，甘草 6 克。连进 12 剂，遗尿延至一周 1 次；服药 20 剂后，40 天内除有一天因过度劳累而发生 1 次遗尿外，未再遗尿，乃按原方为丸调理 1 年而愈。

恩师李翰卿先生告诫我说：治病的关键在于认清证候的性质，认清阴阳、表里、虚实、寒热，认清脏腑经络。辨证的关键在于四诊合参，其中急性病要重证候，慢性病要重脉象，重望色，否则辨证难明，药非治其病之所在，即使经方验方，也取不到应有效果。

尿 失 禁

尿失禁，祖国医学中论述颇多，但对手术和脊髓损伤后的尿失禁却很少明确地提到，所以给中药治疗带来了困难。

1974 年 6 月 10 日，曾治一男性患者，于某某，74 岁。前列腺肥大手术后半年来小便一直不能控制，曾用针灸、中西药物治疗无效，细审其方均为补肾固涩缩泉固脬之药。证见神疲乏力，气短，舌苔白，脉弦大，尺脉尤甚。久思不得其解，乃求教于恩师李翰卿先生，说：《素问》云："微妙在脉，不可不察"；朱丹溪说："大脉为洪之别名，病内伤者，阴虚为阳所乘故脉大，当作虚治。"仲景说"脉大为劳"，可见大脉为虚，尺脉属肾，尺大为肾虚，故此病当为肺肾俱虚。前医用补肾固脬遗尿不减者，在于未补脾肺，肺为水之上源，脾主水液之运化，肺脾肾俱虚则阳气不升，水液不固，所以本证必须肺脾肾三脏同治，升阳益阴方能奏效。余宗其论，予补中益气汤补脾肺，升清阳，六味地黄丸滋肾水敛精气，缩泉丸固脬止遗。处方：黄芪15克，党参9克，白术9克，陈皮9克，当归9克，熟地9克，山药9克，五味子9克，益智仁9克，乌药9克，茯苓9克，泽泻9克，丹皮9克，升麻6克，柴胡6克。4剂减，8剂竟豁然而愈。

1963年6月4日，治一女性患者，霍××，40岁。腰椎骨折痊愈后3个月来，二便一直不能控制，先用针灸、西药治疗不见好转，继服中药收敛固脬、益气养阴亦不效。询其证见腰酸腰困，舌苔薄白，脉弦尺微。证脉合参，诊为肾督亏损，开阖失职，乃拟补益肾督，佐以固涩。龟鹿二仙胶加减：鹿茸0.9克（研、冲），东参9克，枸杞子15克，龟甲15克，熟地15克，牡蛎15克，菟丝子30克，覆盆子30克，何首乌30克。4剂减，8剂竟愈。

李翰卿云："审证难在审脉，脉象不明，则证难审清。尿失禁有肺、脾、肾、三焦、膀胱的不同脏腑和虚实寒热的差别，若不仔细分辨，徒用成方，药不中病，必难治愈。"此病之长期不效者，亦在此耳。

痰核流注

朱丹溪说："结核或在项、在颈、在臂、在身皮里膜外，不红不肿不硬不作痛，多是痰注作核不散。"刘河间说："结核火气热甚则郁结坚硬如果中核也，不须溃发，但热气散则自消。"阐明了痰核流注的表现和原因是因火气热甚郁结，结核不散形成的如核状物，发生的部位在颈、项、臂、身之皮里膜外，无明显的红、肿、热、痛。治疗原则是消散痰热。

余宗其意，试用于颈、项、腋下的淋巴结核，慢性炎症和臂部、下肢、躯干的脂膜炎，风湿结节、脂肪瘤等无红肿热痛的核状物，常常使结核好转或消退。

例如：雷××，女，成。半年来两肩、臂发现20多个黄豆大的结节，两臂酸痛，持续低热不退，疲乏无力。经北京某医院病理切片确诊为脂膜炎。先用氯奎等治疗3个多月不效。诊时除上述主诉、症状外，察其结核皮色不变，按压时有轻微疼痛感，手心热，神色无异常，舌苔薄白，脉弦滑。证脉合参，诊断为痰热阻滞经络，凝结为核，方拟清热化痰，软坚通络：钩藤30克，地龙13克，香橼10克，佛手10克，枳壳10克，木瓜10克，连翘10克，赤芍10克，丝瓜络10克，桑枝30克。连进4剂，结核有的开始缩小，上肢疼痛明显减轻，又继服20剂后，有的已经消失，有的明显缩小，又服30剂，以上症状及结核全部消失，数年来一直没有复发。

周××，女，成。3年多来，两小腿特别是踝关节附近，反复发生结节，开始为紫红色，以后紫红色逐渐消退，形成皮色不变的如杏仁或黄豆大的疼痛性结节，数个医院病理切片检查均为风湿结节。经泼尼松（强的松）、青霉素和中药凉血解毒、祛风除湿清热之剂等反复治疗无效，察其舌苔薄白，脉象弦滑。综合脉证，诊为风痰入络，凝结为核。乃拟上方7剂，10个月后来诊云：结核有的已经消失，有的明显缩小。乃继续服用原方20剂，结节竟大部消失，又连续服用40剂而愈。

又如麻××，女，成。数月来低烧不退，下肢出现广泛的出血点和结节，关节肌肉酸痛。××医院病理检查诊为嗜酸性肉芽肿。通过激素治疗已经基本控制，但停药后又复发如前，某医以祛风除湿清热的中药治之非但无效，反而症状更加严重。经察舌苔薄白，舌尖红，脉象弦滑。余云：痰热阻滞，凝结成核之证。乃拟清热化痰，软坚通络之剂，上方递进，10剂后身痛、结节、出血点、低烧等竟明显改善，又续服20剂而症状消失。停药20天后，患者恐怕以上症状复发，又请某医以祛风除湿、清热凉血之剂治之，以上症状又复出现，但较前为轻，乃改为清热化痰、软坚通络之剂2月而愈。其他如脂肪瘤、淋巴结核，因有专篇论述，不再多论。

积聚与腹壁肿瘤

积聚是腹内结块，或胀或痛或按之筑动的一种病证。其中有形有物，痛有定处，结而不散，有形有征，推之不移，属血属脏者，称为积。聚则成形，散则无物，走注不定，时作时止，时聚时散，发作时则有形可见，不发作时则无物可征，属气属腑者，称为聚。其治疗原则总起来讲有四种：一攻、二消、三散、四补。张景岳说："凡积聚之治……然欲总其要不过四法：曰攻、曰消、曰散、曰补，四者而已。""积坚气实者，非攻不能去。""不堪攻击，止宜消导渐磨"，"无形气聚宜散"，"积痞势缓而攻补俱有未便者，当专以调理脾胃为主"，"脾肾不足及虚弱失调……无论其有形无形，但当察其缓急，皆以正虚为主"，"治积之要，在知攻补之宜，当于孰缓孰急中辨之。凡积聚未久，而元气未损者，治不宜缓，盖缓之则养成其势，反以难制，此其所急在积速攻可也；若积聚渐久，元气日虚，此而攻之，则积气本远，攻不易及，胃气切近先受其伤，愈攻愈虚，则不死于积而死于攻矣。"《素问·六元正纪大论》说:"大积大聚其可犯也,衰其大半而止,过者死。"肝、脾、胰等脏器的囊肿、肿瘤等基本上属于中医所称的癥瘕积聚,因此它的治法不外攻、消、散、补四法。

例如:王××,女,60岁。3个月前,因饮食不慎,突然发生呕吐泄泻,经某医院住院治疗3个多月,呕吐泄泻虽然好转,但胃脘仍然胀痛,食欲不振,消瘦乏力。检查发现上腹部有一鸭蛋大的肿物,超声波探查为7厘米×6厘米之胰腺囊肿,要求转入肿瘤医院治疗。转院后,因患者拒绝手术,转邀中医治疗。察其面色萎黄消瘦,神疲乏力,食纳欠佳,轻度浮肿,脘痞而痛,触之有7厘米×6厘米的柔韧肿物1个,轻度压痛,便溏,小便正常,舌苔白润,脉虚大。综合脉证诊为中气亏损,清阳不升,痰积不化。乃拟补中益气,消积温中之补中益气汤、小承气汤加减治之:黄芪15克,白术、党参、陈皮、当归、枳实、厚朴各9克,干姜4.5克,升麻、柴胡各6克,生姜3片,甘草6克。7剂后痛减,肿物减至核桃大;17剂后痛止,肿块缩至桃仁大,食欲大增,体重增加9千克,又继服35剂症状消失而愈。

又如:张××,女,成。3年前行两乳房乳腺增生切除术后,近半年来又发现两乳胀痛,并在胃脘部发现一鸡蛋大肿物,隐痛,食欲不振,某医院诊为"腹壁结核",建议手术。因患者拒绝手术而邀余会诊治。察其两侧乳房有2厘米×4厘米、上腹部有一4厘米×4.5厘米的肿物,脘痞纳呆,乏力,舌苔薄白,脉虚大弦滑。诊为气血俱虚,痰积血瘀之证,乃拟补气养血,燥湿化痰,活血化瘀。参芪丹鸡黄精汤(方见臌胀)治之,8剂后未见进退,细思其两脉虚大,补之无功者在于药物入经之不明耳，乃改予补中益气汤合小承气汤加减：黄芪15克，白术、党参、陈皮、升麻、柴胡、当归、枳实、厚朴各9克，干姜、大黄各3克，甘草6克。连服21剂胃脘部肿物消失，乳房肿物未见缩小，并发现咽喉干燥，微咳。前方治脾，未治肝肺，故复加肝肺之品。黄芪30克，升麻、柴胡各9克，桔梗、枳实各15克，知母、厚朴、青皮、橘叶、赤芍各9克，干姜、大黄各3克。14剂后诸症消失，乃以上方30剂续服以巩固效果。《素问·至真要大论》说："气有高下，病有远近，证有中外，治有轻重，适其至所为故也。"喻昌说："凡治病不明脏腑经络，开口动手便错。"本例之效与不效者，在于脏腑经络之用药前后不同。

又如：耿××，女。左下腹肌纤维瘤3年，开始时仅有1个如桃核大，手术后半年在切口处又发生3个。切除后，3个月又在切口处出现6个同样大小的肿瘤，因不能继续手术，邀余试用中药治疗。察其神佳体健，脉见沉涩，乃以活络效灵丹加减：丹参15克，赤芍10克，乳香7克，没药7克，三棱3克，莪术3克。连服8个多月肿物消失。李翰卿先生云："活络效灵丹加减方为实证而设，若正气不足者，应缓图为是，否则正气亏损，气血不行，癥瘕难疗。此方药所以量小之故也。"上例虽治疗8个多月，而仅服300剂左右即在于此。

震　颤

吴鞠通云："热邪久羁，吸烁真阴，或因误表，或因妄攻，神倦瘛疭，脉气虚弱，舌绛苔少，时时欲脱者，大定风珠主之。"又云："此邪气已去八九，真阴仅存一二之治也。观脉虚苔少可知，故以大队浓浊塞隙，介属潜阳镇定。以鸡子黄一味，从足少阴，下安足三阴，上济手三阴，使上下交合，阴得安其位，斯阳可立根基，俾阴阳有眷属一家之义，庶可不致绝脱欤。"诸家多宗其热邪久羁，吸烁真阴之见，施于温热之病后期，阴精大亏，虚风旋扰之证，而于杂病之阴精大亏、虚风旋扰之证殊少论及。余宗阿胶、鸡子黄，取其血肉之品，以补阴液而熄内风；芍药、甘草、五味子甘酸化阴，补阴敛阳；更取三甲之介类潜阳；麦门冬、地黄滋阴润燥之义，施用于杂病真阴亏损，虚风内动者，亦效。

例如：患者董××，男，28岁。数年来四肢沉重，行动迟缓，手指运动不便，不能做精细动作，说话缓慢单调。某院始以安坦、东莨菪碱等而取效。但近一年来又日渐加重，某院诊为震颤麻痹。审其表情呆痴，很少眨眼，手指运动不便，不能拿笔写字，微颤，有时涎水不由自主地流出，平卧时翻身亦感困难，走路时躯干向前弯曲，头向前倾，呈急速小步，越走越快，不能即时止步或转弯，说话迟缓而困难，食欲正常，舌苔净，脉虚弱。综其脉证，诊为真阴亏损，虚风内动。乃拟大定风珠加减以滋填镇纳，安其龙雷，熄其虚风。处方：龟甲30克，鳖甲30克，牡蛎30克，阿胶10克（烊化），炙甘草10克，麦冬10克，生地15克，五味子10克，白芍15克，火麻仁10克，鸡子黄2枚。某医云：大定风珠原为温病而设，老师何用于震颤麻痹？脉虚何不用参苓白术散之属？答云："参苓白术散及化痰安神诸药，前医已用之不效，事实证明是不可再用，再思原方与病亦不合拍，本病乃阴精亏损，非急以填精补髓不可治，故以大定风珠，而不用参苓白术散。"

药进 7 剂，诸症果减，口涎停止，继进 14 剂，精神大增，走路亦能跨步而前，再进 14 剂后，即上班开始工作，做拿中药和开处方等一般工作。

三叉神经痛

由于三叉神经痛常常表现为颊部、上齿剧烈疼痛，所以往往被诊为一般的牙痛而久治不效。余深研十年一直未得其法，偶读立斋、景岳之书才使我恍然大悟。薛立斋云："齿痛……若因郁火所致用越鞠丸。"徐用诚云："有诸经错杂之邪为患者。"张景岳说："牙痛外传之药，惟辛温可以散热。"始知此病之难效者，正因解郁、散寒、清热之法未具备耳。

例如：郜××，女，45 岁。右上齿、颊部疼痛 3 年，先在某医院诊为龋齿拔牙 3 个不效，后在某医院诊为三叉神经痛，中西药物、针灸治疗亦无效。邀余诊视。察其右上牙疼痛不止，不敢刷牙、洗脸、说话，舌苔白，脉弦紧。余云：此阳明胃热于内，寒邪闭塞于外所致也。法宜白虎清胃热，乌头搜风散寒以破阴霾：川乌 10 克，草乌 10 克，知母 10 克，玄参 15 克，生石膏 30 克，甘草 6 克，粳米 15 克。进药 1 剂疼痛果减，5 剂即消失大半，15 剂后疼痛消失，后果愈。

又如：董××，女，38 岁。左颊及上齿疼痛，时轻时重 3 年多，先在某院拔牙 2 个不效，后在某院诊为三叉神经痛，中西药物治疗 1 个多月仍不效。察其前方或以泻火，或以散寒；审其证见剧痛阵作，齿龈正常，头晕，头痛，心烦易怒，烧心泛酸，口苦口干，舌苔黄白，脉沉弦而涩。证脉合参，诊为寒热并见，肝木失达，乃以柴胡加龙骨牡蛎汤加减服之。

处方：柴胡10克，半夏10克，黄芩10克，党参10克，桂枝10克，茯苓10克，生姜3片，甘草6克，大黄6克，龙骨10克，牡蛎15克，大枣5枚，仅进2剂，疼痛顿减，又进6剂，一直未作，再进6剂，果愈。

痉 证

　　舞蹈病，大致包括在中医的痉病之中，痉病在宋代以前多从风寒湿进行论治。如《素问·至真要大论》说："诸痉项强，皆属于湿。""诸暴强直，皆属于风。"仲景分为刚、柔二痉，倡用葛根、栝楼桂枝二汤，实亦宗《内经》风湿为痉之意。宋·陈言承前启后，提出血虚为痉之本，风寒湿热为痉病之标。他说："夫人之筋，各随经络退出于身，血气内虚，外为风寒湿热之所中则痉……原其所因，多由亡血，筋无所营，故邪得以袭之，所以伤寒汗下过多，与夫病疮人，乃产后致斯疾者，概可见矣。"金、元以来，朱丹溪主张："大率属气血虚弱，有火有痰。"李梃主张："然虽外因风寒湿气，内因六欲七情，皆必夹痰火而后发。"近人多宗其说，多从虚、痰、火、风等原因去论治，而外因中的风寒湿邪常被忽略，经络脏腑亦不甚重视，致使外因为病的痉证长期不愈。经过反复认真学习："系统学习、全面掌握，继承发扬祖国医学遗产"的精神，才使我恍然有悟，于是决定全面学习古今医家之说。及读至薛立斋书，又与舞蹈病状相对照，使我开始对舞蹈病有了一点认识。薛立斋说："若一边牵搐，一眼㖞斜者，属少阳；及汗后不解，乍静乍乱，直视口噤，往来寒热，小柴胡汤加桂枝白芍。"又思仲景柴胡加龙骨牡蛎汤有桂枝配柴胡使内陷之邪从外而解，大黄和胃止谵语从下而解，茯苓安神志而除湿，复加龙骨、牡蛎镇静而止烦惊，比薛氏之法更较合拍，乃以柴胡加龙骨牡蛎汤用于舞蹈病，结果多见佳效。

例如：张××，女，12岁。手足乱动，行路不稳，挤眉弄眼5个多月。某医院诊为舞蹈病。经中医平肝熄风，养血化痰及西药、针灸等治疗未效。诊时除不断地做各种不自主的动作外，神志基本正常，喜叹气，舌苔白，脉弦细。综合脉证，诊为邪入少阳，痰热内郁，风邪引动之疾。乃拟柴胡加龙骨牡蛎汤加减：柴胡3克，桂枝、白芍、黄芩、半夏、党参、茯苓、生龙骨、生牡蛎、甘草各6克，生姜2片，大枣2枚。3剂减，30剂竟愈。

又如索××，女，55岁。2个多月前，突然发现左半身拘急不适，次日即不由自主地乱动，挤眉弄眼。某医院诊断为脑动脉硬化引起的舞蹈病。先用西药治疗不效，继用平肝熄风，益气活血之剂亦无功。邀余诊视，审其神志清醒，左上、下肢持续乱动，挤眉弄眼，活动不便，头痛头晕，心烦易怒，失眠心悸，耳鸣耳聋，口苦口干，舌苔黄白，脉弦。乃拟柴胡加龙骨牡蛎汤：柴胡、半夏、黄芩、党参、桂枝、茯苓各9克，酒军4克，甘草6克，生姜3片，生龙骨、生牡蛎各15克，大枣5枚。连进7剂诸症均减，14剂后手足乱动消失，30剂后一切活动均恢复正常。

在祖国医学的发展过程中，有所谓经方派否定时方派和时方派否定经方派的情况，其中尤以时方派否定经方派者为多，他们的论点是后人比前人进步。我认为科学的发展不能单纯靠画框框来规定，而只有靠反复实践来考验。经方、时方各发展了一个方面，不能简单地说其正确与否。

臌　胀

　　肝硬化腹水，相当于中医的臌胀。中医文献对臌胀早有记载，《灵枢·水胀篇》说："臌胀……腹胀身皆大，大与腹胀等也，色苍黄，腹筋起，此其候也。"《千金方》说："蛊胀，但腹满不肿。"《景岳全书》说："单腹胀者，名为臌胀，以外虽坚满而中空无物，其象如鼓，亦名鼓胀……且肢体无恙，胀惟在腹，故又名为单腹胀。"中药治疗肝硬化腹水，一般认为是比较有效的，其中第一次出现腹水，按之不紧不硬的效果最佳。例如腹胀腹水，舌苔薄白，脉弦缓者，用五皮五苓合方或茯苓导水汤；舌苔微黄，口干，脉滑者，用大橘皮汤；指趾厥冷，舌苔薄白，脉沉细者，用实脾饮；腹皮紧张而按之硬者，用十枣丸；黄疸，五心烦热，舌红苔黄，脉滑数者，用蟾蜍一具去肠杂，砂仁9克置其中，焙干为末冲服等，均有一定效果。但是第二次、第三次出现的腹水，治疗时就困难得多。在第二、三次腹水中，一类表现为舌质不红，舌苔薄白，脉象弦缓，肝功能又多在正常范围；一类表现为肝功严重损害，黄疸，面色青黑晦暗，时或齿衄，斑疹，舌质红，苔薄黄，脉虚大滑数。前一类健脾温肾利水常可获效，后一类则甚难奏效，因为此类虚实并见，寒热胶结，益阴则助湿，燥湿则伤阴，温阳则生热，清热则伤阳，补益则壅邪，祛邪则伤正，所以治疗之时，不是腹水不能消，就是消退后出现肝昏迷。

　　1976年笔者就学于中国中医研究院方药中教授，恰遇其用苍牛防己汤治一肝硬化腹水患者甚效，察其方既有苍术、白术的健脾燥湿利水，防己的苦寒通络利水，又有川牛膝、怀牛膝的补肝肾活血通络行水，此活血利水而稍佐补益，利湿热而不伤阴液。余复验之于临床，对肝肾俱虚，湿热夹有瘀血者往往有效。但是本方仍属利多于补，活血大于补肝之品，故阴虚脉细数或气血两虚，脉见虚大者，又难巩固疗效，故治疗时又必须佐以补益。

例如：陈××，男，50岁。2年前肝硬化腹水治愈后，肝功一直不正常，近因过度劳累又发生第二次腹水，腹胀而坚硬，下肢浮肿，面色青黑晦暗，巩膜发黄，疲乏无力，尿黄赤，舌质红，苔薄白，脉弦大滑数。先用西药治疗无效，继而配合中药健脾利水，攻逐水饮等亦无功。邀余诊视。云：此肝肾俱虚，湿热内郁，血瘀气滞之证，宜苍牛防己汤：苍术30克、防己60克、白术30克、川牛膝30克、怀牛膝30克。并配合小量氢氯噻嗪（双氢克尿塞）、氯化钾，1剂后竟腹泻数次，尿量增加，4剂后，腹水明显减少，饮食增加，面色亦较前鲜明，可是再继续应用该药则腹水并不下降，乃配合何首乌30克，黄精30克，淫羊藿30克，秦艽4克，茵陈15克，与此方交替应用。一月后腹水果然消退。

又如：耿××，女，30岁。心源性肝硬化腹水2年，腹胀大而硬，咳喘气短，口唇、面颊、手指均青紫而暗，指厥，舌苔白，质紫暗，脉虚大数促。先用西药治疗虽有好转，但腹水腹胀不见改善，后又配合实脾饮、真武汤、五皮五苓合方亦无效。再进1剂则无寸效。思之，本虚标实，应补正祛邪兼施：党参10克，黄芪30克，丹参30克，鸡血藤30克，当归 10 克，黄精 10 克，生地 10 克，青皮 10 克，陈皮 10 克，苍术 15 克，白术 15 克，三棱 10 克，莪术 10 克，薄荷 3 克，莱菔子 10 克，砂仁 10 克。药进 1 剂腹胀即减，继进 4 剂尿量增多，20 剂后腹水全部消失，乃以上方一周 2 剂连续服用一年，精神、食欲近似常人。

黑　痣

曾治患者张××，女，成。一年前左太阳穴附近发现一绿豆大黑痣，不痛不痒，半年后迅速长至红枣大，急去某院诊治，印象为黑色素瘤。因患者拒绝病理切片未确诊。又去北京某医院检查，仍然认为是黑色素瘤，但因患者拒绝病检而不能确诊。求治于余。细察色脉，神乏而色郁，时时叹气，胸胁苦满，心烦易怒，舌苔薄白，脉沉缓而尺稍大。脉证合参，诊为肝肾不足为本，气滞血瘀为标，乃拟何首乌、胡麻仁、白蒺藜、丝瓜络、赤芍、橘叶、丹参等药加减为方半年多，突然完全脱落而愈。急告于余，云：如吾爱人不动手术，用中药治疗，亦可能得救。（按：其爱人因黑色素瘤转移而去世。）

溃疡恶疮

明矾亦名白矾。《本经》云："治恶疮"。《纲目》云："解毒……蚀恶肉，生好肉，治痈疽疔肿，恶疮。"《逢源》云："遍身生疮如蛇头，服此而愈。"蜂房亦名蜂窝，善于"解毒疗疮"，治"痈疽恶疮，发背，瘰疬。"《别录》云："治恶疽附骨疽。"《逢源》云："疮疡齿痛……皆取其以毒攻毒。"《求真》云："为清热软坚散结要药，是以惊痫蛊毒，痈疽瘰疬……风毒等症，得此则除。"蜂蜜为蜜蜂采无毒之花酝酿而成。《求真》云："本花木之精英……生则性凉清发，熟则性温补中，为至纯至粹之味……凡肌肉疮疡……形色枯槁，无不借其润色以投。"《纲目》云："甘而和平，故能解毒，柔而濡泽，故能润燥，缓可去急，故能止心腹肌肉疮疡之痛。"家父健在时，曾传一方：蜂房 1 个，将明矾粉适量放孔中至满，然后在铁锅中烤干，研末，蜂蜜适量调膏涂治恶疮甚效。余于 1978 年 3 月 10 日，治一患者，邢 ××，男，77 岁。右睑下枣核大溃疡 8 个多月，边缘微肿，皮色不变，麻木不痛，经中西药久治不效，山西省肿瘤医院病检诊断为鳞状上皮癌。因患者拒绝手术，改用上方治疗 3 个多月，溃疡明显缩小变浅，但却干僵不适，乃改用蜂蜜、云南白药调涂治疗 3 个月而愈。追访 10 年仍健在无恙。

奔 豚

奔豚证，在我国早期的医学著作中就有较详细的记载。《难经》说："肾之积，名曰奔豚。发于少腹，上至心下若豚状，或上或下无时，久不已，令人喘逆少气骨痿。"张仲景说："奔豚病，从少腹起，上冲咽喉，发作欲死，复还止，皆从惊恐得之。"《诸病源候论》说："起于惊恐忧思所生"，"其气乘心，若心中踊踊，如车所惊，如人所恐，五藏不定，饮食辄呕，气满胸中，狂痴不定，妄言妄见……心中闷乱，不欲闻人声，休作有时，乍瘥乍急，呼吸短气，手足厥逆，内烦结痛，温温欲吐……诊其脉来触祝触祝者。"尤在泾在阐述奔豚病的同时，不但强调了病在肾，而且特别说明"奔豚惊怖，皆自肝病"，

"以肝肾同处下焦，而其气并善上逆也。"另外张仲景还提出了一些相应的方剂。他说："奔豚气上冲胸，腹痛，往来寒热，奔豚汤主之。""发汗后，烧针令其汗，针处被寒，核起而赤者，必发奔豚，气从少腹上冲心者，灸其核上各一壮，与桂枝加桂汤。""发汗后，其人脐下悸者，欲作奔豚，茯苓桂枝甘草大枣汤主之。""伤寒，若吐若下后，心下逆满，气上冲胸，起则头眩，脉沉紧，发汗则动经，身为振振摇者，茯苓桂枝白术甘草汤主之。""太阳病发汗，汗出不解，其人仍发热，心下悸，头眩，身𥆧动，振振欲擗地者，真武汤主之。"余宗其意，试用于某些循环系统、神经系统、内分泌系统疾病，常常获效。

例如：赵××，男，成。阵发性心动过速15年，先用西药及中药养心安神，活血通阳无效。细审其证，心悸，阵阵发作，腰酸腰痛，舌苔薄白而质淡，脉沉细弦而尺大涩。综其脉证，诊为肾气不足，心阳虚衰，水气上冲之奔豚证，乃拟补肾温阳利水之十味地黄汤加减：生地9克，山药9克，五味子9克，茯苓9克，泽泻9克，丹皮9克，麦冬9克，白芍9克，附子9克，肉桂9克。连服4剂，4日内仅发作一次，又进30剂心悸消失。

卫××，男，50岁。冠心病，频发性室性期前收缩2年。前医以炙甘草汤、生脉散、养心汤、补心丹及血府逐瘀汤等治之不效。察其证见胃脘部悸动，阵阵发作，逆气上冲，冲至胸则胸满气短，心悸惊恐，甚至晕厥，有几次在骑自行车时突然发作而摔倒在地，经抢救才清醒，并经常头晕失眠，胸满心烦，口苦咽干，舌苔薄白，脉弦滑。综合脉证，诊为肝郁气结，心阳不振，痰湿不化之证。为拟柴胡加龙骨牡蛎合苓桂术甘汤加减：柴胡6克，黄芩9克，白术9克，党参9克，半夏9克，生姜9克，茯苓15克，桂枝15克，龙骨15克，牡蛎15克，川军3克，大枣5枚。药进10剂，阵发性逆气上冲、心悸等症未见发作，乃继服上方。服至50剂时又突然发作一次，但非常轻微，继续服药30剂，乃停止用药，追访一年多一直未发。

朱××，女，成。子宫功能性出血、梅尼埃病、风湿性心脏病、二尖瓣狭窄与闭锁不全、完全性左束支传导阻滞20多年，慢性胃炎30多年，缺铁性贫血5年，脾大待诊8年。长期以来，经常头晕头痛，失眠健忘，胃脘疼痛，身痛腰痛，心悸气短，疲乏无力，浮肿尿少，纳呆食减，行动困难，稍受精神刺激或劳累时，即感到腹部悸动，逆气上冲，冲至胸即心悸汗出，面色苍白，肢厥脉微，血压下降而突然晕厥，近半年来尤为严重，每次发作都需抢救才能脱险。曾在北京、太原等医院长期住院治疗无效。邀治于余。察其面色㿠白无华，消瘦神疲，翻身动作均感困难，手心热而肢冷，舌质淡苔薄白，脉沉细弦时见结象。综合脉证，诊为阴阳气血俱虚，中气虚衰，肾水上泛之奔豚证，为拟十四味建中汤温脾肾降冲逆，益气养血，双补脾肾：黄芪15克，当归9克，川芎9克，生地9克，炙甘草9克，半夏10克，麦冬10克，附子10克，肉桂10克，肉苁蓉15克，生姜3片，大枣5枚。连进7剂诸症稍减，又进30剂，逆气上冲消失，胃脘疼痛好转，并能下床活动。嗣后，以上方配合定坤丹治疗1年，除月经仍未正常外，其余诸症全部消失。

张××，女，成。半年多来阵发性心悸，发时自感逆气上冲，发热，头晕汗出。某院诊为植物神经失调，嗜铬细胞瘤待诊。中西药治之不效。邀余诊视。审其发时心悸心烦，头晕汗出，血压190／120mmHg，寒热阵作，背困，舌苔白，脉弦滑而数。云：此肝郁气滞，痰热扰心之奔豚证。治宜疏肝理气，化痰泻火。奔豚汤加减：川芎10克，当归10克，黄芩10克，白芍10克，葛根15克，半夏10克，桑皮15克，甘草6克。药进2剂诸症好转，连进80多剂诸症消失。

奔豚证是一个非常多见的疾病，它既有寒又有热，既有虚也有实，因此治疗时必须认真进行鉴别。

斑

结节性红斑与中医的湿毒流注甚相类似。近来常以清热利湿，化瘀散结法取效，余亦常用此法而收功。例如：张××，女，成。两下肢膝、踝关节附近结节性红斑4年，医者曾以激素治疗半年而消退，停药后又复发如初，近来红斑增多，疼痛，发热，浮肿。转请余治。查其舌红苔黄白腻，脉弦滑数，诊为湿热郁阻经络，以上中下通用痛风方治之：黄柏10克，苍术10克，南星10克，桂枝10克，防己15克，威灵仙10克，桃仁10克，红花10克，龙胆草10克，羌活6克，白芷10克，川芎10克，神曲10克。服药4剂疼痛好转，红斑消退，继服20剂红斑消失。

但是由于临床时不注意脉证，拘于成方成法，而常有长期得不到治愈者：例如：刘××，女，成。1962年在两膝、踝关节附近发现20多个紫红色结节，疼痛，发热，阴天时加重，小腿轻度浮肿。天津某医院诊为结节性红斑。先用激素治疗曾一度消退，一个月后又复发如初，继用上法治疗一个多月效果则不明显，乃改用中药治疗。某医认为本病系湿毒流注，予清热利湿、化瘀散结治之，一个月后即大部消退，但两个月后又复发如前，再请该医以上法治之而无效。邀余诊视。察其除膝、踝关节附近有 20 多个紫红色结节，按之柔韧疼痛，下肢轻度凹陷性浮肿外，并见胸满心烦，头晕头痛，舌苔薄白，脉沉细涩。思之，既然属于湿热流注，血络瘀滞，为何不效呢？反复审脉，又习古人之见，始而有悟。陈光淞说："按营分有热，至于斑点隐隐，急以透斑为要。透斑之法，不外凉血清热，甚者下之，所谓炀灶减薪，去其壅塞，则光焰自透，若金汁、人中黄所不能下者，大黄、元明粉亦宜加入。在学者见证施治，神而明之，细玩烦躁，大便不通之语，自得之矣。"乃云：气滞血瘀，痰热结滞，阳明实热不散之故。为拟理气活血，清热通下，复元活血汤加减：柴胡 10 克，赤芍 9 克，枳实 9 克，花粉 12 克，白芥子 6 克，丹参 15 克，甘草 6 克。服药 6 剂，结节大部消退，头晕头痛、胸满心烦亦减，乃继服上方 45 剂而诸症俱失，为巩固疗效，又改用 1 周 2 剂，1 年而痊愈。

阳 痿

阳痿是青壮年男性的一种常见病、多发病，也是严重影响男女性生活正常进行的疾病。从古至今，各代医家都把这种疾病作为医学研究中的重要课题。

一、有关阳痿病因病机的问题

《内经》称阳痿为"阴痿""阴器不用""宗筋弛纵"，并认为其病的主要原因是"气大衰"和"热"。隋、唐时代，通过研究，明确提出它的病因是劳伤和肾虚，例如：巢元方《诸病源候论》说："劳伤于肾，肾虚不能荣于阴器，故萎弱也。"并明确指出所谓的劳是指的房劳，即性生活过度所致；王焘《外台秘要》指出："病源肾开窍于阴，若劳伤于肾，肾虚不能荣于阴气故痿弱也。""五劳七伤阴痿，十年阴不起，皆由少小房多损阳。"宋明诸代医家对本病病因病机的认识日见深入。如宋·严用和《济生方》更明确地说明了本病乃真阳疲惫所致，称："五劳七伤，真阳衰惫……阳事不举。"明·王纶《明医杂著》指出阳痿之病除命门火衰之外，还有郁火所致者，说："男子阴痿不起，古方多云命门火衰，精气虚冷，固有之矣，然亦有郁火甚而致痿者。"明·张介宾著《景岳全书》认为阳痿之病不但有命门火衰所致者，而且有湿热、惊恐、思虑等所致者，说："（阳痿）多由命门火衰，精气虚冷，或以七情劳倦，损伤生阳之气……亦有湿热炽盛，以致宗筋弛纵。""凡思虑焦劳，忧郁太过者，多致阳痿。"明确指出了劳之含义还包括思虑忧郁的一面。清代医家通过研究，认为阳痿的病因除了前代医家所述的房劳、七情、郁火、湿热之外，还有忍房事、失志、肝郁、胆郁等。清·沈金鳌著《杂病源流犀烛》云："有精出非法，或就忍房事，有伤宗筋……又有失志之人，抑郁伤肝，肝木不能疏达，亦致阴痿不起。"华岫云在《临证指南医案》按语中指出："有色欲伤及肝肾而致者……亦有因恐惧而得者……有因思虑烦劳而成者……有郁损生阳者，必从胆治，盖经云凡十一脏皆取决于胆，又云少阳为枢，若得胆气舒展，何郁之有；更有湿热为患者，宗筋必弛纵而不坚举……又有阳明虚，则宗筋纵，盖胃为水谷之海，纳食不旺，精气必虚，况男子外肾，其名为势，若谷气不充，欲求其势之雄壮坚举，不亦难乎。"近世医家多宗以上诸说，而尤重视肾阳不足。余在数十年的临床过程中发现仅遵以上诸家之说还不能解决临床中的所有问题，经过反复探索发现，阳痿一病还有肺之阴虚、气虚所致者，郁证之中不但有火郁，而且还有湿郁、寒郁、血郁、痰郁者，于是先后在拙著《中医内科证治备要》（1983 年）《难病奇治》（1989 年）加以阐述，并取得较好的反响，称"实开医家之新的法门。"

二、有关阳痿治疗中的几个问题

自从隋唐时代称阳痿主要是肾虚所致以来，历代医家莫不重视此说，甚至有的医药学家称补肾阳的药物为治阳痿的专药，一些临床医家一见患者说是阳痿病，即以鹿茸、巴戟天、肉苁蓉、仙茅、淫羊藿、杜仲、续断、狗脊、补骨脂、冬虫夏草、蛤蚧、枸杞子、紫河车、菟丝子、锁阳、韭子、阳起石、熟地、山萸肉、附子、肉桂，甚至雄蚕蛾、鹿肾、驴肾、黄狗肾、海狗肾等治之。有的药物专家甚至集补肾药之大成而组成药物，称补肾之良药。张景岳作为明代的大临床家看到这种认识之弊病，提出"命门火衰，精气虚寒而阳痿者，宜右归丸、赞育丹、石刻安肾丸之类主之；若火不甚衰，而止因血气薄弱者，宜左归丸、斑龙丸、全鹿丸之类主之。""凡思虑惊恐以致脾肾亏损而阳道痿者，必须培养心脾……宜七福饮、归脾汤之类主之……其有忧思恐惧太过者，每多损抑阳气，若不益火，终无生意，宜七福饮加桂附枸杞之类主之。""凡肝肾湿热以致宗筋弛纵者，亦为阳痿，治宜清火以坚肾，然必有火证火脉，内外相符者方是其证，宜滋阴八味丸或丹溪大补阴丸、虎潜丸之类主之。"清·华岫云在《临证指南医案》按语中指出："有色欲伤及肝肾而致者，先生立法，非峻补真元不可，盖因阳气既伤，真阴必损，若纯乎刚热燥涩之补，必有偏胜之害。每兼血肉温润之品缓调之；亦有因恐惧而得者，盖恐则伤肾，恐则气下，治宜固肾，稍佐升阳；有因思虑烦劳而成者，则心脾肾兼治；有郁损生阳者，必从胆治，盖经云凡十一脏皆取决于胆，又云少阳为枢，若得胆气舒展，何郁之有；更有湿热为患者，宗筋必弛纵而不坚举，治用苦味坚阴，淡渗去湿，湿去热清而病退矣；又有阳明虚，则宗筋纵，盖胃为水谷之海，纳食不旺，精气必虚，况男子外肾，其名为势，若谷气不充，欲求其势之雄壮坚举，不亦难乎，治有通补阳明而已。"1985年版《中医内科学》称"（阳痿）涉及肝肾阳明三经"，并列：①命门火衰者，证见"阳痿，面色㿠白，头晕目眩，精神萎靡，腰膝发软，舌淡苔白，脉多沉细，治宜补肾壮阳，用五子衍宗丸，或赞育丹加减。"②心脾受损者，证见"阳痿，精神不振，夜寐不安，面色不华，苔薄腻，舌质淡，脉细，治宜补益心脾，用归脾汤加减。"③恐惧伤肾者，证见"阳痿，精神苦闷，胆怯多疑，心悸失眠，脉弦细，苔薄腻，治宜益气宁神，用大补元煎。"④湿热下注者，证见"阳痿，小便短赤，下肢发困，苔黄，脉沉滑，或濡滑而数，治宜清化湿热，用知柏地黄丸加减。"1985年版《实用中医内科学》称：①命门火衰者，治法：温补下元，用右归丸之类；②心脾受损者，治法：补益心脾，用归脾汤加减；③恐惧伤肾，治法：补肾安神，用达郁汤；④湿热下注，治法：清化湿热，用龙胆泻肝汤。余在临床时虽然注重前人诸法、诸方的使用，但不效者亦甚多，久久深思，综其诸因，多与病性病位不明、标本不分、比例不明有重要关系。

三、有关阳痿辨证论治时的几个问题

《实用中医内科学》一书指出："（阳痿）辨证要点：①辨别有火无火：阳痿而兼见面色㿠白，畏寒肢冷，舌淡苔白，脉沉细者，是为无火；阳痿而兼见烦躁易怒，小便黄赤，苔黄腻，脉濡数或弦数者，是为有火。其中辨证的依据，以脉象、舌苔为主。②分清脏腑虚实：由于恣情纵欲、思虑、忧郁、惊恐所伤者，多为脾肾亏虚，命门火衰，属于虚证；由于肝郁化火，湿热下注，宗筋弛纵者，属于实证。"治疗原则：阳痿属虚者宜补，属实者宜泻，有火者宜清，无火者宜温。命门火衰者，阳气既虚，真阴多损，且肾恶燥，故温补之法，忌纯用刚热燥涩之剂，宜血肉温润之品。湿热下注者，治用苦味坚阴，淡渗去湿。"

余在临床时发现纯虚、纯实、纯寒、纯热，或在一脏一腑，或在一经一络者甚少，所以但予补、予泻、予清、予温而鲜有见效，即或注意了补阳之时必予滋阴，除湿之时"苦味坚阴，淡渗去湿"亦常不效。综其原因大多如上所述，与病性病位不明、标本不分、比例不明有关。那么如何辨别这三因呢？通过反复探索，发现主要有以下五种方法：

1. 按照中医基本理论的基本观点，对所有问题进行一元化的分析。例如：阳事不举，精薄清冷，头晕耳鸣，面色㿠白，精神萎靡，腰膝酸软，畏寒肢冷，舌淡苔白，脉沉细者，应尽量以命门火衰的一个诊断去解释，而不要再拿肺、脾等证

去解释。

2. 按照基本理论所述脏腑、经络、气血、阴阳，尽量应用一元化的观点去分析。例如：阳痿，头晕头痛，心烦易怒，口苦口干，小便黄赤，脉弦数，尽量以一个肝脏去解释。

3. 症状繁多，诸种表现很难应用一种原因解释，甚或相互矛盾时，在解释标本、比例时一定要以脉象为主。例如：症见头晕头痛，口苦咽干，尿黄便秘，阳痿者，若见脉弦就应考虑兼寒，就应考虑以寒为主；若见脉滑数者，就应考虑以痰热为主；若脉弦数者，就应考虑以肝胆实火为主。

4. 症状复杂，虚实并见时，应以脉、色为主去分辨虚实的多少。例如：素有强阳不倒，交接反萎软，且时见尿热尿痛，口干，而若见脉弦尺大而涩者则应为。肾阳不足，反之尺脉数者则以相火妄动为主。又如：阳痿，尿黄身热，舌红苔黄，而面见㿠白，脉虚大而数者，则应诊为以气阴俱虚为主，湿热为次。

5. 辨证难明时，要认真分析用药后的效果，结合脉证要审慎分析。应建立一个凡是不效的即是不对的，有效的就是对的概念，只要是用药不效，就应考虑用药至少是有缺点，只有这样才能找出它的原因。

四、治案简介

1. 何××，男，30岁。

阳痿3年，前医频用补肾壮阳之汤丸与西药治疗不效。审其除时有感冒之证外，别无所苦，脉弦缓。因思仲景营卫失调者用桂枝汤，"失精家少腹弦急，阴头寒"宜桂枝加龙骨牡蛎汤。勉予桂枝加龙骨牡蛎汤，不料却10剂而愈。

2. 牛××，男，61 岁。

阳痿 20 多年，前医云肾阳不足，治用八味地黄丸、男宝、三肾丸、蜂皇浆等不效。细询其除阳事不举，或偶举即遗泻之外，并时时小腿沉重，甚或轻度浮肿，或见尿热尿痛，头昏脑涨，别无所苦，舌苔黄白而腻，脉虚大弦紧稍滑。综合脉证，反复思之：仲景、叔和均称脉虚大者气血、气阴俱虚之质也，紧者寒也，稍滑者痰热相兼也。其虽证有热而仍宜处补气养血之黄芪、当归，益肺滋肾之麦冬、五味子、生地，燥湿利湿之苍术、茯苓、泽泻，交通心肾之黄连、肉桂等。服药 2 月，诸症恢复正常。并云：蛋白尿亦消退净尽。

3. 霍××，男，28 岁。

结婚半年来，发现或者阳势不举，或者举而不坚，或者稍事接触即早泄，为此其妇甚不满意。医先予补肾壮阳，并配合西药治疗不效，后又配合针灸亦无功。查其除阳痿之外，别无他证，惟时见咽干，舌苔薄白，脉浮缓。综合脉证，思之浮脉者心肺之脉也，且其咽干，乃肺阴亏损不得生，肾水之故也。因拟滋肾水，助肾阳，处以天冬、麦冬以滋肺养阴，淫羊藿、蛇床子、肉苁蓉以助肾阳，3 剂效，20 剂愈。

4. 贺××，男，29 岁。

结婚 3 年多，或者阳势不举，或者举而不坚，前后服男宝、三肾丸、肾气丸、六味地黄丸、鹿茸精近 3 年不效。近半年来，经常出现牙痛、头痛、烦躁、失眠等，尤其是近 2 个多月几乎每天发现鼻衄、齿衄，为此不得不予泻火之药，然服药之后却出现阳势麻木不适，而他症不减。审其舌苔黄白而腻，脉弦紧而数。因思脉弦者肝脉也，紧数者寒饮郁久化热也，且牙痛、头痛、烦躁、失眠亦为肝证。乃拟柴胡加龙骨牡蛎汤去铅丹，加甘草、玄参为法。服药 4 剂，头痛、牙痛、烦躁、鼻衄减，继服 30 剂，竟愈。

虚 劳

虚劳者何？有云是指造血系统疾病者，有云是指营养缺乏病者。何者为是？何者为非？难于定夺。及至读到方药中等主编之《实用中医内科学》才算稍有了解。云："虚劳的范围甚广，几乎涉及西医的各个系统的疾病，包括自身免疫低下或免疫功能稳定失调，内分泌腺体功能紊乱，造血功能障碍，代谢紊乱，营养缺乏，神经功能低落或过分抑制（非保护性）引起的疾病，以及其他器官系统功能衰退性疾病，凡以慢性功能减退或虚性亢奋为主要临床表现的病症。"然而由于这一说法过于笼统，缺乏具体所指，又常常使读者难于应用于学习中医古典著作和应用于临床实践之中。

虚劳之治，历代医家论述颇多。《难经》称："损其肺者，益其气；损其心者，调其营卫；损其脾者，调其饮食，适其寒温；损其肝者，缓其中；损其肾者，益其精。"汉·张仲景著《金匮要略》，列虚劳专篇，称其病在脾，症见"虚劳里急，悸、衄，腹中痛，梦失精，四肢酸痛，手足烦热，咽干口燥，小建中汤主之。""虚劳里急，诸不足，黄芪建中汤主之。"其病在肾，症见"虚劳腰痛，少腹拘急，小便不利者，八味肾气丸主之。"其病在肝，症见"虚劳虚烦不得眠，酸枣仁汤主之。"其病在心，附方列"炙甘草汤：治虚劳不足，汗出而闷，脉结悸，行动如常，不出百日，危急者十一日死。"其病在肺，附方中列"《肘后》獭肝散：治冷劳，又主鬼疰一门相染。"后人通过研究其原文，提出仲景治虚劳尤重脾胃肾。如李克光主编之《金匮要略讲义》云："虚劳病在治疗上的特点，从篇中整个内容来看，对五脏虚劳重视脾胃肾，治法上重视甘温扶阳。"宋·许叔微看到虚劳乃五脏气血俱虚之疾，又看到脾肾在人体的重要性，乃在其所著《本事方》和《本事方续集》中提出治从脾肾之说。严用和更在其所著《济生方》中提出补脾不如补肾。金·李东垣在脾胃为元气之本的启发下，通过大量地临床实践，提出升发脾胃阳气是治疗虚劳的根本措施的意见。元·朱震亨根据月亮盈缺之理，在相似相应理论的启发下，提出虚劳阴不足阳有余的意见和滋阴降火与泻火保阴的治疗方法。明·张介宾著《景岳全书》，云："凡气虚者宜补其上，人参、黄芪之属是也；精虚者宜补其下，熟地、枸杞之属是也；阳虚者宜补而兼暖，桂、附、干姜之属是也；阴虚者宜补而兼清，门冬、芍药、生地之属是也；此固阴阳之治辨也。其有气因精而虚者，自当补精以化气；精因气而虚者，自当补气以生精。又有阳失阴而离者，不补阴何以收散亡之气？水失火而败者，不补火何以苏垂寂之阴？此又阴阳相济之妙用也。故善补阳者，必于阴中求阳，则阳得阴助而生化无穷；善补阴者，必于阳中求阴，则阴得阳升而泉源不竭。"清·绮石著《理虚元鉴》一书，倡"治虚有三本，肺脾肾是也。"说："肺为五脏之天，脾为百骸之母，肾为性命之根。治肺、治脾、治肾，治虚之道毕矣。""治虚二统，统之于肺、脾而已。人之病，或为阳虚，或为阴虚。阳虚之久者，阴亦虚，终是阳虚为本；阴虚之久者，阳亦虚，终是阴虚为本。

凡阳虚为本者，其治之有统，统于脾也；阴虚为本者，其治之有统，统于肺也。""盖阳虚之证，虽有夺精、夺气、夺火之不一，而以中气不守为最险，故阳虚之治，虽有填精、益气、补火之各别，而以急救中气为最先。""阴虚劳证，虽有五劳七伤之异名，而要之以肺为极则。故未见骨蒸、劳嗽、吐血者，预宜清金保肺；已见骨蒸、劳嗽、吐血者，急宜清金保肺；曾经骨蒸、劳嗽、吐血而愈者，终身不可忘护肺，此阴虚之治，所当悉统于肺也。"但是，怎么在具体问题上治肺、治脾、治肾，怎么在具体问题上先治肺，或先治脾，或先治肾，然后再治其他脏腑气血，仍然阐述得不够清楚，所以在具体的临床应用上仍然难于掌握。

再次反复研读《金匮要略·血痹虚劳病脉证并治篇》中之各条及所附之方剂，才使我比较清楚地明晰其方法。

1.任何疾病只要是发展至症见脉大、极虚、浮弱涩、沉小迟、面色薄、疾行喘喝、短气、遗精者，均从虚劳证治。其说："夫男子平人，脉大为劳，极虚亦为劳。""男子面色薄者，主渴及亡血，卒喘悸，脉浮者，里虚也。""男子脉虚沉弦，无寒热，短气里急，小便不利，面色白，时目瞑，兼衄，少腹满，此为劳使之然。""劳之为病，其脉浮大，手足烦，春夏剧，秋冬瘥，阴寒精自出，酸削不能行。""男子脉浮弱而涩，为无子，精气清冷。""人年五六十，其病脉大者，痹侠背行，若肠鸣，马刀侠瘿者，皆为劳得之。""脉沉小迟，名脱气，其人疾行则喘喝，手足逆寒，腹满，甚则溏泄，食不消化也。""脉弦而大，弦则为减，大则为芤，减则为寒，芤则为虚，虚寒相搏，此名为革。妇人则半产漏下，男子则亡血失精。"

2. 虚劳一病，只要是证见脾虚者就当健脾，只要是证见肾虚者就当补肾，只要是证见肝虚者就当补肝，只要是证见肺虚者就当补肺，只要是证见心虚者就当补心。故所列各条及附方分别有建中汤、肾气丸、酸枣仁汤、炙甘草汤、獭肝散的不同。

3. 虚劳一病尽管气血阴阳俱虚，但若是以脾胃虚寒为主者治疗时必须首先健脾温中。若是以肾气不足为主者，治疗时必须首先培补肾气。若是以肝虚为主者，治疗时必须首先养肝补肝。若是以心阴不足为主者，治疗时必须首先滋养心阴。若是以肺阴不足为主者，治疗时必须首先滋养肺阴。其说："虚劳里急，悸，衄，腹中痛，梦失精，四肢酸疼，手足烦热，咽干口燥，小建中汤主之。""虚劳里急，诸不足，黄芪建中汤主之。""虚劳里急，少腹拘急，小便不利者，八味肾气丸主之。""虚劳虚烦不得眠，酸枣仁汤主之。""炙甘草汤：治虚劳不足，汗出而闷，脉结悸，行动如常。""獭肝散：治冷劳，又主鬼疰一门相染。"

4. 虚劳病尽管症状表现为虚极，但若脉象夹有实象，或症中夹有实邪者，必须注意祛邪。其说：夫失精家少腹弦急，阴头寒，目眩，发落，脉极虚芤迟，为清谷亡血，失精。脉得诸芤动微紧，男子失精，女子梦交，桂枝加龙骨牡蛎汤主之。""虚劳诸不足，风气百疾，薯蓣丸主之。""五劳虚极羸瘦，腹满不能饮食，食伤，忧伤，饮伤，房室伤，饥伤，劳伤，经络营卫气伤，内有干血，肌肤甲错，两目黯黑，缓中补虚，大黄䗪虫丸主之。"

5. 虚劳病之证兼实邪者，祛邪时必须要缓而不伤正，补益时必须是补而不留邪，故干血劳者只可用缓中补虚的大黄䗪虫丸，营卫失调精气不固者只可用调营卫摄精气之桂枝加龙骨牡蛎汤，兼风邪者只可用调补为主微祛风邪之薯蓣丸。

例如：郑××，女，成。

泌尿系感染反复发作4～5年。近半年多来，尿急、尿频、尿痛一直不见改善。细审其所用之药，除抗生素外，并曾反复应用中药之清热解毒、利水通淋、清热泻火、养阴清热、活血解毒等剂，然始终不见寸效。细询其所见诸症，除尿频尿痛之外，并见腰痛，少腹拘急，脉沉弦细涩。因思仲景曾云："虚劳腰痛，少腹拘急，小便不利者，八味肾气丸主之。"本病虽为泌尿系感染，然其病程已久，显然已属虚劳。虚劳之证，若肾气亏损为主者，当培补肾气。处方：生地20克，山药10克，山萸肉10克，茯苓10克，泽泻10克，丹皮10克，附子10克，肉桂10克，车前子10克（布包），怀牛膝10克，五味子10克。

服药2剂，尿频尿痛、腰痛、少腹拘急均好转。继服6剂，诸症消失。

渠××，男，21岁。

再生障碍性贫血2年多。医予输血、激素等西药治疗半年，诸症逐渐加剧。后又配合中药益气养血、滋阴补肾等剂一年多，症亦不减。审其面色㿠白，自汗盗汗，身热（体温39.8℃）乏力，胸闷心悸，齿衄鼻衄，全身到处是大片大片的紫斑，脉虚大而结。血色素3.5克。综合脉证，思之：此病血证已久，显已转为虚劳之疾。虚劳之疾者，仲景《金匮》之治，虽诸脏俱损，若心气不足为主者，当补其心气。今本证胸闷汗出，心悸脉结之心证俱见，自当从心论治。且夫《金匮》附方中有云：

"炙甘草汤，一云复脉汤：治虚劳不足，汗出而闷，脉结悸。"因拟三甲复脉汤加减养心阴。处方：龟甲30克，鳖甲30克，牡蛎15克，炙甘草10克，麦冬10克，白芍10克，阿胶10克（烊化），生地15克。

服药6剂，汗出胸闷，心悸乏力，身热均减，体温37.5℃，血色素5克。继服上方60剂，诸症俱失。后果愈。

贾××，女，60岁。

再生障碍性贫血2年多，近2个多月来，发热（体温38.5℃），咳喘，汗出乏力，纳呆口苦。医予抗生素治疗不效，乃改用抗生素、输血，并配合中药清热解毒，宣肺化痰止咳等剂进行治疗，其效仍不明显。改邀余进行治疗。察其身热汗出，气短而喘咳难续，神疲纳呆，血色素4.5克。脉虚大弦数。综合脉证，思之：此虽为再生障碍性贫血，然现证以肺证为主，仲景《金匮》言治虚劳若肺为主者必先治肺，故应从肺着手论治。然本证非仅有虚，亦且夹有外感实邪，实邪当祛。且夫仲景治虚劳夹风邪者，主用补益而稍佐祛风，而不用祛邪为主之法，目的乃补正不留邪，祛邪不伤正耳。乃拟黄芪鳖甲散加减，主治在肺，重在补益，稍佐祛邪。处方：黄芪15克，地骨皮10克，紫菀10克，党参10克，茯苓10克，柴胡10克，半夏10克，知母10克，生地10克，白芍10克，天门冬10克，桂枝10克，甘草10克。

服药2剂，身热乏力、汗出喘咳俱减。继服10剂，喘咳身热俱失，精神倍增。

更多中医知识
扫码获取

温 病

1964 年我在河北省参加救灾医疗队时，适值钩端螺旋体病流行，见杂志报道云：属中医湿温病。并云：以银翘散加除湿之品、甘露消毒丹加减治之效。然余临床用之多见效果缓慢或根本无效。何以故？不得而知。偶与一医谈及此病，云：此论之大谬所致。并云：此病实伤寒而非温病。岂能以温病法治之。然余仍疑信参半。偶遇一患者，男性，高热持续数日不退，腿痛。某医先以青霉素合中药清热解毒加除湿之剂治之不效。改邀该医治之。云：身痛、发热，烦躁，为大青龙汤证，非温病也。予 1 剂，热退而愈。

发 热

亡兄朱庆丰，河北省定州市一乡医也。健在时，治一患者，诸医久治不效，其察前医所用药饵，或为西药，或为中药。中药之中，或为清热，或为滋阴，或为攻下，或为除湿，然均未获功。细思脉证，难定方药。至旷野树林中一游，突遇凉风拂面，顿感全身轻爽舒适，乃悟。云：此诸药之不效者，乃行散不足耳。乃在前医方药中加入细辛 3 克，一剂愈。又如一小儿，高热汗出，昏迷，抽搐不止。前医予中、西药治之不效，亡兄睹其状如化斑汤证，然因条件所限不能内服，乃予冷水毛巾盖额部，1 分钟改换一次，前后移换达百数十次，果然热退，搐止而愈。

朱庆丰先生云：取类比象的思维方法是我临床中解决疑难问题的有力武器，屡用屡验，请小弟发扬之。

痿 证

《素问·痿论篇》曰："肺者脏之长也，为心之盖也，有所失亡，所求不得，则发肺鸣，鸣则肺热叶焦。故曰：五脏因肺热叶焦，发为痿躄。"李中梓曰："肺金体燥，居上而主气化，以行令于一身，畏火者也。五脏之热火熏蒸，则金被克而肺热叶焦，故致疾有五脏之殊，而手太阴之地，未有不伤者也。"余宗其意施治于痿证初起，常常有效。例如：宋××，男，成。四肢瘫痪一个多月，某院诊为多发性神经炎。先予西药治疗不效，邀余诊治。审其证见身热汗多，咳嗽多痰，咽干口燥，烦渴多饮，舌质红，苔黄而干，脉浮滑而数。综其脉证，诊为肺胃热炽，痰热壅滞，热伤肺阴。拟清肺养阴，化痰止咳。清燥救肺汤加减：党参9克，沙参9克，甘草6克，炙甘草3克，炙杷叶10克，生石膏30克，阿胶10克（烊化），杏仁9克，麦冬10克，黑芝麻9克，桑叶10克。服药2剂，身热、咳嗽好转，肢体稍能活动，继服10剂后，在别人搀扶下能下地活动走十几步，2个月后恢复正常。

及至病程较久湿热损伤气阴者恒多，故多以益气养阴、燥湿清热治之而取效。例如：邵××，男，成。四肢瘫痪9个多月。某院诊为多发性神经炎。住院7个多月无明显效果。后请中医以三妙丸加减一个多月治疗后仍未效。审其证见四肢瘫痪，不能动转翻身，身热汗出，气短心悸，烦躁失眠，舌苔黄白而腻，面色㿠白，脉虚大滑数。综合脉证，诊为气阴两虚，湿热蕴结，为拟益气养阴，燥湿清热，芪麦三妙汤加减：黄芪15克，党参10克，当归6克，麦冬10克，五味子10克，石斛10克，苍术10克，黄柏10克，怀牛膝10克，桑枝30克。服药20剂，肢体稍能活动，身热汗出，心悸气短等症好转，服药 60 剂后，在他人搀扶下可以下地活动，但筋骨有些拘急不适，加木瓜 10g，继服 5 个月恢复正常。

进行性肌营养不良症，是一个极为顽固而难于治愈的疾病，余曾以芪脉汤、地黄饮子及保和丸加益气养阴之剂获得暂时效果者，然久久用之多见不效，不得已，乃再求救于辨证论治。曾治患者张××，男，19 岁。2 个月前突感四肢无力，3 天后四肢活动甚感困难，急至某院住院治疗，诊为多发性神经炎。住院治疗 2 个月，非但病情不见改善，并见躯干肌肉明显消瘦，经会诊诊断为进行性肌营养不良症。走路、翻身都甚感困难。邀余诊治。急予芪麦汤 10 剂，药后症状非但不减，反见食纳更差。详审其证，除躯干、上下肢肌肉明显消瘦外，并见手足厥冷，舌苔白，脉沉细缓。综合脉证乃云：寒湿不化之证耳。拟杏仁薏苡汤：杏仁 9 克，薏米 9 克，桂枝 1.5 克，生姜 3 片，厚朴 3 克，半夏 4.5 克，防己 5 克，白蒺藜 6 克。服药 10 剂，患者能自己站立、走路，肌肉亦略见丰满，继服 200 多剂，诸症基本消失。

原发性侧索硬化症，中医亦大致包括在痿证之中。曾治患者张××，男，24 岁。七八年来，腰腿发冷、困、僵，走路困难，近年来日渐加重。曾在太原、包头、呼和浩特等地医院诊断为原发性侧索硬化症。反复住院治疗无效，不得已求治于中医。审其面色萎黄，神疲纳呆，咳嗽头胀，腰腿冷、僵而困，走路困难，必须在他人搀扶下才能走路，肌肉正常，腱反射亢进，巴宾斯基征阳性，脑脊液正常，舌苔薄白，脉沉弦细缓。综合脉证，诊为寒湿客于经络，久病及肾之候，拟先予宣肺除湿通阳，杏仁薏苡汤（方见上），服药 8 剂，诸症好转；加木瓜 9 克、淫羊藿 3 克以补肝肾，服药 28 剂后，走路大见改善，嘱其采用正步走的姿势行走亦能行动自如。前后服药 36 剂后，体重增加 4 千克多，面色萎黄消失，微有红润之色，舌苔白，脉弦细尺稍大，食欲睡眠正常。然其病程已久，宜补肾命以善后，地黄饮子加减 2 月后，诸症消失。后又遇一例原发性侧索硬化症，复予上方治之，非但无效，反见加剧。细审其症，除两腿发僵，走路困难 5 年多之外，并见面色白而颊嫩红，汗多，舌苔薄白，舌质嫩红，脉虚大弦滑。综其脉证，诊为气阴两虚，湿热伤筋之证，予芪脉汤 30 剂诸症大减，60 剂后走路基本正常。

瘰　疬

瘰疬，《内经》称之谓结核，后世医家称为瘰疬，历代医家多认为忧思恚怒气结而成。沈金鳌说："其原由怒火风热血燥，或肝肾二经精血亏损，虚火内动，或恚怒气逆，忧思过度，风热之邪，内搏于肝，肝主筋，肝受病则筋缩累累如贯珠也。"余宗其意尝用于淋巴结核多有效果。例如：赵××，女，成。10 个多月来，颈两侧大小不等的肿物 8 个，大者如桃核，小者如黄豆，不红不痛，但头向两侧扭转时有些拘急不适。前医先以抗结核药治疗 2 个多月，后又配合中药消瘰丸、猫爪草及一些软坚化结的方剂治疗 4 个多月仍无效。审其面色微青而有郁怒不伸之象，并时见心烦，时时叹气，失眠纳差，舌苔白，脉沉弦稍滑。综合脉证，诊为气滞血瘀，痰热凝结之证。乃拟：夏枯草 30 克，当归 9 克，赤芍 10 克，青皮 10 克，橘叶 10 克，蚤休 10 克，连翘 9 克，牡蛎 9 克，白芥子 3 克。服药 3 剂后诸症均减，肿块缩小，又进 6 剂肿块消减 2/3，为巩固效果，继服 40 剂而愈。

瘰疬一证，诸家多认为相当于现代医学的颈淋巴结核，但细审古代医家的论述似乎不仅仅指颈淋巴结核。沈金鳌说："瘰疬者，其总名，而就形分类，则各有指名可按焉。排行成列，或绕遍颈，或二三，或六七，或赤或白，或沉或浮，初如豆，久似梅，甚如鸡卵，此名蟠蛇疬；忧思劳力，则疼痛赤肿，早治为急。颈项间只生一个者，名单窠疬，最为难治。外起一胞，中裹数十核块者，名莲子疬，手推能动，尚可用药，苦坚硬如石，必发热燥渴，死不治。初则单生颈项左右，后则重叠而起，名重台疬，亦死证，且害人甚速。形似燕窝者，名燕窝疬，亦死证。初生在项，破后流注四肢，遍体结毒，脓汁淋漓，名流注疬，又名千岁疮，妇人多患者。"余亦宗其旨，以疏肝理气，活血散结，化痰清热而取效。例如：张××，女，成。颈项两侧肿物 2 个多月，某院诊为恶性淋巴瘤？颈淋巴结核？医先用抗结核药治疗 1 个多月，肿物明显增大，医者欲病理切片确诊，因患者惧怕手术而罢休。邀余诊治。审其颈部左侧有一鸭蛋大肿物，右侧有一如鸡蛋大肿物，皮色不变，按之较硬，并见心烦易怒，胸满窜痛，头晕，舌苔白，边有瘀斑，脉弦稍滑。综合脉证，诊为气滞痰郁，瘀血阻滞，为拟疏肝理气，活血化痰：夏枯草 30 克，当归 9 克，赤芍 10 克，青皮 10 克，橘叶 10 克，蚤休 12 克，连翘 9 克，牡蛎 9 克。服药 6 剂后，肿块明显缩小，胸满心烦，头晕等症亦减，继服 40 剂后肿块消失。为巩固效果，继服 40 剂，而愈。

结　胸

　　《伤寒论》云：“伤寒六七日，结胸热实，脉沉而紧，心下痛，按之石硬者，大陷胸汤主之。”“太阳病，重发汗而复下之，不大便五六日，舌上燥而渴，日晡所小有潮热，从心下至少腹硬满而痛不可近者，大陷胸汤主之。”说明大结胸证非大陷胸汤攻逐不能解，但是若兼少阳之证者，但与攻逐非但水热之结不除，亦会表邪入里而病更甚，故《伤寒论》又说：“伤寒十余日，热结在里，复往来寒热者，与大柴胡汤；但结胸无大热者，此为水结在胸胁也，但头微汗出者，大陷胸汤主之。”余宗其旨，试治于一盆腔脓肿的患者，收效迅速。例如：郑××，女，成。腹满硬痛拒按，寒战高热 7 个多月。某院诊为结核性盆腔脓肿合并葡萄球菌感染，阴道、直肠瘘，腹膜炎。先予西药抗生素治疗 6 个多月不效，后又配合中药清热解毒之剂治疗 1 个多月仍不效。邀余诊治。审其寒热往来（体温39.5℃），神疲体瘦，汗出津津，恶心呕吐，腹满胀痛，从心下至少腹均硬满而痛，不能触按，亦不能俯仰，带下黄臭而浊，便干而时时从肛门中流出臭秽之水，尿色混浊，舌苔黄腻，脉弦滑数。综合脉证，诊为水热互结，结胸热实，复兼少阳之证。为拟和解攻里，逐水泻热。大柴胡汤加味：柴胡 24 克，半夏 12 克，黄芩 12 克，赤芍 12 克，枳实 15 克，败酱草 30 克，白芥子 9 克，大黄 9 克，生姜 3 片。服药 1 剂，痛减热降，呕吐停止。继服 2 剂，痛减大半，腹部按之亦变软，食纳增加，体温 37.5℃。继服 10 剂，腹痛消退八九，纳食大增，便中带脓及黄带均消失，乃暂停中药，以抗生素治疗而愈。

痹 证

痹证是一个既古老，又含义广泛，既早有较为深刻的认识，又至今尚未完全认识的疾病。说其古老，是因为它在西周时期的著作《山海经》中即有了记载。说其广泛是因为它不但包括了现代医学所说的风湿热、风湿性关节炎、类风湿性关节炎，而且包括了现代医学所说的，如增生性脊柱炎、颈椎病、大骨节病、骨质疏松等关节疾病，以及布氏杆菌病、血栓闭塞性脉管炎、硬皮病、结节性红斑、结节性脉管炎、系统性红斑狼疮、多发性肌炎等非关节疾病。说其早有较深刻的认识，是因为它在我国现存的最早成书的医著《黄帝内经·素问》中即有了专篇论述，称"风寒湿三气杂至合而为痹也。其风气胜者为行痹，寒气胜者为痛痹，湿气胜者为著痹。""以冬遇此者为骨痹，以春遇此者为筋痹，以夏遇此者为脉痹，以至阴遇此者为肌痹，以秋遇此者为皮痹。""五脏皆有合，病久而不去者，内舍于其合也。故骨痹不已，复感于邪，内舍于肾；筋痹不已，复感于邪，内舍于肝；脉痹不已，复感于邪，内舍于心；肌痹不已，复感于邪，内舍于脾；皮痹不已，复感于邪，内舍于肺……肺痹者，烦满喘而呕；心痹者，脉不通，烦则心下鼓，暴上气而喘，嗌干，善噫，厥气上则恐；肝痹者，夜卧则惊，多饮数小便，上为引如怀；肾痹者，善胀，尻以代踵，脊以代头；脾痹者，四肢解堕，发咳呕汁，上为大塞；肠痹者，数饮而出不得，中气喘争，时发飧泄；胞痹者，少腹膀胱按之内痛，若沃以汤，涩于小便，上为清涕。""痛者，寒气多也，有寒故痛也。其不痛不仁者，病久入深，荣卫之行涩，经络时疏，故不通，皮肤不荣，故为不仁。其寒者，阳气少，阴气多，与病相益，故寒也。其热者，阳气多，阴气少，病气胜，阳遭阴，故为痹热。其多汗而濡者，此其逢湿甚也，阳气少，阴气盛，两气相感，故汗出而濡也。""痹在于骨则重，在于脉则血凝而不流，在于筋则屈不伸，在于肉则不仁，在于皮则寒。"说其至今还未完全认识，是因为不管是中医，还是西医，对于痹证的病因病机及传变规律，还没有完全认识和掌握。

为了弄清问题，我认为前人的很多经验和教训是值得借鉴的。

一、散寒解表问题

既然痹证是风寒湿杂至引起的疾病，所以祛风散寒除湿就成了本病的当然治法。因此历代医家都把祛风散寒除湿的药物作为治疗本病之药，例如：把羌活、独活、防风、桂枝、白芷、细辛称为祛风湿药。但是由于这些药物有的辛散作用强而除湿作用弱，加之风之性动、行、散，湿之性黏滞而难化，所以在治疗本病时最容易发生风去湿存的现象。正如张仲景《金匮要略》所说："风湿相搏，一身尽疼痛，法当汗出而解，值天阴雨不止，医云此可发汗，汗之病不愈者，何也？盖发其汗，汗大出者，但风气去，湿气在，是故小愈也。若治风湿者，发其汗，但微微似欲汗出者，风湿俱去也。"

二、祛湿问题

湿为阴邪，性黏滞，且郁久容易化热，损阳，又常与其他诸邪相兼为病，因此治疗时，常常根据发病的部位与相兼的病邪不同而治疗。例如：仲景《金匮要略》称："湿家病身疼发热，面黄而喘，头痛鼻塞而烦，其脉大，自能饮食，腹中和无病,病在头中寒湿,故鼻塞,内药鼻中则愈。"东垣称:"肩背痛不可回顾,此手太阳气郁而不行,以风药散之。如脊痛项强腰似折,项似拔,上冲头痛者,乃足太阳之不行也,以羌活胜湿汤主之。"若偏里偏下者则应利小便。仲景《金匮要略》云:"太阳病,关节疼痛而烦,脉沉而细(一作缓)者,此名湿痹,湿痹之候,小便不利,大便反快,但当利其小便。"

三、热痹问题

既然热痹是一个"阳气多,阴气少,病气胜,阳遭阴"的疾病,所以它自然而然地就存在着:①阳气多;②阴气少;③湿多热少;④热多湿少的不同问题,因此治疗上也必须有清热、养阴、除湿清热、清热除湿的区别。正如仲景《金匮要略》所说:"病者一身尽疼,发热,日晡所剧者,名风湿,此病伤于汗出当风,或久伤取冷所致也,可与麻黄杏仁薏苡甘草汤。"若发表攻里均不可施者,治宜清热利湿。吴鞠通《温病条辨》云:"脉缓身痛,舌淡黄而滑,渴不多饮,或竟不渴,汗出热解,继而复热,内不能运水谷之湿,外复感时令之湿,发表攻里,两不可施,误认伤寒,必转坏证,徒清热则湿不退,徒祛湿则热愈炽,黄芩滑石汤主之。""湿聚热蒸,蕴于经络,寒战热炽,骨骱烦痛,舌色灰滞,面目萎黄,病名湿痹,宣痹汤主之。""湿郁经脉、身热身痛,汗多自利,胸腹白疹,内外合邪,纯辛走表,纯苦清热,皆在所忌,辛凉淡法,薏苡竹叶散主之。""暑湿痹者,加减木防己汤主之。"

四、补益问题

五脏是藏精气的器官,正如《素问·五脏别论》所说:"五脏者,藏精气而不泻也。"若痹证久延则内舍而伤五脏之精气,正如《素问·痹论》所说："五脏皆有合，病久而不去者，内舍于其合也。故骨痹不已，复感于邪，内舍于肾；筋痹不已，复感于邪，内舍于肝；脉痹不已，复感于邪，内舍于心；肌痹不已，复感于邪，内舍于脾；皮痹不已，复感于邪，内舍于肺。"所以痹证较久者大多均予补益，或补心、补肺，或补肝、脾、肾，或补气，补血。正如仲景《金匮要略》："风湿身重，汗出恶风者，防己黄芪汤主之"的用黄芪、白术。楼英《医学纲目》："两手麻木，四肢困倦，怠惰嗜卧，乃湿热伤元气也"的用人参益气汤。

五、补阳通阳的问题

既然痛痹是一个阳气少阴气多所致的疾病，那么痛痹就自然而然地存在着寒邪盛和阳气少的不同问题，所以治疗上也就有着：①祛风散寒；②散寒搜风；③温补阳气的不同治法。正如仲景《金匮要略》所说："病历节不可屈伸疼痛，乌头汤主之。""伤寒八九日，风湿相搏，身体疼烦，不能自转侧，不呕不渴，脉浮虚而涩者，桂枝附子汤主之。若大便坚，小便自利者，去桂加白术汤主之。""风湿相搏，骨节疼烦，掣痛不得屈伸，近之则痛剧，汗出短气，小便不利，恶风不欲去衣，或身微肿者，甘草附子汤主之。"因此，后人若欲祛风散寒者，常用麻黄、桂枝、独活、白芷、细辛；搜风散寒通阳者，常用川乌、草乌、附子；阳气不足者，常用黄芪、党参、白术、鹿茸、鹿角、肉苁蓉、巴戟天、淫羊藿、附子、肉桂等进行治疗。

六、补血活血问题

既然风寒湿三气不与荣气合则不为痹，与荣气合则为痹，那么痹的形成也就当然存在着荣气之行涩和荣血衰少的不同问题，所以医家之治疗很多采用活血通络与养血补血之法以区别。其中活血止痛者，如乳香、没药、桃仁、红花、赤芍、当归、川芎、鸡血藤、蜈蚣、全蝎、蜂房、地龙、䗪虫。养血药，如当归、白芍、熟地、杜仲、川断、鹿茸、鹿角、鹿角胶。正如孙一奎《赤水玄珠》说："活血丹，治遍身骨节疼痛如神。熟地、当归、白术、白芍、续断、人参各一两。""麒麟散，治寒湿传于经络，疼痛不可忍。血竭、乳香、没药、白芍、当归、水蛭、麝香、虎胫骨。"

七、化痰通络问题

既然《灵枢·周痹》篇认为："风寒湿气，客于外分肉之间，迫切而为沫，沫得寒则聚，聚则排分肉而分裂也，分裂则痛，痛则神归之，神归之则热，热则痛解，痛解则厥，厥则他痹发，发则如是。"那么痹证当然常常存在一个痰的问题，但痰有挟风、挟寒、挟热的不同，所以治疗起来就有着化痰祛风、温化寒痰、清化热痰的不同。正如方隅《医林绳墨》所说："不疼不痒而麻木者，此属气虚湿痰死血之为病也。又曰手麻气虚，手木湿痰或死血病，其足亦然。又曰遍体麻木者，多因湿痰为病，非死血也……如湿痰者，或走注有核，肿起有形，但色白而已，治宜清湿降痰，用二陈汤加苍术、枳实、黄连、厚朴之类。"

八、五脏痹问题

既然治疗疾病"不明脏腑经络，开口动手便错"，那么自然若"淫气喘息，痹聚在肺"者，当治在肺；"淫气忧思，痹聚在心"者，当治在心；"淫气遗溺，痹聚在肾"者，当治在肾；"淫气乏竭，痹聚在肝"者，当治在肝；"淫气肌绝，痹聚在脾"

者，当治在脾。正如林佩琴《类证治裁》所说："五脏痹，经病入脏，邪胜正虚，五痹汤（人参、茯苓、当归、白芍、川芎、白术、五味子、细辛）。肾痹，本方加独活、肉桂、杜仲、牛膝、黄芪、萆薢。肝痹，本方加枣仁、柴胡。心痹，本方加远志、茯苓、麦冬、犀角（现代已禁用）。脾痹，本方加厚朴、枳实、砂仁、神曲。肺痹，本方加半夏、杏仁、麻黄、紫菀。"

九、筋骨脉肌皮痹问题

既然痹有筋骨脉肌皮痹的区别，那么痹证的治疗就应该根据筋骨脉肌皮痹的不同分别论治。正如朱橚《普济方》所说："筋痹……其状拘急，屈而不伸是也……筋痹，四肢挛……天麻丸。"筋痹不能屈伸……舒筋丸。""筋痹多悲思，颜色苍白，四肢不敛，诸筋挛急，伸动缩急，肠中转痛……五加皮酒。""筋挛缩，腰背不伸，强直时痛……牛膝汤。""筋痹，肢体拘急，不得伸展……独活散。""肝虚气痹，两胁胀满，筋脉拘急，不得喘息，四肢少力，目不明……细辛汤。""筋痹，肢节束痛……羚羊角汤。"

"脉痹……则皮毛萎悴，肌肉痛痹……脉痹，血道壅涩……导痹汤。""脉痹，面脱颜色，脉空，口唇赤色干燥，消痹蠋热，润悦颜色……升麻汤。""脉痹，荣卫不通，四肢疼痛……芍药汤。""麻痹身体不仁……黄芪汤。"

"肌痹，其状皮肤弗荣，肌肉瘤痹而不仁是也……肌肉瘤痹，肢体怠惰缓弱，恶风头痛，舌本强，言语謇涩……天麻丸。""内热极，则体上如鼠走，或如风痹，唇口干，皮肤色变……石南散。""肌肤淫淫，如鼠走四肢，津液脱，腠理开，汗大泄，此为脾风……麻黄汤。""肌痹，淫淫如虫行，或腠理开疏，汗出皮肤，肉色不泽，唇鼻……细辛汤。"

"皮痹……皮肤不荣，而为不仁……皮肤痹，项强痛，四肢缓弱，目昏塞声，心脑短气者……赤箭丸。""皮痹如虫行，腹胀大便不利，语言不出……羌活汤。""肺中风寒湿，项强头昏，胸满短气，嘘吸颤掉，言语声嘶，四肢缓弱，皮肤顽痛……防风汤。""皮痹，肌肉不仁，心烦气促，项背硬强……天麻散。""风寒湿气感于肺经，皮肤顽痹不仁……麻黄汤。""皮痹不仁……蔓荆实丸。""皮肤肌肉瘈痹……天麻丸。""皮肤间有麻木……补气汤。"

林佩琴《类证治载》云："骨痹，即寒痹痛痹也，苦痛切骨，安肾丸。""筋痹，即风痹也，风热攻注，筋弛脉缓，羚羊角散；若湿邪入筋，续断丹。""脉痹，即热痹也，风湿郁热，经隧为壅，升麻汤去桂、麻，加草薢、石膏，或秦艽四物汤。""肌痹，即湿痹着痹也，浑身上下左右麻木，属卫气不行，本方去荆芥，倍黄芪，加防风；肌肉麻木，属营气不行，本方去蔓荆，加桂枝、羌活、防风。""皮痹，邪在皮毛，搔如隔帛，或隐疹风疮，宜疏风养血，秦艽地黄汤。"

十、叶天士治痹问题

遍查诸书论治痹证者大多重视关节痛证，而全面进行论述者则比较少见，致使后学者遇见疑难问题时常感无方可施。惟叶氏医案论之颇为深刻，兹录邹滋九所言者于后。云："此证与风病相似，但风则阳受之，痹则阴受之，故多重著沉痛。其在《内经》不越乎风寒湿三气，然四时之令，皆能为邪，五脏之气，各能受病。其实痹者，闭而不通之谓也。正气为邪所阻，脏腑经络，不能畅达，皆由气血亏损，腠理疏豁，风寒湿三气，得以乘虚外袭，留滞于内，致湿痰浊血，流注凝涩而得之，故经云三气杂至合而为痹，又云风胜为行痹，寒胜为痛痹，湿胜为著痹，以及骨痹、筋痹、脉痹、肌痹、皮痹之义。"可知痹病之证，非偏受一气足以致之也。然而病证多端，治法亦异，余亦不能尽述。兹以先生治痹之法为申明一二。

有卫阳疏风邪入络而成痹者，以宣通经脉，甘寒去热为主。有经脉受伤，阳气不为护持而为痹者，以温养通补，扶持生气为主。有暑伤气湿热入络而为痹者，用舒通络脉之剂，使清阳流行为主。有风湿肿痛而为痹者，用参术益气，佐以风药壮气为主。有湿热伤气及温热入血络而成痹者，用固卫阳以却邪及宣通营络，兼治奇经为主。有肝阴虚，疟邪入络而成痹者，以咸苦滋阴，兼以通逐缓攻为主。有寒湿入络而成痹者，以微通其阳，兼以通补为主。有气滞热郁而成痹者，从气分宣通为主。有肝胃虚滞而成痹者，以两补厥阴阳明为治。有风寒湿入下焦经隧而为痹者，用辛温宣通经气为主。有肝胆风热而成痹者，用甘寒和阳，宣通脉络为主。有血虚络涩及营虚而成痹者，以养营养血为主。又有周痹行痹肢痹筋痹及风寒湿杂合之痹，亦不外乎流畅气血，祛邪养正，宣通肠络诸法。故张景岳云："治久痹之法，只宜峻补真阴，宣通脉络，使气血得以流行。不得过用风燥等药，以再伤其阴气，亦见道之合也。"

肛门灼热

肛门者，大肠之所主也，其证灼热者多因大肠湿热，故清热燥湿之法尤为多用，然久用寒凉克伐，中阳大衰，格阳于外者亦有之，其辨之法，莫如求于脉舌。曾治一男性患者，任××，23岁。细菌性痢疾9个多月，医先予西药治之不减，继予中药芍药汤加减治之亦不减，口苦口干，大便一日3～4次，里急后重，不得已转来太原治疗。医云：热痢下重，宜白头翁汤。服药4剂，非但里急后重、大便次数增多不见好转，反见肛门灼热难忍，不得已，又易医治疗。医云：大肠实热较严重，宜白头翁汤加马齿苋、金银花、苦参。服药20剂，肛门灼热更甚。邀余诊治。细审其证，除肛门灼热难忍外，尚见大便一日2～3次，里急后重，然其口干不喜饮，面色萎黄，舌质淡，舌苔白润，脉弦紧而涩。综其脉证云：此久用苦寒，脾胃阳衰，格阳之证也。宜温中散寒，以破阴寒之气也。拟附桂理中汤加减：附子4克，肉桂4克，党参4克，白术4克，干姜4克，茯苓4克。服药1剂，灼热减轻，继服3剂，灼热消失大半，食欲增加，里急后重消失，去茯苓，加甘草4克以补中，服药6剂诸症消失而愈。一实习学生问：诸医均云热而予寒凉之剂，而朱老却用大热之剂，其故何也？答曰：面色、舌色、脉象在辨证论治时尤当详审，《内经》告诫我们说：心主舌，面色为五脏之华，脉为决五脏死生之本，此病已达9月余，五脏已损，故当求脉、色、舌以辨证。证虽见热，而舌、脉、色均为寒，故知其为阴盛格阳之证，用附桂理中而取效。

便血与便秘

曾治一男性患者，孔××，48岁。便血、便秘反复发作4～5年。某院诊为肛裂、内痔。先用西药治疗不效，后用中药清热凉血润便,苦寒攻下、凉血止血等仍无效,特别是近3个月来,应用上法治疗不但不效,反见便秘更加严重,便血,疼痛难忍。邀治于余。审其证,除便血、便秘外,并见小腹隐隐作痛,纳呆乏味,口干喜饮,疲乏思睡,记忆力衰退,脉沉细无力,指趾厥冷,面色萎黄虚浮,舌质暗,舌苔黄白而润。证脉合参,诊为脾虚不运,摄血不能。为拟黄土汤:灶心土30克,阿胶9克(烊化),黄芩9克,生地9克,白术9克,附子9克,甘草9克。3剂。刚欲停笔,患者视之,曰:便秘反用附子、白术之温燥,岂不更甚?答曰:指趾厥冷,面色萎黄,两脉沉,舌暗苔润,显系阳虚,脾非阳气不化不运,胃非阳气不纳不降,附、术温脾肾之阳而助化助运,正如《伤寒论》179条所云之"若其人大便硬,小便自利,去桂加术汤"意。患者又云:"口渴、便血非热乎?"答曰:"口渴虽然热盛伤津者多,阳虚水湿不化者亦不少。此证便血已久,阴血已伤,但因脾虚失运是当前病机的关键,所以若施之于寒凉滋腻,必败伤阳气,阳气匮乏,必然摄血不能,故应先予黄土汤之养阴清热,凉血止血之药附于附子、白术之中,以使阳生阴长。"患者始半信半疑,曰:"似称有理,可以试服。"服药4剂后来诊,云:"何如此之神也!一剂便血止,二剂大便通,三剂食欲大增。"答曰:"学中医首在学理,学辨证论治方法,其意义就在此。"患者曰:"余久学中医,多从偏方、验方学,弯路甚多,吾当从头学起。"

乳 衄

曾治患者贾××,女,29岁。怀孕8个多月,近2个多月来,乳头不断地有血水流出,用手挤时有时流出血块,隐隐作痛，某院诊为乳腺导管内乳头状瘤，舌苔薄白，脉滑而数。思之，乳房居于胸上，胸为肺之外廓，肝经之所络，痰热互结，络脉瘀滞，血不归经者，治宜瓜蒌之宽胸散结，化痰清热，白芍、青皮、橘叶、枳壳之疏肝理气，茜草之活血凉血止血，乃拟：瓜蒌90克，白芍9克，青皮9克，橘叶9克，茜草15克，枳壳9克，黄芩1.5克。6剂后，衄血减，25剂衄血止而愈。

脉结代

《伤寒论》云："伤寒，脉结代，心动悸，炙甘草汤主之。"《千金翼》云："治虚劳不足，汗出而闷，脉结悸，行动如常，不出百日，危急者十一日死。"近人见其脉结用炙甘草汤，故大多把炙甘草汤作为治疗期前收缩的方剂。余始亦认为炙甘草汤是治疗本证的唯一方剂，然久而久之，见效者少，不效者多，不得已而求教于同道，很多同道亦有同感。细思此方养阴者多，益阳者少，又且缺少除邪之品，故虚实夹杂，阳虚寒滞，气滞血虚，痰凝气滞者多不效。曾治患者潘××，男，38岁。头晕心悸，麻木，时轻时重一年多。一个月来日渐加剧。某院诊为窦性心动过缓、多发性室性期前收缩。反复应用西药及中药炙甘草汤不效。细审其证，头晕恶心，气短心悸，心前区刺痛，呼气时胸中有空虚感，疲乏无力，失眠，舌质暗，舌苔薄白，脉弦滑而结。综其脉证，诊为心阳不足，痰郁气结。拟温通心阳，化痰散结。枳实薤白桂枝汤加减：枳壳9克，薤白9克，半夏9克，陈皮9克，厚朴9克，瓜蒌15克，桂枝12克，白芍12克。服药6剂后，心前区疼痛、心悸等消失，头晕、气短、麻木好转，心电图检查正常。查其脉缓，诊为中气不足，胸阳不振，痰郁气结。拟黄芪建中汤加减：黄芪15克，桂枝9克，白芍18克，生姜9克，甘草6克，大枣10枚，瓜蒌15克，薤白9克。连服10剂，诸症消失而愈。

又如：于××，女，38岁。胸满胸痛心悸3年。某院诊为冠心病。先予冠心二号方及西药治疗半年多不效，医查其脉结代，予炙甘草汤治疗一年多仍不见好转，邀治于余。审其证见，头晕胸满，心悸心烦，口苦，舌苔薄白，脉弦滑而结。予小柴胡汤加味：柴胡10克，半夏10克，黄芩10克，党参10克，生姜10克，甘草10克，大枣10枚，瓜蒌15克。药后数日来诊云：服药2剂后诸症好转，脉象已无结状，又服6剂，诸症消失三分之二。但此时忽然一学生问：为什么不用炙甘草汤？余因受他人之影响而又改为炙甘草汤治之。一周后，患者来诊，云：症状加剧，心电图数次检查正常以后，近三天来又不正常。并云：可否再服小柴胡汤？答云：小柴胡汤虽在方书中未见治脉结者，然脉学诸书皆云结脉为气滞血瘀所致，且前用该方其效佳，乃理气化痰之法相合拍耳，当续服之。服药30剂后，云：一个多月反复查心电图均正常，且症状亦全部消失。又如似××，男，45岁。感冒后突然发现心悸，查数次心电图呈期前收缩，或呈心房纤颤，或有二联律、三联律出现。医诊心肌炎。住院治疗7个多月，除西药外，并服用中药炙甘草汤加减达200剂，但始终未效。审其症见头晕心烦，胸满胸痛，心悸失眠，舌苔薄白，脉弦而结。综其脉证，诊为血虚肝郁，治以养血疏肝。逍遥散加味：柴胡10克，当归10克，白芍10克，白术10克，茯苓10克，甘草10克，生姜3片，薄荷1克，丹参15克。服药4剂诸症好转，服药 30 剂后诸症消失，心电图恢复正常。

癫 狂

癫狂一证，诸书多从痰、从火论治，如《杂病源流犀烛》说："狂由心家邪热……狂属脏，痰聚心主，故发而不止。"《证治汇补》说："二症之因，或大怒而动肝火，或大惊而动心火，或痰为火升，升而不降，壅塞心窍，神明不得出入，主宰失其号令，心反为痰火所役，一时发越，逾垣上屋，持刀杀人，裸体骂詈，不避亲属，飞奔疾走，涉水如陆，此肝气火旺，木来乘心，名之曰狂。"而多忽略蓄血。余宗仲景意，用治蓄血发狂之旨常获奇效。例如：患者薛××，男，22 岁。精神失常半个多月，先用西药治疗不效，继用中药安宫牛黄丸治之亦不效。诊时见其两目怒视，大便燥结数日不行，少腹硬满而痛，舌苔黄燥，脉沉滑数。追问其狂发之状，每至夜间其证尤剧。思之，正蓄血发狂之证也，拟大陷胸、抵当汤合方：甘遂 6 克，水蛭 6 克，虻虫 4.5 克，大黄 6 克，芒硝 3 克，桃仁 6 克。患者家属欲求速效，4 剂合为 1 剂，顿服之，药后泻下 8 次，色黑褐，是夜即睡眠约 8 个小时，次日夜又连续睡眠达 20 小时左右。3 个月后来诊，精神恢复正常。

癫证，诸书多论其虚，然验之临床纯虚者甚少，若勉予补益之剂治之，大多久延时日而不愈。曾治患者范××，女，50 岁。因家庭变故，突然痴呆不语，不食不饮，不睡，有时突至街中乱走，或自语无罪，曾前后住精神病院数年而不效。不得已，改请中医治疗。医或云痰火扰心而予安宫牛黄丸，或云肝郁气结，郁而化火，而予疏肝泻火，或云气血俱虚而予归脾、养心诸汤，然始终不效。审视再三，不得其故，再查色脉，面白而呆痴，不语，脉虚弦滑，舌苔白。乃悟：气血俱虚，痰郁气结之故尔。拟十味温胆汤加减：黄芪15克，当归10克，麦冬10克，五味子10克，党参10克，竹茹10克，枳实10克，半夏10克，陈皮10克，茯苓10克，甘草6克，菖蒲10克，远志10克。药进10剂，精神、食欲均正常。家属、患者均欢喜异常。至若癫证之猝起者，多实，多郁，不可言其为虚。例如：患者石××，女，21岁。因受坏人调戏而精神失常半个多月。先在某院以西药及安宫牛黄丸等治疗不效。审其证见痴呆不语，不食不饮，独坐哭泣流泪，昼夜不眠，面孔呈呆痴状，问其所苦，不与回答，舌苔白，脉沉弦滑。证脉合参，诊为痰气郁结。为拟理气化痰。癫狂梦醒汤加减：桃仁12克，香附9克，青皮9克，柴胡6克，半夏9克，茯苓9克，赤芍12克，桑皮9克，腹皮9克，苏子15克，甘草30克，木通9克，枳壳9克，川芎9克。处方完毕，一实习学生问：安宫牛黄丸为治精神病之有效药物，何故不效？又何故用癫狂梦醒汤？不用顺气化痰汤？答曰：安宫牛黄丸重在泻火开窍，此病则重在气郁痰结，气郁者当顺气为先。至于为什么用癫狂梦醒汤，不用顺气化痰汤，因其脉见沉，沉为气郁为主，故用癫狂梦醒汤以解郁为先之方，又本证发于月经期间，故加调血之品，而不单纯理气。癫狂梦醒汤虽理气化痰为主，而稍佐活血，故而用之。4剂后，诸症均减，已不独坐而哭，食欲增加。问其所苦，云：胸满心烦，失眠，并微有寒热往来，乃处丹栀逍遥散：柴胡10克，当归10克，白芍10克，白术10克，茯苓10克，甘草6克，薄荷6克，生姜 3 片，栀子 10 克，丹皮 10 克，生龙骨 10 克，生牡蛎 10 克。服药 6 剂，诸症消失而愈。

汗　证

汗出一证，多因气虚卫气不固，故补敛之法尤为多用。至若肝郁气滞、肝热上冲等而致卫气不固者，不疏其肝，则火邪更炽，肺金被伐，气虚不敛，汗出更甚。例如：患者金××，女，49 岁。十几年来，一遇见风吹即感头痛，胸满心烦，五心烦热。近四五年来，经常阵发性汗出，每日数次，发作之前，先感心中烦热，热气上冲，冲至胸、头即全身猝然汗出，继而身凉汗止。前医曾应用各种止汗剂 100 余剂无效。审其舌苔薄黄，脉弦而滑。综合脉证，诊为血虚肝郁，郁而化火。拟疏肝养血，泻火。丹栀逍遥散加味：柴胡 6 克，当归 9 克，白芍 15 克，白术 9 克，茯苓 9 克，甘草 6 克，薄荷 4.5 克，生姜 3 片，龙胆草 9 克，玄参 15 克，丹皮 9 克，栀子 9 克，黄芩 9 克。药进 2 剂，未见寸效。再思其脉见滑，滑主痰热，此方疏肝泻火有余，化痰不足，故加瓜蒌 15 克、丝瓜络 9 克以化痰。服药 4 剂，果然心烦汗出大减，继服 6 剂而愈。

半脸汗出或半身汗出，多为肝木之失达，营卫之失调所致，若徒用止汗非但汗出不止，反见烦躁拘急不适，治宜疏肝木，调三焦，致荣卫调，汗出即解。如：患者康××，男，成。半月来阵发性烦热上冲，半身汗出，时轻时重。前医予益气敛汗之剂 10 剂不效。审其脉见弦涩不调，舌苔薄白。诊为肝郁气滞，三焦不通，水饮上冲。为拟柴胡加龙骨牡蛎汤加减：柴胡 9 克，半夏 9 克，党参 9 克，黄芩 9 克，生姜 3 片，大枣 5 枚，桂枝 9 克，茯苓 15 克，甘草 6 克，龙骨 15 克，牡蛎 15 克。药进 4 剂汗出大减，继服 6 剂，诸症消失而愈。又如：患者康××，男，成。左半脸汗多一年余，有时左脸汗出如珠，右脸全然无汗。前医以敛汗止汗之剂，不但汗出不减，反见全身拘急不适。审其脉弦，苔白。诊为肝郁气滞，三焦不通，升降失常，疏泄失职。为拟柴胡加龙骨牡蛎汤加减：柴胡 9 克，半夏 9 克，黄芩 9 克，党参 9 克，桂枝 9 克，茯苓 9 克，熟军 3 克，生姜 3 片，大枣 5 枚，白芍 9 克，龙骨 1.5 克，牡蛎 15 克，甘草 6 克。药进 10 剂，汗出即止。

偏 枯

我在 20 世纪 50 年代随先父、亡兄初学中医时，常见其用续命汤取效，但亦有不效者。及至 1956 年入北京中医学院学习，并听了一些老师讲课和深研了《中风斠铨》《医学衷中参西录》后，始知其不效者，多因阴虚阳亢，虚风内动所致耳，然临床用之亦有有效和不效者。及毕业实习时，方鸣谦老师，大倡补气乃本病治疗之要着，补阳还五汤乃本病之效方，但临床试用之，亦有有效和不效者。1962 年在山西省中医研究所，得见李翰卿老师治一半身不遂患者，久治无功，诊其脉沉，予逍遥散加活血之品而取效。后李翰卿老师突然患半身不遂，前医予熄风化痰之法无效，余诊其脉大而虚，舌质嫩红无苔，予大定风珠加减而取效，然用之临床亦有有效和无效者。1977 年一患者昏迷、偏瘫一个多月，医予中、西药治之不效，审其舌苔黄厚腻，脉虚大而滑，与十味温胆汤加减而痊愈，然亦有有效和无效者。综合 30 余年之经历乃知，辨证论治之准确无误是首要方法耳。为了总结经验特将偏瘫总结为十二法。

一、疏散风寒法

适应证：年高气衰，冬季感受风寒后（多在由暖处猝至冷处或汗出受风寒时发生），猝然偏瘫，舌苔薄白，脉浮紧者。

方药：续命汤加减：麻黄 10 克，石膏 10 克，桂枝 10 克，当归 10 克，人参（或党参）10 克，干姜 10 克，甘草 10 克，川芎 5 克，杏仁 10 克，千年健 10 克，威灵仙 10 克，老鹳草 10 克。

病例：刘 ×，男，65 岁，农民。雪夜披衣开门时，突然左侧偏瘫摔倒在地，前医以补阳还五汤治疗 10 日无效。邀家兄前往。审其脉浮紧，舌苔薄白，神识清楚。诊为风寒客于半身之腧。以续命汤加减 1 剂症减，10 剂诸症消失而愈。

二、益气活络法

适应证：气血俱虚，络脉瘀滞，偏瘫不用，脉患侧弦大，健侧弦缓或沉弦。

方药：补阳还五汤加味：黄芪 30 ~ 60 克，当归 10 克，地龙 10 克，川芎 10 克，赤芍 10 克，桃仁 10 克，红花 10 克，木瓜 10 克。

若头目眩晕，疲乏无力，脉迟弱者，加味补血汤：黄芪 30 克，当归 15 克，龙眼肉 15 克，鹿角胶 9 克，丹参 10 克，乳香 6 克，没药 6 克，甘松 6 克。

病例：赵 ××，女，68 岁。一个月前睡眠过程中突发偏瘫。先在某院治疗效果不明显。审其除左上下肢不能活动外，神志清楚，伸舌偏歪，苔薄白，脉左弦大，右缓。诊为气血俱虚，络脉瘀滞。拟补阳还五汤加味方。4剂后好转,40剂后诸症消失。

三、理气疏肝法

适应证:肝郁气滞,枢机不利,阳气不能外达,头晕头痛,胸满心烦,心悸失眠,轻度偏瘫,口苦咽干,舌苔薄白或薄黄而润,脉沉弦涩或结或弦紧者。

方药:柴胡加龙骨牡蛎汤加减:柴胡10克,半夏10克,黄芩10克,党参10克,桂枝10克,生姜10克,茯苓15克,大黄3克,甘草6克,大枣5枚,龙骨15克,牡蛎15克。

病例:耿××,男,68岁。冠心病,室性期前收缩3年,脑血栓形成后遗症2年。曾用中、西药治疗效果不明显。细审前医所用诸方多为平肝熄风、养阴清热、益气活血之剂。察其症见头晕头痛,胸满心烦,心悸阵作,左侧偏瘫,活动不便,舌苔薄白,脉沉弦而结。诊为肝郁气结,阳气不能外达一证。予柴胡加龙骨牡蛎汤4剂,诸症俱减,60剂后诸症消失而愈。

四、理气活血法

适应证:气滞血瘀,筋脉失养,瘫痪拘挛,疼痛难伸,胸胁苦满,心烦易怒,头晕头痛,舌质暗,苔薄白,或有瘀斑,脉沉或沉涩。

方药:逍遥散加减:柴胡10克,当归10克,赤芍10克,郁金10克,青皮10克,桃仁10克,红花10克,丝瓜络10克,连翘10克,木瓜10克。

病例:高××,女,60岁。右侧偏瘫3年多,前医以补阳还五汤、天麻钩藤饮及针灸、西药治疗,不但无效,反见日渐疼痛拘挛,难于伸展,头晕头痛,心烦失眠。转邀李翰卿先生诊治。云：两脉沉弦而涩，舌质稍暗，头晕头痛，心烦易怒，此气滞血瘀，筋脉失养所致也，宜逍遥散加减治之。一周后疼痛拘挛果见好转，继服一月疼痛、拘挛、瘫痪均消失大半，又服一月诸症俱失而愈。

五、平肝潜阳法

适应证：阴虚阳亢，头目眩晕，目胀耳鸣，头中热痛，偏瘫麻木，面赤如醉或仅印堂穴附近红赤，舌苔白舌质红，脉弦长有力或寸脉大，甚或上入鱼际。

方药：镇肝熄风汤加减：怀牛膝 30 克，代赭石 30 克，生龙骨 15 克，生牡蛎 15 克，生龟甲 15 克，生白芍 15 克，玄参 15 克，天门冬 15 克，川楝子 6 克，生麦芽 6 克，茵陈 6 克，甘草 4 克，桑枝 30 克。

若脉弦数，舌红，头晕目眩，有时震颤等肝火化风者，天麻钩藤饮加减：天麻 9 克，钩藤 15 克，石决明 25 克，栀子 9 克，黄芩 9 克，川牛膝 12 克，杜仲 9 克，益母草 12 克，桑寄生 24 克，夜交藤 15 克，茯苓 15 克。

病例：赵××，男，成。头重脚轻，站立不稳，头中热痛，烦躁失眠，左上下肢活动不便 1 年。某院诊为动脉硬化，脑血管痉挛。中、西药治疗 8 个多月无效。审其面色红赤，尤以额部为甚，舌质红，苔薄白，脉弦大上入鱼际。诊为阴虚阳亢，予镇肝熄风汤加减，10 剂后诸症大减，30 剂后走路基本恢复正常，头晕亦随之消失。

六、柔肝熄风法

适应证：真阴亏损，虚风内动，瘛疭瘫痪，神疲乏力，或自汗盗汗，手足心热，舌绛少苔或光剥无苔，脉虚大无根或虚而无力。

方药：大定风珠加减：白芍18克，阿胶9克（烊化），龟甲12克，生地18克，火麻仁6克，五味子6克，生牡蛎12克，麦冬18克，炙甘草12克，生鳖甲12克。

病例：李××，男，79岁。在开会发言时，突然昏迷偏瘫。急住某院，诊为蛛网膜下腔出血。中、西药治疗2个多月无效。审其意识模糊，失语，右侧偏瘫，手足心热，并见时时瘈疭，舌质红绛无苔，脉虚大。综其脉证，诊为阴液亏损，虚风内动，筋脉失养，予养阴柔肝熄风，大定风珠加减。一周后神志转清，右上下肢微能活动，又继服2月，上肢能上举至头，手指亦稍能活动，并能在他人搀扶下走30步左右。

七、益气散风法

适应证：气血俱虚，寒湿内蕴，外受风寒，偏瘫身重，心中寒，气短乏力，手足厥冷，舌苔薄白，脉沉细弦。

方药：侯氏黑散加减：菊花40克，白术10克，细辛3克，茯苓3克，牡蛎3克，桔梗8克，防风10克，人参4克，明矾3克，黄芩5克，当归3克，干姜3克，川芎3克，附子5克。

共为细末，一日3次，一次1～3克，黄酒少许，冷服。

病例：李翰卿先生治一男性患者，右侧轻度偏瘫1年，四肢沉重，行路困难，有时翻身亦感困难，畏寒怯冷，纳差神疲，舌质淡苔薄白，指厥脉微。予侯氏黑散2月而愈。

八、苦寒泻火法

适应证：肝胆实火，筋脉失养，头晕头痛，烦躁易怒，轻度偏瘫，恶热，尿黄赤，舌质红苔黄或黄白，脉弦数者。

方药：龙胆泻肝汤加减：龙胆草10克，栀子10克，黄芩 10 克，柴胡 10 克，生地 10 克，泽泻 10 克，车前子 10 克，木通 10 克，当归 10 克，防风 10 克。

若大便干燥，舌苔黄燥者，去车前子、泽泻、木通，加酒军 6～10 克。

病例：胡××，男，成。高血压、脑血栓形成 3 个月来，虽经针灸、中西药物治疗有效，但仍左半身活动不便，头晕头痛，烦躁易怒。询之，除上症外，并见目赤口苦，便干尿黄，舌苔黄，脉弦数。予龙胆泻肝汤加减 20 剂而愈。

九、化痰通络法

适应证：气滞痰郁，络脉不通，偏瘫挛急，难于屈伸，疼痛，痴呆，或无故悲哭，舌苔白或黄白，脉沉滑。

方药：癫狂梦醒汤加减：桃仁 24 克，柴胡 9 克，香附 9 克，木通 9 克，赤芍 9 克，半夏 9 克，大腹皮 9 克，青皮 9 克，陈皮 9 克，桑皮 9 克，川芎 9 克，苏子 30 克，甘草 15 克。

若仅轻微偏瘫，头晕，口干，脉弦滑者，熄风通络汤：钩藤 30 克，地龙 10 克，桑枝 30 克，木瓜 10 克，枳壳 10 克，香橼 10 克，佛手 10 克，连翘 10 克，丝瓜络 10 克。

病例：高××，女，60 岁。脑血栓形成 4 年多来，痴呆妄语，右侧偏瘫，翻身站立等均困难，饮食尚可，舌偏歪，舌质红苔黄，脉沉弦滑。诊为气滞痰郁，脉络瘀滞，予癫狂梦醒汤加减 10 剂，偏瘫、妄语、痴呆等好转。20 剂后翻身自如，并能在他人搀扶下走路。

十、益气养血，化痰通络法

适应证：气血俱衰，痰浊阻滞，痰多或不多，昏迷或失语，或瘫痪缓纵不收，心悸失眠，烦躁易怒，舌苔白或黄白而腻，脉虚大弦滑。

方药：十味温胆汤加减：黄芪 15 克，当归 9 克，丹参 15 克，麦冬 9 克，人参 9 克，五味子 9 克，竹茹 9 克，枳实 9 克，半夏 9 克，陈皮 9 克，茯苓 9 克，甘草 6 克，川芎 9 克，知母 6 克。

病例：岳××，男，71 岁。脑血栓形成 2 个多月来昏迷、瘫痪不见改善，审其证除昏迷、瘫痪外，喉中痰声漉漉不止，发热，舌苔黄白厚腻，脉虚大弦滑。诊为气阴俱衰，痰火郁结，络脉瘀滞，心窍被蒙。予十味温胆汤加减 10 剂神志转清，偏瘫好转，继服 1 个月后上下肢活动明显改善，但行走仍略感不适，半年后诸症消失而愈。

十一、补气养阴法

适应证：偏瘫数年久久不愈，气短乏力，汗多口干，舌质红，苔黄白，脉虚大。

方药：芪脉地黄汤加减：黄芪 15 克，当归 10 克，麦冬 10 克，党参 10 克，五味子 10 克，苍术 10 克，生地 15 克，茯苓 10 克，泽泻 10 克，丹皮 10 克。

病例：徐××，男，69 岁。偏瘫 9 年，翻身困难，虽两人搀扶亦仅能走六七步，气短乏力，疲乏思睡，食欲正常，自汗盗汗，舌质红少苔，脉虚大。诊为气阴两虚。予芪脉地黄汤 40 剂后能自如地翻身，60 剂后能在放下拐杖的情况下走路四五百米左右。

十二、培补肾气法

适应证：肾气虚衰，筋骨失养，瘫痪久久不愈，脉沉细弦或虚大无根者。

方药：地黄饮子加减：熟地 30 克，肉苁蓉 15 克，巴戟天 10 克，山萸肉 10 克，石斛 10 克，麦冬 10 克，茯苓 10 克，附子 10 克，肉桂 6 克，菖蒲 10 克，远志 10 克，薄荷 1.5 克，生姜 3 片，大枣 4 个。

脉细数，舌质红或舌尖红赤，尿黄者，虎潜丸加减：酒黄柏 6 克，炙龟甲 30 克，知母 3 克，熟地 12 克，白芍 10 克，陈皮 10 克，锁阳 10 克，干姜 1 克。

病例：商××，男，50 岁。右侧偏瘫，语涩 5 年多。审其脉微弱，指趾厥冷。予地黄饮子加减 2 年，愈。

全身窜痛

《金匮》《伤寒》两书，一书主论杂病，一书主述伤寒热病，《伤寒》辨证多从症状，《金匮》辨证多从脉、色。余宗其意，用于反复不愈之证，多见甚效。例如：患者王××，女，成。七八年来全身窜痛，近一年来疼痛加重。询之，疼痛时作时止，或发在头，或几秒钟后迅速转至两臂，刚刚停止，又在脚、腿、手部发生，疼痛处有时如火灼，有时如冰触，有时麻木疼痛，有时跳痛，有时钝痛，春夏剧，秋冬减，总之，休作不一，难于名状。经北京、天津、太原等数家医院检查，均未确诊。不得已，又请中医治疗，遍用祛风散寒、活血通络、针灸、按摩等治疗，症状反见加重，并见心胸烦乱，难以入寐。审视其色，近于常人，言语、呼吸无异常，舌苔薄白，脉沉弦滑。综其脉证，诊为痰火化风之候，拟用熄风化痰，通络泻火。处方：钩藤 30 克，地龙 10 克，枳壳 10 克，香橼9 克，佛手 9 克，连翘 9 克，丝瓜络 9 克，桑枝 30 克。某医云：

"全身窜痛是风吗？为什么用风药治之不效？滑脉是有痰吗？为什么用南星、白芥子无功？疼痛是瘀血吗？为什么用乳香、没药、元胡等无效？"答云："全身窜痛确属风，但风有外风、内风，有虚而生风，有实而生风。外风宜散，如羌活、防风、独活之属，内风宜熄，如钩藤、地龙、僵蚕、羚羊角之类；虚风宜补，但补应视气血阴阳的不同而去补，如气虚者宜人参、黄芪；血虚者宜当归、白芍、阿胶、生地、熟地；阴虚者宜生地、阿胶、玄参、龟甲、鳖甲；阳虚者宜附子、肉桂、川乌、吴萸。实风者宜泻，但应视痰、热的不同和脏腑的区别而用药，如痰热者，宜竹茹、竹沥、胆星，佐加钩藤、地龙、羚羊角、全蝎、僵蚕；热极生风者，宜分胃、肝而用药，如阳明气分热炽者，用白虎，腑实热盛者，用承气，气营两燔者用清瘟败毒饮等。本证之窜痛，不是外风，故不可用羌活、防风、灵仙之散，散之则伤肝之阴而疼痛反加，钩藤、地龙熄内风，舒筋脉，故用之。至于风痰为什么不用白芥子、南星，因其辛温行散之力较强，而无理气之效，而且本证脉见沉弦而滑，沉为气郁为主，故应以理气为先，此时若过用化痰而略于理气，则气郁之火反而更剧，因此采用理气为主微有化痰作用的香橼、佛手、枳壳、丝瓜络，配以连翘软坚散结清热，丝瓜络化痰通络，这样既可除沉痼之害，又可使正气得复。至于疼痛为什么不用乳香、没药、元胡之属，为什么前医应用此类药物而无效，在于配方之中未分君臣佐使，未分虚实寒热，未分缓急之故耳。"10日后，患者来诊云："服药8剂，证已消失八九。"余诊后云："药已合拍，勿事更张"。继服20剂，愈。

缩 阳

阴茎回缩，少腹疼痛，甚至缩入少腹，名曰缩阳。医多从肾论治，有有效者，亦有无效者。曾治患者麻××，男，30岁。阴茎回缩7个多月，严重时阴茎完全缩入少腹而疼痛不已，前医始以八味地黄不效，继以大剂附子、肉桂、巴戟、硫黄、沉香之属而加重。患者因之异常恐惧，常常令其爱人用手牵拉阴茎以防完全缩入。细审其症，除以上诸症之外，并见头晕乏力，胸满心烦，口苦口干，舌苔薄白，脉沉而弦。综合脉证，云："肾阳虚者，两尺脉必沉弱或弦大，且兼腰痛腰酸，本证脉既不见尺弦大，又不见沉弱，而仅见六脉沉弦，沉脉为气郁，弦脉为肝病，且阴茎为宗筋之属，宗筋隶属于肝，此证乃肝郁气结，上热下寒，宗筋拘急之故耳。治宜疏肝木，理三焦，清上温下。柴胡加龙骨牡蛎汤去铅丹。药进2剂，其症大减，继进4剂而愈。

《素问·厥论篇》说："厥阴之厥，则少腹肿痛，腹胀泾溲不利……阴缩。"《灵枢·经筋篇》说："足厥阴之筋……伤于寒则阴缩入。"前以治肾，后以治肝，所以取效与不效者，在于病位之不同耳。

久泻、久痢

曾治患者石××，男，50岁。一年多来，腹痛，泄泻，里急后重，日渐消瘦，前以中、西药物治疗无效。细询其证，腹痛尤甚于脐腹，痛则欲便，每日大便约30次，大便稀溏兼夹脓血，疲乏无力，但食欲基本正常，舌质淡，舌苔白，脉弦。证脉合参，诊为寒积不化，治以健脾温中导滞。理中大黄汤加味：附子9克，党参9克，白术9克，干姜9克，槟榔9克，甘草6克，大黄3克，焦山楂30克，莱菔子12克。因思病久正虚，攻伐太过则正气不支，嘱其4日1剂。2剂后，腹痛消失，大便减为每日4～5次，黏液脓血明显减少，继按上方服药3剂，治疗20多天，大便减至一日3～4次，黏液脓血便明显减少。此时患者见此方效果卓著，为求速效改为每日1剂，3天后，腹痛、泄泻加剧。再审其证，舌苔薄白而呈水滑状，质淡。因思病久肾气虚衰，改为四神丸加减：补骨脂12克，吴茱萸9克，肉豆蔻9克，五味子9克，山药30克。连服4剂，不但腹痛、腹泻不减，反见里急后重更加严重，口舌生疮。经验教训告诉我，必须重新追问病史，必须反复考虑各种治法的得与失。因询患者家属，云："某院检查诊断为肛门5厘米处，有一中等硬度，有压痛的6厘米×4厘米×3厘米的菜花状肿瘤，诊为直肠癌，因患者拒绝手术，而求中医治疗。"又说："某院曾用清热解毒、活血止血、收敛固涩的药物100多剂，不但无效，反而腹痛泄泻更加严重。"因悟：久病正气已伤，虽有寒积，不可大下，又思肾虚之状全无，再与补肾，恐药不达病所，而治无过。故仍以理中大黄汤加味，7日1剂，服药1个月，大便正常，其他诸症亦解。（唯因条件关系，没有进一步检查，实为遗憾。）

又如：患者朱×，男，46岁。慢性痢疾，久治不效4年多。先在某院住院治疗无效，后在某院以芍药汤、香连丸、桃花汤、四神丸等治疗1年仍无功。细审其证，除大便每日3～4次外，并见大便稀溏而兼少量脓血，里急后重，左下腹疼痛，舌苔白，脉弦。综其脉证，诊为寒积不化，中土虚衰。乃拟理中大黄汤加味以温中健脾导滞。处方：附子9克，干姜9克，党参9克，白术9克，甘草9克，木香9克，槟榔9克，大黄4.5克。3日1剂。2剂后，腹痛、泄泻、便利脓血等症均明显好转；继服2剂，脓血消失，大便减至一日2～3次。但左下腹疼痛不减，或时见加重。综合脉证，因思左下腹乃肝经之所络也，此寒积虽除，脾土已衰，木邪犯土，治宜理肝木，助脾土，逍遥散加减：柴胡6克、当归9克、白芍9克、白术9克、茯苓9克、甘草6克、干姜4.5克、防风3克。4剂后，诸症消失而愈。

郭××，男，23岁。4年前患急性痢疾时，初用氯霉素、痢特灵三日即明显好转，但其后继续应用，不但不效，反见加重。一年后，不得不改请中医治疗，前后服药300余剂不见好转。细审其证，除腹痛泄泻，里急后重外，尚见纳呆食减，舌苔薄白，脉沉弦。综其脉证，诊为脾胃虚寒为本，积滞不化为标。乃拟理中大黄汤加减：附子9克，党参9克，白术9克，干姜9克，甘草9克，枳实9克，厚朴9克，大黄4.5克。当天中午服药一煎，1小时左右腹痛、泄泻加剧，并泻下2次，次日服第二煎后，没有发生腹痛泄泻，停药2日后，大便由每日4次转为每日2次，里急后重亦明显减轻，又服上方1剂，停药4日后，又服2剂，诸症消失而愈。

3例治验，前一例先用缓攻有效，继予补益无明显功效，至再予缓攻而解。二例缓攻取效，继而无功，终以疏肝助脾而愈。又前两例重在补益，后一例重在攻邪，虚实比例不同，用药有别，实用方之妙招也。

刘××，女，28 岁。脐腹疼痛，泄泻，食欲不振 3 年多。某院诊为小肠吸收不良综合征。诊时大便每日 3～5 次，呈不消化状稀溏便，食欲不振，每日仅能吃 150～200 克，而且不敢吃油腻，稍吃油、肉及牛乳，即见泄泻特别严重，消瘦乏力，肢厥脉微，舌苔黄，口苦咽干。综合脉证，诊为脾阳不足，运化失职，升降失常，郁而化热之疾。为拟温中健脾以扶其正，清热燥湿以除其邪。连理汤加味：附子 9 克，肉桂 9 克，党参 9 克，干姜 9 克，白术 9 克，甘草 9 克，枳壳 9 克，黄连 9 克，焦山楂 9 克。服药 2 剂，腹痛消失，泄泻好转（每日大便 1～2 次），食欲增加；继服 4 剂，大便转为正常，食欲大增。乃以上方为末，一日 2 次，一次 6 克，以善后。

李翰卿曾说："久泄虽然多虚，但夹实者不少；久泄虽然多寒，但夹热者恒多。久痢虽多有积，但虚证不少；因此治疗久泄、久痢之时，必须仔细审查虚多实少、实多虚少、寒多热少、热多寒少的不同情况，然后根据情况分别采用补多攻少、攻多补少、寒多热少、热多寒少的不同方剂，只有这样才能收到较好的疗效。此外，攻下祛积时，一定要力求其缓；补益之时，一定要力求不滞；温热之时，千万不可使其上火；寒凉之时，千万不可损伤阳气。总之，以达到恰到好处为原则。"还说："积滞内停者，必须除其积。"正如尤在泾所说：久泄不止，百药不效，或暂止而复来，此必有陈积在肠胃之间，积一日不去，则泻一日不愈，必先逐去陈积而复补之。"所以久痢、久泄必须攻下之后，停药 3～7 天，俟其正复再除其邪。

亡兄健在时治一人，久泻不止，大便不爽，5 年余，百治不效。询其证，除泄泻外，时见腹痛，遇冷而甚，得固涩剂则易生火，得寒剂则腹痛难忍，一日少则5次，多则10数次，予豆大硫黄服之，3日即愈。余试用之，亦屡屡有效。

腹　痛

曾治患者安××，女，58岁。脘腹疼痛，嘈杂，时轻时重3年多。审之，除脘腹疼痛，嘈杂外，并见身痛腰痛，头痛头晕，舌苔白，脉浮紧。综合脉证，诊为风寒入里不得疏散，为拟人参败毒散方为汤1剂，药刚入腹约半小时即见脘腹疼痛、嘈杂，头痛身痛，腰痛甚剧，并有躁烦难于忍耐之状，1小时后突然寒战发热，继而全身奇痒，荨麻疹遍身而出，热退，头痛身痛，腰痛，脘腹疼痛顿失，2个多小时后疹退而诸症得愈。其后，但见脘痛或脘腹疼痛而兼身痛头痛者，以解表之法相佐者，往往效如桴鼓，且屡屡发现病解之时，或有寒战高热，或有身痛头痛加剧，或有荨麻疹遍身而出。因思战汗非仅见于温病、瘟疫，亦可见于内科杂证耳。

曾治患者赵××，女，25岁。阑尾术后3年来腹痛不止。某院诊为肠粘连。先用西药治之不效，继用中药祛瘀活血之剂，心烦、恶心、腹痛更甚。邀余诊视。思之，术后肠粘连予七厘散多奇效，乃与七厘散4瓶，一日2次，一次1瓶，三日后来诊，云："七厘散刚刚服下，即嘈杂心烦，继而呕吐，强忍服下4瓶之后，腹痛、心烦不但不减，反见更加严重。"余沉思良久，再询其证，走路、翻身、生气时，均腹痛加剧，经常弯腰不敢直身，纳呆食减，心烦易哭，两脉弦而沉，舌苔薄白。综合脉证，云："此肝郁脾虚，血滞之证耳"。为拟逍遥散加干姜，1剂诸症减，10剂诸症除。

喻昌说："凡治病不明脏腑经络，开口动手便错。"诸医知瘀血而予活血无效者，在于经络之不明耳。

曾治一人，胃脘、脐腹疼痛，时轻时重，并偶有蛔虫从大便排出，但用中、西药驱蛔时反不见蛔虫排出。审其脉弦紧，舌苔薄白，知其为脾胃虚寒，因与附桂理中汤2剂，药后腹痛不但停止，而且不久排出蛔虫数条。从此之后凡见蛔虫病予驱蛔药不效而腹痛又不止者，均以温中散寒之品治之，多效如桴鼓。

《金匮要略·腹满寒疝宿食病篇》治寒疝腹中痛，逆冷，手足不仁，若身疼痛，灸刺诸药不能治者，常以乌头散寒，桂枝汤解表；治心腹卒中痛，常以柴胡汤和解，桂枝汤解表。后世医家亦有用升阳益胃汤、五积散、人参败毒散以治脘腹疼痛者，惟近世一些讲义多所缺少，致使此法不得发扬，实为遗憾。

腹痛之因风寒闭郁者，予散风常获奇效，然若闭郁入于血分者，则难解。例如：患者申××，女，25岁。腹胀大疼痛1年多。某院诊为结核性腹膜炎。住院治疗半年无效出院。邀余诊视，察其脉浮紧，头痛身痛，予五积散1剂，非但疼痛不减，亦且出现五心烦热，又以活血逐瘀之法治之，服药20余剂仍无效果。勉予应用刮痧法以暂时减轻痛苦，不期竟3次而愈。

胀 满

曾治一妇人，年五旬，子宫全切术后腹胀，矢气不能，疼痛烦躁,有难忍之状。询治于予。审视其证后云:服药虽效,不如针刺之速也,可刺公孙、内关穴。针入约 5 分钟,腹胀稍减,继而矢气频作,20 分钟后,腹胀消去八九。其后他医亦有以此法治之取效者。某医云:术后肠胀气常以肛管排气,何不介绍此法于诸医,以减轻病人痛苦。余遵其意,书于此,以飨同道。

淋 证

1963 年曾治一人,患淋证,尿急、尿频、尿痛,以八正散去大黄治之,10 余剂不效,患者易医治之,服鲜土大黄 30 克,一剂减,二剂愈。余久思不得其解,及读至《温病条辨》:"小肠热盛,下注膀胱,小便必涓滴赤且痛也,则以导赤去淡通之阳药,加连、柏之苦通火腑,大黄、芒硝承胃气而通大肠,此二肠同治法也",始悟。此所以先用之而不效者,在于去大黄之故耳。又思:便秘而尿涩痛者,大肠、小肠俱见实热,若以瞿麦、萹蓄、车前子、木通、滑石等淡通,必火邪更炽,此非通腑不安,故以土大黄而效。其后,但见便秘之淋证必去淡通之品,而酌加大黄、芒硝以承胃气,泄实火,结果效果甚佳。

浮 肿

1970 年在山西省洪洞县讲授中医课时,遇一男性患者,13 岁。慢性肾炎,浮肿尿少,轻度腹水,时轻时重,3 年多,曾 3 次住院治疗,均因无明显效果而出院。此次见余至,欲治而无钱,不得已,求赐单方,余百思无策。偶游至旷野沟渠之侧，见白茅草生长甚多，嘱其兄速至其处挖之，茎、叶、根同煎，不拘分量，渴则饮之，饥则服之。3日后，尿量渐多，浮肿渐消，食欲增加；20日后，浮肿竟完全消退，饮食如常，精神倍增，近似常人。

蛔 虫 病

《金匮要略》云："蛔虫之为病，令人吐涎心痛，发作有时，毒药不止，甘草粉蜜汤主之。"其粉为何？有云铅粉者，如尤在泾云："白粉即铅白粉，能杀三虫。"《金匮要略选读》亦认为粉即铅粉，因其杀蛔虫作用可靠。有云米粉者，如《金匮玉函要略辑义》云："古单称粉者，米粉也。"余始认为尤氏之见甚为正确，因铅粉能杀蛔虫，米粉不杀虫，但偶遇一患者，脘腹剧痛吐涎，发作有时，前医以西药治之不效，余以乌梅丸、甘草粉蜜汤之甘草6克，铅粉3克（冲），蜂蜜12克治之不效。某医云："可与甘草6克、大米20粒、蜂蜜12克治之。"药刚入腹，诸症似缓，2小时后痛止而愈。自此之后，凡予驱虫之药不效者，每以米粉、甘草、蜂蜜方冶之取效，自此之后始知粉即米粉无疑也。

鼻 衄

曾治患者彭××，女，35岁。鼻衄20多天，某院以塞鼻、电灼及内服、注射止血剂治疗无效。继请中医以凉血止血等治之仍无效，近几天因出血太久而血色素降至31克/升。细察其证：面色萎黄透青，神疲气短，两侧鼻孔均有药物棉球堵塞，但血却不断从口中吐出，头晕心悸，舌质淡暗，舌苔薄白，脉沉弦涩不调。思之，鼻为肺窍，若为肺热，当见脉浮而数；若为胃热，当见口臭，苔黄舌红，苦为肝火，当见舌红苔黄，脉弦数；若为气血大衰，摄纳无权，当见脉大而芤，今上证俱不得见，而脉反沉弦而涩，舌质淡暗，面色虽萎黄而却透青色，此乃虚中夹实，气滞血瘀，瘀而化火之证也，急予理气活血，凉血止血治之。处方：柴胡 10 克，枳壳 10 克，白芍 10 克，降香 10 克，茜草 10 克，黄芩 10 克，元参 15 克。1 剂后，衄血大减，再剂衄血即止。此时某医适在其旁，颇感惊讶，乃云："其效何如此之速也？柴胡本为升提之味，为什么用之未见衄血加重，而反减也？"答曰："郁火宜散，实火宜泻，阴虚宜滋，气虚宜补。本证脉沉而弦，气滞血瘀，郁而生火，非舒非散不能解，此柴胡、枳壳、降香之用在于此耳！气行血行，郁火得散，血归故道，衄血即止。"其后又服 6 剂而饮食大增，精神好转，又服 10 剂以善后。

曾治患者刘 ××，男，38 岁。衄血反复发作 8 年多，曾前后住院 5 次，除西药外，仅服中药即达 800 余剂，但一直效果不著。诊时，每 3～5 天发作一次，量多，面色青黄，消瘦乏力，腰背酸痛，舌苔白，脉弦大尺脉尤甚。余始认为其为气血大衰，阴不恋阳，虚火上浮之证，拟当归补血汤以益气生血，增液汤以滋阴降火，药进 4 剂，5 天之内又衄血一次，量亦较多。因思：仲景云："脉弦而大，弦则为减，大则为芤，减则为寒，芤则为虚，虚寒相搏，此名为革……男子则为亡血失精。"李东垣制当归补血汤，所治之证，虽脉见洪大，而不长实。此证尺脉尤大，乃肾阴不足，虚阳上扰之证，非滋阴降火不能制其火，前以芪、归辛甘而温，不但不能使火得降,反而能助虚火之上浮,故去之为佳。《辨证奇闻》云:"人有鼻中流血,经年经月而不止者,或愈或不愈……盖吐血犯胃,衄血犯肺……治法惟调其肺气之逆,但肺气何以致逆乎?亦成于肺金之火也。夫肺属金,本无火也,肺金之火,乃是肾中之火也;肾因心火之侵,而肾水来救,久之肾水干涸,而肾火来助,火与火斗,而血乃妄行,从鼻而上越矣。然则调气之法,舍调肾无他法也,而调肾在于补水以制火,方用……麦冬直治肺金之匮乏,生地、元参以解其肾中遏抑之火,火退而气自顺,气逆自顺,而血自归经矣。"处方:元参30克,肉桂3克,生地30克,麦冬15克。药进3剂,衄血大减,20剂后,衄血1月未出现,续进10剂,追访1年,未见复发。

胸 痹

从一些杂志的报道来看,很多学者将胸痹认为是冠心病,而《千金方》《肘后方》所谈胸痹之证见"胸中幅幅如满,噎塞习习如痒,喉中涩,唾燥沫";"病人胸中似喘不喘,似呕不呕,似哕非哕,彻心中愦愦然无奈者"。是什么则不谈,致使胸痹证所谈的很多治疗原则得不到应有的发扬。例如:张××,女,成。感冒后突然胸满呼吸困难,头身汗出,急至某院治疗。诊为自发性气胸。因该院无空床而不能住院。又请中医治疗,医诊后颇感棘手,勉予宣肺定喘之法治之,不效。又邀余诊治。审其证见气喘,呼吸有难于接续之状,口唇、爪甲青紫,头身汗出,舌苔薄白,舌质暗,脉沉弦,胸腹满胀。综合脉证后,云:"此浊阴逆行,气壅上焦,胸阳痹阻之胸痹证也。治宜通阳泄浊。枳实薤白桂枝汤加味:

瓜蒌 30 克，薤白 10 克，桂枝 10 克，半夏 10 克，厚朴 10 克，陈皮 10 克，枳壳 10 克，杏仁 10 克。昼夜兼进 2 剂，次日诊之，诸症俱减，乃续以上方服之，一日而安。其后该医云：若早知道这是胸痹，我也会用这法治疗。"又说："将中医病名局限在某个西医名称之下，往往感到没有办法用中药，所以学中医还得按老师所说，按照中医观点学中医。"又如：患者郭××，女，成。腹大、乏力经治痊愈后，近半年来突见胸脘痞满，吞咽困难，气短微喘，呕吐痰涎，食欲不振，声音嘶哑。某院诊为声带麻痹，食管痉挛。先用西药、针灸治疗不效，继用中药旋覆代赭汤、四七汤等加减亦不效。邀余诊视。审其形体消瘦，神疲乏力，呼吸困难，言语低微而嘶哑，吞咽困难，面色白中透青，胃脘痞满，悸动，胁下逆抢心。综合脉证，云：此正合《金匮》"胸痹，心中痞气，气结在胸，胸满，胁下逆抢心。枳实薤白桂枝汤证也。"因拟：枳实 9 克，厚朴 9 克，薤白 9 克，桂枝 6 克，瓜蒌 15 克，茯苓 4 克。服药 4 剂，诸症稍减。后因他因而转请另一医生治疗。云：痰火瘀血相结，以化痰散结，活血解毒治之。6 剂后，诸症加剧。再邀余诊视，审其脉证仍为枳实薤白桂枝汤证，再拟原方服之。药进 8 剂，诸症大减。惟久病气血虚衰，再以原方治之恐难奏效，再审其面色已转㿠白，舌苔薄白，脉弦而滑。乃拟十味温胆汤加减治之，处方：黄芪 15 克，当归 10 克，麦冬 10 克，五味子 10 克，半夏 10 克，枳实 10 克，竹茹 10 克，陈皮 10 克，茯苓 10 克，甘草 10 克，菖蒲 10 克，远志 10 克，知母 10 克。药进 8 剂，非但不效，反见加重。经验教训值得总结。因思仲景有关阳复之论，滑脉者非仅指热，指痰，指积，而且主阳气来复，阳复之脉误认阳热痰盛而以寒凉克伐，致使阳气复衰，故尔加剧，法仍宜温通阳气为治，再以枳实薤白桂枝汤方加茯苓 30 剂而愈。

寒 疝

寒疝一证，《金匮要略》论之甚详，说："腹痛，脉弦而紧，弦则卫气不行，即恶寒，紧则不欲食，邪正相搏，即为寒疝。寒疝绕脐痛，若发则白汗出，手足厥冷，其脉沉紧者，大乌头煎主之。""寒疝腹中痛，及胁痛里急者，当归生姜羊肉汤主之。""寒疝腹中痛，逆冷，手足不仁，若身疼痛，灸刺诸药不能治，抵当乌头桂枝汤主之。""心胸中大寒痛，呕不能食，腹中寒，上冲皮起，出见有头足，上下痛而不可触近，大建中汤主之。""胁下偏痛，发热，其脉紧弦，此寒也，以温药下之，宜大黄附子汤。"《外台》云："乌头汤，治寒疝腹中绞痛，贼风入攻五脏，拘急不得转侧，发作有时，使人阴缩，手足厥逆。"张景岳云："寒疝最能作痛，多因触冒寒邪，或犯生冷所致，凡喜暖畏寒，脉弦细，鼻尖手足多冷，大小便无热之类皆是也。"可是有的医者不读经典，但读后世之论，致寒疝之疾久久不愈。例如：患者张××，女，成。肠梗阻采用中药治疗痊愈后，8 个月来，腹部经常发作性剧痛，严重时脐腹疼痛如绞，包块起伏，小者如桃，大者如拳，不敢触近，疼痛发作半小时后，即突然腹中剧烈鸣响一声而减为隐隐作痛，食纳日减，消瘦乏力（3 个月即由体重 65.5 千克降至 42.5 千克）。前医久久治之不效，邀余诊治。余初认为神疲懒言，肢厥脉弦而紧，舌苔薄白，系脾胃虚寒证，欲以附子理中汤治之，患者视后云：前医久用附子理中汤无效；余又欲以温中散寒，活血止痛法治之，患者又示所用之剂仅有活血温中散寒之方即达 25 余方，然服后均寸效未见。余深思良久，再问，答云：经常数日便秘不行，腰痛不得俯仰。寻其脉见尺大而弦。乃云：脾肾俱虚，阴阳不足耳。拟方：附子 10 克，肉桂 10 克，干姜 10 克，党参 10 克，白术 10 克，甘草 10 克，生地 10 克，山药 10 克，肉苁蓉 10 克，茯苓 10 克，泽泻 10 克，丹皮 10 克。2 剂后，腹痛大减，食纳稍增；继进 4 剂，疼痛消失。又服 10 剂而愈。又如：靳××，女，成。右胁绞痛，反复发作 3 个多月，某院住院检查 3 个月未确诊，予中、西药治疗亦不见好转。审其面容憔悴，右手捧腹，不断呻吟，食欲不振，舌苔白，舌质暗，脉弦紧。综合脉证，云：寒邪凝结于胁也，非大辛大热不能驱其寒。但寒邪壅郁者，不佐苦寒而难破阴霾，乃拟大黄附子汤合小承气汤温里攻下。处方：大黄 3 克，附子 10 克，细辛 6 克，枳实 9 克，厚朴 9 克。药进 2 剂，痛减六七，再服 2 剂痛苦全失。然恐再复发，乃以活血通络之膈下逐瘀汤 4 剂善其后。一医云：某老师说大黄非用 9 克以上不泻，你用 3 克即泻下者何也？答曰：寒证、热证不同耳，寒者虽用 3 克即可下，实热 9 克恐亦不下。

胃　痛

　　胃脘部的疼痛是一个大题目，因为它是胃炎、溃疡病、胃神经官能症、肝炎、胆道蛔虫症、胆石症、胆囊炎、胰腺炎、肝脓肿、肾结石、心肌梗死、心绞痛以及胰、肝、胆、胃的癌痛等很多疾病的一个症状。中医又把发生在不同部位的疼痛称作不同的名称。例如：剑突下疼痛拒按者称小结胸；整个上腹部的疼痛称胃脘痛；疼痛剧烈而上冲，且伴有呕吐蛔虫者称蛔厥；胁下疼痛称胁痛。另外，又对其他症状为主，胃脘疼痛为次的称作其他名称，如呕吐为主者称呕吐，黄疸为主者称黄疸，有肿块或肝脾肿大者称癥瘕等等。这些名称繁多，统一在一个名称下进行讨论，看起来是一个非常困难的问题，但只要掌握中医的特点，掌握中医对疾病的基本分析方法，根据中医的基本理论，分清疾病所处的脏腑部位，寒热虚实阴阳，气血痰食等进行分析归纳，得出结论，然后处方治疗即可。

有的同志可能提出问题说："不同的疾病，例如溃疡病、胃下垂、胰腺炎等表现的证候相同，是否可用同一个方剂？"我的回答是肯定的，完全可以。反之，同一疾病表现的证候不同时应用的治疗方法就不同了。现在谈的胃脘部疼痛的辨证和治疗主要是讲不同疾病表现在胃脘痛时的辨证和治疗，至于同一疾病的辨证和治疗问题，以后再谈。

一、胃脘痛的辨证要点

胃脘疼痛大致可以从疼痛的部位，疼痛发生的时间，与冷热的关系，其他等几个方面去分析。

疼痛的部位：剑突下剧烈疼痛，憋胀，无压痛者，属寒；痛胀拒按者，属痰。胃脘剧烈疼痛，满胀而无压痛者，属寒。疼痛剧烈，无满胀，无压痛，或夜间疼痛经常发作，或气候变化时疼痛发作者，属瘀血。痞满疼痛，有压痛，饮水及饮酒后疼痛加重，阴天时闷痛加重者，属痰饮。胃脘疼痛，有明显的压痛，食后疼痛加重者，属实。胃脘部有空虚感，疲乏无力者，属脾虚。饥饿时疼痛，食后疼痛缓解者，属虚。心悸，疲乏无力，劳累后疼痛反复发作者，属气血虚。胸脘痞满，心烦，生气后疼痛发作者，属气滞。吃辛辣食物和吃热药后疼痛加重者，属热。胁下疼痛属肝，其中满而隐痛者属气滞。剧烈疼痛，向上冲者，属肝寒。疼痛而满闷，有压痛者，属气滞血瘀或痰实凝结。胁下及腰部均疼痛，劳累时加重者，属肝肾虚。遇冷或吃冷饮食时疼痛者，属实。胁下持续性疼痛，无满胀者，属瘀血。

疼痛发生的时间：过去无病，突然发生剧烈疼痛者，多属寒、实。慢性、反复发作的疼痛多属虚寒、瘀血、痰积不化。慢性、反复发作，夜间疼痛者，属瘀血、阴虚。食后疼痛发作者，属食积、痰积。饥饿时疼痛发作，吃少量食物后缓解者，属虚。生气后疼痛发作者，属肝气郁结。手术或其他外伤后，持续疼痛者，属瘀血。一遇冷即发作者，属寒。

其他症状：经常腰困痛者，属肾虚。腰痛胁痛同时出现者，属肝肾虚。腹部悸动，疲乏无力，肩背沉重者，属气血俱虚。疲乏无力，下肢轻度浮肿，气短者，属气虚清阳不升。胸胁满闷，全身窜痛，心烦，头晕者，属肝气郁结。胃脘疼痛，痛则腰痛者，属脾肾阳虚。胃脘疼痛，痛则冲胁肋、肩背者，属肝寒、肝经实热。胃脘、脐部均痛者，属脾肾虚寒。胁下痛，痛彻少腹者，属肝，其中痛彻少腹睾丸，尿黄赤者，属肝、小肠、膀胱之湿热；痛彻少腹、腰者，属肝肾虚；痛则胸满闷，气短者，属肝气、寒痰凝滞。经常夜间口干者，属阴虚、瘀血。有肿物而硬者，属瘀血；较软者，属痰积、食积。大便秘结者，属实；大便经常稀溏者，属脾虚；大便经常有黏液夹杂，属痰积；大便为黑色者，为瘀血。

面色变化：面色白如冷状者，属寒。面带愁容而紧者，属肝郁痰滞。面色萎黄，五心烦热者，属血虚。面色萎黄，而兼淡白者，多属脾虚。面如苍黄者，多属湿热。面色发青者，属瘀血。面色黑者，属肾虚。眼圈黑者，男子属肾虚，女子属血虚气滞。

舌苔舌质：舌苔薄白者，多属寒。舌苔薄黄者，多属热、上热下寒。舌苔黄腻，多属痰热、食积、湿热。舌苔黄厚干燥者，多属实热。舌苔白或黄而中心无苔者，属胃阴虚。舌苔水润者，为寒痰。舌苔黑者，属肾虚。舌质红者，属热。舌质嫩红者，属阴虚。舌紫兰或有瘀斑者，属瘀血。

脉象：常见的有沉、迟、数、虚、滑、涩、大、微、紧、缓、弦、濡、弱、细、结等。其中最常见的有沉、滑、弦、濡、迟等几种。其中沉脉主气郁。迟脉主寒。数脉主热。滑脉主痰积、食积、脾胃湿热，实热。虚脉主气血俱虚。涩脉主寒凝气滞、血瘀、大脉主气虚，气血虚衰，气阴两虚。紧脉主寒痛。缓脉主脾湿不化、脾虚。弦脉主肝郁、诸痛、寒。若左弦而右缓者主脾虚木乘，左弦右不弦者主肝经自病。濡脉主脾虚、湿盛。弱脉主气血不足。结脉主阴盛气结，气壅痰滞。另外，尺脉大者主肾虚，尺脉甚小者亦主肾虚。寸脉沉，关脉滑者主中焦痰湿郁滞。

1. 辨证分析时应注意的几个问题。若遇见自述症状、面色、舌苔舌质、脉象都能统一起来，就比较容易诊断。若遇见症状、面色、舌苔舌质、脉象相反则很难措手，此时就需要结合病史去考虑。一般说来，舌苔、舌质、面色、脉象常常反映的是本质的东西。例如：患者主诉疲乏无力，食欲不振，饥饿时胃脘疼痛，甚至有的说是胃下垂者，可是应用补中益气汤等都一直无效，这时若能结合脸色、脉象常能查出真实情况，若面色呈忧郁状，脉弦滑，且腹有压痛，则是肝气郁结，痰实不化所致。对于症状叙述是实，而舌、面色、脉象表现虚象者，诊断的方法与上面所谈者基本相同。

2.对虚实寒热夹杂证的处理问题。这也是比较难处理的问题。例如：胃脘剧烈疼痛，反复发作，食欲不振，舌苔黄，口苦，大便干等均是实热的表现，但应用攻下的方法疼痛不但不减，反而加重，这时必须结合面色、脉象，若脉弦紧者，是寒实证，而不是实热，此时应予温下法。有的叙述完全是虚寒证，而应用温补又无效，此时应多考虑实的一面。总之，辨证时必须注意一般中的特殊和特殊中的一般，然后再进行处理。处理时一定要结合面色、舌、脉、症状的整个情况，决不可一听症状就下结论。

3.一定要亲自检查，不可一听主诉即下结论。例如：有的主诉胃脘疼痛，饥饿时加重等脾胃虚寒者，但应用健脾温中的药物又不见效，此时医者必须亲自检查，胃脘有没有压痛，若有压痛即为虚中夹实，应在温补中配合消导。这种情况若不亲自检查，常常误过良机。

4.要注意情况的不断变化。经常遇见这样一种情况，胃脘疼痛经过用温中健脾的药物治疗后，症状很快缓解，但应用一个阶段后，效果越来越差，后来再用此类方剂不但无效反而加重，这是由于这种疾病是由很多原因形成。开始这一个原因占据主导地位，另一原因占次要地位，经过治疗一个阶段后，主要和次要的原因发生了本质的变化，这时若还应用原来的方法，必定要碰钉子，因此我们必须要根据不断变化了的情况进行处理。

二、胃脘痛的辨证论治

胃脘痛的治疗可以从剑突下、胃脘、胁下等三部分来叙述。

1. 剑突下部，中医书中一般称为正在心下。常见的有三种情况：

（1）剑突下腹痛，食后不适加重，有明显的压痛，口苦口干，舌苔白或黄腻，脉滑等痰热阻滞者，化痰散结，小陷胸汤加味：瓜蒌 30 克，半夏 9 克，黄连 9 克（无黄连改用黄芩 9 克），枳实 9 克。

（2）剑突下胀痛，时而胸痛，心悸，舌苔薄白，脉弦涩或兼结象等脾阳虚，痰湿不化者，温通阳气，化痰散结，枳实薤白桂枝汤加减：枳实 9 克，薤白 9 克，桂枝 9 克，半夏 9 克，白芍 9 克，陈皮 9 克，瓜蒌 15 克。

（3）剑突下疼痛，胸胁下半部亦胀痛，口不干，手指冷，舌苔薄白，脉弦紧等心脾虚寒者，温中散寒，枳实理中汤：枳实 9 克，党参 9 克，白术 9 克，干姜 9 克，甘草 9 克，附子 9 克，肉桂 9 克。

食后胀痛加重，有压痛等寒实结滞者，加大黄 4.5 克，厚朴 9 克。

2. 胃脘部疼痛。常见的有脾胃虚寒，瘀血阻滞，胃阴不足，寒邪直中，寒滞不化，食滞不化，痰食阻滞，肝胃不和等几种情况。

（1）寒邪直中：多见于急性腹痛。天气寒冷，又吃冷食，突然剧烈腹痛，拒按，手足冷，脉沉迟或弦紧等寒邪入中，饮食停滞者，温中攻下，用中成药"一把抓"，一次1袋，或用大黄附子细辛汤加味：大黄3克，细辛3克，附子9克，干姜9克，川椒9克。并配合灸中脘、神阙，针足三里、中脘、梁门，不效配刺十二井穴。

夏季饮食不当，内受寒湿，突然剧烈疼痛，呕吐泄泻，舌苔白，脉弦紧或沉伏等寒暑之证者，温中化暑。射雄丸，一次1包，或紫金锭，一次2块，研化服。曲泽、委中放血，或十宣放血。

吃冷食或着凉后，突然胃脘及脐腹部剧烈疼痛，腹泻或不泄泻，喜按，脉弦紧或沉迟，脾胃虚寒者，温中散寒，附子理中汤：附子9克，干姜9克，党参9克，白术9克，甘草9克；不泄泻，而有嗳气或轻微呕吐者，丁蔻理中汤。

（2）脾胃虚寒：多见于慢性的胃脘疼痛。这类证候总的特点是慢性持久发作性的胃脘疼痛，秋冬天气变冷后发作较频繁，遇冷或吃冷食后疼痛发作，其中常见的有三种情况：

①胃脘冷痛，痞满，手足冷，脉沉迟或弦紧等脾胃虚寒者，温中健脾，附桂理中汤：附子9克，肉桂9克，党参9克，白术9克，干姜9克，甘草9克；嗳气，胃脘满胀较重者，加丁香9克，砂仁9克，木香9克，陈皮9克；有烧心，泛酸等嘈杂证者，加吴萸9克，川椒9克。

②胃脘疼痛，饥饿时发作，少吃东西后好转，吃冷食后往往疼痛加重，肩背沉重，下肢偶有轻度浮肿或无浮肿，手心热而肢冷，舌苔白或薄黄，脉弦涩不调或右脉弦左脉沉，右尺大于左等脾胃虚寒；而木邪乘土者，健脾温中而抑木，

黄芪建中汤加味：黄芪 15 克，白芍 15 克，桂枝 9 克，生姜 3 片，大枣 7 个，当归 9 克。

若夜间疼痛经常发作者，加丹参 15 克，灵脂 9 克，蒲黄 9 克；兼胀满者，加檀香 9 克，砂仁 9 克；胃脘满胀，有轻微压痛，大便干者，加瓜蒌 30 克。

③胃脘冷痛，反复发作，饥饿或劳累或思考问题过久疼痛往往发作，疲乏无力，心悸，气短，怯冷，夜间五心烦热，手足时冷，口干，面色萎黄，脉沉细弦等脾胃虚寒，气血俱虚者，益气养血，健脾温中，十四味建中汤：黄芪 15 克，党参 9 克，白术 9 克，茯苓 9 克，甘草 9 克，当归 9 克，白芍 9 克，川芎 9 克，生地 9 克，附子 9 克，半夏 9 克，麦冬 9 克，肉苁蓉 15 克，生姜 3 片，大枣 3 个。

（3）痰血阻滞：这类证候的主要特点是固定不变的疼痛，夜间疼痛，除其他证候中兼有瘀血者外，以瘀血为主者，常见的有两种情况：

①夜间疼痛，无痞满及嘈杂感，舌苔白，脉沉涩或弦涩不调等瘀血兼寒者，活血散寒，少腹逐瘀汤：小茴香 9 克，干姜 9 克，元胡 9 克，灵脂 9 克，没药 9 克，川芎 9 克，蒲黄 9 克，当归 9 克，官桂 9 克，赤芍 9 克。

②夜间疼痛，脘痞，口干，舌质微红，脉弦等瘀血兼热者，丹参饮：丹参 30 克，檀香 9 克，砂仁 9 克。

（4）寒热结滞：本类证候的特点是腹胀痛，有明显压痛，舌苔白，脉弦紧或沉迟结等，常见的有两种情况：

①脘剧烈疼痛，拒按，食后疼痛加重，口不干，舌苔白或薄黄而润，脉弦紧等寒实结滞者，散寒温中导滞，大黄附

子汤加味：大黄9克，附子3克，细辛3克，干姜3克，枳实3克，厚朴3克。

②胃脘疼痛较久，大便时干时稀，满胀拒按，手冷，舌苔白，脉沉紧或沉等脾胃虚寒为本，寒实结滞为标者，健脾温中以培本，消导攻下以祛其实，附子理中汤合小承气汤：附子9克，干姜9克，党参9克，白术9克，甘草9克，枳实9克，厚朴9克，大黄4.5克。

（5）痰饮阻滞：本类证候的特点是胃脘痞满，饮食后痞满疼痛加重，或呕吐痰涎。常见的有五种情况：

①胃脘疼痛，痞满，食欲不振，口淡乏味，疲乏无力，舌苔薄白，脉濡缓等脾虚为主者，健脾化痰，香砂六君子汤：木香9克，陈皮9克，砂仁9克，半夏9克，茯苓9克，甘草9克，党参9克，白术9克。

若吐痰者，加苏子9克，莱菔子9克，杏仁9克。

②胃脘疼痛，反复呕吐，呕吐物为食物黏涎，面色呈黧黑状，或比较消瘦，大便秘结，舌苔白，脉弦大等气阴两虚，痰滞不化者，大半夏汤：半夏15克，人参9克，蜂蜜30～60克，生姜9克。

舌质红，手心热者加麦冬12克。

③胃脘胀痛，饮水后胀痛加重，小便少时痞满较重，小便多时痞满较轻，舌苔白，脉弦滑等寒饮不化者，燥湿化饮，胃苓汤加减：苍术9克，白术9克，肉桂9克，泽泻9克，猪苓9克，茯苓9克，陈皮9克，厚朴9克，甘草6克。

④胃脘胀痛，食后腹痛加重，食欲不振，口黏不爽，舌苔白，脉弦滑等痰湿较盛者，燥湿化痰，平胃散加味：苍术15克，

厚朴9克，陈皮9克，焦三仙各9克，莱菔子9克。

若咳嗽吐痰者，加苏子9克，杏仁9克；口干苦，舌苔黄腻者，加黄连6克，有压痛者加大黄3克，干姜1.5克。

⑤胃脘胀痛，呕吐黏涎，大便干，口干，腰困痛，舌苔白或薄黄，脉弦滑而大等痰滞不化，气阴两虚者，金水六君煎加减：半夏12克，陈皮9克，茯苓9克，生地9克，当归9克，生姜9克，党参9克，蜂蜜30克。

（6）脾胃阴虚：本类证候的主要特点是胃脘疼痛，夜间口渴，舌质嫩红或白苔，中间无苔。常见的有两种情况：

①胃脘疼痛有灼热感，夜间口渴，舌苔净或苔薄白，舌质嫩红，脉沉弦细等胃阴不足者，滋养胃阴，一贯煎加减：生地15克，沙参9克，枸杞9克，麦冬9克，白芍9克，丹参15克，川楝子9克。

②胃脘疼痛，呕吐时作，夜间口渴，舌苔净或薄白，脉弦滑等阴虚兼痰热者，麦门冬汤加味：麦冬15克，沙参9克，党参9克，半夏9克，白芍9克，生姜9克。

（7）肝气郁结：本类证候的特点是除胃脘胀痛外，并具心烦，胸胁苦满，喜叹气等。临床常见的有四种情况：

①胃脘胀痛，有压痛，食后胃脘胀痛加重，心烦，胸胁苦满，食欲不振，口苦，头晕，舌苔白或黄腻，脉弦滑等肝胃不和，痰食郁积者，疏肝和胃，燥湿导滞，柴平汤加减：柴胡6克，半夏9克，黄芩9克，党参9克，厚朴9克，苍术9克，陈皮9克，干姜1.5克，大黄3克，莱菔子9克。

②胃脘疼痛，头晕，心悸，心烦，手心热，舌苔薄白，脉弦等肝脾不和者，疏肝养血助脾，逍遥散加味：柴胡9克，

当归 9 克，白芍 15 克，白术 9 克，茯苓 9 克，甘草 9 克，檀香 9 克，砂仁 9 克，干姜 3 克，薄荷 3 克，丹参 15 克。

③胃脘及胸胁胀痛，吃冷食及生气后诸症加重，胸满心烦，食欲不振，舌苔薄白，脉沉弦等肝气郁结者，疏肝理气，柴胡疏肝散加减：柴胡 6 克，枳壳 9 克，白芍 9 克，桂枝 9 克，陈皮 9 克，木香 9 克，乌药 9 克，川芎 9 克，甘草 6 克。

食后胀痛加重者加莱菔子 9 克。

④胃脘胀痛，胸胁苦满，心烦，口苦，胸胁及全身窜痛，疲乏无力，下肢偶有浮肿，舌苔薄白或薄黄，脉虚而弦等中气不足，肝气郁结者，益气补中，疏肝理气，升阳益胃汤加减：黄芪 15 克，党参 9 克，白术 9 克，黄连 9 克，半夏 9 克，陈皮 9 克，甘草 3 克，茯苓 9 克，泽泻 9 克，防风 9 克，羌活 9 克，独活 9 克，柴胡 9 克，白芍 9 克，生姜 3 片，大枣 3 个。

（8）实滞不化：本类证候的特点是胃脘胀痛不能俯仰，拒按，舌苔黄厚，口苦口干，脉滑数或沉实等。临床常见的有四种情况：

①腹胀痛，拒按，舌苔黄厚干燥，脉沉实或沉而滑等实热阻滞者，攻下实热，大承气汤加味：枳实 12 克，厚朴 12 克，大黄 12 克，莱菔子 12 克，芒硝 9 克。

大便干较轻者，去芒硝、大黄，加二丑粉 6 克（冲）。

②腹胀痛，有压痛，食后胀痛加重，大便不畅，舌苔薄黄，脉沉滑等痰食阻滞者，木香槟榔丸：木香 9 克，槟榔 9 克，青皮 9 克，陈皮 9 克，枳壳 9 克，酒黄柏 9 克，黄连 9 克，三棱 9 克，莪术 9 克，酒军 3 ~ 6 克，香附 9 克。

③腹胀痛剧烈，拒按，舌苔白，或过去不能吃冷食，脉

沉弦等寒实结滞者，宜温下祛实，方用：槟榔9克，木香9克，厚朴9克，附子9克，二丑9克，党参6克，枳实9克。

④寒热往来，恶心，心烦，腹胀痛，拒按，大便秘结，舌苔黄，脉弦等少阳阳明合病，和解攻里，大柴胡汤加减：柴胡9克，半夏9克，大黄9克，枳实15克，黄芩15克，白芍15克，莱菔子15克，白芥子9克。

（9）脾肾阳虚：胃脘冷痛，腰困腰痛，手足冷，舌苔薄白，脉弦紧或沉细等脾肾虚寒者，温补脾肾，附子理中汤加味：附子9克，干姜9克，肉桂9克，党参9克，白术9克，甘草9克，生地9克，山药9克，肉苁蓉9克，茯苓9克，泽泻9克，丹皮9克。

（10）寒热夹杂证：本类证候的主要特点是胃脘冷痛，痞满，口苦干等。常见的有三种情况：

①胃脘痞满疼痛，食欲不振，口苦口干，大便稀溏或正常，舌苔白或薄黄而腻，脉滑等寒热夹杂，热多于寒者，半夏泻心汤加减：半夏9克，黄连9克，黄芩9克，干姜9克，党参9克，甘草6克，枳壳9克，神曲9克。

胃脘有压痛者，开胸顺气丸，一次1丸，或平胃散加减：苍术12克，厚朴9克，陈皮9克，甘草6克，焦三仙各9克，莱菔子9克，干姜1.5克，大黄4.5克。

②胃脘疼痛嘈杂，不能吃冷食，食欲差，口苦，苔白，脉弦等寒热夹杂，寒多热少者，黄连汤：黄连9克，半夏9克，干姜9克，肉桂9克，党参9克，甘草6克。

手足厥冷者，附子理中汤加味：附子9克，党参9克，白术9克，干姜9克，黄连9克。

胃脘有压痛者，附子理中汤合小承气汤：附子9克，党参9克，白术9克，干姜9克，甘草9克，枳实9克，厚朴9克，大黄3克。

③胃脘疼痛，不能吃冷食，口干，夜间口干加重，手冷而手心热等寒热夹杂，苦辛酸法，乌梅丸：乌梅15~30克，细辛4.5克，肉桂9克，附子9克，川椒9克，干姜9克，黄连9克，黄柏9克，当归9克，党参9克。

3.胁下疼痛常见的有肝气郁结、肝胆湿热、肝寒、肝肾阴虚、瘀血阻滞等几种情况：

（1）肝气郁结：本类证候的特点是胸胁苦满窜痛，喜出长气，心烦，胁下满痛。常见的有两种情况：

①胁下满痛，心烦，喜出长气，舌苔白，脉沉等肝气郁结者，疏肝理气，柴胡疏肝散：柴胡6克，枳壳9克，白芍9克，木香9克，川芎9克，乌药9克，香附9克，甘草6克，陈皮12克，山楂12克。

脉沉而结者，加桂枝9克。

②胁下满痛，心烦，心悸，背困，五心烦热，时头晕痛，舌苔薄白，脉沉弦等肝郁血虚者，疏肝养血，逍遥散加减：丹皮9克，栀子9克，当归9克，白芍9克，白术9克，茯苓9克，丹参9克，木香6克，生姜3片，薄荷3克。

（2）肝脾虚寒：胁下痛胀，午后满胀加重，不能吃冷食，腰有时酸困，舌苔白或黄润，脉弦等肝脾虚寒者，补肝温脾，暖肝煎加减：枸杞子12克，生地9克，当归9克，小茴香3克，肉桂3克，香附6克，巴戟天9克。

（3）肝肾阴虚：本类证候的特点是胁下及胃脘一侧疼痛，

腰困，口干。常见的有两种类型：

①腰及胁下疼痛，劳累时加重，口干，手心热，脉弦尺大等肝肾阴虚者，滋养肝肾，一贯煎加减：生地12克，枸杞子12克，麦冬12克，沙参12克，当归9克，白芍9克，川楝子9克，乌梅9克，木瓜9克。

②腰及胁下疼痛，食欲不振，胸满，心烦，口苦干，头晕，喜叹气，脉沉弦等肝肾俱虚，气郁化火者，滋补肝肾，疏肝泻火，滋水清肝饮加减：生地15克，山药9克，山萸肉9克，枸杞子9克，茯苓9克，泽泻9克，丹皮9克，栀子9克，当归9克，白芍9克，炒枣仁9克，柴胡6克，薄荷3克。

（4）肝胆湿热：本类证候胁下疼痛，黄疸，胃脘满胀，食欲不振，口苦干而黏，舌苔黄白腻，脉弦滑等。常见的有四种情况：

①胁下剧烈疼痛，胃脘胀痛，有明显压痛，口苦干，寒热往来，恶心，大便秘结或正常，脉弦数等肝胆湿热者，和解攻里，大柴胡汤加减：柴胡9克，半夏12克，枳实15克，白芍15克，木香9克，大黄9克。

②肝区疼痛，尿赤黄，口苦干，黄疸，舌苔黄腻，脉弦等肝胆湿热者，清肝利胆祛湿，方用：枳壳15克，茵陈15克，鸡内金15克，郁金15克，瞿麦15克，大黄9克，焦楂30克，金钱草60克。

③面色青黑，胁痛，腰背困痛，黄疸，舌苔白，脉虚大或弦而尺大等阴阳俱虚，肝胆湿热者，阴阳双补，除湿清热，方用：首乌15克，淫羊藿15克，黄精15克，茵陈30克，神曲9克，郁金9克，麦芽9克，枳壳9克。

④午后及夜间低热，五心烦热，胁下疼痛，黄疸，舌苔白、中心有剥脱，脉沉细弦等阴虚夹湿热者，滋阴清热，佐以利湿，方用：青蒿9克，鳖甲9克，生地9克，黄柏9克，茵陈15克，玉竹6克，五味子6克，秦艽9克，枳壳9克。

（5）瘀血阻滞：胁下刺痛，夜间发作或夜间加重，脉涩，舌边有瘀斑。常见的有两类情况：

①胁下刺痛，夜间或平时均痛，舌苔白，边有瘀斑，脉弦涩不调或见结象等瘀血兼寒者，膈下逐瘀汤：枳壳9克，桃仁9克，丹皮9克，赤芍9克，乌药9克，元胡9克，川芎9克，当归9克，灵脂9克，红花9克，香附9克，桂枝3克。

②胁下刺痛，有灼热感，口干，五心烦热，舌苔白，边有瘀斑，脉弦涩不调等瘀血兼热者，活血清热，方用：丹参30克，檀香9克，元胡9克，川楝子9克，枳壳9克，生地9克，白芍12克。

三、病例摘要

1.寒热夹杂，热多寒少

王××，男，45岁，1973年6月14日。

20多年来胃脘痞满疼痛，痛彻腰背，不能吃冷饮食，口干苦，大便不爽。经多个医院诊为胃炎。曾应用多种西药及中药香砂养胃丸、附子理中丸等无效。见苔薄黄，脉滑等寒热夹杂，热多寒少之证。方用半夏泻心汤：半夏9克，黄连9克，黄芩9克，干姜9克，党参9克，厚朴3克，甘草6克，大枣3枚。

6月17日，服药2剂后，腹胀、疼痛明显好转，加厚朴至6克。

7月2日，疼痛减轻2/3，但近日发现咽喉疼痛，胸满心烦，咳嗽等气滞痰郁之象，改予：柴胡6克，枳壳9克，白芍9克，桔梗9克，青皮9克，陈皮9克，苏叶9克，甘草6克。

9月24日，云：共服10剂后诸症消失。

一年后又遇该患者，曰：自服药后一年来未复发。

2. 寒实停滞

孙××，男，59岁，1973年10月12日初诊。

胃脘疼痛，呕吐20多天。医诊为胃炎。予西药数日疼痛未止，食后疼痛加重，口淡乏味，舌苔白，脉弦缓。证属寒实停滞，宜温中导滞：丁香9克，蔻仁9克，草蔻9克，党参9克，白术9克，干姜9克，甘草9克，木香9克，莱菔子9克，二丑9克。

10月16日，服药半小时后，疼痛、呕吐均停止，服药2剂后痊愈。

3. 脾肾虚寒

郭××，男，39岁，1973年10月8日初诊。

胃脘疼痛半年，加重一月。消化道造影：十二指肠球部溃疡。中西药治疗4个月未见明显效果。疼痛发作时，经常腰部困痛，舌苔白，脉左弦紧，右沉数无力。证属脾肾虚寒，宜健脾温肾：生地12克，山药12克，附子9克，党参9克，白术9克，干姜9克，甘草9克，茯苓9克，肉苁蓉9克，泽泻9克，丹皮9克。

10月15日，服4剂后疼痛停止，但仍有轻度烧心感，继服2剂以巩固效果。

半年后追访，未复发。

4.气阴两虚，痰饮阻滞

孙××，男，41 岁，1973 年 10 月 19 日初诊。

溃疡病 8 年，1 月来疼痛加重，呕吐，泄泻，开始吐食物，以后食物及黏液均吐，舌苔薄白质红，脉弦滑。曾予中西药治疗不效。经消化道造影：胃窦部及十二指肠溃疡，胃窦部溃疡恶变。证属痰饮阻滞，气阴两虚。处方：半夏 21 克，东参 9 克，麦冬 12 克，生姜 9 克，蜂蜜 30 克。

10 月 21 日，服药 1 剂后疼痛、呕吐停止。

5.脾胃虚寒

刘××，女，36 岁，1973 年 6 月 2 日诊。

2 年来，胃脘绵绵作痛，进食后疼痛减轻，喜温喜按，纳呆，乏力，背困，苔白，脉左沉细，右弦。消化道造影：十二指肠溃疡。证属脾胃虚寒，木邪来乘。处方：黄芪 15 克，桂枝 9 克，白芍 18 克，当归 9 克，生姜 9 克，甘草 6 克，大枣 7 枚。服药 4 剂后，疼痛消失，继服药 1 月。1 年后随访，未复发。

6.气虚不运，肝气郁结

张××，男，44 岁，1972 年 2 月 4 日。

七八年来，胃脘嘈杂疼痛，心烦胸满，纳呆口苦，全身疼痛，尤以关节为重，头晕头痛，失眠，疲乏无力，大便正常，小便黄，舌苔白，脉弦细。证属气虚清阳不升为本，肝气郁结为标。处方：黄芪 15 克，党参 9 克，白术 9 克，黄连 9 克，半夏 9 克，陈皮 9 克，茯苓 9 克，泽泻 9 克，白芍 9 克，生姜 3 片，大枣 3 个，甘草 6 克，防风 6 克，羌活 6 克，独活 6 克，柴胡 6 克。

2 月 30 日，服药 12 剂后，症状即基本消失。半年后未见复发。

7. 寒食结滞

申××，男，51岁，1973年6月11日。

1天前吃凉糕、猪肉后，突然胃脘剧痛，服四消丸后有所好转，但仍疼痛，食后加重，嗳气，纳呆，大便干，2日未行，舌苔白，脉沉弦。证属寒食结滞，拟温中导滞：党参9克，白术9克，甘草9克，附子9克，莱菔子9克，麦芽9克，山楂9克，木香9克，槟榔9克，大黄3克。

2剂后疼痛消失，食欲正常。

8. 肝胃不和，食滞不化

程××，男，成，1973年6月5日。

半年来胃脘疼痛，食后加重，拒按，恶心呕吐，头晕心烦，口淡乏味，大便稀溏，苔白，脉沉弦。证属肝胃不和，食滞不化。拟疏肝和胃，消食导滞：柴胡6克，半夏9克，党参9克，黄芩9克，苍术9克，厚朴9克，陈皮9克，莱菔子9克，焦三仙各9克，干姜3克，甘草6克，大枣3个。

服药4剂后，疼痛消失，食欲正常。

9. 寒邪直中

吴××，男，60岁，1972年7月3日。

突然腹痛，胃脘疼痛，呕吐，舌苔白，脉弦紧等寒邪直中。处方：射雄丸，1包，一次服完，1个小时后明显好转，夜间即愈。

10. 肝肾俱虚，湿热阻滞

王××，男，38岁，1973年7月5日。

因黄疸型肝炎住院1年多不见好转而出院，出院后复查肝功能为射絮++++，射浊20，黄疸指数30，谷丙转氨酶

500，并伴有肝区疼痛，疲乏无力，胃脘满胀，大便不爽，小便黄赤，舌苔白腻，面色青黑，脉弦大。超声波示：早期肝硬变，慢性肝炎。处方：首乌 15 克，黄精 15 克，淫羊藿 15 克，茵陈 30 克，神曲 9 克，麦芽 9 克，蔻仁 9 克，枳壳 9 克。

7 月 17 日，精神、食欲已明显好转，黄疸已经消失，面色亦由黑变为接近正常颜色，舌脉同前，射絮 ++，射浊 8，谷丙转氨酶 200，黄疸指数 2。

11. 寒实结滞

徐 ××，男，26 岁，1973 年 6 月 24 日。

1971 年 12 月得急性胰腺炎经某院用中药复方大柴胡汤及清热解毒之剂后好转，以后经常反复发作，再用上方及西药治疗则无效。近一月来，胃脘剧烈疼痛，食后加重，夜间疼痛亦较重，口干不欲饮，大便干燥，每日虽用度冷丁数次亦不缓解，苔白，脉弦滑。血淀粉酶 600 单位。处方：半夏 9 克，黄芩 9 克，党参 9 克，干姜 9 克，黄连 9 克，枳实 9 克，大黄 3 克，甘草 6 克，大枣 3 个。

6 月 26 日，服药 2 剂后，疼痛未见好转。查其胃痛拒按，舌苔白，脉弦紧。寒实结滞之象。拟温中导滞：大黄 9 克，附子 9 克，细辛 3 克，枳实 15 克，木香 9 克。

6 月 27 日，连服 2 剂后，疼痛明显减轻，大便日 2 行，但食欲仍差，舌脉同上。继服原方。

7 月 14 日，前后共服药 20 剂，腹痛消失，食欲增加，体重增加，仅有胃脘轻微满胀，舌苔白，脉弦紧。血尿淀粉酶正常。处方：厚朴 9 克，陈皮 9 克，草蔻 9 克，木香 9 克，茯苓 6 克，大黄 6 克，附子 6 克，干姜 3 克，甘草 3 克，生姜 3 片。1 年以后，因感冒来诊云：服药 4 剂后，1 年来一直正常，已恢复工作。

12. 肝肾俱虚，气滞不畅

张 ××，男，47 岁，1973 年 3 月 20 日。

一个多月来右胁下绞痛，阵阵发作，发作时腰亦绞痛，纳呆，头晕，心烦。肝脾均未触及。经多个医院超声波、同位素等检查，右肾下降 4.0 厘米，诊为游走肾，肾绞痛。中西药治疗效果不著。舌苔白，脉弦。证属肝肾俱虚，气滞不畅。拟滋补肝肾，佐以理肝。处方：柴胡 6 克，甘草 6 克，当归 9 克，白芍 9 克，白术 9 克，茯苓 9 克，陈皮 9 克，生地 9 克，山药 9 克，菟丝子 9 克，泽泻 9 克，丹皮 9 克，郁金 9 克，薄荷 3 克。3 月 30 日，服药 6 剂，疼痛明显减轻，绞痛仅发作一次，但比以前要轻得多。

4 月 20 日，继服 14 剂后，绞痛未再出现，仅有轻微隐痛，食欲精神正常。

4 月 30 日，服药 7 剂，症状同前，但近日发现夜间口干较重。阴液不足，改予一贯煎加减：沙参 15 克，麦冬 15 克，枸杞子 15 克，白芍 12 克，石斛 15 克，丹参 12 克，甘草 6 克，川楝子 9 克。

5 月 4 日，服药 2 剂，疼痛明显好转。超声波、同位素检查：右肾下降 2 厘米。

5 月 10 日，症状消失，恢复工作。1 年后复查，正常。

13. 气阴两虚，痰饮阻滞

金 ××，男，59 岁，1974 年 5 月 20 日。

胃脘疼痛十几年，近两个月疼痛加重，反复呕吐，呕吐物为食物及黏液，口干，大便干，小便正常。经消化道造影诊为十二指肠溃疡，胃扭转。舌苔白质微红，脉弦大。证属气阴两虚，痰饮阻滞。处方：半夏 15 克，人参 9 克，生姜 9 克，蜂蜜 30 克。

服药 2 剂后，呕吐疼痛好转。服药 8 剂后，疼痛基本消失，后又以少腹逐瘀汤 2 剂，疼痛呕吐完全消失。一月后一人来谈云：病已愈，表感谢。

14. 瘀血阻滞

杨××，男，48 岁，1971 年 4 月 20 日。

十几年来胃脘疼痛反复发作，医诊溃疡病，近日疼痛日渐加重，夜间经常因疼痛不能入睡。舌苔白，脉弦沉涩不调。证属寒凝血滞。拟温中活血。处方：小茴香 9 克，炮姜 9 克，元胡 9 克，灵脂 9 克，没药 9 克，当归 9 克，蒲黄 9 克，官桂 9 克，赤芍 9 克。

服药 2 剂疼痛停止，至 1974 年 7 月一直未复发。

15. 气血俱虚，瘀血阻滞

张××，女，35 岁，1974 年 4 月 29 日。

一年多来，右胁下疼痛，头晕乏力，心悸，五心烦热，汗多，食欲不振，有时出现小出血点及衄血。经检查：心尖部可闻Ⅲ级收缩期吹风样杂音，脾在肋下五指，肝在肋下一指，肝功正常，血红蛋白 66 克 / 升，白细胞 3.25×10^9 / 升，中性 67%，血小板 520×10^9 / 升。诊为斑替氏综合征。面色㿠白无华，舌苔白，质淡，脉弦。证属气血俱虚，血络瘀滞，中气不足。拟益气养血，活血通络，健补中气。处方：黄芪 15 克，鳖甲 9 克，地骨皮 9 克，青蒿 9 克，党参 9 克，茯苓 9 克，半夏 9 克，知母 9 克，白芍 9 克，柴胡 6 克，生地 15 克，肉桂 4.5 克，天冬 12 克。

5 月 4 日，服药 4 剂，食欲增加，他证同前。去天冬，加牡蛎 6 克、麦冬 12 克。

5 月 13 日，4 天来腹胀，右胁痛较前加重，并出现里急后重感，舌苔白，质淡，脉沉细。4 月 29 日方加肉桂 4.5 克。

5 月 27 日，腹痛、胁痛、精神、食欲均好转。脾较前软，胁下 4 指，肝肋下一指，血红蛋白 82.8 克/升，红细胞 3.68×10^{12}/升，白细胞 4.6×10^9/升，中性 76%，淋巴 24%。舌苔白，质较前微红润，脉沉细。继按原方调理。

结语：

胃脘部的疼痛是很多疾病在胃脘部的一个症状，中医一般都在胃脘痛、心痛、胁痛中去讨论。

中医治疗胃脘部痛是根据辨证施治的原则来进行的。

胃脘部疼痛不但是局部的疼痛，而且是全身疾病的局部反应，因此在治疗时不但要看到局部，更重要的是要看到整体。

辨证论治不但要注意固定情况，而且要注意变化了的情况。

头 痛

神经性头痛，初起者多实、多火，久病者多虚、多寒，然久久不瘥，多为虚实夹杂，寒热并见，此时治疗，尤应注意标本缓急。例如：郑××，男，成。神经性头痛、三叉神经痛 8 年多。近半年来日渐加重，久治无效。邀余诊视。审其证见头、眼眶、面颊疼痛，有时如闪电，有时钝痛，头晕耳聋，心烦心悸，纳呆食减，视力下降，口苦咽干，舌苔薄白，指趾厥冷，手心反热，脉沉弦而涩。余云：肝郁化火所致。某医问云：可否用丹栀逍遥散？患者云：前医以丹栀逍遥散20多剂无效。医又插语云：可否用龙胆泻肝汤？患者云：服用龙胆泻肝汤几剂后，不但头痛不减，反而出现腹痛、腹泻、气短等副作用。思之，头痛甚于颞侧、面颊、眼眶，并见耳聋、两眼胀痛、心烦易怒、口苦咽干等，显系肝火所致。但肝火脉应弦数，此反沉弦而涩，且指趾厥冷，服苦寒败胃则腹痛，此必上火下寒、木郁失达之证。处方：柴胡10克，半夏10克，黄芩10克，党参10克，生姜10克，桂枝15克，酒军3克，甘草6克，大枣5个，龙骨15克，牡蛎15克。连进4剂，诸症俱减，继进4剂再无进展。再审其脉，虚弦而滑，此久病气阴大衰，痰热郁结之候。乃拟黄芪15克，当归9克，麦冬9克，五味子9克以益气养阴，竹茹9克，枳壳9克，半夏9克，陈皮9克，茯苓9克，甘草9克，菖蒲9克，远志9克，川芎9克，知母9克以化痰降火安神。服药6剂，头痛如失，他症亦减；又服12剂诸症消失七八，头痛未作，为巩固疗效，嘱其再服上方半月，再以丸药调服之。

刘××，女，50岁。神经性头痛40多年，每日全靠止痛片减轻痛苦，中药虽进千剂亦不效。邀余诊视。询其头痛而重，时而头痛如裂，时而晕重恶心。有时眼眶疼痛，视物模糊，脑耳俱鸣，疲乏思睡数月，其后又数日昼夜不眠，记忆力甚差，对外界事物反应迟钝，有时有胃中空虚无物之感，但饭后又痞满不适，心烦心悸，阵阵发作，口苦口干，舌苔薄白，脉沉弦而涩。综合脉证，诊为肝郁气滞，寒饮蕴郁，上热下寒之证。予柴胡加龙骨牡蛎汤、苓桂术甘汤合方治之。连服6

剂，头痛减轻，睡眠增加。但继进6剂，证不再减。反复思考，病已40余年，正气虚衰，前方多为治实，而少扶正。细察色脉，面白而神疲，体胖而乏力，口干尤甚于夜间，脉虚而弦滑。乃云：此气阴两虚，痰热阻滞，郁而化火之证也。拟十味温胆汤加减方：黄芪15克，当归9克，党参9克，麦冬9克，五味子9克，竹茹9克，枳壳9克，半夏9克，陈皮9克，茯苓9克，炙甘草9克，菖蒲9克，远志9克，川芎9克，知母9克。刚欲放笔，某医云：头痛如此剧烈，为何不用止痛之全蝎、蜈蚣、僵蚕、蜂房？答曰：全蝎、蜈蚣、僵蚕、蜂房为熄风通络、活血止痛之药，其用于瘀血、风寒入络者，确有宏效，但本证虚多于实，非虫类之能祛。连服6剂诸症俱减，又服2月，其证果愈。为巩固效果，嘱其继续服2月以除根。

高××，女，成。血管神经性头痛3年多，除西药外，曾先后应用过川芎茶调散、丹栀逍遥散、补心丹、上清丸、天麻钩藤饮等500多剂不效。邀治于余。询之，除头痛外，并见五心烦热，心烦心悸，夜间口干，舌苔薄白，脉沉弦而涩。云："前用诸方，或补或清或散之不效者，乃瘀血阻滞，气血不通，难于濡养筋脉，即王清任所谓血府逐瘀汤所治之病也。"为拟血府逐瘀汤：当归10克，生地10克，桃仁10克，红花10克，甘草6克，枳壳10克，赤芍10克，柴胡10克，川芎9克，桔梗10克，牛膝15克。药进4剂即愈。

周××，女，51岁。血管神经性头痛20多年。每次性交或劳累时必然发作，其痛如胀如裂，尤甚于巅顶，并伴有恶心呕吐，有时如火烤巅顶，心烦易怒，足手厥冷，曾反复住院治疗，除西药外，中药服用达1000多剂无效。邀余诊视。

审其证除以上所述者外，见其常以头低足高之卧位以减轻头痛，心烦肢厥，腰酸微痛，舌暗苔薄白，脉弦而紧。再看其所用药物，除西药中的镇静安眠止痛药外，并配中药芎菊茶调散加减，每日1剂，询其效果，头痛不减反日见加重。脉证与用药效果相互参合，诊为少阴厥阴之上逆头痛。拟用吴茱萸汤加味：吴茱萸10克，人参10克，甘草10克，大枣10个，枸杞子15克，当归10克。服药7剂后来诊云：头痛已减六七。余云：药已中的，继进14剂。半月后来诊，云：头痛已失八九，但继续用药效果已不明显。再寻其脉细弱无力，此肾督亏损之故尔，为拟右归丸加减：附子10克，肉桂10克，山萸10克，杜仲10克，怀牛膝10克，山药10克，枸杞子10克，龟甲15克，鹿角胶15克（烊化），白芍15克，当归15克，吴茱萸10克。连服1月头痛消失，2年后来告，云：头痛未作。

高××，女，成。头痛如裂一个月多，前医以祛风散寒、养阴平肝、清热泻火等药而加剧。审之脉弦而紧，舌质暗而苔白，头痛甚于巅顶，时如火灼，或轻或重，严重时恶心呕吐，吐物为涎沫，甚或夹以食物，视物昏眩，足冷，口干不欲饮。综合脉证，诊为厥阴头痛，吴茱萸汤证。乃拟方：吴茱萸15克，人参10克，甘草10克，生姜10克，大枣7个。某医适在旁。问曰："头热如火，反与吴茱萸之大辛大热，岂不以火助火吗？"余云："两脉弦紧，舌质暗苔白，此阴寒内盛之象。此虽头热如火，非为真火，乃为阴盛格阳之火，故应以吴茱萸汤之大辛大热，以破阴霾。"服药2剂，痛果大减，继进4剂，痛失而愈。

呕 吐

久吐不止，寒热并见者多，虚实并见者亦不少，若病虚甚，非甘缓不能调其脾；水蓄不化者，但予辛散则水逆，非利水而不解。例如：

李××，男，52岁。呕吐4年，前后经上海、北京、太原等医院检查治疗，未发现器质性病变，服中药1000剂及西药治疗不效。查其面色萎黄，舌苔白润，口渴喜饮，饮后则痞满呕吐，吐物如黏涎水沫，少则一痰盂，多则一脸盆，小便少而纳差，疲乏无力，脉见沉紧。细审前方多为止吐之剂。药证相比，诊为脾肾阳虚，水饮不化之水逆证。为拟温阳利水。理中、五苓合方治之。党参10克，白术10克，干姜10克，甘草10克，陈皮10克，桂枝10克，泽泻10克，猪苓10克，茯苓10克。药进2剂呕吐即减，再进20剂呕吐停止，尿量增多，痞满、乏力亦消失。

潘××，女，20岁。呕吐频作4个多月。久进镇静、止吐之中西药物不效。消化道造影无异常发现。审其饮水即吐，口干，尿少，苔薄白，脉弦。证脉合参，诊为脾胃阳虚，水饮停蓄，胃气上逆之水逆证。为拟五苓散加味：白术10克，茯苓10克，猪苓10克，泽泻10克，肉桂10克，干姜4.5克，附子4.5克，甘草4.5克。药进2剂，5日未吐，10剂后诸症均解。

［按］水饮呕吐初起者，但以小半夏、小半夏加茯苓汤即可止吐。《金匮要略》说："诸吐，谷不得下者，小半夏汤主之。""卒呕吐，心下痞，膈间有水，眩悸者，小半夏加茯苓

汤主之。"先渴后呕，为水停心下，此属饮家，小半夏加茯苓汤主之。"但是邪水凝结于内，水饮拒绝于外，既不能外输于玄府，又不能上输于口舌，亦不能下输于膀胱者，必须化气行水，故《伤寒论》说："渴欲饮水，水入即吐者，名曰水逆，五苓散主之。"及至真火不足，膻中之火不宣，邪水凝结于内，水饮拒绝于外，既不能外输于玄府，又不能上输于口舌，亦不能下输于膀胱者，又必温阳利水，故二案均以温阳利水而解。

赵××，男，19岁。胃脘疼痛，呕吐半年。数个医院检查均未确诊。中西药治疗一直不效。细询其吐发于食后，大便秘结数日不行，舌苔白，脉寸尤大于关尺，且上入鱼际。证脉相参，诊为脾胃气逆，为拟重镇降逆止吐。旋覆代赭石汤加减：旋覆花12克，代赭石30克，半夏12克，吴茱萸9克，黄连4.5克，陈皮12克，竹茹9克，生姜3片。药进2剂，呕、痛俱减。某医问："可否用大黄甘草汤？"答曰："《金匮要略》云：'食已即吐者，大黄甘草汤主之。'云其治胃肠实热呕吐，此证大便秘结与胃肠实热者尤相类似，但胃肠实热脉象为沉实，此脉反见上入鱼际，显然不是胃肠实热，而是胃气上逆失降之便秘，故以代赭石之类降逆即可。"再进10剂，痛、呕俱失而愈。

食已即吐，有胃肠实热，食滞不化，脾胃虚寒，肝胃气逆之别，其鉴别方法，除症状外，尤应注意脉象。

范××，男，38岁。食后即吐4年多，北京、西安等医院诊治为神经性呕吐。久治不效。细审其证，其吐均发于食后，不恶心，不反酸，吐物为食物和黏液，舌苔白，脉弦滑重按无力。再审其原用诸方，多为止吐之剂，或辛或燥或苦无所不投，西药亦种类繁多。两相比较，诊为痰饮阻滞，久吐伤阴之证，若再予辛苦则必伤阴液，重用养阴必助痰饮。宜大半夏汤益气养阴化饮止呕：半夏 12 克，东参 9 克，生姜 9 克，蜂蜜 30 克。仅进 2 剂呕吐即止，再进 10 剂诸症痊愈。

刘××，男，12 岁。呕吐 2 年，近因感冒和吃驱蛔虫药而加重。某院诊为胃痉挛、胃炎。治疗 2 个多月无效。审其呕吐频作，不恶心，口干纳呆，便干不爽，舌苔薄白，脉象弦滑。云：阴虚痰郁，肝胃气逆之证，予旋覆花 9 克，代赭石 15 克，沙参 6 克，丹参 9 克，川贝 9 克，郁金 6 克，甘草 3 克，砂仁 6 克，荷叶 6 克，麦冬 6 克，元参 15 克，川军 1.5 克，黄芩 3 克。6 剂后吃午饭已不吐，但饮水和吃稀饭时仍吐，食纳稍增，便秘量少，咽喉仍有异物感。综合脉证，诊为痰饮阻滞，乃改予化痰降逆和胃：半夏 12 克，陈皮 9 克，厚朴 9 克，草豆蔻 9 克，旋覆花 9 克，吴茱萸 9 克，黄柏 6 克，生姜 9 克，代赭石 30 克，神曲 9 克，苏叶 6 克。药进 2 剂，反见更甚。细思其证及前后治法，久久呕吐，正气已伤，虽有痰饮已成为正虚邪实，若再单予祛邪必然脾胃更虚而不能运纳水谷。再审其证，面呈㿠白，舌尖红而少苔。乃予大半夏汤益气养阴，化饮止呕：半夏 12 克，人参 6 克，生姜 9 克，蜂蜜 30 克。1 剂吐止，6 剂而愈。

孙××，男，成。溃疡病 8 年，近一月来症状日渐加重，疼痛不止，反复呕吐，开始仅吐食物，近来食物黏液一并吐出。先用西药治疗无效，后以中药温中和胃，苦辛通降，重镇止吐等法不但不减，反见加重。消化道造影：胃窦部、十二指肠溃疡、胃窦部溃疡恶性变。再察其面色憔悴无华，脉象虚大而弦滑。云：气阴俱伤，不能受纳，痰饮阻滞之候，为拟大半夏汤：半夏22克，东参9克，生姜9克，蜂蜜30克，麦冬12克。服药1剂呕吐即止，食纳稍进，再进4剂痛止纳增。乃转外科手术切除。

《金匮要略》说："胃反呕吐者，大半夏汤主之。"林佩琴说："胃虚谷气不行，呕而液伤，大半夏汤。"张景岳说："凡治胃虚呕吐，最须详审气味。盖邪实胃强者能胜毒药，故无论气味优劣者皆可容受，惟胃虚气弱者则有宜否之辨。而胃虚之甚者，则于气味之间关系尤重，盖气虚者最畏不堪之气，此不但腥膻耗散之气不能受，即微香微郁并饮食之气亦不能受，而其他可知矣。胃弱者，最畏不堪之味，此非惟至苦极劣之味不能受，即微咸微苦并水谷正味亦不能受而其他可知矣。此胃虚之呕最重气味，使或略有不投，则入口便吐，终无益也。"范、刘、孙案均呕吐甚久，气阴俱伤，前用诸法，或宗半夏、陈皮、生姜为止呕圣药之说，或以苦辛徒伤胃气，呕吐不但不止，反而更甚。大半夏汤之半夏助燥气以消谷，人参补胃气以安胃，蜂蜜甘而入脾，并抑半夏之辛散，致脾虚得复，呕吐可止。正如李升玺所说："呕家不宜甘味，此用白蜜何也？不知此胃反自属脾经，经所谓甘味入脾，归其所喜是也；况君以半夏味辛而止呕，佐以人参温气而补中，胃反自立止矣。"

姜××，男，38岁。半年来胃脘痞满，隐隐作痛，食后即吐。某院诊为慢性胃炎、神经性呕吐。中西医久治未效。细察其证，除胃脘疼痛，呕吐外，食纳日减，每日仅能吃50～100克，消瘦乏力，面色萎黄，舌苔黄白而腻，脉弦滑。证脉合参，诊为脾虚不运，寒热交结，胃气上逆之证。为拟苦辛通降之干姜黄芩黄连人参汤：干姜9克，黄芩9克，黄连9克，党参9克。1剂止，10剂竟诸症俱失。

耿××，男，55岁。溃疡病5年，近一年多来发生反复呕吐。入院诊为十二指肠球部、胃窦部溃疡、慢性胃炎、幽门不全梗阻。曾用中、西药治疗无效，因拒绝手术而邀余治疗。审其证见，胃脘疼痛不止，嘈杂，胃脘满胀，纳呆，食久方吐或朝食暮吐，暮食朝吐，消瘦乏力，口苦口干，面色萎黄，舌苔薄白，脉弦涩不调。证脉合参，正仲景所谓："胸中有热，胃中有邪气"之寒热夹杂证也。为拟黄连汤加减：黄连9克，半夏9克，干姜9克，肉桂9克，党参9克，甘草6克，大枣5个。4剂后呕吐停止，疼痛好转，30剂后诸症全部消失。

寒热夹杂的呕吐甚多，其寒多热少，热多寒少的区别在于脉象，即弦涩者为寒多于热，滑者为热多于寒，故姜案以干姜黄连黄芩人参汤，耿案用黄连汤。

黄　疸

黄疸一证，《内经》早有记载。《灵枢·论疾诊尺篇》说："身痛而色微黄，齿垢黄，爪甲上黄，黄疸也。"《素问·平人气象论》说："溺黄赤安卧者，黄疸。"张仲景发展了《内经》的认识，提出五疸之见，他说："风寒相搏，食谷即眩，谷气不消，胃中苦浊，浊气下流，小便不通，阴被其寒，热流膀胱，身体尽黄，名曰谷疸。额上黑，微汗出，手足中热，薄暮即发，膀胱急，小便自利，名曰女劳疸，腹如水状不治。心中懊侬而热，不能食，时欲吐，名曰酒疸。""酒疸下之，久久为黑疸，目青面黑，心中如啖蒜齑状，大便正黑，皮肤爪之不仁，其脉浮弱，虽黑微黄，故知之。""黄汗之为病，身体肿，发热汗出而渴，状如风水，汗沾衣，色正黄如柏汁，脉自沉。"王海藏执简驭繁，提出黄疸"宜分阴阳"。后人多宗其说，认为"阳黄多由瘀热，烦渴头汗，脉必滑数；阴黄多由寒湿，身冷汗出，脉必沉微。阳黄系胃腑湿热熏蒸与胆液泄越，上侵肺则发而为黄，其色黄明如橘子，治在胃。阴黄系脾脏寒湿不运，与胆液浸淫，外渍肌肉，则发而为黄，其色晦如烟熏，治在脾。"(《类证治裁》)张景岳认为五疸，阴阳皆不足备，主张分为阴黄、阳黄、表邪发黄、胆黄四种。近年的讲义、著作多求简化，不求深入，仅述脾胆、论阴阳。1970年版《简明中医内科学》说："黄为土之本色，太阴为湿土之脏，是以本病之发生，其因多属于湿，且与脾胃有密切的关系，至其机转，大抵由脾失健运，湿遏于中，胆汁为湿所阻，浸淫肌肉，溢于皮肤而成。由于本病性质的不同，后人又把它分为阳黄、阴黄两大类。"

黄疸的治法，仲景根据表里、寒热、燥湿、虚实的不同，来确定方剂，如湿郁在表者，用麻黄连轺赤小豆汤；湿热在里，腹满溲赤，用攻下之茵陈蒿汤、大黄硝石汤；无实可下，即尤氏所谓不表不里，当利小便，用茵陈五苓散；若热重于湿，心中懊恼，用栀子大黄汤；腹满欲吐，鼻燥，脉浮者，用吐法；若燥而偏于虚者，可用猪膏发煎；若不热不寒，不实而虚，可用小建中汤；腹痛而呕，半表半里，可用小柴胡汤，黄疸夹饮，腹满而喘，用小半夏汤等。朱丹溪拘于一偏之见，认为疸不必分为五种，同是湿热，其言因简而易晓，常被人所引用，致使一些轻浅者治愈，复杂者诸医多瞪目无计可施。喻嘉言看到这种不深入研究之风，大声呼喊："此恃辨名定之大端，而精微要妙，惟《金匮》有独昭焉。"并制定律三条以作医人之戒，他说："黄疸病，得之外感者，误用补法，是谓实实，医之罪也；黄疸病，得之内伤者，误用攻法，是谓虚虚，医之罪也。阴疸病，误从阳治，袭用苦寒，倒行逆施，以致极重不返者，医杀之也。"但是，有时因受机械唯物论发展观的束缚，单纯地强调后人比前人进步，不但不能认真考虑喻氏之见，反而认为他是复古倒退。余临证 20 余载，反复实践，失败之例甚多，未能醒悟。1978 年治一患者，山西针织厂工人刘××。黄疸 2 个来月，几个医院检查均未确诊。肝、胆、胰均未发现异常。食欲正常，胃脘不痛，肝脾不大，不发热，仅见巩膜皮肤深黄，尿黄赤，黄疸指数 38。前医予茵陈剂数十剂不效，百思不得其解，及读至《伤寒》《金匮》有关之论述："诸病黄家，但利其小便，假令脉浮，当以汗解之，宜桂枝加黄芪汤主之。""诸黄，猪膏发煎主之。""男子黄，小便自利，当与虚劳，小建中汤。"始悟茵陈之误。细审其脉舌，苔白而有瘀斑，脉虚大，诊为气血大衰，气滞血瘀，脾土不运。为拟黄芪、党参、当归、鸡血藤、生地、黄精、白术之益气养血，苍白术、青陈皮、柴胡、薄荷之疏肝助脾，三棱、莪术、当归、丹参之活血。2 剂后，黄疸竟然大减，体力大增，10 剂痊愈。

呃　逆

呃逆，又名吃忒，哕。因为胃寒者比较多，所以医者把丁香柿蒂汤作为治疗呃逆的唯一方剂。然因其他原因所致者，往往不被注意，致使病势缠绵。例如：郭××，女，成。呃逆频频，昼夜难止 3 年多。医诊膈肌痉挛，曾反复住院治疗，仅服中药丁香柿蒂汤、旋覆代赭汤加减即达 140 多剂。审其证见呃逆连声，逆气上冲，胸满腹胀，口淡乏味，舌苔薄白，脉沉弦缓。诊为脾胃虚衰，肝胃气逆。乃拟健脾益气，疏肝降逆。五磨汤加减：党参 10 克，乌药 10 克，槟榔 10 克，沉香 10 克，陈皮 10 克。连服 6 剂，呃逆停止，继服 3 剂而愈。郭××，女，成。呃逆频作 20 多天，吃饭时好转，不久即复如初，咽喉不利，舌苔薄黄，脉弦寸大。证脉合参，诊为肝胃气逆。为拟降逆和胃。旋覆代赭汤加减：旋覆花 12 克，代赭石 15 克，半夏 9 克，陈皮 9 克，生姜 9 克，大枣 5 枚，党参 9 克。2 剂证减，4 剂而愈。

张景岳说："致呃之由，总由气逆。"因此呃逆的治疗多从降气。但是阳气的循环，无升则无降，无降亦无升，因此气滞血瘀影响气之升降时也可发生呃逆。王清任说："因血府血瘀……吸气不能下行，随上出，故呃气。"所以用血府逐瘀汤理气活血促其升降可效。例如：傅××，女，成。呃逆频作，昼夜难止 8 年。近来更加严重，有时嗳气、呃逆同时发作，饮食困难，久用旋覆代赭、丁香柿蒂、五磨汤、橘皮竹茹等汤加减不效。细审诸症，面赤胸痛，口干心烦，脉沉而涩。诊为气滞血瘀，升降失职所致。拟血府逐瘀汤：当归、生地、桃仁、红花、枳壳、赤芍、川芎、桔梗各 9 克，柴胡 6 克，牛膝 12 克，甘草 6 克。服药 2 剂嗳气竟失，呃逆大减，继服 10 剂呃逆仅偶作一声。但继服上方则寸效不见，乃改用五磨汤 4 剂而愈。

呃逆实证虽多，虚亦时有出现，虚证之中有脾、肾之别，尤以危重病人多见。例如：岳××，男，71 岁。脑血栓形成一个多月以后，仍然神志时明时迷，偏瘫，二便失禁。近来突然发现呃逆频作，食之难入，先用西药不效。舌质红苔黄稍腻，脉弦滑稍大。证脉合参，诊为气阴俱衰，胃气上逆，为拟益气养阴，降逆和胃之《济生》橘皮竹茹汤加减：竹茹 15 克，陈皮 10 克，人参 10 克，甘草 6 克，半夏 12 克，麦冬 12 克，茯苓 6 克。2 剂呃声减，8 剂而愈。

痴 呆

痴呆一证，多因痰浊郁于心窍，故痴呆之治，多以化痰开窍治之，所以医者多用郁金、菖蒲、远志、贝母。然病久不愈者，多由气及血，瘀阻心窍，不佐以活血之剂则难收效。例如：刘××，男，成。煤气中毒后半年来一直痴呆少语。走路东倒西歪，或自言自语，饥饱不知，不给喝水吃饭，从不说饥渴。喂其水、饭虽吃至呕吐也不停止吞咽。四肢屈伸时不灵活，时而瞪目直视，二便有时不知，有时主动诉说要大小便，舌质红苔净，脉细数。证脉相参，诊为瘀血阻滞，邪蒙心包。故以开窍化浊，活血清热治之。当归 9 克，丹参 30 克，乳香、没药各 6 克，连翘 9 克，桑枝 30 克，至宝丹 2 丸（早、晚分服）。10 天后痴呆稍有改善，有时能知饥饱，1 月后，饥饱、口渴已完全知晓，连续治疗 2 月诸症全消。

局方至宝丹是《和剂局方》中的一个方剂，主要用于治疗中暑、中风、温病之痰热内闭，神昏谵语，痰盛气粗，痉厥抽搐和小儿急惊。吴鞠通于原方稍事加减，主要用于"太阴温病……神昏谵语者"和"卒中寒湿，内夹秽浊……语乱者。"

吴氏认为此方"荟萃各种灵异。皆能补心体，通心用，除邪秽，解热结，共成拨乱反正之功。"活络效灵丹是张锡纯制定的一个方剂，用于气血凝滞，痰癖癥瘕，心腹疼痛，腿痛 臂痛，内外溃疡，一切脏腑积聚，经络湮瘀。本病肢体不灵活，神识呆钝，舌红无苔，脉细数，正瘀血阻滞经脉，痰热秽浊扰于心神所致，故以活络效灵丹、至宝丹而获愈。

耿××，女，成。脑血栓形成后一年来，神识一直不正常，时而呢喃妄语，饮食不知饥饱香臭污秽，时而瞪目直视流涎，左侧痉挛性瘫痪。舌苔黄白厚腻，脉沉滑数。此痰火郁结蒙蔽心窍，气滞血瘀，筋脉失和之证。为拟癫狂梦醒汤：桃仁9克，香附、青皮、柴胡、半夏、木通、赤芍、腹皮、陈皮、桑皮、川芎各10克，苏子30克，甘草15克。10剂稍知饥饱，呢喃妄语减少，20剂饥饱全知，并偶尔能与客人对话，走路亦稍稳健。但此时因多种原因停止治疗，实为遗憾。

癫狂梦醒汤是《医林改错》中的一个方剂，用于"癫狂一证，哭笑不休，骂詈歌唱，不避亲疏，许多恶态，乃气血凝滞脑气，与脏腑气不接，如同做梦一样。"方中既有柴胡、香附、赤芍、青皮、陈皮、腹皮、甘草的理气疏肝，又有桃仁、赤芍的活血，半夏、青皮、陈皮、桑皮、苏子的化痰，木通的泻火，故可用于气滞血瘀、痰火郁结的痴呆、神昏、谵语等症。

咳 血

曾治患者瓮××，女，成。咳血反复发作数年，近4天来反复咳血不止。某院诊为支气管扩张，与中、西药治疗无效。审其证见：咳血大口而出，一次即达半痰盂，头晕心烦，胸满胸痛，舌苔白，舌质暗而有瘀斑，脉沉弦小数。综合脉证，诊为气滞血瘀，肺热壅郁，血液妄行之证。为拟清热凉血，理气活血治之。处方：柴胡6克，枳壳9克，降香9克，茜草9克，白芍9克，黄芩9克，丹皮9克，麦冬9克。服药1剂，咳血即止，继服10剂，追查10年，一直未见复发。某医云：清热凉血、活血止血诸书均以清热解毒汤（原名犀角地黄汤）为上品，老师何不用之？前医用该方2剂治之，何故不效？答曰：清热解毒汤确实是一个凉血止血，活血通络的好方剂，但由于它从总的趋势看是一个凉血止血方，而不是一个活血止血方。本证脉见沉弦小数，证见胸满胸痛，显系一个以气滞血瘀为主的证候，气滞血瘀为主者，应以理气活血为主，不可以凉血止血为主，否则寒凉太过，血络凝滞更甚，血不归于故道，则出血更著，因此只可理气活血为主，稍佐凉血止血之品即可。"患者骆××，男，成。反复咳血2年。某院诊为肺结核。予抗结核药、止血药、三七粉内服久治无效。近一个月来咳血日渐加重，有时痰中带血，有时连续咳血数口。审其面色㿠白，舌苔薄白，脉虚小数。综合脉证，诊为阴虚火旺，阴血不敛。为拟百合固金汤养阴润肺，白及收敛止血。2剂后，咳血大减，10剂后，咳血消失。某医云：咳血不止，有采用活血而止血，有的采用活血而加剧，其故何也？答曰：活血之法而取效者，其病因于瘀血；活血之法而加剧者，其病因于血脱。脱者当敛当涩；瘀者，当活当行；否则，脱者以活，瘀者以敛，其病难愈也。

多形性红斑

升麻葛根汤是由升麻、葛根、芍药、甘草等四味组成的。原用于治疗痘疹未发，或发而未透、身热头痛者。《方剂学讲义》云："方中升麻与葛根配合，不仅解肌清热，而又最能透疹；且升麻与甘草配合，善于解毒；芍药与甘草配合，功擅和营。药虽四味，却包括发表透疹，和营解毒的作用。故对麻疹未发，或发而不透，表有热者，及时用之，可使疹子透发。"又因升麻、葛根都是阳明升散之剂，故《汤头歌诀》云："轻可去实，辛能达表，故用升、葛发散阳明表邪，阳邪盛则阴气虚，故加芍药、甘草敛阴和血，升麻、甘草升阳解毒，故亦治时疫……及目痛、鼻干、不得卧等症"。由于乘虚入胃，热邪从肌而出则发斑，故用于多形性红斑常获效。例如：患者许××，男，成。3个多月来，手背、前臂、足背、小腿等处发生大量红斑，斑出之始，呈红色或紫红色，或兼水疱或大水疱，形态不一，大小不等，一天左右以后，中心部变为暗红色或浅褐色，数天后又变为紫色，斑的周围出现红色圈，有的多个环形红斑彼此融合成地图样损害，有的大小环相套，形如彩虹，消失后不留瘢痕。某院诊为多形性红斑，久治不效。邀余诊治，察其证除以上表现外，舌苔薄白，脉浮。治以升麻葛根汤：升麻15克，葛根15克，赤芍10克，甘草6克。2剂后，斑疹骤退，6剂后全部消失而愈。

挤眉弄眼

曾治患者董××，男，23岁。一年多来，不断地挤眉弄眼，面部、额部肌肉拘急不适，发时不断咬牙，张口微见困难。某院反复以西药及中药镇静安神剂治疗不效。细审其证，除 1～2 秒钟挤眉弄眼一次外，有时说话期间即因口噤难开而暂时停顿，面色萎黄，疲乏无力，纳呆失眠，舌苔白稍腻，脉虚大弦滑。思之，弦为肝，滑为痰，搐为风。乃拟柴胡加龙骨牡蛎汤去铅丹法 6 剂，药后除见泄泻数次外，未见寸效。及察前医所开之方，大多为镇静安神，或化痰熄风之剂，乃悟仲景云：脉大为劳。因予十味温胆汤加减，6 剂。处方：黄芪 15 克，当归 10 克，麦冬 10 克，党参 10 克，五味子 10 克，竹茹 10 克，枳实 10 克，半夏 10 克，陈皮 10 克，茯苓 10 克，甘草 10 克，菖蒲 10 克，远志 10 克。7 日后来诊，云：挤眉弄眼次数减少，精神、食欲、睡眠好转；继服 6 剂，食欲、睡眠正常，咬牙消失，但挤眉弄眼仍每分钟 1 次左右；为巩固效果，继予原方 20 剂，诸症消失而愈。

蛋 白 尿

慢性肾炎或肾盂肾炎的症状消退或大部症状消退后，继续保持大量蛋白尿，甚或合并红细胞、白细胞、管型的问题，长期未能彻底解决。这种情况有的应用激素、环磷酰胺、硫唑嘌呤、氮芥、氯喹、消炎痛等可以缓解，有的暂时缓解以后，刚刚停药不久又有大量的蛋白尿出现；有的则始终不见缓解，所以很多临床工作者纷纷从中、西药的配合上找办法或从中药上想办法。例如：有的主张用固涩药，有的主张用黄芪、党参，有的主张用活血逐瘀，有的主张用清热解毒等，但是由于临床上不能获得广泛的验证，所以一直不能普遍推广。

对于这个问题，我在 1964 年以后，曾经进行了一点探索，但至 1973 年没有取得一点进展。长期的、反复的挫折教训，使我认识到：单纯地、生搬硬套地采用别人的经验是行不通的。为此，我又反复地学习了辨证论治的概念。《说文》说："辨，判也。"《广韵》说："辨，别也。"证，《增韵》认为是"候"和"质"的含义，《宋书·沈约自序》认为是证据。《伤寒论》《金匮要略》两书被认为是具体应用辨证论治于临床的先驱，它明确地阐明证、脉是进行辨证论治的两大依据。而细察治疗慢性肾炎、慢性肾盂肾炎大量蛋白尿的方剂和使用方法，大都违反这个原则。

在脉、证并重原则指导下，我对一些病证进行了认真地观察，发现大量蛋白尿的患者，大都具有以下特点：①全身没有任何自觉症状，仅有尿色黄赤，脉沉弦细涩；②全身没有任何自觉症状，仅有尿色黄赤，排尿时泡沫多，脉弦细涩；③全身无任何自觉症状，仅有尿色黄赤，脉滑小数；④全身无任何自觉症状，仅见尿色黄赤，面色㿠白，脉弦滑稍大；⑤仅见尿色黄赤，咽喉干痛，脉浮；⑥仅见口渴口干，尿黄赤，舌苔薄黄或薄白，舌尖红赤，脉细；⑦仅见口干口渴，尿黄赤，舌苔白，舌尖红，脉弦滑；⑧仅见面色㿠白，口干口渴，尿黄赤，脉虚弦滑；⑨仅见面色㿠白，口干口渴，尿黄赤，腰酸，脉虚弦滑；⑩仅见面色㿠白，轻度浮肿，口干口渴，腹满纳呆，腰酸，尿黄赤，脉虚弦滑；⑪仅见面色㿠白，轻度浮肿，下肢沉重，尿黄赤，腰酸，脉虚弦滑；⑫下肢浮肿，沉重乏力，尿色黄赤，舌苔黄，脉浮滑等。事实证明，这些患者都没有明显的脾虚、肾虚、瘀血脉证，或很少具有脾虚、肾虚、瘀血的脉证。从此以后，我就以事实为根据，对慢性肾炎、慢性肾盂肾炎的大量蛋白尿者进行了观察。例如：凡见尿黄赤者，即根据情况酌加知母、黄柏、连翘、瞿麦、萹蓄、茯苓、泽泻、茅根、木通；咽喉疼痛，鼻干者，酌加桑叶、蝉蜕、僵蚕、苏叶、牛蒡子、薄荷；若咽喉干痛久久不愈者，酌加元参、麦冬、生地；口干渴较甚者，酌加花粉、知母、生地、山药、元参，甚者加大黄、滑石；舌尖红赤者，酌加木通、滑石、连翘；面色㿠白者，酌加黄芪、人参、党参、麦冬、五味子、当归；面色萎黄者，酌加健脾除湿之苍术、白术、苡米、山药、青皮、陈皮；腹满纳呆者，酌加苍术、白术、青皮、陈皮、茯苓；腰酸者，酌加生地、五味子、山萸肉；脉浮者，酌加蝉蜕、苏叶、薄荷、桑叶、牛蒡子、僵蚕；脉滑者，酌加清热之知母、黄柏、芦根、花粉，或化痰之半夏、竹茹、陈皮、桔梗；脉虚者，酌加补气养阴或补气养血之黄芪、当归、人参、党参、麦冬、五味子；脉濡者，酌加山药、苡米、白术、扁豆；脉弦者，酌加附子、肉桂；脉涩者，酌加温阳之附子、肉桂，活血之益母草、桃仁、红花，理气之青皮、陈皮。并分别根据桑菊饮、生脉散、防己茯苓汤、防己黄芪汤、当归补血汤、橘皮竹茹汤、瓜蒌瞿麦丸、六味地黄汤、资生丸、导赤散、升降散、芪脉地黄汤、十味温胆汤、参芪丹鸡黄精汤进行化裁，初步取得了一些疗效。例如：宋×，男，11岁。慢性肾炎3年多。先在某院以激素、环磷酰胺等治疗2年多，后又配合补脾补肾药治疗1年多，虽然浮肿已经消退，但却明显地出现向心性肥胖，尿蛋白++，红细胞+，白细胞+，激素减量后，尿蛋白很快上升至++++，红细胞++，白细胞++，颗粒管型 2～3 个。并反复感冒，咽喉干痛，疲乏无力，尿黄赤，腹满，舌苔黄白微腻，脉虚大弦滑。综其脉证，诊为气阴两虚，湿热不化，乃拟补气养阴，燥湿清热之剂，芪脉地黄汤加减：黄芪 15 克，麦冬 10 克，沙参 10 克，五味子 10 克，生地 15 克，山药 15 克，生苡米 15 克，苍术 15 克，白术 10 克，茯苓 10 克，泽泻 10 克，丹皮 10 克，茅根 30 克。服药 2 个月后，反复感冒、咽喉疼痛、疲乏无力、食欲不振等均明显改善，但此时因停激素太快，尿蛋白反而由 ++ 增至 +++，红细胞 +，白细胞 +。此时患者因看不到中药的明显疗效，特别是发现尿蛋白反有增多的情况，又加激素内服。再审脉证，除咽喉疼痛、痰多，尿黄赤外，脉已转为浮象，此乃气阴大复，风热未除耳，乃拟疏风清热，化痰利咽之剂。处方：蝉蜕 9 克，僵蚕 9 克，桔梗 9 克，甘草 9 克，牛蒡子 9 克，苏叶 9 克，连翘 9 克，茅根 30 克。连续服药 2 个月后，又停服西药，但此次停药后，尿蛋白不但没有增加，反而降至 +，红细胞、白细胞偶见。又继服上方一个月，尿蛋白不再下降，咽喉干痛继续存在。再审脉证，除小便黄赤外，脉见弦涩不调，别无所苦，此风热已除，膀胱之阳气有衰之故耳。乃拟肉桂 1.5 克以温膀胱助气化，知母 15 克、黄柏 15 克、茅根 30 克以除湿热。眼药 2 个月后，诸症消失，尿常规正常，而愈。

马××，男，15 岁。慢性肾炎 1 年多，经激素、环磷酰胺、中药等配合治疗浮肿消退后，尿蛋白仍然持续在 +++～++++ 之间，红细胞、白细胞少许，透明管型、颗粒管型各 1～3 个。邀余诊视，初以益气养阴，燥湿清热治疗 1 个月，病无进退。停西药观察，1 个月后，病情未见加重。再审脉证，口干而渴，尿黄赤，脉弦涩不调，别无所苦，乃以瓜蒌瞿麦丸加减予之。处方：天花粉 12 克，山药 30 克，瞿麦 12 克，茯苓 10克，附子 1.5 克。服药 3 个月，尿检查已完全正常。但感冒后，仍有蛋白微量出现，此风热所致耳，予疏风清热之剂 6 剂而愈。

李 ××，女，23 岁。慢性肾盂肾炎 2 年，前医以中药、抗生素等治疗后，虽然尿急、尿频、尿痛已经消失，尿培养已无病原菌。但仍经常疲乏无力，食欲不振，恶心痰多，失眠心悸，口干咽痛，尿蛋白 +++，红细胞 ++，白细胞 +，脓细胞少许。审其面色㿠白无华，脉虚大弦滑。综合脉证，诊为气阴两虚，痰热不化。治以益气养阴，化痰清热。十味温胆汤加减：黄芪 15 克，当归 10 克，麦冬 10 克，党参 10 克，五味子 10 克，竹茹 10 克，半夏 10 克，陈皮 10 克，茯苓 10 克，甘草 10 克，菖蒲 10 克，远志 10 克，知母 10 克。服药 3 周后，精神、食欲、睡眠等症均好转，尿蛋白 ++，红细胞、白细胞少许，脓细胞消失。根据效不更方的原则，又服原方一个月，除口干，舌苔白，舌尖红赤外，症状大部消失，尿蛋白亦减为 +，红细胞、白细胞消失。但此时再继续服用一个半月却不见明显效果。诊其脉沉滑小数，舌尖红赤，乃云：心火下移于小肠所致也，乃拟导赤散：生地 10 克，木通 10 克，甘草 10 克，竹叶 10 克。半月后，查尿蛋白微量，但此时脉象见微涩，乃改予：附子 1克、知母 10 克、黄柏 10 克，1 周后复查尿蛋白消失。其后为防止复发继服上方 20 剂，尿连续检查 7 次，均正常。

耿 ××，男，25 岁。慢性肾炎 2 年多，经中、西药治疗后，虽然腹水、全身水肿均已大部消失，但仍时见下肢轻度浮肿，腰酸乏力，恶心呕吐，腹满不适。细审其证，除以上证候外，并见面色㿠白，舌苔白，舌质淡而暗，面微浮，脉虚大弦滑，尿蛋白++++，红细胞100个，白细胞20个，颗粒管型3个，透明管型2个。综合脉证，诊为脾肾俱虚，湿热下注，为拟补气养阴，除湿清热，芪脉地黄汤加减：黄芪15克，党参10克，麦冬10克，五味子10克，当归10克，山药10克，茯苓10克，泽泻10克，丹皮10克，生地15克，茅根30克，苡米30克。服药3剂后，恶心呕吐消失，浮肿、乏力、食欲不振、腰酸等症好转。宗效不更方意，继服上方20剂，浮肿消失，尿蛋白减为++，红细胞+，白细胞+，又服药2个月，诸症消失，尿蛋白+，红细胞、白细胞少许，但连续服药60剂后，尿蛋白却不见减少。审其脉弦细涩，改予瓜蒌瞿麦丸，30剂后，尿全部正常。

颅内压增高性头痛与良性颅内压增高症

良性颅内压增高症与颅内压增高性头痛，中医诸书多无明确记载。审其症状表现似应包括在中医头痛一名中。然其治法为何？方用何方？药用何药？实属不够明确。故余亦缺乏恰当之方药。1966年8月1日，曾治一患者，头胀头痛，剧烈呕吐，视物不清。某院诊为脑瘤。先用降低脑压的西药，其痛不减。随即邀余处以降低脑压的方，余因无方可施，乃婉言谢绝。后因他医亦拒绝用药，再邀余诊。查其脉弦紧而数且兼有涩意，舌苔白。云：头痛呕吐，吐物为水饮，且脉弦紧而数兼有涩意，乃中医所云之痰厥头痛也。柴胡加龙骨牡蛎汤，一者含小柴胡汤意，小柴胡汤者少阳肝胆药也；二者含苓桂甘枣汤意，苓桂甘枣汤者温阳化饮降冲药也；三者含桂枝甘草龙骨牡蛎汤意，桂枝甘草龙骨牡蛎汤者强心阳降冲逆药也。一方而兼三职，可予柴胡加龙骨牡蛎汤去铅丹加甘草方试之。处方：柴胡10克，半夏10克，党参10克，黄芩10克，甘草10克，生姜10克，大枣7个，桂枝10克，茯苓15克，熟军3克，龙骨15克，牡蛎15克。药进1剂，痛减呕止，尿量增多。继进3剂，痛止，视力增加。其后又遇一患者，女性。头痛，呕吐，视力下降。经脑电图、X线拍片确诊为脑瘤。欲到外地手术治疗，然因某些因素不能即刻前往。邀余处以降低脑压之方。查其脉弦紧而数时兼涩意，舌苔白，头痛呕吐，以早晨为甚，视力下降。处以柴胡加龙骨牡蛎汤去铅丹加甘草法。药后果然痛止呕愈，尿量增多。思之：此莫不是降低脑压之方？再试于良性颅内压增高症之患者，亦多有效。然久久用之，亦常有小见效果者。细查其证，多为饭水俱吐，脉弦紧而数。思之：痰水厥逆之吐，当但吐水，此者水、食俱见，乃厥阴寒逆之吐也。正如仲景《金匮要略》所云："干呕，吐涎沫，头痛者，吴茱萸汤主之。"曾治患者齐×，女，19岁。头痛头胀难忍，视力下降，呕吐呈喷射状，不发热。医诊良性颅内压增高症：予降低脑压之西药与腰穿放液，症状时减时剧。近2天来，头脑剧痛不止，反复呕吐，视力下降，手足厥逆。急予加减柴胡龙骨牡蛎汤1剂，其效不著，改予吴茱萸汤加味。处方：吴茱萸10克，人参10克，当归10克，白芍10克，甘草10克，大枣7个。1剂后，痛止呕解。再剂，诸症全失。患者李×，男，18岁。头胀头痛，恶心呕吐，视力下降1年多。医诊良性颅内压增高症。先予腰穿放液、降低颅压的药物，症状时减时剧。后予中药养阴补肾、养心安神、养血平肝等，效果仍无。邀余诊视。审其头胀头痛，恶心呕吐，视力下降，脉弦紧而数。综合脉证，诊为肝寒厥逆之吐。予温肝降逆。吴茱萸汤加味。处方：吴茱萸 10 克，党参 10 克，甘草 6 克，大枣 7 个，当归 10 克，白芍 10 克。服药 7 剂，头痛大减。继服 1 月，诸症全失，愈。

阳强不倒

阴茎异常勃起，现代医学认为，多由精神因素及血流动力学改变所致；中医学认为，多因肝火、命门火衰、宗筋瘀滞所引起。《灵枢·经筋篇》云："足厥阴之筋病——伤于热则纵挺不收。"

《石室秘录》云："阳强不倒，此属火炎于上而肺金之气不能下行。"《本草经疏》云："阳强不倒，属命门火实。"王琦云："宗筋瘀滞是阴茎异常勃起的主要病机。其内在发病的主要脏腑则应责之于肝，其次在肾。肝主经筋，足厥阴之脉，循阴股，绕阴器，前阴为宗筋之会，宗筋乃诸筋之所聚，诸筋皆统于肝。精神情志失调及外伤等均可导致肝脉失和，茎络阻滞，瘀血停聚，宗筋瘀滞而纵挺不倒出现阴茎异常勃起。"因此多主张采用清泻肝火、滋阴降火、疏肝通络进行治疗。然余久用以上诸法却多不效。细思其因多为未宗仲景所训："观其脉证，知犯何逆，随证治之"耳。

曾治患者郭××，男，42 岁。阳痿不举数年，中西药、针灸等久治不效。随邀某泌尿外科医生治之。医以西药注射局部后，阴茎骤然勃起，其后数日一直纵挺不收，走路、睡眠、坐立均纵挺直立，严重影响各种活动。为此，先请泌尿外科医生数次抽血进行治疗，虽抽血近百毫升亦不好转。为此不得不求中医治之。前医云为肝火，予龙胆泻肝汤10剂，不效；后医云其为命门相火妄动，予知柏地黄、大补阴丸加减近40剂，效亦不著。经人介绍，改邀余诊。思之：此乃药物注射伤其宗筋所致。诸药者治阳痿为促使阴茎充血，充血不除则成瘀血也。治宜疏肝通络，活血化瘀。前后以桃核承气、少腹逐瘀、复元活血、代抵当汤、红花散、虎杖散等加减近200余剂。然诸症仍不见减。因思仲景曾云："太阳病三日，已发汗，若吐，若下，若温针，仍不解者，此为坏病，桂枝不中与之也。观其脉证，知犯何逆，随证治之。"细察其脉，两脉均弦细而尺大弦涩俱见。因思尺脉者，肾与命门也；弦细而涩者寒也。为肾阳不足，寒水凝滞，水凝不化之致也。拟用济生肾气丸加减。处方：熟地28克，山药12克，肉苁蓉15克，茯苓10克，泽泻10克，丹皮10克，附子10克，肉桂10克，五味子10克，怀牛膝10克，车前子10克（布包煎）。服药3剂，阴茎胀痛不适好转，继服10剂，阴茎异常勃起消失。后果愈。

休 克

休克一病，既有虚证，又有实证；既有脱证，又有厥证。因此治疗之时必须详分虚实寒热。例如：患者康××，男，20岁。突然昼夜泄泻不止，次晨发现神志时明时昧，反应迟钝，四肢厥冷，脉沉微欲绝，某医查血压60／40mmHg，急予西药治之，不效。邀余审视。察其神志时明时昧，肢厥脉微，舌淡而润。综合脉证后，云：少阴脉微，肢厥，四逆汤证也，治宜四逆汤。处方：附子10克，干姜10克，炙甘草10克。

并嘱先将三药共捣为粗末，急煎 20 分钟后，频频服之。服药 1 小时后，精神逐渐好转，3 小时后，四肢转温，言语有力，血压上升至 100 / 70mmHg，泄泻停止，继服 1 剂，诸症消失而愈。某医云：为什么不加人参？是否休克就用四逆汤？答曰：四逆汤回阳救逆最速，加人参之养阴益气则回阳之力稍缓耳。但若伤血伤阴者用之，非但可以回阳，亦且可以回阴耳。正如《伤寒论》所说："下利清谷……脉微欲绝者，四逆汤主之。""下利而厥冷者，四逆汤主之。""恶寒脉微而复利，利止亡血也，四逆加人参汤主之。"若阴盛格阳，浮阳躁动者，宜四逆汤稍佐苦寒之品，《伤寒论》说："少阴病，下利清谷，里寒外热，手足厥逆，脉微欲绝，身反不恶寒，其人面色赤……或干呕，或咽痛，或利止脉不出者，通脉四逆汤主之。""少阴病下利，脉微者，与白通汤。利不止，厥逆无脉，干呕烦者，白通加猪胆汁汤主之。"例如：患者段 ××，男，57 岁。冠心病数年，3 天前，夜间突发腹痛泄泻，便如黑水。医察潜血强阳性，予止血之药不效，继而发现神志时明时昧，反应迟钝，面色苍白，四肢厥冷，血压下降至 70 / 60mmHg。医急予输血等法抢救之，然经 30 多个小时后仍无效果。审其面色苍白，神志时明时昧，口唇、鼻尖、耳壳、四肢厥冷，口苦而干，舌苔薄黄，脉沉微欲绝。综合脉证后，云：太阴、少阴俱病也，然有寒格口苦之象，治宜附子理中汤加黄连。处方：附子 10 克，干姜 10 克，人参 10 克，白术 10 克，甘草 10 克，黄连 10 克。服药 1 剂后，次日往诊，泄泻已止，精神好转，并云：已能进食少许，血压 100 / 70mmHg；继服 1 剂，血压升至 120 / 80mmHg，神志正常。

若高热汗出过多者，多为气阴俱脱所致。治疗之时除清热外，尤应益气养阴固脱。例如：于××，女，60岁。夏季暑热，加以过度劳累，突然出现发热汗出不止，疲乏无力，口渴喜饮，继而神志忽明忽昧，血压下降至70／50mmHg，某院急予西药抢救不效，后又配合中药人参仍不效。审视其证，病发夏季酷暑之时，又见发热汗出，神疲口渴，且但予人参治之不效，舌苔黄白腻，脉虚而数。综合脉证，云：此病乃夏季伤暑，气阴俱脱之证也，治宜清暑益气汤。处方：黄芪15克，人参10克，甘草6克，当归6克，麦冬10克，五味子10克，青皮10克，陈皮10克，神曲10克，黄柏10克，葛根10克，苍术10克，白术10克，升麻10克，泽泻10克，生姜2片，大枣3个。医云：单用生脉散治之可否？前用人参何故不效？答曰：气阴两脱者，应予生脉散，但本病暑邪未去，恐但予补涩不可也。至于人参，因其养阴固脱之功不足，又且缺少祛暑之品，故不宜单独应用。药进1剂，精神、食欲好转，血压90／70mmHg，继进3剂，诸症消失，血压恢复正常。又如患者朱××，女，70岁。慢性支气管炎、肺气肿、肺部感染2个多月，医予抗生素及葡萄糖静注治之，猝然发生高热寒战，体温41℃。某医突予安乃近1支，即刻发生汗出淋漓不断，烦渴引饮，神志时清时昧，舌质嫩红，无苔，脉沉微欲绝，血压50／？（数个医护人员均未听到），医急予西药治疗，8个小时后，诸症不减。邀余配合中药治之。审其证，如上述，乃云：气阴俱脱，治宜生脉散。处方：人参10克，麦冬10克，五味子10克。捣为粗末，急煎，频频服之，半小时后，诸症俱减，10小时后，血压恢复正常，诸症大减。

但是，发热之病的休克，并不完全都是由气阴俱脱所致的，有的是由腑实闭塞或里热炽盛引起，前者如《伤寒论·少阴篇》之三急下证，后者如白虎汤证，它说："少阴病，得之二三日，口燥咽干者，急下之，宜大承气汤。""少阴病，自利清水，色纯青，心下必痛，口干燥者，急下之，宜大承气汤。""少阴病六七日，腹胀不大便者，急下之，宜大承气汤。"有的则是由阴脱而转阳脱。例如：张××，女，40岁。流行性乙型脑炎高热昏迷7天来，经中、西药物治疗，体温由40.1℃降至38.5℃，神志已清醒后，突然又发生昏迷，二便失禁，四肢、前额、下颌、鼻尖清冷，舌苔薄白，脉沉微欲绝，血压60／？（数个医护人员均听不到），医予西药进行抢救，4小时后，诸症不见改善。邀余诊视，予四逆汤一剂。处方：附子3克，干姜3克，甘草3克，服药40分钟左右，四肢微温，2个小时之后，血压上升至90／75mmHg，神志清醒，24小时后，血压正常。陈××，男，2岁。腺病毒肺炎在治疗过程中，突然体温、血压均下降，两足发冷，腹胀泄泻，呼吸微弱，深度昏迷，脉沉细无力。医先予西药治疗不效。邀李翰卿先生诊疗。处方：西洋参6克，附子3克，石菖蒲0.3克。是夜四肢转温，血压恢复至90／75mmHg，昏迷转为嗜睡，再以上方治之，两日后愈。

若大出血、腹胸剧痛者的休克，虽有虚证，亦有实证。李翰卿先生认为：突然腹部剧烈疼痛，有压痛，大便秘结，指趾、耳壳、鼻尖、下颌均冷，舌苔薄白，脉沉微欲绝或沉伏者，为寒实结滞，治宜温下通腑，方如：枳实9克，厚朴9克，附子6克，人参6克，大黄3克，芒硝3克。若大便秘结较轻者，去大黄、芒硝，加二丑3～6克，或九痛丸4～12粒；若舌苔黄厚干燥者，为热实于里，治宜寒下其积，可在上方基础上去附子；若舌有瘀斑或舌青紫者，加桃仁2～6克、苏木3～6克。若虽腹部剧痛，但无压痛，大便稀溏，或失禁，或正常，舌苔白，舌淡白，或暗，脉沉微欲绝，或沉伏者，为寒邪直中，治宜温里散寒，如附桂理中汤、《金匮》赤丸；舌苔黄，或兼口苦、口干者，加黄连。例如：李翰卿治一人，宫外孕合并肠梗阻、休克，前医以输血、独参汤大剂予之，不效。先生腹诊后，云：寒实结滞，与枳实、厚朴、二丑、桃仁、人参而愈。但若吐血、咯血、崩漏等大出血所致者，则主要是虚证，其中若面色㿠白，神疲乏力，四肢微冷，舌质淡，舌苔白，脉虚大或芤者，治宜独参汤大剂益气固脱；手足厥冷，脉微欲绝，鼻尖、耳壳、下颌均冷者，宜参附汤。例如：安××，女，38岁。产后大出血不止，突然汗出，脉微，神志昏蒙，面色苍白，血压70／50mmHg。家父急予人参120克，频频灌服。2小时后，诸症好转，继而恢复正常。

感冒反复发作

有些患者非常容易感冒，轻则一周一次，重者二三天就一次，有些稍遇风吹，有些稍吃辣椒，有些稍劳汗出，有些一遇房事，有些一至经期，有些一吃冷食，即发生鼻塞、喷嚏，或全身酸痛，疲乏无力，头晕头痛，此证虽不严重，但却影响健康。

综合医家之报道和老师的经验，大致有以下诸法：①玉屏风散；②桂枝汤；③薯蓣丸。余试用于临床多见奇效。但是若虚中夹实，或脾胃虚寒者，多见无效。例如：患者李××，男，45岁。胃脘冷痛，食欲不振5年多。近3年来经常感冒，特别是在冬天、劳累之后，汗后，或从室内向院中走出时，最容易发作，轻则五六天，重则二三天，必然发生一次。每次感冒后，均感头痛身痛，畏寒怕风，轻微咳嗽，体温在37.5℃左右，一服姜糖水即可暂时缓解。此次感冒后，服用姜糖水、玉屏风散等多剂无效。审视其证，除感冒外，并见胃脘冷痛，疲乏无力，指趾厥冷，舌苔薄白，脉沉细而弦。综其脉证，诊为脾阳亏损，卫气不固。为拟温中健脾，益气解表。再造散加减，处方：党参10克，黄芪15克，甘草6克，肉桂10克，附子10克，白芍10克，防风4克，细辛1克，生姜2片，大枣3个。服药2剂后，诸症消失，以后每周2剂，共服10剂而愈。又如：患者殷××，女，19岁。半年来食欲不振，反复感冒，前医见其全身酸困，畏风，鼻痒，喷嚏，予桂枝汤治之，始而有效，继而无功。审之，脉缓，再询其证，时见便秘。乃与桂枝大黄汤2剂，一剂知，两剂愈。其后每周2剂，连服6剂而愈。

若三焦郁热，肺气不固者，或与玉屏风，或与桂枝汤、薯蓣丸，非但感冒不解，反而使郁热更甚。例如：患者韩××，男，2岁。近数月来反复感冒，长则1周，短则3日，发时鼻塞流涕，体温在38℃～39℃，每次发病非多种抗生素无效，但每次刚刚痊愈，两三天后又重复发作。审视其证，发热鼻塞，手足心反较手足背热，腹亦热，舌苔黄厚。证脉相参，诊为三焦郁热，食滞不化。乃拟升降散加减，处方：蝉衣9克，僵蚕6克，片姜黄9克，大黄3克，防风3克。服药1剂，大便通下2次，体温恢复正常，继进 1 剂而愈。后以牛黄上清丸，一日 3 次，一次 1 ／ 3 丸，服用 10 天而愈。

肝郁血虚，卫气失职，若与补益则郁结更甚，若与泻火则卫气反伤。例如：患者张 ××，女，成。数年来月经失调，有时提前七八天，有时错后五六天。近 3 年来，每至经期则鼻塞流涕，喷嚏头痛，全身酸痛。前医诊为气虚，卫气不固。先予玉屏风散加减不效，后以补中益气、桂枝汤仍不效。患者因久治不效，时见口鼻干燥，而数服牛黄解毒丸、牛黄上清丸、牛黄清心丸、清胃黄连丸，然而非但口鼻干燥不减，亦且感冒日渐加剧，不得已，再寻求中医治疗。审视其证，除感冒的一般表现外，并见胸胁苦满，心烦心悸，手心烦热，舌苔薄白，脉弦细小数。综合脉证，云：肝郁血虚之证也，治宜丹栀逍遥散。患者听后，云：肝郁血虚为什么反复感冒？答云：《内经》曰：肝为将军之官，将军者抵御外邪之官也，血虚肝郁，则将军之功能失职，卫气不固，故用丹栀逍遥散治肝之方治卫气不固之疾也。处方：丹皮 10 克，栀子 10 克，柴胡 10 克，当归 10 克，白芍 10 克，白术 10 克，茯苓 10 克，甘草 10 克，生姜 10 克，薄荷 6 克。服药 4 剂，感冒即愈，其后每至经前即投药 4 剂，调理 3 月而愈。

顽固失眠

临床过程中发现，应用西药治疗无效的失眠症，应用中药安神镇静药治疗亦多无效。而根据补其不足，泻其有余，调其虚实，以通其道而去其邪的原则处理，常获卓效。例如：阎 ××，男，成。失眠 3 年多，每夜仅能入睡一个多小时，前用鲁米那、速可眠、冬眠灵、安宁、安定、奋乃静无效，后又配用补心丹、安神补心丸、柏子养心丹和安神镇静之剂仍无效。有时因连续几天不能入睡而加大药量，但药后不但不能入睡，反而出现浮肿、恶心呕吐，或两眼困重的不能睁眼，亦难入睡。近日来，因连续服用大剂量的镇静药，而浮肿神疲，纳呆口苦加重。审视其证，除以上诸症外，并见胸胁苦满或胸胁腰背窜痛，舌苔薄黄，脉沉弦稍数。综合脉证，诊为肝郁血虚，郁而化火。治以养血疏肝泻火。逍遥散加减：柴胡6克，当归9克，白芍9克，白术9克，茯苓9克，丹皮9克，栀子9克，生姜9克，甘草6克，薄荷4克，丹参15克。服药2剂，睡眠增至4小时；8剂后，睡眠增至5小时。

赵××，男，成。失眠3个多月，近一月来日渐加重，有时虽应用大剂西药及中药安神药亦无效果。审视其证，除失眠外，经常感到心烦急躁，有时刚刚入睡，即突然一阵热气上冲汗出而醒；有时刚刚入睡，即突然大叫一声而清醒；有时胸胁苦满，腹部悸动，舌苔白，脉弦细。综其脉证，诊为肝郁气结，痰湿不化，上热下寒。为拟柴胡加龙骨牡蛎汤加减。处方：柴胡10克，半夏10克，黄芩10克，党参10克，桂枝10克，茯苓12克，龙骨12克，牡蛎12克，甘草6克，大枣4个，干姜1.5克。服药2剂后，诸症好转，继续服药30剂，睡眠正常。张××，男，40岁。失眠数年，经常整夜不能入睡，开始时应用西药安眠药尚能入睡三四个小时，以后逐渐无效，后又配合中药养心安神治疗，开始亦稍有效，但近3年来，虽反复应用以上药物，但始终不能入睡。审视其证，除失眠外，并见胸满心烦，心悸，乃予丹栀逍遥散2剂，服药后仍然微效不见。再审其证，虽云胸满，但以心前区闷痛为主，脉沉弦细而涩。证脉合参，诊为气滞血瘀之证。拟用血府逐瘀汤加减。处方：当归10克，生地10克，桃仁10克，红花10克，甘草6克，枳壳10克，赤芍10克，柴胡10克，川芎10克，桔梗10克，牛膝15克，丹参15克。服药2剂，睡眠增加，继续服药8剂，每夜睡眠增至8小时左右，其他症状亦明显好转。贺××，男，40岁。严重失眠半年多，开始时，应用安宁、水合氯醛可安然入睡数个小时，但半个月后即无明显效果，以后又改用鲁米那、导眠能、速可眠、安定、苯海拉明、氯丙嗪、奋乃静等，每次用药均是见效半个多月，不得已，又加服一剂中药。开始一周尚称有效，但应用一个多月后，非但睡眠没有增加，而且失眠更加严重，尤其是近2个多月来，睡眠更差，刚吃饭后尚有睡意，但一躺下即再无睡意。并见胃脘痞满，五心烦热，口苦口黏，舌苔白而稍腻，脉滑。综其脉证，诊为痰热阻滞，食积不化。为拟化痰消积和胃。温胆汤加减，处方：竹茹12克，枳壳12克，神曲12克，半夏10克，陈皮10克，茯苓10克，甘草6克。服药4剂后，睡眠增至5小时左右，食欲、胃脘痞满等亦好转，继服10剂后，睡眠恢复正常。李××，男，49岁。4个多月来失眠，先用西药治疗2月无效，继用中药安神镇静丸、汤剂治疗仍无效。审视其证，除每夜仅能入睡2个小时左右外，并见疲乏无力，胃脘痞满，腹胀不适，矢气后稍缓，纳呆食减，舌苔薄白，脉濡缓。综合脉证，诊为脾湿不化，轮轴失转，心肾失交。拟用理气除湿，茵陈五苓散加减。处方：茵陈24克，桂枝10克，泽泻10克，白术10克，猪苓10克，茯苓10克，乌药

10 克，陈皮 12 克，香附 6 克，木香 6 克。服药 4 剂，睡眠正常。

朱××，男，48 岁。数年来失眠，每夜仅能入睡 2 小时左右，常常夜间 12 时左右即不能再入睡，开始时，应用少量安宁即可入睡七八个小时，以后虽用多种安眠药也仅能入睡两三小时，不得已，加用中药柏子养心丹、天王补心丹，开始时还算有效，但以后再无效果。特别是近一年多来，昼夜均难入睡，即使强迫入睡，也仅能从 10 时睡到 12 时左右，以后再不能入睡。审视其证，除失眠外，并见胃脘满闷，腹部时见悸动逆气上冲，头晕头重，大便稀溏，舌苔白，脉弦大紧。综合脉证，诊为脾胃虚寒，湿郁不化，轮轴失转，心肾不交，为拟附子理中汤合五苓散加减。处方：附子 10 克，肉桂 10 克，党参 10 克，白术 10 克，茯苓 10 克，干姜 10 克，泽泻 10 克，猪苓 10 克，甘草 10 克。服药 4 剂，胃脘痞满好转，睡眠增加，继服药 10 剂，胃脘痞满大减，睡眠每夜约 7 小时。朱××，女，40 岁。数年来头晕失眠，疲乏无力，轻度浮肿，有时连续数天不能入睡，有时又连续昼夜不止的睡眠两三天，睡醒后又连续七八天不能入睡 1 个小时，在失眠的期间虽用多种安眠药及中药镇静安神药也难入睡片刻。细察其证，除失眠外，并见面色萎黄，疲乏无力，食欲不振，胃脘时痛，五心烦热，指趾反冷，或冬季手足冷，而夏季反五心烦热，舌苔薄白，脉弦细。综合脉证，诊为中气不足，气血俱虚。为拟健中补脾益气养血，十四味大建中汤加减。处方：黄芪 15 克，肉桂 10 克，党参 10 克，白术 10 克，茯苓 10 克，炙甘草 10 克，当归 10 克，川芎 10 克，生地 10 克，白芍 10 克，附子 10 克，麦冬 10 克，肉苁蓉 15 克，半夏 10 克，生姜 3 片，大枣 3 个。

服药 4 剂后，精神、食欲、胃脘疼痛、失眠均好转，每夜睡三四个小时，继续服药半月后，除他证继续改善外，睡眠增至七八个小时。朱××，女，40岁。一个月来昼夜不能入睡，虽反复应用西药安眠药，中药安神药都不能入睡片刻。审视其证，除不能入睡外，并见头晕乏力，时时悲伤欲哭，舌苔白，脉虚大。证脉合参，诊为脾胃气虚，清气失升，肝木失达。为拟补气升阳，理肝，佐以安神。补中益气汤加味：黄芪15克，白术 10 克，党参 10 克，当归 10 克，陈皮 10 克，升麻10 克，柴胡 10 克，甘草 10 克，五味子 10 克。药进 1 剂睡眠增至 4 个小时，继进 10 剂，睡眠正常。宋××，男，七八年来失眠，每夜仅能入睡 2 个小时左右，记忆力和对事物的分析能力日渐衰减，头晕而木，腰背困痛，怯冷，开始时应用安眠药尚能入睡 2 个小时左右，继而则无明显效果，加用中药镇静安神丸剂、汤剂后，曾经有一阶段明显好转，但不久即无明显效果。审视其证，除以上诸症外，舌苔薄白，脉虚而无力。综合脉证，诊为脑髓空虚，气阴俱衰。为拟填精补髓，益气养阴。龟鹿二仙胶加减：龟甲 60 克，鹿茸 4 克，人参 10 克，枸杞子 10 克，何首乌 10 克。水煎龟甲、枸杞子、何首乌；鹿茸、人参研末服。一个月后，头晕、精神均好转，睡眠恢复正常。蒋××，男，成。严重失眠 4 个月，每夜约睡 2 个小时，虽用安眠药，中药养心安神药无效。审其证除失眠外，并见夜间烦热甚烈，心烦，尿黄赤，舌苔黄质红，脉细数。治以滋阴平肝泻火。大补阴丸加减：龟甲 30 克，知母 10 克，黄柏10 克，生地 15 克。药进 2 剂，睡眠增加，继进 6 剂睡眠正常。张××，男，45岁。摔伤后一个多月来昼夜不能入睡，有时

仅能入睡半小时，头晕头胀，头痛，站立不稳，虽用多种镇静药亦无明显效果。审其脉虚大弦滑，舌苔薄白，心烦易怒，纳呆口干，胃脘痞满。诊为气阴两虚，拟补阴益气煎加减。处方：黄芪15克，党参10克，白术10克，陈皮10克，当归10克，升麻10克，柴胡10克，甘草6克，熟地15克，山药10克，山萸肉10克，茯苓10克，泽泻10克，丹皮10克。药进2剂，食欲、精神好转，6剂后睡眠增加，14剂后，睡眠恢复正常。

《内经》认为睡眠不但与心有关，而且与五脏六腑有着不可分割的联系。《灵枢·邪客篇》说："卫气者，出其悍气之慓疾，而先行于四末分肉皮肤之间，而不休者也，昼行于阳，夜行于阴，常从足少阴之分间行于五脏六腑；今厥气客于五脏六腑，则卫气独卫其外，行于阳不得入于阴，行于阳则阳气盛，阳气盛，则阳跷陷不得入于阴，阴虚故目不瞑。"《大惑论》篇说："其肠胃小，皮肤滑以缓，分肉解利，卫气之留于阳也久，故少瞑焉。"并指出治疗原则是"先其脏腑，诛其小过，后调其气，盛者泻之，虚者补之，必先明其形志之苦乐，定乃取之。"余宗其论，对心神不安者，治以安神养心；肝郁气滞者，治以疏肝理气；气虚者，给以补气；肾督亏损者，给予培补肾督；痰浊阻滞者，给予化痰；瘀血者，给予活血逐瘀等，常获满意的疗效。例如：患者刘××，女，成。产后2月来，久久不能入睡。询之前用诸方均为养心安神、重镇安神之品，西药亦每日增量应用。细审其证，除昼夜难眠外，并见乏力汗多，面色㿠白，舌质嫩红苔薄白，脉虚大而缓。综其脉证，诊为气阴两虚。为拟补中益气加麦冬、五味子。2剂开始入睡，10剂即睡眠正常。某医云："前用安神镇静无效，后用补气养阴即眠者为何呢？”答云：“《内经》之论寤寐非仅指在心，而是在五脏六腑，《灵枢》论寤寐隶属于五脏六腑阴阳出入，隶属三焦之交泰，隶属于心肾之交融，隶属于肠胃之大小，隶属于皮肉之解利。此证脾肺俱虚，清阳失升，卫气留于阳者久。故以补中益气汤合生脉散益阳补阳而愈。耿××，男，成。失眠一年多，经常彻夜不眠，虽用中西药物、针灸等无效。视之，前方多为安神镇静之方。证见胸胁烦满，头晕目眩，口苦咽干，脉弦小数。云：肝郁化火，心肝血虚所致也，前虽曾佐用养血，然疏肝解郁不足耳。故以丹栀逍遥散加丹参治之。3剂始能入睡，10剂睡眠正常。刘××，男，成。失眠健忘十几年，经常彻夜不眠，而用中、西药无效。近来诸症更加严重，除昼夜入睡片刻外，并见腰酸背困，疲乏无力，畏寒肢冷，苔薄白，脉沉细弱。证脉合参，诊为脑髓虚衰，任督不足。为拟参茸卫生丸、鹿茸精等一月恢复正常。张××，男，成。失眠十几年，遍用中、西药不效，察其胸满胁痛，脉沉细涩，为拟血府逐瘀汤4剂效，10剂恢复正常。

木 肾

李用粹《证治汇补》云：“木肾者，外肾坚硬顽痹，不痛不痒，阴茎不垂，常如麻木，便溺之时，闷胀不顺，此肾家虚惫，阴阳不交，水火不济，而沉细痼冷，凝滞其间，未可纯用燥药，当行温散温利以逐其邪。”又云：“间有跌仆惊恐、痰气瘀滞者，当行瘀消气。”余宗其论，试治一患者。成××，男，40岁，阴茎阴囊麻小七八年，半年来加重，曾用针灸、中药、西药治疗无效。审其脉见弦，舌苔薄黄。证脉合参，诊为肝郁气滞，寒凝不化，拟疏肝解郁，温肝之剂：柴胡 6 克，桂枝 12克，白芍 21 克，生姜 9 克，大枣 5 个，龙骨 30 克，牡蛎 30 克，苡米 30 克，木瓜 30 克，紫石英 15 克，吴茱萸 4.5 克，炙甘草 4.5 克。药进 4 剂，诸症同前。再询患者，除上症外，并见头麻，牙痛，眼憋胀，心烦心悸，胃脘痞满。因思上方理气不足，中焦痞塞，升降失职，当重用理气。处方：柴胡 6 克，枳壳 9 克，白芍 9 克，青皮 9 克，陈皮 9 克，苏叶 6 克，薄荷 6 克，栀子 4.5 克，郁金 9 克，菖蒲 9 克。入药 2 剂，仍属妄然，并见胸满，咽喉如炙脔，咳嗽不利，除此痰湿，非以温化痰饮之剂不可。处方：柴胡 6 克，半夏 9 克，黄芩 9 克，桂枝 9 克，白芍 9 克，生姜 3 片，大枣 3 个，陈皮 9 克，苏叶 9 克，薄荷 6 克，玫瑰花 9 克，代代花 9 克。药进 4 剂，果然中鹄而愈。

疝

《简明中医内科学》云："疝在古代文献中有两种含义：一种指腹中作痛，控引上下而言，如《内经》之冲疝、心疝，《金匮》之寒疝，以及巢氏《病源》之厥疝、瘕疝、寒疝、气疝、盘疝、腑疝、狼疝等，即属于这一类型；另一种是指睾丸肿痛，控引少腹而言，此即子和所谓寒疝、水疝、筋疝、血疝、气疝、狐疝、癫疝等七疝。"又说："总的来说，寒湿热三气之邪，实为疝的主要原因。至其病理，则于肝经有密切关系；因为肝脉循阴器，抵少腹，是以治疝大法多从肝经着手。"附睾结核肿坠属疝症，因此制方之时亦应从肝经入手，坚者消之，以入肝软坚之品治疗。曾治患者王××，男，45 岁。阴囊坠胀隐痛一年多。某院诊为附睾结核，建议手术治疗。因患者拒绝手术，改用中药：夏枯草 30 克，山楂核 30 克，荔核 30 克，赤芍 9 克，青皮 9 克，乌药 6 克，橘核 15 克，木香 3 克，川楝子 9 克。20 剂隐痛消，坠胀减，90 剂愈。后又遇一例。秦××，男，38 岁。附睾结核一年，复用上方，10 剂坠胀减，继用 30 剂又复如初。细审其证，腰酸腰痛，两脉沉细尺大而弦。乃肾气不足，寒气凝滞。思原方乃疏肝软坚散结，性亦偏寒。病位不明，寒热不分所致也。乃以八味地黄丸加车前子、怀牛膝、沙苑子 30 剂而愈。

鞘膜积液，大致相当于中医之水疝，很多杂志报道用小茴香有效。曾治一例，男性，13 岁。阴囊肿胀，皮色光亮如水晶，不热不红，内有聚水，予茴香橘核丸 30 袋而愈。该患者之父又介绍一患者，男性，28 岁。鞘膜积液一年多，余又嘱以前方，患者连续服用 60 袋无效。诊其脉尺大而弦，审其证腰酸腰困，下肢冷。处以八味地黄丸加减：熟地 24 克，山药 12 克，肉苁蓉 15 克，茯苓 9 克，泽泻 9 克，丹皮 9 克，附子 9 克，肉桂 9 克，车前子 9 克（布包），五味子 9 克，怀牛膝 9 克。7 剂症大减，20 剂诸症全消而愈。宗筋虽属肝，但亦属肾，因此治疗时必须辨明肝肾之哪个为主，否则仅去治肝，不知变化，常常不会获得很好效果。

第二节　外科、皮科

肠 梗 阻

肠梗阻，目前中西医结合治疗取得了较好成绩。其中因热、结、滞、瘀者多，寒虚者少，因此往往被人所忽略。曾治一男性患者，15岁。突然腹部剧痛，急诊住院。某院外科诊为肠梗阻。予大剂萝贝芒硝汤、复方大承气汤2天，腹痛不减。邀余诊视，察其脉弦紧，舌苔白润。予云：寒凝气滞，腑气不行所致，宜温中散寒，理气导滞。处方：木香、肉桂、陈皮、香附、小茴香、槟榔各9克。1剂竟痛胀减而矢气，2剂痛止便通而愈。某医问：前予大剂理气通便不效，而你却小剂而愈者何也？余曰：寒热不同所致也。舌苔白，脉弦紧者，为寒实；舌苔黄厚，脉滑或实者，为热实。热实者，非苦寒咸寒大便不能通。寒实者，非辛温理气大便不能解，所以用萝贝芒硝汤、大承气汤不效者，在于寒热不明所致也。实热者，非泻其热，则气不行；寒实者，非温其阳，则寒不能散，所以寒者必须用温通，实热者，必须用苦咸寒不能解。否则热者以温，必使实者更实，寒者以寒必使凝者更凝，因此必须寒者温之，热者寒之。又治患者高××，男，77岁。小肠疝气数十年，每次发病用手托回平卧一个多小时即可回纳。近二三年来发作次数逐渐增多。7天前，发病后某外科医生用手托回后，疼痛呕吐一直不见改善。急予大承气汤、黑豆油及肥皂水灌肠等治疗5天，大便不但不通，反而腹胀加重。昨日下午突然精神萎靡，血压下降至60／50mmHg，内服药物完全吐出，急予抢救休克措施一天不效。邀余诊视。察其精神萎靡，又值年高，问其所苦，迟迟不答，腹部膨隆但按之尚柔软，前额、耳壳、四肢欠温，舌质淡，苔薄白，脉沉而弱。乃云：此年高气衰，阳气不能转运，屡用苦寒攻下又复败伤中气所致也。经云：大气一转，其气乃散。故应以人参大补元气，复佐甘草、生姜以助脾阳，厚朴理气消壅，半夏降逆。又半夏、厚朴、生姜均辛温行气之品，故以厚朴半夏甘草人参汤补正祛邪为法。厚朴 25 克，人参 10 克，半夏 15 克，炙甘草 9 克，生姜 10 克。1 剂后，次日即大便行，呕吐止，腹胀大减，精神倍增，食纳少进，血压亦上升至 100／80mmHg。2 剂而愈。医云：攻下不便，理气不行者何也？答曰：虚实不同耳。经云：虚则补之，实则泻之。若虚采用泻，实采用补，则成虚虚、实实也，他病如此，肠梗阻亦如是也。

腹　痛

1948 年见先父治一人，腹痛腹胀，寒热，脉数，以银花四两、白芥子三钱、甘草二钱治之。从脐中排出大量奇臭脓汁而愈。后经学习西医外科始知此证乃腹膜炎也。1968 年遇一人，患腹膜炎，腹痛难忍，腹板硬而拒按，寒热，脉数，先予西药治疗 2 天不效，后因患者惧怕手术改请中医治疗。急予银花 120 克、白芥子 10 克、甘草 10 克。1 剂痛减，6 剂诸症消失而愈。

肝　痛

曾治一人，女，38 岁。寒热往来，纳呆食减，胁痛拒按，肝肋下 5 指，某院诊为阿米巴肝脓肿，合并葡萄球菌感染。先予西药治疗 2 周无效，后又配合中药清热解毒之剂 3 天仍无功。审之，除肝大 5 指外，并有明显压痛，腹满胀痛，寒热往来，口苦纳呆，舌苔黄白，脉弦滑数。综合脉证，诊为少阳阳明之证，予大柴胡汤加减。处方：柴胡 24 克，赤芍 12

克，枳实 15 克，半夏 12 克，大黄 9 克，黄芩 10 克，白芥子 6 克。药进 1 剂，寒热往来，腹满腹痛大减，体温由 39.5℃降至 37.8℃，继进 4 剂，症状消失大半，加生姜 3 片、甘草 6 克，服 10 剂，症状大部消失。

肠　痈

《金匮要略》列排脓散方，药有枳实十六枚、芍药六分、桔梗二分、鸡子黄一枚。尤在泾注释云："枳实，苦寒除热破滞为君，得芍药则通血，得桔梗则利气，而尤赖鸡子黄之甘润，以为排脓化毒之本也。"余始见其药并无清热解毒者，疑信参半。1958 年偶遇一人，患阑尾炎，腹痛不止，腹满胀。欲手术治疗，但因患者要求服中药。前医以大黄牡丹皮汤不效，余审其脉沉，与桔梗 30 克，枳实 60 克，白芍 30 克。半小时后，得矢气，腹痛止，次日愈。始信《金匮要略》排脓之意不谬也。

胆　囊　炎

胆囊炎但从肝胆论治者甚多，并取得了一定疗效。然胆囊炎亦有从肝胆论治而久久不效者，思其所在为右胁，右胁属肺，宜从宣肺理气论治。例如：张××，女，55 岁。右胁疼痛，满闷，食欲不振 2 个多月。超声波探查诊为胆囊炎。久用中、西药物不效。近又发现左胸部闷痛气短，心电图显示 ST 段下降，T 波倒置，诊为冠心病、心绞痛。细察其证，除以上诸症外，并见胸满心烦，口苦咽干，舌苔黄白腻，脉弦滑。询其前医所用之方，大都为疏肝除湿，清热利胆之品。综合脉证，云：痰热阻郁，治宜化痰理气，右胁疼痛方。处方：

钩藤 10 克，葛根 10 克，前胡 10 克，桔梗 10 克，枳实 10 克，焦楂 10 克，枸杞子 10 克，生地 10 克。服药 4 剂，疼痛大减；再服 10 剂，疼痛消失；继服 10 剂，超声波复查正常。

丹 毒

丹毒，因其色赤如涂丹状，故名丹毒。历代医家认为初起者多因心火妄动，三焦风热，或肝火内动，或脾胃湿热，或风邪外袭。恩师李翰卿认为以风热之毒侵及血分者为多，故初起之治宜清热解毒，外疏风邪为主，若头部者宜升降散、普济消毒饮，下肢者宜连翘败毒饮。一般之证忌用辛温散风之品，至若病程较久，痒重痛轻者，非辛温之品不能解，故羌活、防风、白芷不可缺，若皮肤粗硬，病已入于血分，非苏木、刘寄奴不能软。余宗其意，试治于反复发作者，常效。例如：李××，女，54 岁。两小腿丹毒反复发作 3 年多，前 5 次发作时，用抗生素和硫酸镁湿敷治疗后均很快痊愈。此次发作虽采用上法治疗 20 多天一直不效，不得已，转请中医以清热解毒剂内服，如意金黄散外敷，前后治疗 1 周，仍不显效。邀余诊治。审其体胖神佳，左小腿前缘（约 20 厘米 × 8 厘米）紫红肿胀，热痛，舌质红，苔黄白，脉沉而弦数。综其脉证，诊为气滞血瘀所致。予柴胡 15 克，赤芍 10 克，枳壳 10 克，山甲珠 10 克，桃仁 10 克，红花 10 克，大黄 10 克，甘草 6 克，连翘 15 克，白芥子 1 克。服药 6 剂，肿胀消失七八。某医云：丹毒乃热毒所致，诸医多以清热解毒之剂治之，然其用之却无效，何也？答曰：叶天士曾云：久病入络，此病久久不愈，血络瘀滞，但予寒凉，其血更结，故以活血而愈，寒凉更甚也。

又服 6 剂，效果全无，并见局部奇痒难忍。思之，宇泰曾云：痒为风。此风邪未去所致也。又思其病久过用寒凉，非佐以温而不解，故治宜连翘败毒散加味：连翘 10 克，山栀 9 克，羌活 6 克，元参 30 克，薄荷 9 克，防风 9 克，柴胡 9 克，桔梗 9 克，升麻 9 克，川芎 9 克，当归 9 克，黄芩 9 克，赤芍 9 克，牛蒡子 9 克，苏木 9 克。药进 6 剂，诸症消失而愈。至若反复发作，久久难愈，气血俱衰者，非佐补益之品不效。例如：

王××，男，70 岁。两小腿丹毒反复发作 15 年，冠心病 3 年。近半年来胸满气短，夜间阵发性呼吸困难，不能平卧。两月来两腿丹毒又见加重，先用多种抗生素、地塞米松、血管扩张剂，硫酸镁湿敷，中药瓜蒌薤白汤、普济消毒饮治疗不效。近半月来，又因脚癣感染，小腿、足部痒痛更加严重，不能走路。邀余诊治。审其神疲短气，言语时断时续，面浮腿足浮肿，并见两小腿、足均紫暗，皮肤粗厚而硬，趾间、足部湿烂，发热，舌苔厚腻而黄，舌质暗，脉虚而弦滑。综其脉证，云：年高体衰，正虚邪实，气阴不足，痰滞血瘀，郁而生火，祛邪补正，均难措手。乃予加减十味温胆汤试治之：黄芪 15 克，当归 10 克，麦冬 10 克，党参 10 克，五味子 10 克，半夏 10 克，陈皮 10 克，茯苓 10 克，甘草 10 克，竹茹 10 克，枳壳 10 克，远志 10 克，菖蒲 10 克，川芎 10 克，苏木 9 克，知母 9 克。药进 6 剂后，胸满、气短、浮肿、足部湿烂等均大减，食欲睡眠增加，继予上方 1 个月，诸症消失七八。

曾治患者李××，女，成。两足无名趾、小趾突然红肿热痛。某院诊为丹毒。急予青霉素、中药清热解毒治之。是夜患者为求其速效，急以热毛巾熨之，2 小时内前后予热水约 6 暖瓶，此时疼痛非但不减，反见肿痛延及小腿。然患者仍不断以热毛巾熨之不止，其肿迅速延及腹股沟部，且疼痛难忍，寒热。邀余诊视。审其脉证之后，云：热毒之证岂能以热熨之法治之，若再以火助火，火毒攻心则难治。嘱其速以冷水毛巾熨洗之。约6小时，家属来告云：自从以冷水毛巾频频熨之之后，小腿、大腿肿痛已基本消退，足部肿痛亦大部消散。

因思亡兄曾告诫说：凡见火毒炽盛之痈肿、疔毒，均宜用冷水熨洗，不宜用热毛巾、热水袋熨洗，否则火毒更甚，而病难愈。

疖

本家外孙刘××，男，19岁。20多天来，项部反复出现疖肿，此起彼伏，疼痛难忍，其大者如枣，小者如杏核、黄豆。频用中西药物治疗不效。因思先父曾以放血法治疗毒疮疡，某医曾以放血法治瘰疬。乃据经取穴，以三棱针刺委中疏散膀胱经之热毒，岂知放血5分钟后，疼痛即减，次日疼痛全失，3日后即完全消退而愈。次年，上症又复发，但较前明显减少，又以上法，一次即愈。

脱 疽

脉管炎的治疗，近年来有很多报道。有用温阳取效者，有用活血逐瘀取效者，有用养阴解毒取效者，但由于拘于一法或数法，不去辨别脏腑经络，致使轻浅者愈，复杂者不治。例如：赵××，男，成。右足脉管炎一年多，诸医用温阳通经活血法治疗不效。于三月间发生右足无名趾、小趾坏死，手术截趾后二个月新的肉芽一直不见生长，小腿和右足疼痛，前医遍用养阴解毒、温阳活血等方均不见效。视其神色，颜面呈抑郁之色，时时叹气；审其病位处于少阳胆经，脉见沉弦。乃拟逍遥散加减：柴胡、当归、白芍、白术、茯苓、生姜、青皮各10克，干姜3克，薄荷3克。连服1周，腿、足疼痛竟然好转，新的肉芽开始生长，20剂后而愈。医云：诸书未列逍遥散能治脉管炎，而你用之反效者，何也？余曰：喻嘉言说："凡治病不明脏腑经络，开口动手便错。"逍遥散者，肝胆经药也，所以取效者，在于经络之用药恰当尔。又如：康××，男。左下肢脉管炎，拇趾、小趾坏死变黑，疼痛昼夜不止，尤以夜间为甚9个多月。审其大趾从甲根到趾尖均变黑色，小趾甲沟外侧大部变黑。服中药数百剂不效，某院建议手术切除，因其惧怕术后丧失劳动能力而不得已来太原治疗。细审其脉虚大滑数，面色㿠白无华，神疲乏力，食纳全废，舌苔白腻。诊为气阴俱虚。拟芪脉地黄汤：黄芪15克，当归10克，党参10克，麦冬10克，五味子10克，生地15克，苍术15克，丹皮10克，肉苁蓉15克，茯苓10克，泽泻10克。服药15剂后，疼痛大减，拇趾、小趾坏死明显改善。继服15剂，坏死部位已恢复正常，疼痛消失。为促使其更快恢复，加刘寄奴12克，继服15剂后，小趾外侧又发现约黄豆大部位变为黑紫色，疼痛隐隐而作，乃去刘寄奴，20剂后诸症消失。医云：刘寄奴乃活血逐瘀之剂，加之则病剧，去之则病减何也？答云：脉证俱虚当予补益，此证久用克伐，正气不支，虽刘寄奴之微予祛邪，亦可使病情加重耳。

肠 粘 连

阑尾炎术后肠粘连，古代医著中没有这一名称。通过中西医结合治疗的开展，才逐步被广大中医同道所认识。

从许多临床报道来看，一般都认为是瘀血所引起，但是由于不注意脏腑经络和寒热的多少，又往往事倍功半。例如：姜××，女，成。阑尾术后右少腹经常疼痛，走路或跑步，跳跃时疼痛加重。某院诊为肠粘连。经用胎盘组织液，中药祛瘀活血之剂不减。余拘于活血逐瘀之见，复与活血之剂，疼痛更甚。仔细追问，少腹疼痛而冷，乃予少腹逐瘀汤原方递入，2剂后疼痛不但未减，反而出现心悸心烦，头晕失眠，易怒喜哭。复察其脉沉而弦，痛在少腹右侧，乃改予逍遥散加味：柴胡、当归、白芍、白术、茯苓各9克，丹参15克，栀子9克，干姜4克，甘草6克，薄荷3克。4剂诸症俱减，疼痛消失；又进7剂，虽跑、跳等剧烈活动，疼痛亦不发作。

寒热夹杂者，必须注意寒热多少的比例关系和脏腑、经络，否则往往不能取得应有的效果。

血栓性静脉炎

血栓性静脉炎，诸书多认为感染湿毒，气血瘀滞，脉络失和所致，故急性期多以清热利湿解毒，佐以化痰通络，然验之临床，下肢者多效，其他部位者则效果甚微。反复验证，多因脏腑、经络不分耳。曾治患者王××，男，63岁。2个月前，突然低热，右胸胁部疼痛，按之有一条索状物，长10厘米左右。急请某院外科治之。诊为血栓性静脉炎。先后用抗生素治疗 40 多天，中药清热解毒、利湿通络等十几剂无明显效果。审其脉证，除以上症状外，神色尚佳，舌苔黄腻，脉弦滑。综合脉证，知其治则尚称合拍，但经络脏腑未合拍耳。因拟疏肝化痰，宽胸解毒。处方：柴胡 15 克，半夏 15 克，瓜蒌 40 克，苏木 6 克，赤芍 15 克，黄芩 10 克，青皮 10 克，橘叶 10 克，夏枯草 30 克。服药 2 剂，未见进退，并出现夜间牙痛。综合其证，因思夜间牙痛，乃阴虚火旺。拟上方加元参 30 克，药进 6 剂，其痛大减，再加当归之入血活血，继服 12 剂愈。

乳 痈

曾治患者张××，女，22 岁。猝然乳房肿痛，医诊为乳腺炎，急以抗生素、中药清热解毒之剂治之，并嘱其用热水袋敷之。治疗 2 天，非但不效，反见肿痛加剧，寒热、恶心，体温 39℃。邀余治之。审其患侧乳房红肿灼热有烙手之感，急嘱其改热敷为冷敷，以冷水毛巾频频敷之，稍热即易冷毛巾，2 小时内，前后改换毛巾达 40 次，疼痛、肿胀、寒热均大减，体温 38.2℃，嘱其继服上药而愈。

患者耿××，女，成。左侧乳房肿痛，寒战高热十几天。医以抗生素、中药清热解毒辈，银花、连翘、蒲公英、草河车、夏枯草、黄芩、黄连等大剂不效。审之，体温 39.8℃，乳房红肿疼痛，按之有波动感，脉弦滑数。综合脉证，云：肝气郁结，痰热不化，经络阻塞，营气壅滞，热腐为痈耳。治宜解毒消痈，化痰散结，理气活血。处方：柴胡 21 克，青皮 15 克，赤芍 15 克，橘叶 15 克，瓜蒌 60 克，桔梗 30 克，枳壳 15 克，蒲公英 30 克，银花 15 克。1 剂，疼痛、发热均大减；2 剂后，发热消失，肿痛大减；继服 10 剂而愈。一实习学生云：清热解毒乃消痈之正法，何故不效？答云：郁结之气不解耳。郁不解，邪毒壅滞更甚，仅予解毒，其毒难解耳。

鹅 掌 风

鹅掌风系一种皮科常见病，因其为皮肤病，故多主张以外用之药除之，甚至有的认为不需内治。例如《中医外科学》说："本病不需内治。"提倡用疯油膏、红油、烟熏法，但有的患者虽频用外洗、涂擦等剂，终不见效，试于临床，内服之药常常霍然治愈。例如：患者李××，男，30 岁。3 年来两手掌干裂脱皮，近一年来更加严重，曾用中、西药外用久治不效。审视之，两手掌心、指缝中有米粒大之小水泡甚多，水泡破后即脱皮，此起彼伏，奇痒难忍，不脱皮处皮肤增厚，有裂隙，舌苔薄白，质嫩红，脉沉细。综合脉证，诊为血中燥热，外受风邪。为拟养血润燥，疏风散寒。祛风地黄丸加减：生地 12 克，熟地 12 克，白蒺藜 9 克，川牛膝 9 克，菟丝子 9 克，知母 6 克，黄柏 6 克，枸杞子 6 克，独活 3 克。1 剂痒减，10 剂愈。

脚 湿 气

脚湿气，又名臭田螺，诸书多云足阳明胃经湿火攻注而成，而用清热利湿，杀虫止痒之法治之。然亦有久用其法而无效者。例如：患者刘××，女，50 岁。足心、足跟外侧、趾趾之间皮肤增厚发痒 2 年多，今年入夏以来逐渐加重。某院诊为脚癣。先用西药外涂无效，继用中药外洗、外搽而湿烂加重。审其足掌部全部湿烂，足背红肿，极臭，足心热痛，不能走路，舌淡苔白，脉沉细尺弱。先予三妙汤加减、萆薢渗湿汤加减7天，肿痛、湿烂更甚。因思病虽湿热者多，然本病久用渗湿清热无效，而久用渗湿清热阳气被伐，再予攻伐则正气不支而湿邪更甚。又思本病始发于涌泉穴，涌泉者肾经之穴也，且脉见沉细尺弱，肾气不足之象，应急予补肾命之正气而除湿。予十味地黄汤加减：生地24克，山药12克，五味子9克，茯苓9克，泽泻9克，丹皮9克，附子9克，肉桂9克，元参15克，麦冬15克，车前子12克（布包），怀牛膝10克。结果1剂诸症减，8剂而愈。

血 风 疮

陈实功说："血风疮，乃风热、湿热、血热三者交感而生，发则瘙痒无度，破流脂水，日渐沿开。"然而风热、湿热、血热之比例多少辨之甚难，余以天人相应之理辨之，常可区别其多少。例如：赵××，女，38岁。5年来手掌不断地脱皮，瘙痒，不能洗衣服。近2个月来突然全身瘙痒，昼轻夜重，抓破后流脂水和血水，某院诊为手癣、脂溢性皮炎。先用西药治疗不效，后又予祛湿散风清热之药仍不效。审视其证，全身并发丘疹，到处是抓痕，尤以腋缘、乳房皱襞、脐周、肩胛间区、肘窝、肛门周围为明显，昼轻夜重，不能睡眠，手掌脱皮，间有小水泡，大、小鱼际处多处裂口，裂口处有血液流出，舌苔薄白，脉弦细。综合脉证，诊为血燥生风。拟养血润燥，活血祛风。地黄饮子加减：当归12克，生地 15 克，元参 30 克，熟地 10 克，丹皮 10 克，生何首乌 15 克，白蒺藜 10 克，僵蚕 10 克，红花 10 克，甘草 6 克，独活 6 克，枸杞子 10 克，知母 10 克。服药 6 剂，其证大减，夜间稍能入睡 1～2 小时，但手掌脱皮不减，继服 12 剂诸症消失而愈。刘××，女，50 岁。皮肤干燥，睡前脱衣时身痒十几年，近十几天来瘙痒突然加重，头面、四肢、肩胛、腰以及眼睑、颈项、会阴等处均奇痒难忍。某院诊为皮炎。予局部止痒剂、镇静剂、钙剂等数日不效。改请中医治疗，云：风湿热毒，予祛风除湿，清热解毒之剂 6 剂，其痒更甚。审视其证，全身到处是抓痕，并有血痂，烦躁不安，脉弦细。因思其病甚于夜间，夜间属阴，血燥生风者甚于夜间也。因拟地黄饮子：生地 25 克，熟地 9 克，生何首乌 10 克，当归 10 克，红花 10 克，元参 30 克，白蒺藜 10 克，僵蚕 10 克，甘草 6 克。药进 1 剂，其痒即减，2 剂痒减八九，再进 5 剂而愈。《内经》曰："自古通天者，生之本。"辨证不明，求于天人相应学说，实有巨大价值。

白 癜 风

白癜风多因风邪搏于皮肤，久而不去，血气失和所致。陈实功说："紫白癜风，乃一体二种。紫因血滞，白因气滞，总由热体风湿所侵，凝滞毛孔，气血不行所致。"余宗其理，试治于白癜风者，甚有效验。例如：范××，女，19 岁。一年多来，四肢、躯干 40 多处皮肤变白，小者如黄豆，大者如手掌，中西药治疗 8 个多月无效。舌苔白滑，脉浮。予宣肺解表，除湿清热，佐以补肾，麻黄连轺赤小豆汤加减：麻黄 9

克，连翘、何首乌、黑芝麻、桑白皮各 15 克，赤小豆 30 克，白蒺藜 12 克，生姜 3 片，大枣 5 枚。12 剂后皮色有的变深，汗毛根部有的变为正常皮色，又连续服药 21 剂，皮色转为正常而愈。

古人有以白蒺藜为末而愈者，有以白癜风丸而愈者，有以补骨脂酒外涂而愈者，种种不一，甚难尽述。察其临床所见，久病肾虚者，宜补肝肾；单纯风邪者，宜白蒺藜；风湿热者，宜麻黄连轺赤小豆汤，并应据其表里寒热虚实多方面佐用诸法，本例之取效亦在于此尔。

湿毒疮与湿疹

湿疹有急、慢性两种。其中急性糜烂渗出明显的，中医称为浸淫疮或黄水疮；丘疹播发于全身的称为粟疮。婴儿湿疹称为奶癣。慢性湿疹称为湿毒疮或湿气疮。治疗方法，急性者多用祛湿散风清热，如萆薢渗湿汤、加味二妙散、防风通圣散，慢性者虽亦有散风除湿之论，然多正气亏损，或为脾气败伤，中焦失其升降之能，三焦失其运化湿邪之力；或风邪不去过用除湿，血燥生风，而毒邪不去。升阳益胃汤中"六君子汤助阳补脾除痰，重用黄芪补气固胃；羌活、独活、柴胡除湿升阳；泽泻、茯苓泻热降浊；加芍药和血敛阴；少佐黄连，以退阴火"，"发中有收，补中有散"，故用于脾虚湿郁者恒效。血中燥热者，应于养血活血润燥，四物汤加味，不可因其润而再加燥药，以使风生。如：张××，男，50 岁。头面、颈项等处反复发作性湿疹 19 年多，经中西医久治非但无效，反而出现胃脘疼痛，泄泻，纳呆，心烦心悸，汗多，经常感冒等。余视其头、额、颈、项等处有散在性湿疹，有的数个融合成片，外罩黄色脓痂，掀去后有少许黄水流出，痒而不痛，舌苔黄腻，脉弦稍大。予升阳益胃汤：黄芪 15 克，党参、白术、黄连、半夏、甘草、陈皮、茯苓、泽泻、防风、羌活、独活、柴胡、白芍各 9 克，生姜 3 片，大枣 3 个。连续服用 26 剂皮疹消失，他症亦除。耿 × ×，女，成。10 年来全身出疹，小如针尖，大如高粱，中西医皮科久治不效。视其方多为祛风除湿，询其反应，多数不但无效，反而药后痒甚，审其痒尤甚于夜间，奇痒难忍之时，非抓出血不能减其痒，脉沉而细。余云：血燥生风，宜养血活血凉血。丹参银翘饮：丹参 15 克，当归、川芎、生地、白芍各 10 克，银花 12 克，连翘 12 克，薄荷 3 克。4 剂减，10 剂愈。

湿疹初起多湿，但不可尽云属湿，尤以慢性湿疹更是如此。

缠腰火丹

1976 年外出学习时，突然右季肋部疼痛不止，先疑其可能系岔气所致，请针灸医师治之，不效，且更加严重，急请外科医师诊治。医云：带状疱疹。开维生素 B_{12} 注射治之，一日后仍不效，是夜疼痛难于入睡，勉强以针法治之，针刚入耳廓压痛点，即刻疼痛略缓，捻转约半分钟疼痛大减，10 分钟后疼痛逐渐停止而入睡，次晨取走其针，疱疹消失而愈。

雀 斑

雀斑，陈实功认为"乃肾水不能荣华于上，火滞结而为斑。"秦伯未认为"由热郁孙络，风邪外束，逐渐而成。"并分别提出"以六味地黄丸以滋化源""玉容丸早晚搽洗"和"外用时珍正容散。"余宗秦氏之意，以柴胡桂枝汤治肝郁脾虚，热郁孙络，荣卫失调者，恒见卓效。例如：牛××，女，23岁。颜面、颈部大量浅棕色、暗褐色斑一年多。大小不一，小者如针头，大者1～2毫米，圆形或椭圆形。某院诊为雀斑。审其证，除雀斑外，并见胸满心烦，脘痞纳呆，胃脘疼痛，月经失调，舌苔薄白，脉弦缓。予柴胡桂枝汤加生薏米。处方：柴胡10克，党参10克，半夏10克，黄芩10克，甘草6克，大枣5个，生姜4片，桂枝10克，生薏米30克。服药12剂后，云：不但胸满心烦、胃脘疼痛好转，而且雀斑明显减少，继服12剂，雀斑消失而愈。

疣

曾治患者张××，男，8岁。全身突然出疣数百个，小者如米粒，大者如高粱，微痒。经某院皮科治疗一月未效。审其精神、食欲均正常，予柴胡桂枝汤调理之。处方：柴胡10克，半夏10克，黄芩10克，党参10克，甘草6克，大枣5个，生姜3片，桂枝10克，白芍10克，生薏米30克，4剂痊愈。

痒 风

曾治患者骆××，女，10岁。1岁左右时皮肤经常瘙痒，昼轻夜剧，经常叫其父母搔抓后才能入睡。经多个医院皮科诊为皮肤瘙痒病。曾先后用西药治疗5年，中药治疗3年，无效。

审其所用药物除西药外，仅只中药即达 800 余剂，然每次药后不是无效，就是瘙痒加重。细查其证，除皮肤有多处搔破之血印痕外，并见皮肤粗糙，少许脱屑，精神欠佳，舌苔薄白，脉沉细。细思其证，难于措手，此时恰遇学生发问，云："为何单单夜间奇痒？为什么非要搔破皮肤才好转？"余立刻醒悟，云："天人相应也。《素问·生气通天论》云：'阳气者，一日而主外，平旦人气生，日中而阳气隆，日西而阳气已虚，气门乃闭。是故暮而收拒……'《素问·金匮真言论》云：'平旦至日中，天之阳，阳中之阳也。日中至黄昏，天之阳，阳中之阴也。合夜至鸡鸣，天之阴，阴中之阴也。鸡鸣至平旦，天之阴，阴中之阳也。故人亦应之。言人之阴阳，则外为阳，内为阴。'阴血不足，血燥生风，痒为泄风，搔抓则减。"治宜养血活血，凉血散风。丹参银翘饮加减。处方：丹参 15 克，银花 10 克，连翘 10 克，当归 10 克，白芍 10 克，川芎 6 克，薄荷 3 克。服药 6 剂，其痒大减。该生又问："医云：风为痒，其方仅用薄荷一味以祛风，又何如此之效？"答曰："前用诸方之不效者即在于此耳。风病虽应用风药散风，然风药能散风，亦能伤血。本病为阴虚血燥，阴虚血燥之风，应养血润燥祛风，即所谓从血透气而解，若过用气分之风药，必使血中燥热更甚而生风，因此只可宗治风先治血，血行风自灭之意以治之。"后继服 24 剂而愈。

白 秃 疮

白秃疮俗称白鬎鬁、癞鬎头。初起者，多因风热相搏或膀胱经与督脉湿热生虫，兼受风邪外袭所致，因此外用杀虫剂被很多医家认为是治疗的关键。《中医外科学》认为内治宜散风清热。《中医外科学简编》认为内治宜祛风清热,除湿杀虫,止痒。但是病程较久,气血结聚不散,气血不潮,皮肉干枯者,应用以上治法往往无效。例如:患者凌××,女,42岁。头上出癣一年多。某院皮科诊为发癣。初用西药无效,后又用中药外涂,内服防风通圣丸、消风散等仍无效。审其头顶部有数片圆形或不规形之癣,上罩白痂,中间之头发干枯脱落,极度瘙痒,咽喉干燥,舌苔薄白,脉沉而弦。综合脉证,诊为久病入于血分,络脉瘀滞,血燥生风。治以养血活血,润燥祛风。处方:桃仁9克,红花6克,当归12克,白芍15克,川芎6克,生地9克,蝉蜕6克,白蒺藜9克,防风9克,元参15克,秦艽10克,白头翁10克。2剂后,头癣缩小1/3左右,而且白屑、奇痒亦明显好转,但左耳却出现耳鸣,两臂、背部出现大量红色皮疹,脉由沉转浮。此血脉得养,络脉已通,风邪由里达表也,治宜疏散风热,以解表邪,此正《伤寒论》所说之先治里,后解表之意。银翘散加减:银花15克,连翘15克,竹叶9克,荆芥9克,牛蒡子9克,元参15克,芦根15克,薄荷6克,桔梗9克,豆豉9克,甘草6克,蝉衣9克,黄芩9克。服药6剂后,头癣仅存约豆大一片,全身皮疹消失,再加白头翁9克,服药10剂,愈。

痤

《素问·生气通天论》说:"汗出见湿,乃生痤痱……劳汗当风,寒薄为皶,郁乃痤。"张介宾说:"形劳汗出,坐卧当风,寒气薄之,液凝为皶。"王肯堂主张用旋覆花丸,《医宗金鉴》主张用枇杷清肺饮，归纳起来均从散风、宣肺来治，但用之临床多有不效。细审本病多发于肾气旺而尚未平均之年龄的青年男女，其质多为木形，痤又多见湿，故试用柴胡加龙骨牡蛎汤，服药后果然效如桴鼓，霍然而愈。例如：高××，男，22岁。面、颈、胸部痤疮3年多，久治不效，近半年来更加严重。察其面、颈、胸有散在或密集的大量丘疹，有的黑色，有的鲜红色，有的暗紫色，有的如针头大，有的如豌豆大，甚或如樱桃大，有的合并有白色的脓点，有的密布，有的散在，有的数个结节密集在一起，面赤，头晕头痛，心烦口苦，舌苔白，脉弦。证脉合参，诊为肝郁化火，营卫失调，湿郁不化。为拟柴胡加龙骨牡蛎汤加减。处方：柴胡9克，半夏9克，黄芩9克，党参9克，桂枝9克，茯苓9克，川军6克，甘草6克，生姜3片，大枣5个，龙骨15克，牡蛎15克。服药3剂，面部痤疮稍减，6剂后，面部痤疮消失，胸、颈部者好转，又服6剂（前后15剂），胸、颈部痤疮消失而愈。惟头痛头晕虽减而未瘳。

筋　聚

腱鞘囊肿，中医称为筋聚或筋结。《中医伤科学》认为多因用力扭转或跌仆所致，其表现为腕部微肿，疼痛逐渐加剧，在桡骨茎突部阳溪穴处有显著压痛，且可牵引至手指、手以及前臂。初起时活动略有障碍，患手握拳拇指在内四指在外，腕向尺侧屈曲时疼痛增加，拇指运动乏力。后期则轻度用力也不可能。如在掌部用力扭转则疼痛加剧，旋转腕部可听到筋腱摩擦音。并提出治法主要有四：一为理筋手法，二为针灸，三为封闭，四为手术。四法虽各具千秋，但没有列内服药如何治疗。余宗肝主筋，肝藏血，肝血不足，筋脉失养，则挛缩为聚为结之意，试用于一些筋聚患者，亦多有效。例如：冯××，女，21岁。左手腕背侧腱鞘囊肿如枣大一年多，用力或手腕活动时疼痛加重。某院以可的松封闭，针灸及理筋手法治之不效。细察其证，除以上症状外，并见胸满心烦，舌苔薄白，脉弦。综合脉证，诊为血虚筋脉失养，为拟养血疏肝理筋，四物汤加味。处方：当归15克，川芎9克，白芍12克，木瓜12克，熟地12克，片姜黄9克，晚蚕沙12克，五加皮15克，海桐皮9克。服药2剂，疼痛、肿胀竟减轻七八，继服6剂，霍然而愈。

尿道口血疱

曾治患者李××，男，28岁。尿热尿痛，排尿不利一年多。诸医以泌尿系感染论治不效，近数月来因排尿时痛苦至甚，仔细视之，见尿道口内有一小豆大之血泡，色紫，触之疼痛。某院外科检查后未确诊。又请某医以八正散6剂服之，诸症不减。审视其证，腰痛腰冷，足冷至膝，手冷至腕，尿频尿痛尿少，舌苔薄白，脉沉细涩。证脉合参，诊为肾阳不足为本，湿热为标。为拟补肾壮阳，利湿清热，肾气丸加减。处方：生地24克，山药9克，肉苁蓉15克，土茯苓15克，泽泻10克，丹皮10克，车前子10克（布包），五味子10克，附子10克，肉桂10克，怀牛膝10克。药服3剂，尿痛尿频、排尿困难消失，血泡消退，但腰酸腰痛，手足厥冷未减，乃继予上方调理之。某医问：尿急、尿频、尿痛为膀胱湿热，为什么用清热通淋之八正散不效？答曰：淋证有石淋、劳淋、血淋、气淋、膏淋等五种，石淋、劳淋、血淋、气淋、膏淋都有一个共同的表现——小便涩痛，欲便不出，不便自来，淋沥不断，甚则闷塞，滴沥难出。劳淋还有遇劳即发，小便淋沥不绝，如水滴沥而不断的特点。李中梓认为劳于脾者，应补中益气汤与五苓散分进；思虑而致者，宜归脾汤；劳于肾者，宜生地黄丸，而寒者则宜金匮肾气九。薛立斋认为肾虚精败之淋，茎中涩痛者，惟金匮肾气丸可救，若大小便牵引而痛，愈痛则欲便，愈便则欲痛，宜倍桂、附，以滋化源，不可误用淡渗之剂与知母、黄柏，以泻其阳，耗其阴。本证虽有尿频、尿热、尿痛，不可作湿热在膀胱论治，否则必泻其阳、耗其阴而成难治之证。

脂肪瘤与造釉细胞瘤

瘤虽有骨、脂、肉、脓、血的不同，但成因都离不开气滞。陈无择说："瘤则随气凝结"，所以瘤的治疗必须理气。又因正气盛衰的不同，邪气性质的差异。陈实功说："脾主肌肉，郁结伤脾，肌肉消薄，土气不行，逆于肉里而为肿，曰肉瘤；肺主气，劳伤元气，腠理不密，外寒搏而为肿，曰气瘤。""肉瘤者，软若绵，硬似馒，皮色不变，不紧不宽，终年只以覆肝，然治当理脾宽中，疏通戊土，开郁行痰，调理饮食，加味归脾丸是也。气瘤者，软而不坚，皮色如故，或消或长，无热无寒，治当清肺气，调经脉，理劳伤，和营卫，通气散坚丸是也。"脂肪瘤柔软而皮色不变，故以开郁行痰，调理饮食治疗有效。例如：刘×，男，54岁，四肢、腰腹发现肿瘤七八年。某院病理学检查结果为脂肪瘤。近半年多来更加增多。因患者拒绝手术，邀余治疗。察其四肢、腰、腹部有肿瘤30多个，不红不痛，大者如核桃，小者如杏核，按之柔软，并见胃脘痞满，泛酸等症，舌苔薄白，脉沉细弦。脉证合参，诊为气滞痰郁，凝结成瘤。乃拟理气化痰软坚散结。温胆汤加味：竹茹15克，枳壳12克，半夏10克，茯苓10克，乌蛇9克，全虫6克，白芥子3克，白蒺藜6克，牛膝9克，黄药子6克，陈皮12克。连进12剂肿瘤竟消失70%，胃脘痞满好转，又进60剂肿瘤全部消失而愈。又如王××，男，成。四肢、腰、腹部发现肿瘤3个多月，大者如蜜桃，小者如杏，不红不痛。某院诊为脂肪瘤。因不愿手术，邀余治疗。诊时除40多个肿瘤外，别无所苦，舌苔白，脉弦滑。综合脉证，诊为痰气郁结，凝结成瘤。乃拟化痰散结之温胆汤加减：夏枯草30克，赤芍9克，橘叶9克，青皮9克，白蒺藜9克，竹茹12克，枳壳9克，半夏9克，橘红9克，黄药子12克，全虫4.5克，乌蛇6克，茯苓9克，白芥子1.5克，连翘4.5克。连服20剂肿瘤开始缩小，35剂后突然大部消失，仅在右膝内侧残存一核桃大和一杏仁大的肿瘤，加白芥子3克、连翘6克、全虫6克，继服30剂肿瘤全部消失。在治疗过程中，不但要注意发病的原因，而且要注意发病的部位和脏腑。如牙龈部的肿瘤，由于牙龈属胃，牙齿属肾，所以应加入补肾之品。尹××，女，45岁。2年前齿龈上出现一个紫泡。针挑破后不但没有消失，反而更加扩大。半年来下颌骨明显肿大，门齿至臼齿间的齿龈上有4个杏核大的紫红色肿物，不痛不痒，但张口咀嚼均感困难。某院下颌拍片后确诊为下颌造釉细胞瘤。舌苔白，脉弦滑。综合脉证，诊为肾虚阳浮，痰凝血滞，结为肿瘤。乃拟补肾化痰，软坚活血之剂：附子 4.5 克，南星 9 克，全虫 6 克，白芷 9 克，元参 4.5 克，郁金 9 克，首乌 15 克，生苡米 30 克，骨碎补 6 克，黄药子 12 克，乌蛇 4.5 克。服药 10 剂后，肿胀好转，紫红色转变为青白色，由杏仁大缩小至黄豆大，牙刷由不能进颊部转为能塞进颊部。加乌梢蛇 1.5 克，又服 10 剂，高起之肿物已全部消退。色与正常齿龈相同，但发现牙痛，乃加入地骨皮 30 克、生地 15 克，再进 50 剂恢复正常。

第三节　妇儿科

扫码获取
更多中医知识

崩　漏

　　曾治患者姜 ××，女，成。崩漏下血 2 个多月。某医始见其腹部冷痛，予胶艾四物汤而崩血反剧，继见其口苦口干，舌苔黄，而认为系血热妄行，予清热泻火之剂而腹痛如绞，且崩血不减；不得已，易医治之。医云：脾不统血，予归脾汤治之，不效，又以升阳举经汤加棕炭治之，仍不效。求治于余。审视其证，面色㿠白无华，神疲乏力，食纳几废，经血淡而兼有血块，腹部冷痛，口苦尿黄，肢厥苔黄，脉沉细而涩。证脉合参，诊为寒热夹杂，虚实并见，脾不统血之证。因思李翰卿先生曾云：虚实、寒热夹杂证的处理最难，难的是如何处理寒、热、虚、实的比例关系和如何分辨它们的多少。他说：衡量寒热多少的方法，一般可采用症状、舌象、脉象对比法，即脉象为热者为热多寒少，脉象寒多者为寒多热少，脉象虚多者为虚多，脉象实者多为实多。余宗其意，予黄土汤加味。处方：伏龙肝 30 克（另煎），阿胶 10 克（烊化），黄芩 9 克，生地 9 克，白术 9 克，附子 9 克，甘草 6 克，炒灵脂 6 克。药进 2 剂，果然崩血大减，继服 8 剂，崩血停止，食纳大增，腹痛消失。

患者李××，女，成。突然经血大下，血块甚多，某医始以独参汤治之不效，继以收敛固涩之法治之，仍无功。乃易另一医治之，医云：血热兼有瘀血所致，急予清热凉血，活血止血法治之，3 剂后，诸症不减。不得已，至某院妇科诊治，查血色素 50 克/升，输血 500 毫升，并配用其他西药 3 天仍不效。邀治于余。审其脉证，面色㿠白无华，气短息微，腹胀腹痛，苔黄干，大便秘结，数日未行，脉沉滑数。因思其证，面色㿠白，气短息微，可谓之虚，虚者当补，然前医屡用补益而不效。腹胀腹痛，舌苔黄干，大便秘结，可谓之实，实者当泻，然前医曾以寒凉而无功，余久久不能决断，偶忆李翰卿先生曾云：虚实夹杂难断其比例者，当求之于脉。思之，本病脉见沉滑而数，沉滑而数之脉为实为热，故此证乃实热所致。实热者，为什么清热凉血而不效？乃但清热凉血而未通腑耳。阳明经为多气多血之经，实热炽盛者，多见吐、衄、下血、崩漏，故必通腑始可有效。处方：生地 9 克，丹皮 9 克，黄芩 9 克，香附 9 克，木香 6 克，大黄 4 克。服药 1 剂，经血即止。

乳　少

曾治患者张××，女，成。产后一月来乳汁分泌尚能够乳儿吃用，近几天来，突然乳少，小儿哭啼不已，求某医以生乳之剂治之，乳汁更少。审其脉沉，询其证见胸满心烦，再询其病因，云：生气以后突然如此。证脉相参，云：肝郁气滞所致耳。与逍遥散加青皮治之，3剂后，乳汁分泌如常。

产后身痛

曾治患者刘××，女，24岁。产后2个月来，头痛身痛，关节疼痛。某医以祛风散寒除湿之剂治之，疼痛更甚，伸屈各个关节时均感疼痛难忍，疲乏无力，自汗盗汗。审其证见，除上述者外，并见五心烦热，面色㿠白，舌苔薄白，舌质淡，脉虚大滑数。证脉相参，云：气血俱虚，湿热不化耳。治宜益气养血，燥湿清热，芪脉三妙汤加减。处方：黄芪15克，当归10克，党参10克，麦冬10克，五味子10克，石斛10克，苍术10克，黄柏10克，木瓜10克，怀牛膝9克。处方完毕，某医云：何不加防风、羌活、秦艽？答曰：仲景云：亡血家，不可发汗。产后血虚感受外邪，当补正以祛邪，不可再用风药、燥药以伤其血，否则血虚更甚，疼痛必增。药后4剂，疼痛果减，继服30剂疼痛消失。

郅××，女，35岁。3年前产后出现身痛畏风。医予祛风解表药治之，汗出后身痛即减，汗止后身痛又作。前后服药800余剂，身痛畏风反而日渐加剧。审视其证，除上证外，见其酷暑之季犹闭门窗，并以蚊帐、布团盖于上，掀其蚊帐、布团、棉被视之，汗臭扑鼻，问其食欲，云：一日约吃两碗面条，且口淡乏味，问其盖棉被、穿棉衣热否？答云：怕风至甚，然夜间时感烦热。舌质淡，舌苔白，脉弦细。证脉相参，云：气血阴阳不足耳，宜十四味建中汤。处方：黄芪15克，肉桂10克，当归10克，川芎10克，熟地10克，白芍10克，党参 10 克，白术 10 克，茯苓 10 克，甘草 10 克，半夏 10 克，大云 15 克，附子 10 克，生姜 3 片，大枣 5 个。药进 10 剂，诸症俱减，继进 40 剂愈。

发　热

1963 年在旅途中，偶遇一小儿，1 岁左右，高热抽搐，戴眼反折，众旅客均感措手。家长求余施术救治之，余赤手空空，不敢就前，旅客亦求之，不得已，勉强采用指针法治疗之。先用拇指点风门、大椎两穴，继而以拇食指提拿颈项部肌肉、缺盆至风门间肌肉各十几次，不久，患儿大哭而汗出全身，热退，病解而愈。

朱××，男，5 个月。高热不退一昼夜，体温 40.1℃，时见神昏谵语。医予输液、青霉素、链霉素等治之不效。察其舌苔微黄，脉滑数，大便两日不行，手心较手背为热。诊为表热里实，予升降散加减：蝉蜕 6 克，僵蚕 6 克，片姜黄 6 克，大黄 3 克，薄荷 4 克。服药 3 个小时后，热微减，体温 38.9℃；4 小时后，微汗出，体温 38.1℃，神志转清；5 小时后，大便泄下 1 次，体温恢复正常，次日病解而愈。

腹　泻

曾治一小儿，1 周岁。患腹泻，一日数次至十数次不等，先请某院儿科以西药治之，2 个多月，不效。继请中医儿科医生治之，仍不效。审思其证，前医之与燥湿止痢，健脾消食，固涩止泻，温中健脾，温补脾肾等法，久久不效者，乃因小儿稚阴稚阳，温则生火，寒则阳伤之故耳。又思神阙之穴与脾肾之气相通也，何不与外治之法救之。取丁香、肉桂各等分，共研细末，置放于脐中以温脾肾之阳，伤湿止痛膏外贴以散其寒。次日大便转为三行。三日后大便正常，食欲恢复而愈。

顿　咳

《素问·宣明五气篇》说："肺为咳"，因此咳嗽一病常常以宣肺化痰，降气止咳之剂治之而愈。但是久久不愈者，常常及于其他脏腑，形成所谓五脏六腑咳。《素问·咳论》说："五脏六腑皆令人咳，非独肺也。""肺咳之状，咳而喘息有音，甚则唾血。心咳之状，咳则心痛，喉中介介如梗状，甚则咽肿、喉痹。肝咳之状，咳则两胁下痛，甚则不可以转，转则两胠下满。脾咳之状，咳则右胁下痛，阴阴引肩背，甚则不可以动，动则咳剧。肾咳之状，咳则腰背相引而痛，甚则咳涎。"又说："五脏之久咳，乃移于六腑。脾咳不已，则胃受之，胃咳之状，咳而呕，呕甚则长虫出。肝咳不已，则胆受之，胆咳之状，咳呕胆汁。肺咳不已，则大肠受之，大肠咳状，咳而遗失。心咳不已，则小肠受之，小畅咳状，咳而失气，气与咳俱失。肾咳不已，则膀胱受之，膀胱咳状，咳而遗溺。久咳不已，则三焦受之，三焦咳状，咳而腹满，不欲食饮。"顿咳，又称百日咳、百日嗽、鹭鸶咳，是小儿的常见传染病之一。中药止咳化痰之剂与鸡苦胆制剂常有效果，但反复应用亦有不效者。例如：韩××，男，1岁。咳嗽2个多月，曾在某院住院2次，前后60多天不效。细审其证，咳嗽阵作，咳而有音，面部浮肿，腹满而胀，食纳甚差，有时咳甚痰食俱出，大便干燥。证脉合参，此正三焦咳也。乃拟疏通三焦，调理肺胃治之。处方：紫苏 6 克，半夏 6 克，陈皮 6 克，黄芩 6 克，薄荷 6 克，杏仁 6 克，紫菀 6 克，大黄 3 克，丝瓜络 9 克，百部 12 克。服药 2 剂后，咳嗽大减，6 剂霍然而愈。后该院托儿所小儿 4 人，患百日咳久治不愈，仍以上法治之而愈。始知"五脏六腑皆令人咳"的意义关键在于非独肺也。

痴 呆

曾治一小儿，3 周岁，男。自生下以后就发现其痴呆，3 周岁后，走路仍然不稳，说话迟涩，嘱其叫爸爸、妈妈时，仍然不能说出，让其走路，因走路不稳而走二十步后即摔倒在地，吃饭时常常不知饥饱。询其家族中有无此类疾病，其母云：小孩的两个舅舅，两个舅爷均是此病，其舅爷已 50 多岁，不能料理生活，舅舅二三十岁也不会料理生活。又说：恐怕此儿也成为傻子，不得不求治。审视其证，除痴呆、语迟，走路不稳外，并见舌苔薄白，脉弦细。综合脉证，因思此证发于先天，其病在肾，又思语迟，神明昏乱，其病在心。乃拟补心肾，化痰涎，地黄饮子加减。处方：生地 12 克，山萸肉 4 克，石斛 3 克，麦冬 4 克，五味子 3 克，菖蒲 3 克，远志 3 克，茯苓 3 克，大云 5 克，附子 1 克，肉桂 1 克，巴戟天 4 克，薄荷 1 克。服药 40 剂后，走路较前有力，有时跑步亦不栽跟头，说话也较前多而灵活，问其为什么母亲没有来，他说：有病了。继服 40 剂，已能自由地跑步，并能说很多话。现为了继续提高疗效，仍在服药治疗中。

第四节　口眼耳鼻喉科

牙　衄

　　牙衄，亦称齿衄，因手足阳明经俱入齿中，所以医者多从阳明火热立论，然若久久不愈者，又以此法治之多无效果。例如：患者赵×，男，61岁。冠心病心绞痛，心律失常反复发作数年。近5个多月来，牙龈又见反复出血，早晨特别严重，经常满口是血。某院先以西药治之不效，后又配合中药数十剂仍无效。审视其证，除齿衄外，并见时时心烦心悸，胸满胸痛，腰酸腰痛，疲乏无力，舌苔薄白，脉沉细结代。再审其所用中药，大都为清胃泻火，滋阴降火之剂，然始终微效未见。因思脉证，腰酸腰痛者，肾虚也；脉沉细结代者，阳虚寒滞之脉也；心悸心烦时作者，肾水上泛之证也。前医所用清泻胃火、滋阴泻火之法不效者，乃仅治其火，而未温其阳也，法宜补肾温阳，引火归元。十味地黄汤加减：生地15克，山药9克，五味子9克，肉苁蓉9克，茯苓9克，泽泻9克，丹皮9克，附子9克，肉桂9克，元参12克，麦冬12克，怀牛膝12克。某医视此方后，云：齿衄诸书皆曰火，火者当熄，然老师反以附、桂以助火势，火气怎降？答曰：龙雷之火者非温阳其火不熄，正如离照当空雷火自除耳。该医初疑信参半。后服药8剂，衄血停止。该医又云：余始知龙雷之火当如何治之也。

　　张××，女，成。牙龈流血，时轻时重十几年。先请某院口腔科、内科等以西药治之，不效，后又请某院中医以清胃泻火，滋阴降火之剂治之仍无效。审视其证，齿龈上有少量血，按压时有少量血液渗出，吃饭、刷牙均使出血加重，别无所苦，舌苔薄白，脉沉细尺大而弦。深思良久，云：尺脉者，属肾；弦脉者，主寒；阳虚火浮，非温阳不能熄，为拟温肾降火，增液汤加骨碎补。处方：元参 15 克，麦冬 15 克，生地 15 克，骨碎补 15 克。服药 10 剂，齿衄果然停止，但停药一个月后，齿衄又出现，但较从前轻微得多，为巩固效果，继服 30 剂愈。

暴骨与牙宣

王冰说："肾主于骨，齿为骨余，肾气既衰，精无所养，故令发堕，齿复干枯。"沈金鳌说："齿者，肾之标、骨之本也。齿又为手足阳明经所过，上齿隶坤土，足阳明胃脉贯络也……下齿属手阳明大肠脉络也。"所以"肾衰则齿豁，精固则齿坚，至其为病，则凡齿脆不坚，或易于动摇，或疏豁，或突而不实……必肾气之不足……是当以专补肾气为主。"

牙龈萎缩，牙齿浮动者，称为"暴骨""搜牙"。牙龈萎缩，牙根宣露，经常渗出血液或脓汁者，称为牙宣或龈宣。其发病原因以肾阴不足，虚火上炎及风火、湿热为多见。例如：耿××，男，15 岁。牙齿动摇，隐隐作痛 5 年。某院诊为牙周炎。曾用中药清胃散和西药长期治疗不效。审其除两个臼齿外，全部牙齿均松动，牙龈萎缩微黑，舌苔黄白，脉滑稍数。证脉相参，诊为肾阴亏损，风火相煽之证。乃拟滋肾泻火佐以散风法。牢牙散加减：龙胆草 9 克，羌活 1.5 克，升麻 1.5 克，地骨皮 30 克，元参 30 克。药进 10 剂痛止而齿坚，继进一月虽吃饼干亦无害。高××，男，45岁。下门齿、犬齿及两个臼齿动摇，隐隐作痛8年多。某医院诊为慢性牙周炎，中西药久治不效。审其齿龈萎缩，齿浮动摇，不敢舌舐，也不敢吃硬、黏食物，舌苔白，脉沉弦尺大。证脉合参，诊为肾阴亏损，虚火上炎，乃拟增液汤加味以滋阴降火：生地30克，麦冬30克，元参30克，肉桂6克。药进6剂牙齿稍坚，舌舐时已不动摇，继进10剂虽吃饼干亦不动摇，但牙龈不见明显恢复，乃继进30剂以善后。3个月后，患者来告云已愈。

某医问：两例症状全同，何用药不同耳？答曰：脉象不同，脏腑有别也。故前以泻火、后以补肾治之。

口　疮

曾治患者张××，男，30岁。口疮数月，前医先以西药治之不效，后以中药牛黄解毒丸、清胃散、外用冰硼散不效。审其口腔黏膜、舌尖有溃疡6处，大者如豆大，小者如高粱大，疼痛，大便正常，小便黄赤。综合脉证，诊为心胃火盛，治宜导赤散加元参。处方：生地12克，木通10克，竹叶10克，甘草10克，元参15克。药进2剂，溃疡消失，继进2剂而愈。某医云：余读《中医喉科学讲义》云：其治或以凉膈散，或以导赤散，然用之久久不愈者何也？答曰：李翰卿先生曾云：口疮、口糜，若大便秘结，或大便黄臭呈不消化状，或有黏液者，治宜通下；大便正常，小便黄赤者，宜利小便，使其火从小便而解；但下之不可太过，利之不可不及。又说：口疮、口糜，必须察其大小便，若胃脘有压痛，大便秘结或不秘结者，宜下。心火尿赤者，宜利小便。总之，或从心火以泻小肠，或从胃热以通腑。此证大便正常，亦无胃脘压痛，故应从泻心火论治，然其口腔黏膜有多处口疮，此胃中虚火所致也，故以导赤散中加元参以泻心胃之火。

程××，男，26岁。口腔溃疡反复发作2年，吃葱蒜则加重，吃冷食则腹痛。前医遍用西药及清胃散和芩、连、银、翘等不但无效，反见脘腹冷痛，腰困乏力。细察其证，除以上诸症外，并见舌苔薄白，脉沉细尺大稍弦。综合脉证，诊为肾气不足，虚火上炎，治宜十味地黄汤。处方：熟地15克，山药9克，五味子9克，茯苓9克，泽泻9克，丹皮9克，附子9克，肉桂9克，元参15克，麦冬12克，白芍12克。服药4剂后，口疮大减，8剂后，口疮消失，因其腰痛仍在，加怀牛膝10克，继服8剂而愈。某医云：为什么用十味地黄汤？答曰：李翰卿先生曾云：急性者，多实，但一两剂不愈者不可不注意虚；慢性久久不愈者多虚，但尤多兼实火；若火证为主者，不可仅注意火，因其多兼寒邪，故临证时必须审慎考虑。虚实夹杂者，以寒积不化，郁而化火，上热下寒者为多，此证往往具有胃脘、脐腹隐痛，压之则疼痛加剧，或吃肉、油腻以后加重，大便兼有黏液或不消化状的食物残渣，治宜理中大黄汤或理中承气合方，但攻下之时只可缓攻，不可大泻下，否则胃、腹疼痛加剧而口疮不除。脾肺俱虚，虚火上炎者，往往具有疲乏无力，胃脘痞满，脉象虚大或右大于左，治宜补中益气汤加元参、知母、黄柏；若寒热夹杂者，亦有脾肾之别，脾胃者，证见胃脘痞满，嘈杂或冷痛，两脉弦，治宜黄连汤加减；肾者，证见腰困腰冷，脉沉细尺大而弦，治宜十味地黄汤加减。本证腰困乏力，脉沉细尺大稍弦，为肾虚火炎，寒热并见之疾，故以十味地黄汤加减治之。

茧 唇

曾治患者杨××，女，29岁。一年多来上唇肿胀紫暗僵硬微痒。某院诊为唇癌？丹毒？因患者拒绝病理切片检查未确诊。先反复应用抗生素及中药清热解毒无效。审其上唇紫暗肿硬，舌苔白，脉沉细。综合脉证，诊为脾胃湿热为本，风邪为标。治以清胃泻火，除湿散风：升麻9克，防风9克，白芷9克，黄芩9克，生姜9克，藿香9克，枳壳9克，半夏6克，石斛9克，甘草6克，黄柏9克。2剂后，肿胀紫暗好转；10剂后，消退七八，但大便此时数日不行，加大黄4.5克，10剂而愈。病愈之后，一实习学生问：为什么前医用清胃散、甘露饮、玉女煎等久治不效，而你却用泻黄散取效呢？为什么同是泻脾胃火热之剂，一方取效若神，一方却寸效无见呢？答曰：东垣制升阳散火汤之治火在于解郁火，钱乙制泻黄散亦在于解郁火，郁火非散不解。清胃散之泻火在于一个泻，玉女煎、甘露饮之泻火在于一个养阴泻火。当泻之火，若予疏散，必使火邪炎炎而更炽，然若郁火徒用泻降，必使火邪更郁，而病难除。此方所以取效就在于散以解郁，而火邪得除耳。

又治患者王××，女，15岁。1岁时因地震在外露宿而发现上唇肿胀。医诊日光性皮炎？唇炎？治疗一个月后未见明显改善，后又去大同、北京等地医院住院治疗，前后住院10个多月，不但无效，反见日渐加重。14年来前后住院10次，服中药达千剂，西药不计其数，一直不效，特别是近一年来更加严重，上唇肿胀，麻木，微有痒痛。审其证，除口唇肿胀外，并见有少许鳞屑状物，间有少量黄色脓痂，鼻头及其周围少许丘疹，鼻头色红，舌苔白，脉弦缓。余始以清胃散、甘露饮加减治之，七日不效。思其证脉弦缓，此乃脾湿郁火之象。拟泻黄散：防风10克，甘草6克，栀子10克，藿香10克，白芷10克。服药4剂，痒痛略减，但肿胀不减；审其舌苔白润，脉濡缓，濡缓之脉者，湿热蕴结之象，又思湿热日久阴液必伤，故改予赤小豆当归散加减：赤小豆60克，防风5克，当归10克，石斛9克，元参9克，大黄1克。服药6剂，肿胀大减，麻木、痒痛消失七八，继服12剂，诸症消失，愈。某医问：赤小豆当归散仲景本用于近血和狐惑，你用于唇病者为何呢？曰：仲景用其治先血后便和狐惑目赤如鸠眼者，在于其能除湿热，而此病亦因湿热所致耳。

耳疳

慢性中耳炎、胆脂瘤，西医耳鼻喉科大都主张手术，然亦有反复治疗而数次复发者。此证之治，因其脓色黄，且时见热象，故多以清热之剂治之，然此病久久不愈，多致肾阳亏损，故用药多无显效。曾治患者李××，男，14岁。从1岁开始即有左耳流脓史，近一年来流脓不止，听力下降。一个月前突然寒战高热，剧烈头痛，不久即见左耳流出黄色脓汁，继而寒战高热消失，头痛顿消，但脓汁却日渐增多。最近赴某院耳鼻喉科检查：发现左耳后稍上方有5毫米×4毫米孔口，一直通向外耳道鼓膜前后上方，内口2毫米×3毫米，管道内有脓性分泌物。乳突照片：左侧慢性中耳炎、胆脂瘤。先用西药治疗不效，后予泻火之剂中药亦不效。邀治于予。思其病久肾阴亏损，改予滋阴降火之剂。滋阴降火汤加减：知母10克，黄柏10克，当归10克，赤芍10克，熟地10克，元参10克，花粉15克，旱莲草15克。连服15剂效果不著。再审脉象虚而兼缓，舌质淡暗，舌苔薄白。思之，舌、脉均为阴阳俱虚之象，但见脓汁即定其为火，恐不合拍。法当补肾益阳。处方：肉苁蓉15克，菟丝子18克，枸杞子12克，煅龙骨30克，煅牡蛎30克，石菖蒲6克，怀牛膝12克，白芍15克，白蒺藜3克，熟地30克，五味子9克，沙苑子9克。服药3剂果然诸症明显好转，脓汁减少，继服20剂而愈。

耳 聋

链霉素中毒之耳聋临床所见甚多，要求中药治疗者不少，然治之多见无效，遍求古籍未见论及者，搜查今医之报道亦未见明确论及者。不得已，复求古训之理，《素问·阴阳应象大论》云："在脏为肾，在窍为耳"，《金匮真言论》云："人通于心，开窍于耳"，《灵枢·邪气脏腑病形篇》云："心脉微涩为耳鸣"，张景岳云："耳聋证总由气闭不通耳。"再思前医所用之方和个人所用之药，大多补肾平肝，泻火散风之剂。细审所见之证均无肾虚肝火之证。乃悟：此证大多因秽浊之气蒙蔽耳窍耳，乃拟鳖甲、龙骨滋阴镇肝，远志、菖蒲开窍一方试之，果然效如桴鼓。例如：梁××，女，18岁。一年前因病注射链霉素、青霉素后，发现耳聋。急诊入某院治疗。住院治疗2个多月无效，不得已，又转入某院耳鼻喉科住院治疗5个月，除西药外，并配针灸、中药等法，仍然无明显效果。邀余诊视。审其证，除完全耳聋外，并见轻度头晕耳鸣，舌苔薄白，脉弦而缓。查其方药，多为滋阴降火，滋阴平肝，补肾之品。证脉合参乃云：脏气厥逆之证耳。拟枕中丹：鳖甲30克，龙骨15克，远志15克，菖蒲30克。服药4剂竟耳聋微闻，16剂耳聋痊愈，耳鸣大减，30剂诸症消失而愈。自此之后，多用此方取效。

梅尼埃病之眩晕近人报道取效者甚多，梅尼埃病之耳聋报道者则甚少。余临证多年甚感棘手。曾治一例邮电职工，男，49岁。梅尼埃病4年，曾反复住院治疗，眩晕虽可暂时减轻，但耳鸣耳聋却日渐加重，近一个月来眩晕又作，恶心呕吐，景物及自身颠倒，不敢睁眼，耳聋耳鸣，虽大声说话亦难听清，舌苔白，脉缓。综其脉证，诊为风痰上扰，蒙蔽清窍。为拟平肝疏风，化痰泻火。眩晕方加减：然又考虑风痰阻于窍隧者非全蝎、郁金不能开，乃拟：石决明15克，菊花10克，天麻10克，钩藤15克，薄荷4克，防风4克，半夏10克，陈皮10克，茯苓10克，甘草6克，生白术8克，黄芩10克，酒军3克，玉竹5克，郁金10克，全蝎4克。服药1剂眩晕耳鸣即减，服药6剂耳聋微闻，耳鸣、眩晕大减，继服6剂诸症消失。其后，因其痊愈甚速，急回单位告知其他有病职工来治，经治疗，亦不久痊愈。

邮电局职工，尤其是长途电话工人，常患一种耳聋耳鸣证，数十年来求治者甚多，而见效者甚少。及查色脉，大多虚弦而滑，面色较白，长期失眠，或时见烦躁易怒。思之，乃心气之不足，痰火内阻者，予十味温胆汤治之多效。曾治患者耿××，女，38岁，长途电话工人。近5年来听力日渐下降，近半年来几乎听不见电话传来的声音而不能坚持工作，失眠心烦，口干口苦，烦躁。审其面色较白，舌苔薄白，脉虚弦滑。为拟十味温胆汤加减：黄芪 15 克，当归 10 克，麦冬 10 克，党参 10 克，五味子 10 克，竹茹 10 克，枳实 10 克，半夏 10 克，陈皮 10 克，茯苓 10 克，甘草 6 克，菖蒲 10 克，远志 10 克。服药 6 剂，耳鸣耳聋好转，继服 30 剂诸症消失而愈。

卡他性中耳炎之耳聋，其病多猝然而发。猝起者，多因外邪所致，因此疏散风邪尤为医者所重视。然徒散其风，不予补正，则虚火上扰而难速治。正如朱丹溪所说："耳者，宗脉之所附，宗脉虚而风邪乘之，使经气否而不宣，是为风聋，内必作痒，或兼头痛。"曾治患者伍××，女，30 岁。2 个多月来两耳发堵，听力减退。某院诊为卡他性中耳炎。住院 20 多天，予西药及中药通窍耳聋丸治之不效。审其脉证，除耳聋外，并见从两耳窍中流水，下肢沉重。证脉合参，诊为湿邪蒙蔽，耳窍闭塞。为拟祛湿散风清热。羌活胜湿汤加减：羌活 4 克，独活 4 克，川芎 1.5 克，甘草 2 克，防风 1.5 克，蔓荆子 1 克，防己 6 克，藁本 1.5 克。服药 3 剂，证减七八，继服 5 剂，诸症消失而愈。患者云：余曾自用此方治之不效，老师用之却其效如神何也？答曰：湿邪者，重浊黏滞难化之邪，其在上者当发散之，但散之必用辛温之风药，过之则但祛风而不胜湿，即仲景所谓但风气祛，湿气在之象，所以前用量大而无效，吾用小量而取效。

暴发性耳聋，与卡他性中耳炎之病机近似，故散其少阴、肝胆之邪尤为诸法之首要。如患者郭××，男，50 岁。半年前（春节期间）突然发现耳鸣，听力下降。急至重庆、成都等地医院住院治疗，诊为暴发性耳聋。前后住院 5 个多月，耳鸣不但加重，而且两耳已基本全部失去听觉。不得已，又至太原某院住院治疗。住院 2 个月后，听力已完全丧失，耳鸣如击鼓，烦躁。不得已，又出院求治。审其两耳听力完全丧失，虽近在 10 厘米之内大声讲话也听不见一点声音，舌苔白，脉浮紧。综合脉证，诊为风寒闭郁于少阴、少阳之经耳。为拟疏风散寒，平肝泻火：夏枯草 15 克，蝉衣 10 克，细辛 3 克，龙胆草 10 克，全虫 6 克，防风 10 克，酒军 4 克，川芎 10 克，当归 10 克，羌活 10 克。服药 3 剂，耳鸣大减；继服 4 剂，耳鸣消失七八，耳聋微闻，一般讲话已听清 80% 左右，继服 6 剂，耳聋消失而愈。患者云：前用西药不效，后用中药平肝泻火之剂亦无效，而你却 1 剂效，10 剂愈，其故何也？答曰：外邪闭郁者，非散之不除，此用泻火不除之故也。又曰：实如师言，前医每每以泻火而病剧。

青风障症

曾治患者何××，女，17 岁。突然两眼疼痛，头痛恶心，视力下降，瞳孔散大 20 多天，某院诊为急性青光眼。先用西药其证不减，审其证，除上述诸症外，并见舌苔薄白，脉弦。证脉合参，诊为肝火内郁，风邪外袭，为拟平肝泻火散风：草决明 15 克，龙胆草 10 克，黄芩 10 克，夏枯草 15 克，菊花 10 克，防风 6 克，车前子 10 克（布包），柴胡 6 克，薄荷 6 克，蝉衣 9 克。服药 4 剂，头痛、眼痛消失，继服 20 剂愈。患者问：前用羚羊角等无效，你用此方有效者何也？答曰：羚羊角乃眼科圣药，然羚羊角、石决明等均偏平降，而散之力不足，此病猝然而起，肝火内郁，风邪外袭所致也，但泻其火，不散其风则郁火反增，故散风始效也。正如张石顽所说："瞳视散大者，风热所为也，火邪散，挟风益炽，神光怯弱不能支，亦随而散漫，犹风起而水波也。"因此散风之法不可缺也。

眼珠疼痛

曾治患者刘××，女，42岁。产后不久，连续写材料1个多月后，发现眼珠疼痛，不能看任何东西，经某院反复检查无阳性发现，前后住院5次，共计2年多，但未见效果。3个月前因急性胃炎用阿托品等治疗后，突然失明，休息十几天后，视力才逐渐恢复，但眼珠却整天疼痛不止，眼眶、两太阳穴亦沉重疼痛不敢睁眼，烦躁易怒，朝轻暮重。近几月来，月经又淋漓不断，舌质红、苔薄白，脉弦细。思之，病起于产后，又加久视伤血，《素问·五脏生成篇》说："肝受血而能视"。此眼之疼痛者，血失所养耳。拟养血益肝明目：当归12克，山药15克，生地30克，白芍15克，女贞子30克，柴胡6克，决明子15克，珍珠母30克，车前子（布包）9克。服药4剂，眼痛果减，但头痛、眼眶疼痛同前；加枸杞子12克、白术9克，继服10剂，眼痛、头痛消失七八，并能看一般东西，但不能长时间地读书，继服20剂诸症消失而愈。

青 盲

曾治患者高××，女，5岁。流行性乙型脑炎高热昏迷抽搐，经治已经痊愈，但两眼完全失明，某院诊断为皮质盲。先用西药治疗 2 个月无效，继予明目地黄丸、石斛夜光丸等治疗 1 个月仍不效。审其两眼外无异常，舌质红少苔，脉虚稍数。予补精填髓，明目：龟甲、鳖甲、首乌、生地、白芍、覆盆子、五味子、牡蛎等加减 1 个月，视力稍复，继服 1 个月而愈。

复　视

明·傅仁宇认为本病的原因是"胆肾真一之精不足"和"火壅于络"，制补肝散治"肝风内障，不痛不痒，眼见花发黄白黑赤，或一物二形难辨"；冲和养胃汤治"内障初起，视觉微昏，空中有黑花，神水变绿色，次则视物成二，神水变淡白色，久则不睹，神水变纯白色。"而未论及跌打损伤。再察部分眼科专书和医案，亦未睹外伤所致者。曾治邢××，男，成。3 个月前右前额外伤后，右眼视力明显下降，视一为二，右眼球向上、向下和内收的运动丧失。某医院诊为动眼神经麻痹。先用中西药物、针灸治疗无效。邀余诊视。察其证见右眼睑下垂，外斜视，瞳孔散大，对光反射和调节反射消失，眼球向上、向下和向内的运动丧失，舌苔白，脉右虚大而弦，左弦涩不调。审其前用诸方，多为活血之品。思之，跌打损伤应予活血通络，然其右脉虚大而弦，大为虚，正如东垣所说："气口脉大而虚者，为内伤于气。"当益气以培本，活血通络以治标。处以补阳还五汤：黄芪 30 克，当归 12 克，赤芍 12 克，川芎 10 克，地龙 10 克，桃仁 10 克，红花 10 克。药进 3 剂视力骤增，运动好转，再进 10 剂，眼球运动基本恢复，视力正常，瞳孔等大，乃继进 10 剂而善其后。

胬肉攀睛

胬肉攀睛，傅仁宇认为："多起气轮，有胀如肉，或如黄油，至后渐渐厚而长积，赤瘀胬起如肉，故曰胬肉。"沈金鳌认为："必眼先赤烂多年，时痒时痛，两眦头努出筋膜。"其发病原因，《银海精微》认为："脾胃热毒，脾受肝邪，多是七情郁结之人，或夜思寻，家筵无歇，或饮酒乐欲，致使三焦壅热，或肥壮之人，血滞于大眦。"沈金鳌认为："心气不宁，忧虑不已……用力作劳……或由风热冲肝而成。"傅仁宇认为："凡性躁暴悸，恣嗜辛热之人，患此者多。"其治疗方法，《银海精微》认为："实者小钩为钩，钩起剪断些宽，三五日剪痕收满，方可点阴二阳四药，吹点，余翳渐清，避风忌口斋戒可也，若乍发不宜钩剪，宜服药，点以淡丹可也。三焦心火俱炎，亦能生此疾，治之须钩割后，宜服泻脾除热饮。"傅仁宇认为："治宜峻伐，久则自愈……及珠尚露，皆不必用钩割之治，宜服点还睛散、吹霞散。"《中医眼科学》认为："多因心脾二经风热壅盛，经络瘀滞，或恣嗜五辛酒浆，脾胃湿热蕴蒸，血滞于眦部所致。亦有由于过劳恣欲，暗耗肾阴，水火不济，以致心火上炎而发"；"若胬肉渐长，红筋渐布，多眵多泪，羞明刺痛，属心肺风热壅盛，当祛风清热，方用金花丸或栀子胜奇散。若眵多干结，涩痒交作，口渴，右寸脉较胜，偏于肺经风热者，宜清肺泄热，可用清肺饮或清肺丸。如便秘溺赤，属于脾胃湿热蕴结者，宜泄热通腑，可用泻脾除热饮。若胬肉出现红筋，乍起乍退，涩痒间作，伴有心中烦热，口舌干燥，小便黄赤等症，属于阴虚火炎，宜滋阴降火，可用知柏八味丸，兼用甘露饮治之。""若胬肉厚大头尖而赤，伸展较速，侵入黑睛，有掩及瞳神趋势者，须进行割治。若胬肉齐头，薄白色白，伸展迟缓，或仅侵及风轮边缘，而无赤痛及进行趋势者，则不必割治。但胬肉终是顽固的赘生物，不论在何阶段割治之后，应服药内治，以防复发。"然验之临床，用于初起红涩痒痛而属实者，多效；用于病程较久者，则多服药无功，即如钩割之后者，亦多复发。因思亡兄健在时曾云："诊眼病目赤时应注意三点：一视其眼鲜红者为实火，二视其眼深红而暗者为瘀血，三视其嫩红者为气阴两虚或阴虚。"胬肉攀睛色赤深红而暗，为瘀血；而时发时止则为肝肾阴伤，故治者当活血滋阴。例如：韩××，女，35岁。两眼胬肉2年多，近1年多来加重。先请某院西医治之不效，后又请中医治之仍不效。审视其证，左眼胬肉约2毫米×4毫米，右眼约1毫米×3毫米，涩痒而痛，色深红，舌中心无苔，脉弦细。综合脉证，诊为胃阴不足，血络瘀滞。为拟养阴活血。桃仁承气汤加减。处方：石斛12克，麦冬12克，当归9克，赤芍9克，桂枝9克，桃仁9克，元参30克，煅龙骨12克，煅牡蛎12克，蝉蜕6克。服药2剂，涩痒疼痛大见好转，胬肉缩小，继服8剂，涩痒疼痛消失，胬肉缩小3／4，又继服20剂而愈。其后，见此类患者，为加强其活血之力，加全虫3克，其效更著。某医见此方效著，改为丸、散内服，进行系统观察获得了较好效果。但久而久之，见效者虽多，不效者亦不少，细审其因，多为辨证有误。例如：耿××，男，成。翳状胬肉5个多月。某院先以西医方法治之不效，后以中药清热泻火、活血养阴之法治之仍无功。审其脉证，除以上症状外，脉见虚大，右大于左。综合脉证，诊为气阴俱虚，治以补气养阴，补中益气汤加味。处方：黄芪 15 克，白术 10 克，党参 10 克，当归 10 克，升麻 10 克，柴胡 10 克，陈皮 10 克，甘草 10 克，知母 12 克，元参 15 克，麦冬 12 克。服药 8 剂，霍然痊愈。

暴　盲

曾治患者任 ××，男，成。1 个多月前，突因小石头击伤右前额、眼眶而失明。某院眼科诊为黄斑区损伤。先以亚硝酸异戊脂吸入，妥拉苏林球后注射，烟酸内服等治疗无效，后又配合中药养阴明目仍无效。审视其证，两眼外观无异常，不红不痛，食欲、睡眠正常，舌苔薄黄，脉右弦大，左弦。综合脉证，诊为气血俱虚，络脉瘀滞，为拟补阳还五汤加减。处方：黄芪 50 克，当归 10 克，赤芍 10 克，川芎 10 克，地龙 10 克，桃仁 10 克，红花 10 克。服药 20 剂，视力明显好转，由完全失明转为能看一般书报，但看 20 分钟后，视力很快下降，或昏花不清，或视直笔为弯曲之笔，或发生颜色改变。舌脉同前，为加强明目之效，加菟丝子 3 克，继服 30 剂而愈。

视神经炎

曾治患者梁 ××，女，30 岁。产后数天即发现关节疼痛。医诊风湿性关节炎。予中药祛风除湿，温经散寒之剂治之，身痛未减，而却汗出乏力更甚，并进而发现目视昏花，虽人或物在 1 米之内亦看不清楚。某院眼科诊为视神经炎。先予中药明目养阴之剂不效，继予西药视力稍有增加，但视力增至能在 2 米内看清人或物时，不再继续提高。审视其证，两眼外观无异常，但经常感到疲乏无力，自汗盗汗，关节疼痛，腰酸，口苦而干，舌苔白，脉虚大。综合脉证，诊为气阴两虚。为拟补气养阴。芪脉地黄汤加减：黄芪 15 克，当归 10 克，麦冬 10 克，党参 10 克，五味子 10 克，生地 18 克，苍术 10 克，茯苓 10 克，石斛 10 克，泽泻 10 克，丹皮 10 克。服药 30 剂后，视力增加，身痛大减，继服 30 剂，视力恢复，其他诸症亦大减。某医云：余前予石斛夜光丸及养阴明目之剂不效者何也？答曰：脉大者，气血俱虚或气阴俱虚。气血俱虚或气阴俱虚者当补气养血或补气养阴同施。前方养阴所以无效者，在于未补其气耳。

虹膜睫状体炎

曾治患者宋××，男，50 岁。3 个多月前生气后两眼困痛，视力逐渐下降，现仅能看 1 米左右的人或物。某院眼科诊为虹膜睫状体炎。先用西药治疗微有效果，但见效非常缓慢，加服中药明目地黄丸后，效果仍然不太显著。审视其证，除两眼视力明显下降外（在 30 厘米左右内能基本分清手指），并见眼微赤，困痛，头痛，心烦易怒，胸胁苦满，舌苔白，脉弦。综合脉证，诊为肝阴不足为本，肝郁化火为标。治以滋水清肝饮加减。处方：柴胡 10 克，当归 10 克，白芍 15 克，丹皮 10 克，栀子 10 克，生地 15 克，元参 60 克，薄荷 2 克，茺蔚子 10 克。服药 7 剂后，诸症好转，视力明显增加，继服 20 剂而视力恢复正常，其他诸症亦大见好转。

慢性咽炎

曾治患者郭××，男，54岁。咽喉疼痛，时轻时重5年多。某院诊为慢性咽炎。先用西药治疗2年多无效，后又配合中药咽喉丸、六神丸含化2个多月仍无效。不得已，又改请中医治疗，前后易医十几人，服药1000余剂仍无功。细询其证，除咽喉疼痛外，并见痰多，咽喉、胸部憋胀，烧心泛酸，舌苔薄白而微腻，脉弦细缓。再察其所服诸方，或认为是梅核气而予半夏厚朴汤加减，或诊为咽喉发热与清热解毒利咽之剂加减，或认为属阴虚火旺而予养阴清热之剂加减，或认为系热痰阻塞而与清热化痰之剂加减，种种不一，然终未见效。综合脉证后，反复思考，开始略悟其机理。《伤寒论·少阴篇》云："少阴病，咽中痛，半夏散及汤主之。"并列服药方法，云："右三味，等分，各别捣筛已，合治之，白饮和，服方寸匕，日三服。若不能散服者，以水一升，煎七沸，内散两方寸匕，更煮三沸，下火令小冷，少少咽之。"尤在泾云："少阴咽痛，甘不能缓者，必以辛散之，寒不能除者，必以温发之，盖少阴寒邪，郁聚咽嗌之间，既不得出，复不得入，设以寒治，则聚益甚，投以辛温，则郁反通，《内经》'微者逆之，甚者从之'之意也。半夏散及汤，甘辛相合，而辛胜于甘，其气又温，不特能解客寒之气，亦能劫散咽喉怫郁之热也。"此证久用寒凉不效，舌苔又见白腻，脉弦细而缓。证脉合参，不正是少阴咽痛，寒邪闭郁之痰乎？乃拟半夏散为汤小剂服之。处方：半夏30克，桂枝30克，甘草30克。共为细末，分30包，一日3次，一次1包，水煎，频频含咽之。1剂后，泛酸、烧心即解，咽痛稍减，继服 2 剂，诸症消失而愈。

郑××，女，40 岁。3 年前，突然发现咽喉疼痛。某院诊为咽炎。先与青霉素、喉片、六神丸等治疗 2 个月无效，继改用中药清热解毒之剂治之。数月后，不但无效，反而日渐感到痰多，咽喉憋胀，乃易医治之。医云：梅核气，予四七汤加减治之，不效。其后，又易医卜几人，然终未见效。邀余治之，始以柴胡枳桔汤微效，继服 20 剂则无效。余审思再三，不得其解。偶读章虚谷《伤寒本旨》，云："少阴之脉，其直者上循咽喉，外邪入里，阳不得伸，郁而化火，上灼咽痛，仍用辛温开达，使邪外解，则内火散，此推本而治也。若见咽痛而投寒凉，则反闭其邪，必致更重。"始而大悟：此证正是少阴咽痛过用寒凉郁闭之证也，何不用半夏散及汤法治之。再思我 20 多年讲授《伤寒论》"少阴病，咽中痛，半夏散及汤主之"时一节的讲授方法，大多宗《伤寒论释义》内容解释之错误，所谓"当有恶寒痰多等证"尤失原文含义，故以半夏散为汤含咽之。服用 1 剂，痛减几半，继服 1 剂痛消而愈。

半夏散及汤治疗咽喉疼痛者，古人列述医案者有之，近人报道之个案亦有之，然多不被人重视，致使寒邪外束久久不愈者甚多。

喉 喑

急性喉炎的声音嘶哑以风热犯肺者为多，故以蝉蜕、桔梗、甘草、麦冬以取效；然亦有风寒闭郁者，故亦有取麻杏石甘汤取效者；然痰热阻塞，声音难出者，亦时有发现，临床时尤应注意。例如：贾××，女，24 岁。2 个月前感冒时突然发生声音嘶哑，其后感冒已治愈，但声音嘶哑不见改善。某院诊为喉炎。耳鼻喉科治疗 1 个月仍然不见改善。审其证见声音嘶哑，咽喉不利，痰多而黏，甚难咳出，舌苔白，脉弦滑，尤以右寸为甚。云：脉证相参，当为痰热阻滞，阴液不能上潮，所谓重金不鸣之证也。为拟清化热痰，佐以养阴。清气化痰丸加减：南星 9 克，半夏 9 克，橘红 9 克，杏仁 9 克，浙贝母 9 克，瓜蒌 9 克，沙参 15 克，麦冬 15 克。药进 2 剂即愈，再进 2 剂他症亦消。

声音嘶哑有虚有实，声带麻痹的声音嘶哑亦不例外，正如张景岳所说："喑哑之病，当知虚实。实者，其病在标，因窍闭而喑也；虚者，其病在本，因内夺而喑也。窍闭者，有风寒之闭，外感证也；有火邪之闭，热乘肺也；有气逆之闭，肝滞强也。"又说："至若痰涎之闭，虽曰有虚有实，然非治节不行，何致痰邪若此，此其虚者多实者少，当察邪正分缓急而治之可也。"

翟××，女，43 岁。声音嘶哑发紧 10 个多月。某院诊为声带麻痹。西药、针灸、理疗等久治不效，转请中医治疗。审其舌苔薄白，脉沉而滑。诊为气滞痰郁，肺气不利证。为拟理气化痰、清热养阴。四逆散加味：柴胡 6 克，枳壳 9 克，白芍 9 克，桔梗 9 克，蝉衣 9 克，连翘 9 克，麦冬 9 克，元参 9 克，甘草 6 克，瓜蒌 15 克，薄荷 6 克，黄芩 6 克。药进 4 剂嘶哑即减，20 剂后诸症消失。

李××，女，42 岁。声音嘶哑 2 年多。经北京、太原等数个医院确诊为声带麻痹，中西药物、理疗、针灸等久治不效。细审其证，除声音嘶哑外，并见喉部发紧，咽喉干燥，舌苔薄白，脉虚。综合其脉证，乃阴虚痰热之证也。乃拟养阴化痰。麦门冬汤加减：麦冬 12 克，沙参 12 克，半夏 6 克，紫菀 6 克，枇杷叶 9 克，生薏米 15 克，元参 12 克。药进 8 剂，咽喉发紧好转，声音亦有时能顺利发出，继进 8 剂诸症减去七八，乃连续又服 16 剂，后果愈。

鼽 嚏

《素问·金匮真言论》曰："西方白色，入通于肺，开窍于鼻，藏精于肺。"《灵枢·脉度篇》曰："肺气通于鼻，肺和则鼻能知臭香矣。"张景岳说："鼻为肺窍"。鼻病恒多从肺论治，至若病久不愈，多因气虚内火不得泄越，故多从补气泄火论治。李用粹说："又有气虚人，每遇严寒，感寒鼻酸，此气虚易于招寒，内火不得泄越，相搏作酸。"曾治患者郭××，女，成。两年来在改变环境（如由冷到热或由热到冷的环境时）或遇异味（如化学品、香脂、花粉）时，即不断地打喷嚏、流清水样鼻涕。某院五官科诊为过敏性鼻炎。前医予中药辛夷散、苍耳子散加减及西药等久治不效。审其证，除以上症状外，并见口苦口干，舌苔薄白，舌质红，脉虚而少滑。综其脉证，诊为肺气不足，内火蕴结。为拟益气聪明汤补气泻火。处方：蔓荆子 9 克，升麻 9 克，葛根 15 克，黄芪 15 克，党参 10 克，黄柏 9 克，白芍 9 克，炙甘草 6 克。2 剂后喷嚏骤然由一日 10～20 次减为 1～2 次，继服 14 剂而愈。

阳明属胃，与脾相表里，脾土虚衰，阳明之经亦失所养，正如张景岳所说："然其经络所至专属阳明，自山根以上则连太阳督脉以通于脑，故数经之病皆能及之。"所以鼽嚏之剂非肺虚者亦有之。例如：刘××，男，成。在改变环境（特别是由冷到热环境）时，即感全身不适，连续喷嚏20多个还不停止，汗多，但汗出后发作更加严重。某院五官科诊为过敏性鼻炎。前医予西药及中药辛夷散、益气聪明汤等不效。细询其证，除以上诸症外，尚见胃脘隐隐作痛，纳呆食减，脐腹悸动，舌苔薄白，脉缓少弦。综合脉证，诊为脾虚外邪所客。拟桂枝加芍药汤：桂枝10克，白芍20克，生姜10克，炙甘草10克，大枣12个。服药4剂，喷嚏次数明显减少，继按原方服药20剂愈。

脑脊液鼻漏，《上海中医杂志》曾报道予补肾法治愈一例。余初采用此法试治一例未效，诊其脉濡缓，予益气聪明汤而愈者。例如：患者胡××，男，27岁。感冒以后2年多来，右侧鼻孔不断流出清水样鼻涕，昼夜不止。某院诊为脑脊液鼻漏。鼻漏液：蛋白质900毫克/升，葡萄糖500毫克/升，氯化钠7500毫克/升。审其证，除不断用手帕揩擦鼻涕外，并见头晕腰冷，疲乏嗜睡，表情呆滞，视力下降（只能看清3米内的物体），舌苔白，脉濡缓。综其脉证，诊为肺气不足，内热蕴结。为拟益气聪明汤：蔓荆子10克，升麻10克，葛根15克，党参12克，黄芪20克，黄柏10克，白芍10克，甘草9克。服药4剂，鼻涕少减，腰冷减轻，继服7剂，腰冷消失，头晕、嗜眠、视力下降明显改善，舌苔薄白，脉浮弦，加枸杞子9克、五味子10克以补肾气，继服40剂诸症消失而愈。

更多中医知识
扫码获取

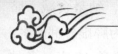

第二章　病

第一节　内　科

流行性感冒

1.偏执温病，忽视伤寒，以寒作温，延误病期

余友赵××，男，38岁。高烧7日，医作流感论治，先以输液、抗生素投入4日，继又配以中药清热解毒，辛凉解表法以治，然均无效。商治于余。察体温持续在39℃～39.5℃之间波动，头痛身痛，恶寒发热俱见，且烦躁不安，脉浮紧数。云：仲景《伤寒论》有言："太阳中风，脉浮紧，发热恶寒，身疼痛，不汗出而烦躁者，大青龙汤主之。"此证与大青龙证甚相合拍也，然你之体温高达39℃～39.5℃，恐辛温之品以热助热，甚或热极生风，不宜也，姑暂拟辛凉重剂先治发烧，

而后再以辛温解之可也。赵友与其家属均认为议论甚有理。予大剂白虎汤一剂不效，又易清瘟败毒饮一剂仍不效。友云：此非外感风寒之邪，闭郁于表，邪实于表，热郁于里之证乎？予云：证脉均系大青龙汤证，不妨试用之。处方：麻黄18克，桂枝6克，炙甘草6克，杏仁10克，生姜10克，大枣10个（擘），生石膏15克。

药进1剂，全身微微汗出，热退，证解。云：偏执温病多而伤寒少，偏执清热即可降温之论，误也，误也。

2.表里三焦俱病，但予清热，失于疏通，久久不解

李××，男，50岁。

4天前，突然高热不退。医诊流行性感冒。始予青霉素不效，继又予卡那霉素、氨苄青霉素、病毒唑仍不效。因其合并出现二联律、束支传导阻滞、ST段下降，证见心悸气短，咽喉疼痛，而加用激素、中药清热解毒剂2天，然其体温仍不见下降。改邀余前往诊视。察其体温39.5℃，头晕头痛，咽喉干痛，脘腹胀满，大便不爽，脘腹按之微有压痛，舌苔黄白，脉浮弦滑。综合脉证，思之：脉浮者表证也，表证应予解表；脘腹胀满，按之微痛，脉滑者，里证也，里证当予攻下。又思上见头痛咽喉疼痛，中见脘腹胀满，下见便秘溲赤，乃三焦俱病也。三焦俱病，不去调治三焦，而但予清热冰伏，岂能得解？清·杨栗山《寒温条辨》云："表里三焦大热，其证不可名状者，此方（按：即升降散）主之。""如头痛眩晕，胸膈胀闷，心腹疼痛，呕哕吐食者；如内烧作渴，上吐下泻，身不发热者；如憎寒壮热，一身骨节酸痛，饮水无度者；如四肢厥冷，身凉如冰，而气喷如火，烦躁不宁者；如身热如

火，烦渴引饮，头面猝肿，其大如斗者；如咽喉肿痛，痰涎壅盛，滴水不能下咽者；如遍身红肿，发块如瘤者；如斑疹杂出，有似丹毒风疮者；如胸高胁起胀痛，呕如血汁者；如血从口鼻出，或目出，或牙缝出，毛孔出者；如血从大便出，甚如烂瓜肉屋漏水者；如小便涩淋，如血滴点作，疼不可忍者；如小便不通，大便火泻无度，腹痛肠鸣如雷者；如便清泻白，足重难移者，肉瞤筋惕者；如舌卷囊缩，或舌出寸许，绞扰不住，音声不出者；如谵语狂乱不省人事，如醉如痴者；如头痛如破，腰痛如折，满面红肿，目不能开者；如热盛神昏，形如醉人哭笑无常，目不能开者；如手舞足蹈，见神见鬼，似疯癫狂祟者；如误服发汗之药变为亡阳之证，而发狂叫跳，或昏不识人者；外证不同，受邪则一，凡未曾服过他药者，无论十日、半月、一月，但服此散，无不辄效也。"乃予升降散加减为剂予之。处方：蝉衣10克，僵蚕10克，片姜黄10克，大黄4克，元参10克，薄荷10克。

服药1剂后，体温恢复正常，发热消失，心悸气短亦明显减轻，24小时动态心电图显示仍偶见束支传导阻滞，而二联律及ST段下降消失。审其脉弦滑，偶见胸满咽干。此乃太阴少阳俱病拟用柴胡枳桔汤加减为剂。前后服药6剂，诸症消失。

3. 表寒里热，微兼里实，但予清热解毒，其何能愈？

申××，女，3岁。

2天前，突然发热。医始以输液、抗生素、柴胡注射液等治疗，不但发热不退，反见体温由38℃升至39.5℃，又配用中药清热解毒之剂一剂，诸症亦不好转。审其身热如炭，体温39.7℃，无汗，便干，两日未行，舌苔黄白，脉浮数。乃云：

此表寒闭郁，里实热盛相兼为病也，宜外疏表邪，内泻里热可也。处方：蝉蜕9克，僵蚕9克，苏叶3克，片姜黄9克，大黄3克。

处方刚毕，某医云：既见便干，何不加大黄至9克？答曰：此证脉浮而数，浮脉者，表证也。表证多者应予解表为主，不可以泻下治里为主，以防表邪入里不解耳。服药1剂，果然热退，继服1剂，愈。

4. 表里俱病，身热搐搦，急用攻邪，其病得愈

朱××，男，2岁。

3天前，突然发热思睡。其母系西医儿科医生，乃先用抗生素、病毒唑类药治疗。2日后，发热不但不退，反见体温由38.7℃上升至39.5℃，乃急请某医以清热解毒药2剂，昼夜兼进，配合用之，仍不效。审其腹部微满，大便数日不行，舌苔黄白，脉浮滑数。云：此表里合邪，表里俱实也。宜外疏风邪，内泻里热。处方：蝉蜕10克，僵蚕10克，片姜黄10克，大黄3克，苏叶3克，连翘10克。

嘱其每3小时服1次，在其服第2次药不久时，突见身热更剧，体温40.1℃，且见谵语，手足躁扰搐动。其父母大为惊骇，急欲抱其赴病房抢救，正在着急之际，突见患儿大便得下，微汗出，体温亦降至38℃，神志转清，至1小时后，诸症消失。次日，索要饮食，继予一服，愈。

其母云：其病如此之危重，而先生却不急也？答曰：疫邪先传表后传里，表里合邪者，最易战汗而解，此证突然热甚，躁扰，乃欲作战汗之症也。正如吴又可《温疫论》所云："疫邪先传表，后传里，急得战汗，经气输泄，当即脉静身凉，

烦渴顿除。""三五日阳气渐积，不待饮食劳碌，或有反复者，盖表邪已解，里邪未去，才觉发热，下之即解。"此吾之不急者一也。若急则挪动患儿，必不作战汗也，不战汗则病势反难速解，此所谓不急者二也。其母叹服，曰：余虽曾学中医，然未知其理也，应深究之。

麻　疹

1. 徒治里热之壅盛，忽视微寒之表郁，郁热不散，岂能得解

杨××，男，4岁。3天前，突然发热流泪，面部及全身出现皮疹，2天前，皮疹又突然消退，继而高热咳喘。医急以抗生素、中药麻杏石甘汤加减治之，不效。乃邀家父治之。云：麻疹喘用麻杏石甘汤实为正治之法，然杨氏患儿脉数中有紧，说明表郁寒邪，寒郁不散，则肺气壅闭作喘，治应于麻杏石甘汤中稍佐辛温。樟脑既温又散，且能透疹，可用之。1剂后，喘减，热降。3剂后，愈。

2. 肺热炽盛，反用清泻心肝之药，脏腑不同，徒用药饵

马××，男，2岁。10天前，突患麻疹合并肺炎，急至某儿童医院治疗，住院7天，其效不著。乃邀某医治之。医云：抗生素、大剂中药宣肺定喘，清热解毒不效者，乃药力不足也，犀角为清热解毒之圣药，宜加用之（注意：犀角现已禁用，可用水牛角代）。处方：犀角粉4.5克，分3次服。连服3日仍不见其效，且见其发热、咳喘更甚。又改邀马老先生治之。马老云：肺热炽盛，不用清肺之品，反用清心肝之药，不可也。喻昌曰：不明脏腑经络，开口动手便错，即此意也。处方：

羚羊粉一钱半，分三次服。连服两日，热退，喘止，诸症均失。

病毒性肝炎

1.病为湿热，反用辛甘而温，湿热更甚，延误病期

曹××，女，45岁。十几天来，疲乏无力，身热困重，医始作感冒论治，予感冒清、感冒通，后又作虚证予补益之方，然均不效。某医诊之，云：《伤寒论》言：太阳病，外证未解，脉浮弱者，当以汗解，宜桂枝汤。处方：桂枝10克，白芍10克，炙草10克，生姜4片，大枣7枚（擘）。服药1剂，患者自感烦乱不安，再求该医处方论治。云："太阳病，初服桂枝汤，反烦不解者，先刺风池、风府，却与桂枝汤则愈。"乃再与桂枝汤1剂，并刺风池、风府。两日后，烦乱更加，并见身黄、尿黄、目黄。乃急转某院求治，诊为亚急性肝坏死。该医询问于予。答曰：湿温之湿重热轻证，其证见头痛恶寒，或恶寒少许，身热不扬，身重疼痛，舌苔白，脉濡缓与太阳中风之头痛，发热，汗出，恶风，脉缓者极为相似，稍有不慎，或将湿温作中风，或将中风作湿温，而两病之治有霄壤之别。若中风作湿温论治，则营卫不调之证更剧，若湿温作中风论治，则湿热壅滞更甚，甚或出现阳盛则毙的现象。某师曾云：猝见身热乏力脉缓之证，辨之甚难，稍有不慎，或以热为寒，或以风作湿，或以虚作实，而误治之，又往往后果不可收拾。此乃经验之谈也。

2.湿郁清阳，当用苦辛，反用呆滞，病故难解

郑××，男，45岁。传染性肝炎3年，住院2年，诸症不减。审其诸症，唯见身重乏力，纳差食减，胃脘微痞，偶见胁下隐痛，

他无所苦。再审诸医之方药，西药大多为保肝之品，中药或以茵陈辈，或以清热解毒剂，或以疏肝和胃方，然不是不效，就是诸症加重，且日感难于行动矣。察其苔、脉，舌苔薄白，脉见濡缓。因思此恐脾虚之证耳。因拟完带汤加减。处方：白术30克，山药30克，党参10克，白芍10克，车前子10克（布包），苍术10克，甘草6克，陈皮10克，柴胡3克。服药6剂，其证不减。因忆《伤寒论》云："伤寒五六日，已发汗而复下之，胸胁满微结，小便不利，渴而不呕，但头汗出，往来寒热，心烦者，此为未解也。柴胡桂枝干姜汤主之。"又唐容川曰："已发汗，则阳气外泄矣。又复下之，则阳气下陷水饮内动，逆于胸胁，故胸胁满微结。小便不利，水结则津不升，故渴。此与五苓散证同一意也。阳遏于内，不能回散，但能上冒，为头汗出。而通身阳气欲出不能，则往来寒热。此与小柴胡汤同一意也。此皆寒水之气，闭其胸膈腠理，而火不得外发，则返于心包，是以心烦。故用柴胡以透达膜腠，用姜、桂以散撤寒水，又用瓜蒌、黄芩以清心郁之火。夫散寒必先助其火，本证心烦，已是火郁于内，初服桂姜，反助其火，故仍见微烦。复与桂姜之性，已得升达，而火外发矣，是以汗出而愈。"询之患者确微有寒热往来，口渴之苦。予柴胡桂枝干姜汤4剂，果然诸症大减，继服4剂，诸症竟失，愈。

3. 不审脉证，但予解毒，食滞不化，病反不解

苏××，男，29岁。

尿黄，目珠微黄，腹满纳呆2年多。医诊传染性肝炎。先以西药治疗1年不效，后以中药清热解毒，燥湿清热等1年亦不效。审其除尿色黄赤，目珠微黄，脘腹微满，纳呆乏力

外，并见舌苔白腻，脉弦紧数。综合脉证，思之：弦紧数脉者，肝胃不和，食滞不化脉也。治宜疏肝和胃，消食导滞。处方：川芎10克，苍术15克，香附10克，栀子10克，神曲30克，焦楂30克，茯苓10克，半夏10克，陈皮10克，连翘10克，莱菔子15克，麦芽15克。

服药6剂，尿色转清，食纳增加。经查肝功、尿胆素等均正常。

患者云：何用越鞠保和丸收功如此之速也？答曰：药证合拍也。今食积不化而久不导其滞，故湿热壅郁而为黄疸，今积滞除，湿热化，故得愈也。

流行性乙型脑炎

1.阴盛格阳，反以攻热，阴盛热盛，其病不解

患者，苏××，女，50岁。流行性乙型脑炎，深度昏迷，持续高热不退7天。前医以大剂白虎汤加减、西药、物理降温，其证不减。审之，除深度昏迷，高热40.1℃外，并见舌质红绛，脉数。综合脉证思之：舌质红绛者乃热入营血也，治宜清营凉血；再察其舌苔微黄，知其气分亦热也，当宗叶天士之谓：入营犹可透热转气。乃与清瘟败毒饮加减为法：蜈蚣6条，全蝎6克，生地30克，白芍10克，丹皮10克，丹参10克，元参30克，生石膏60克，知母10克，银花15克，连翘15克。服药3剂，体温降至37.5℃，神志转清。但服至第4剂时，体温又升至40.3℃，神志再度昏迷，再服上方2剂，诸症更甚。再邀予诊。审其除神昏、身热外，并见其腹软而大便失禁，且臭味不明显，指趾厥冷，面虽赤而舌苔薄白，

舌质淡嫩。因思仲景《伤寒论》有云："少阴病，下利清谷，里寒外热，手足厥逆，脉微欲绝，身反不恶寒，其人面色赤，通脉四逆汤主之。"又思尤在泾《伤寒贯珠集》云："下利消谷，手足厥逆，脉微欲绝者，阴盛于内也，身热不恶寒，面色赤者，格阳于外也。真阳之气，被阴寒所迫，不安其处，而游散于外，故显诸热象，实非热也。"本病之证很似此证，然医家多认为伤寒伤阳，温病伤阴。乙脑者，暑温证也，暑温医家只言其有伤阴之说，而无伤阳之论，岂敢逆天下诸医之说而予大辛大热之剂乎！不得已，勉以生脉散加味一剂试之。其证不减。再思仲景有言随证治之，前人有是证用是药之说，且本证阴盛格阳之象甚著。乃再与诸医相议：成无己《注解伤寒论》云："下利消谷，手足厥逆，脉微欲绝，为里寒；身热不恶寒，面色赤，为外热，此阴盛于内，格阳于外，不相通也，与通脉四逆汤散寒通阳。"此前用寒药伐阳气助格拒，非其治也，若再予寒凉则恐生命不久也，治宜急予破阴通阳，若稍迟疑恐不治。众医云：可。乃予通脉四逆汤：附子 10 克，干姜 10 克，炙甘草 10 克。服药 1 剂，神志即清，体温亦降 37.2℃，大便亦转正常。后果愈。诸医云：有是证，用是药，真乃卓见，尤应记之。

2. 腑实不除，但予清热，病在中焦，反治上焦，南辕北辙，怎能得愈

贺××，男，24 岁。6 天前，突然高热头痛不止，急诊入院。住院 3 个小时后即神志昏迷不清。急予清热解毒，清气凉营，清心开窍，清瘟败毒饮加减、安宫牛黄丸、西药、物理降温治之，至今一直不效。邀余治之。察其除深度昏迷外，并见其头、

身均置冰袋，按其头身均冰冷如尸，脉沉微欲绝，看其舌质红，苔黄厚干燥，腹微见膨隆，按其胃脘硬满。询其二便，家属答云：已7日未见矣。思之：此莫不是体厥之证？吴又可《温疫论》云："温疫得里证，神色不败，言动自如，别无怪证，忽然六脉如丝，沉细不应指，似有如无，或两手俱无，或两手先伏，察其人不应有此脉，有此脉者，皆缘应下失下，内结壅闭，营气逆于内，不能达于四末，此脉厥也。亦有过用黄连、石膏诸苦寒药，强遏其热，致邪愈结，脉愈不通……宜承气汤缓下之，六脉自复。""阳证阴脉身冷如冰，为体厥……口燥舌干，苔刺如锋，不时太息，咽喉肿痛，心腹胀满，按之痛甚，渴思冰水，日晡益甚，小便赤涩，得涓滴则痛甚，此下证悉具，但通身肌表如冰，指甲青黑，六脉如丝，寻之则有，稍按则无……以脉相参，表里互较，此阳证之最甚者，下证悉具，但嫌下之晚耳。盖因内热之极，气道壅闭，热极反兼水化，《内经》之亢害证也，乃至脉微欲绝，此脉厥也。阳郁则四肢厥逆，若素禀肥盛，尤易壅闭，今亢阳已极，以至通身冰冷，此体厥也；六脉如无者，群龙无首之象，证亦危矣，投大承气汤。"此证虽不如吴氏言谈之典型，然从其舌、腹可辨，且仲景《伤寒论》有云："少阴病，六七日，腹胀，不大便者，急下之，宜大承气汤。"乃与大承气汤。处方：厚朴15克、枳实15克、大黄10克、芒硝10克（冲）。处方刚毕，医云：朱老何不用安宫牛黄丸？"答曰：安宫牛黄丸乃治上焦之药，此病明系中焦腑实之证，故不与也？医又云：神志昏迷乃心君之病，安宫牛黄丸乃治心开窍之圣品，何不用之？答曰：神昏有在阳明和心包之分，非仅心包之疾能神昏也，此证病在阳明，不在心包，故不用安宫牛黄治心包，此正如《内经》适其至所意也。又问：清瘟败毒饮加减为方余屡用屡效，何此证反不效也？答曰：此正吴氏所谈之应下失下，但予冰伏之故也。鼻饲1剂，次日果然神清厥回，后果愈。

流行性腮腺炎

1. 外感复加，不知疏散，但予解毒，其病难解

岳××，男，6岁。7天前，突然两腮发现肿痛，医予抗生素治之，3天后，不但肿痛之状不减，反见身热达38.8℃。乃邀某医以中药清热解毒之品，板蓝根、元参、银花、连翘，外敷紫金锭治之，4天后，诸症不减。乃邀余前往诊治。医云：所应用诸药均老师所讲治疗腮腺炎方药，然何用之不效也？答曰：病发之始不见发热，三天之后始见发热，此必有新的病因加入也。新的病因为何？在小儿来讲，非外感，即食积。察其证不见腹胀满痛之苦，仅见头痛，时有喷嚏之疾，且脉浮数，乃外感之邪所致也。宜上方酌加辛凉解表疏散可也。加蝉蜕、薄荷、荆芥各9克。服药1剂，果然热退证减，后即愈。

2. 久郁积热，但予解毒，郁其阳气，其热不减

员××，男，5岁。5日来，两侧腮腺肿胀疼痛，发热持续不退。医始以抗生素及中药清热解毒、疏风解表之剂治之，不效。邀余诊视。医云：余用老师所介绍之经验，先用清热解毒，后用疏风清热，然其不效者何也？答曰：患者素有便秘，反复发热史，此乃素有积热之证。素有积热者，应佐通腑，此前用诸法所不及也。法宜疏风清热，清腑解毒。处方：蝉衣10克，僵蚕10克，片姜黄10克，板蓝根30克，元参15克，

大黄 5 克，薄荷 10 克。服药 2 剂，发热即解，继服 2 剂，愈。

3.但予解毒，不予散结，久病难除

赵 ××，男，38 岁。

两侧耳下腮部漫肿疼痛，咀嚼不便一个多月。医诊腮腺炎。始予西药抗生素与其他对症方法治疗无效，又加用中药普济消毒饮内服，紫金锭外涂仍无功。且数天来又发现睾丸肿痛。乃改邀余诊治。察其两腮虽肿大隐隐作痛，但色不变，睾丸虽肿大，但阴囊皮色几近正常，舌苔白，脉沉弦小数。因云：此乃火郁较久而痰凝也。治宜拟疏肝解郁，化痰散结。处方：夏枯草 30 克，赤芍 10 克，橘叶 10 克，苏木 6 克，青皮 10 克，元参 15 克，板蓝根 15 克。服药 4 剂，腮腺肿痛及睾丸肿痛消退近八成，又服 6 剂果愈。其母亦系中医，乃云：朱教授，既然诸医均介绍用普济消毒饮加减，紫金锭外涂有效，何本证反无效而引起并发症？曰：普济消毒饮者，乃清热解毒之良剂，其用于热毒蕴结者往往效如桴鼓，而本证发热不甚，热毒较轻，且脉见沉弦，乃气郁痰结较甚所致，此时若再过用寒凉必使痰凝不化，而病不除。故今以理气散结，微予寒凉清热解毒而愈也。

淋巴细胞脉络丛脑膜炎

表寒里热，不与散寒，但予清热，表寒反郁，其病不解

赵 ××，男，50 岁。

5 天前，在睡卧欲眠时，突感窗缝之风吹至头部，即刻感到头痛项强，继而全身关节肌肉疼痛，十几分钟后头痛加剧，恶心呕吐，恶寒发热，急至某院住院治疗。察其体温 39.8℃，

颌下、颈、腋部淋巴结肿大，血白细胞数正常，淋巴细胞增高。脑脊液细胞数 2500／立方毫米，淋巴细胞 92%。诊为淋巴细胞脉络丛脑膜炎。医除急予西药治疗外，并配予中药清瘟败毒饮加减为方 4 剂不效。邀余往治。察其虽头痛、身痛甚烈，但无神昏之苦，且述除头痛身痛之外，并见恶心呕吐，恶寒发热，心烦不安，口苦口干，舌苔白，脉弦紧略浮。综合脉证，思之：仲景有云："太阳病，或已发热，或未发热，必恶寒，体痛，呕逆，脉阴阳俱紧者，名为伤寒。""太阳病，发热而渴，不恶寒者，为温病。""太阳中风，脉浮紧，发热恶寒，身疼痛，不汗出而烦躁者，大青龙汤主之。"《伤寒六书纂要辨疑》云："羌活冲和汤，以代桂枝、麻黄、青龙各半等汤。此太阳经之神药也，治春夏秋感冒暴寒，头痛发热，恶寒脊强，无汗，脉浮紧宜发散，不与冬时正伤寒同治法。"羌活冲和汤即俗之云九味羌活汤之药味组成方也。此病脉证似伤寒之表证而不尽表证之病耳。又思吴又可《温疫论》云："温病初起，先憎寒而后发热，嗣后但热而不憎也。初得之二三日，其脉不浮不沉而数，昼夜发热，日晡益甚，头痛身痛，其时邪在伏膂之前，肠胃之后，虽有头痛身痛，此邪热浮越在经，不可认为伤寒表证，辄用麻黄桂枝之类，强发其汗……宜达原饮主之。"仲景云："伤寒，脉弦细，头痛发热者，属少阳，少阳不可发汗。"本证脉非少阳而兼少阳，证兼少阳而非少阳，乃太少合病，宜主予和解兼予解表。处方：厚朴 10 克，草果 10 克，槟榔 10 克，黄芩 10 克，知母 10 克，柴胡 15 克，桂枝 10 克，白芷 10 克，羌活 10 克。

服药 1 剂，头痛身痛稍减，恶心呕吐停止。脉浮紧。因思太阳为主者,宜解表散寒,九味羌活可也。处方:羌活 10 克,防风 10 克,细辛 4 克,苍术 10 克,白芷 10 克,川芎 10 克,黄芩 10 克,生地 10 克,甘草 10 克。

服药 1 剂,诸症俱失,体温正常,惟仍乏力,头晕,脉弦大。思之:气阴俱伤耳。拟清暑益气汤 4 剂,愈。

某医云:何脑炎而头痛高热反用辛温而愈,寒凉反剧?答:表寒者必予疏风散寒,若寒郁于表者,徒用寒凉以闭毛窍则热邪更炽,此仲景之用大青龙意也。近世有见脑炎即认热证而予寒凉致病加剧者,时有发现,慎之,慎之。

传染性单核细胞增多症

暑伤气阴,不益气阴,但清热邪,正气不复,病延日期

李××,女,9 岁。十几天前,突然高热持续不退,颈部淋巴结肿大,串串成珠。急至某院住院治疗,诊为传染性单核细胞增多症。先予抗生素等西药治疗 7 天,其热不降,继又配合中药清热解毒之剂 4 天,其热虽有下降,但仍然不够显著。察其面色㿠白,头身俱有汗出,颈部两侧结核串串连属约 20 余,按之微痛,不红,体温 38.5℃,舌质嫩红,苔薄白,脉虚大数。综合脉证,思之:热者寒之,此治病之正法,何用之不效?结核串串成珠者,恐未与散结消核之故也。乃予夏枯草、连翘、蝉蜕、元参辈投入 3 剂,诸症不减。某医云:此病乃单核细胞增多症,中药哪个是降单核细胞的药物呢?答曰:中药典籍未见有降单核细胞的记载,杂志亦未见有报道。今思仲景《伤寒》《金匮》两书均言脉证并治,何不求脉证以立法处方耳。汗出身热、脉大者气阴俱虚,暑邪外客证也。

可予东垣清暑益气汤。处方：党参 10 克，甘草 6 克，黄芪 15 克，当归 6 克，麦冬 10 克，五味子 10 克，青皮 10 克，陈皮 10 克，神曲 10 克，黄柏 10 克，葛根 15 克，苍术 10 克，白术 10 克，升麻 10 克，泽泻 10 克。药进 2 剂，汗减热退，继服 4 剂，诸症消失，愈。

百 日 咳

但治其咳，未通其腑，肠实肺实，逆气作咳

韩××，男，10 个月。一个多月来，阵发性痉咳，在某院住院 25 天，无明显效果。邀余诊治。医云：前用抗生素、多种镇咳药以及鸡苦胆等调治，其效不著，而住院之百日咳患者中大都有效其故何也？答曰：百部、紫菀、贝母、半夏、白前、麦冬均治肺之品，其不效者，恐乃他脏之所为。细询家长，并按其腹后云：患儿其腹如鼓，且数日不便，大肠与肺相表里，大肠壅滞，肺气不降，则上逆作咳作喘，此仲景以厚朴配杏仁治咳意也。可予治肺之品加大黄少许治之。处方：紫菀 3 克，半夏 3 克，陈皮 3 克，薄荷 2 克，丝瓜络 3 克，杏仁 3 克，紫苏 3 克，百部 12 克，大黄 1 克。服药 1 剂，其证大减，再进 1 剂，竟咳止而愈。

伤 寒

暑湿弥漫，三焦不化，但治中焦，其热难解

赵××，男，58 岁。壮热烦渴，汗出便溏 8 天。急住某院进行治疗，确诊为伤寒。医予西药治之，其热不减。邀治于予。审其除体温持续在 39.2℃～39.5℃外，并见其身热汗出，口渴，脉滑数。因思仲景《伤寒论》云："伤寒，脉浮滑，此表有热，里有热，白虎汤主之。"吴鞠通《温病条辨》云："手太阴暑温，或已经发汗，或未发汗，而汗不止，烦渴而喘，脉洪大有力者，白虎汤主之……身重者，湿也，白虎加苍术汤主之。"此证之壮热烦渴，汗出脉滑数，显系苍术白虎汤证。乃处：苍术12克，生石膏60克，知母12克，甘草10克，粳米30克，银花15克。服药2剂，诸症不减，反见痰多，泄泻，胸闷脘痞。因忆叶天士《临证指南医案》云："暑热必夹湿，吸气而受，先伤于上，故仲景伤寒先分六经，河间温热须究三焦，大凡暑热伤气，湿著阻气，肺主一身周行之气，位高，为手太阴经。据述病样面赤足冷，上脘痞塞，其为上焦受病显著，缘平素善饮，胃中湿热久伏辛温燥烈，不但肺病不合，而胃中湿热得燥热锢闭，下利稀水，即协热不利，故黄连苦寒，每进必利甚者，苦寒以胜其辛热，药味尚留于胃底也。然与初受之肺邪无当，此石膏辛寒，辛先入肺；知母为味清凉，为肺之母气，然不明肺邪，徒曰生津，焉是至理。昔孙真人未诊先问，最不误事，再据主家说及病起两旬，从无汗泄，经云：暑当汗出勿止，气分窒塞日久，热侵入血中，咯痰带血，舌红赤，不甚渴饮。上焦不解，漫延中下，此皆急清三焦，是第一章旨，故热病之瘀热，留络而为遗毒，注腑肠而为洞利，便为束手无策。再论湿乃重浊之邪，热为熏蒸之气，热处湿中，蒸淫之气，上迫清窍，耳为失聪，不与少阳耳聋同例，青蒿减柴胡一等，亦是少阳本药，且大病如大敌，选药若选将，苟非慎重，鲜克有济。议三焦分清治。从河间法。"吴鞠通《温病条辨》云："暑温蔓延三焦，舌滑微黄，邪在气分者，三石汤主之。"再审其舌滑微黄，问其口渴之状？言其口干而不甚渴。再思苍术白虎汤乃治中焦之品，且无化痰利湿，调理三焦之味，药非其治，故不效也。因拟三石汤清热利湿，宣通三焦。处方：滑石12克，生石膏20克，杏仁10克，竹茹10克，银花10克，黄芩6克，通草10克。服药2剂，热退利止，继服2剂，诸症消失，愈。

痢 疾

1. 当留针而不留针，但求速效，其效反缓

朱××，女，28岁。3天前，突然腹痛下利，里急后里，日数十行。因条件限制，无药予治。不得已，改用针法治之。采用不留针，强刺激法，一日1次，诸症不减。求教于家父。家父云：针足三里、天枢、中脘、气海。余云：已针三日矣。家父问：你怎么针的？答曰：采用的强刺激不留针法。家父云：误也。应留针30～60分钟。余云：患者刚刚进针即欲大便怎么办？答云：不可起针。但觉腹痛欲便即捻转各针，至其腹痛欲便感停止时留针，若再腹痛欲便就再捻，至留针30～60分钟时再取针，只有这样才能一次治愈，否则不可也。痢疾者，往往与积有关，积病之治只可缓消，不可猛攻，攻之则便通腐秽不除。针刺治积亦同此理，只可缓消留针，不可刺激过强而猛攻。余遵其嘱，针后留针1小时，果然一次得愈。

2. 正虚邪实，攻补宜缓，过用药饵，反增病势

耿××，男，25岁。泄利3年，一日10～20次不等。医诊慢性痢疾。始予西药治之微效，继而无功；再以中药治痢之剂治之，亦多始效，再用无功。邀治于予。审其脉弦细，

腹痛下利，里急后重。思之：仲景曾言："伤寒，脉微而厥，至七八日腹冷，其人躁无暂安时者，此为脏厥，非蛔厥也。蛔厥者，其人当吐蛔，今病者静而复时烦者，此为脏寒，蛔上入其膈，故烦，须臾复止，得食而呕，又烦者，蛔闻食臭出，其人常自吐蛔。蛔厥者，乌梅丸主之。又主久痢。"予乌梅丸加减为汤 10 剂，不效。乃求教于李师翰卿先生，云：里急后重，大便为白痢，乃寒积不化所致，宜温中导滞可也。余遵其意。处方：附子 12 克，肉桂 12 克，人参 12 克，白术 12 克，干姜 12 克，炙甘草 12 克，枳实 12 克，厚朴 12 克，大黄 9 克，焦山楂 30 克，山药 45 克。服药 1 剂后，腹痛、泄利均见加重，又服 5 剂，腹痛、泄利更甚。不得不经常以阿托品等药以止痛。再求教于李先生。云：脉沉细，肢厥，痢下白黏，里急后重，舌苔薄白者，脾肾虚寒为本，积滞不化为标，正虚邪实，攻补两难，实难措手。阳虚者当补火，补火者当宗《内经》少火生气，绝对不可壮火食气，壮火散气，以助火邪；除积只可缓消，不可攻下，以免大便迅疾而去，积反不除。又五脏来复六日为期，不可天天以治诸脏。乃予：附子 0.6 克，肉桂 0.6 克，人参 0.9 克，白术 0.9 克，炙甘草 0.6 克，木香 0.3 克，焦山楂 3 克，山药 3 克，大黄 0.3 克。并嘱服药 1 剂后，当停药 5 日，且必须禁用任何药饵。6 日后来诊，云：服药后无任何不良反应，但亦没有明显效果，仅见昨日大便减至每日 4 次。患者云：可否改为速效之药。先生云：不可也。必须候气来复，必须注意少火，必须注意缓消。再予上药每周 1 剂，一月之后，愈。

3. 湿热夹寒，但治其热，寒积不化，久痢难愈何××，男，40岁。

数年来，每至夏秋之交即患痢疾。此次发病后虽久用痢特灵、氯霉素亦时轻时重，不得已，改请某医以黄连、黄芩、黄柏、马齿苋、木香、大黄治之，仍然效果不够明显。邀余诊视。审其里急后重，便痢脓血，腹痛时作，脉弦滑时涩。乃云：此虽湿热下痢，然夹寒滞不化，治宜清热解毒，调和气血。芍药汤加减：白芍10克，当归10克，槟榔10克，木香10克，甘草6克，大黄3克，肉桂10克，黄连10克，黄芩10克。

服药4剂，诸症俱减，乃改为二日1剂，共服6剂，愈。

某医云：何用治痢之芩、连、柏、马齿苋不效，而用不治痢之药反有效？既然痢为湿热，何又加肉桂之大辛大热？答云：仲景曰："小肠有寒者，其人下重便血。"乃下利下重便血者夹寒也，夹寒者必佐温散，故以肉桂治之也。

4.寒热俱见，久痢阴伤，但治其痢，不护其阴，因致不愈

张××，男，46岁。

慢性痢疾3年多。医始以西药治之不效，后医以中药治之仍不效。近日以来，泄痢更加严重，里急后重，便利脓黏，时腹疼痛，一日4～5次至7～8次不等，指趾厥冷，脉沉细弦。综合脉证，思之：此脾肾虚寒也。治宜健脾温肾。宗附桂理中合四神丸。处方：附子10克，肉桂10克，党参10克，白术10克，干姜10克，炙甘草10克，补骨脂10克，肉豆蔻10克，五味子10克，吴茱萸10克。

服药4剂后，寸效未见。思之：证脉均为脾肾虚寒，何

用温补脾肾之剂不愈也？因忆景岳曾云：再参用药参机辨。细察前医用药有健脾温中者，有温补脾肾者，有温里固涩者，有温中导滞者，然均不效。乃悟：此必寒热久蕴，痢久阴伤所致。再询其证，果见夜间口干。乃拟苦辛酸法。处方：乌梅 12 克，肉桂 10 克，川椒 10 克，干姜 10 克，黄连 10 克，黄柏 10 克，附子 10 克，党参 10 克，细辛 3 克，当归 10 克，木瓜 10 克。

服药 6 剂，诸症果减，继服 6 剂，诸症消失，愈。

肺 结 核

1. 囿于肺炎消炎，结核养阴，不审脉证，久病不愈

苏××，男，38 岁。

感冒后 3 个多月，一直发烧、咳嗽吐痰，痰中带血。某院诊为肺炎。先用抗生素治疗不见好转，后又配用中药宣肺止咳，清热解毒治疗半月亦不见改善。不得已，乃转院治疗。诊为右肺结核、结核性胸膜炎。住院治疗 3 个多月，不但不见好转，反而日趋加重，又邀某医以中药养阴润肺，止咳化痰之剂治之约 40 天，病情仍然不见改善。审其舌苔薄白，脉虚大弦紧数，右脉大于左脉。因思其脉虚大者气阴俱虚也，弦者肝脉也，紧者寒也，数者热也。综合论之，乃气阴俱虚为本，肺虚木邪反侮，寒饮内郁化热之证也。阴虚者脉细数也，证非阴虚有热而但予滋阴养液，则痰饮不除也。治从补气养阴以培本，疏肝泻火，化饮温阳以治其标。处方：黄芪 15 克，地骨皮 10 克，紫菀 10 克，党参 10 克，茯苓 10 克，柴胡 10 克，半夏 10 克，知母 10 克，生地 10 克，白芍 10 克，麦冬 10 克，

肉桂 10 克，甘草 10 克。

服药 4 剂后，诸症大减，继服上药 40 剂，诸症消失，愈。

2. 当敛不敛，反与活血止血，其血不止

邢××，男，40 岁。

浸润性肺结核咳血时作时止 1 个多月。医先用西药治疗一个多月不效。邀医以中药清热解毒汤（原犀角地黄汤）加阿胶、三七治之，服药 6 剂，其效不著。审其咳血或为痰中带有血丝，或为大口鲜血，面色㿠白，舌苔净，舌质嫩红，脉虚弱而数。综合脉证，思之：脉虚弱而数者肺阴不足虚火扰动也；大口咳血者，阴虚火旺，火迫血行，肺气不得敛藏也。治宜养阴泻火，敛肺止咳。处方：百合 18 克，生地 15 克，熟地 10 克，元参 18 克，桔梗 6 克，甘草 6 克，麦冬 10 克，白芍 12 克，丹皮 10 克，白及粉 10 克（冲服）。

服药 3 剂后，咳血停止。某医云：三七乃止血圣药，如此咳血重证竟不用三七，不可也，不可也。乃于上方加三七参 9 克服之。

服药 2 剂，咳血又作。患者云：莫非三七之故乎？医云：非也，乃病未除也。继服 4 剂，咳血大作。再邀余诊之。诊其脉、舌与前仿佛。乃云：阴虚不敛者，稍佐丹皮之活血止血，亦恐活血太甚，若再加用三七则虚火难敛也，治宜急去三七之温而活血者，复加白及粉 10 克（分冲）、阿胶 10 克（烊化）。

药进 1 剂，次日咳血又止，继服 10 剂，追访 2 月，未见复发。

3. 病邪在肾，但予治肺，相火不降，吐血不止

苏××，男，29 岁。

肺结核大口大口地咯血一月有余。医予西药治之虽时稍

效,但不显著。邀医以中药咳血方、养肺阴、敛血气等法均不效。细审其证,除咳血时或一杯或痰中带血外,并见其脉虚数尺脉大。综合脉证,思之:尺脉者肾也,尺脉应小于关寸诸脉,今反大者肾虚相火妄动上凌肺金也,前用诸药或泻实火,或滋肺阴,药非治其病之所在,此即《内经》"适其至所"之反也。因拟滋阴降火。处方:麦冬 10 克,生地 10 克,元参 50 克,地骨皮 10 克。

服药 1 剂后,咳血顿止,继服 6 剂,愈。

4. 瘀血不除,血不归经,但予滋阴泻火,治之乏效

甘××,男,39 岁。

纤维空洞性肺结核十几年。近几年来,反复咯血,曾先后住院数年,咳血一直不止。特别是近一个月来,咳血尤为严重。曾因大量咳血而休克 2 次,经过抢救才脱离危险,但时至今日仍然咳血不止。细审其证,除咳血之外,并见神疲乏力,全身瘦削,皮肤干燥,气短咳嗽,吐痰,胸满胸痛,食欲不振,舌苔白,脉沉弦细。综合脉证,诊为气滞血瘀,郁而化火,血不归经。治拟疏肝理气,活血止血,清热泻火。处方:柴胡 10 克,白芍 10 克,降香 10 克,茜草 10 克,黄芩 10 克,元参 15 克。

服药 1 剂,咳血停止,继服 10 剂,愈。

某医问:肺结核病,中医称为肺痨,乃阴虚火旺为病,故治疗上多主张养阴清热。咳血者多主张用咳血方、百合固金汤,然老师不用者何也?阿胶、三七均止血良药,老师亦不用,其故又何也?答曰:咳血方、百合固金汤确为肺结核咳血之良方,但因其为养阴泻火之剂,故只适用于阴虚火旺,

脉见细数的咳血，至于本证，从证脉来看乃气滞、血瘀、郁而化火之象，故只可采用疏肝理气，活血止血，泻火之品，否则，但予滋阴之补必使气血更加壅滞，血滞则血更不归经。至于为什么不用三七，因其性温助火，阿胶滋阴收敛不利于活血，故不用。

5. 不察虚实，不审病位，但施止血，其血不止

钱××，男，43岁。

咳血反复发作3年。医诊肺结核。先用西药治之不效，继又请中医以活血止血，凉血止血之剂治之仍不效。细审其证，咳血之状，呈痰中带血，有时为血丝，有时为血块，即使不是痰中带血，也是仅在咳嗽的同时咯一二口而已，但每次咳嗽均见咳血，咳声低微，咳痰不多，疲乏无力，食纳较差，面色㿠白，脉细弱。综合脉证，思之：面色㿠白，脉细弱者，肺阴亏损之疾也。治宜滋阴润肺，佐以止血。处方：百合30克，生地15克，熟地9克，元参10克，川贝母10克，桔梗6克，甘草6克，麦冬10克，白芍10克，当归10克，白及10克（研、冲）。

服药4剂，咳血停止，继服4剂，咳血消失。

医云：百合固金汤为治肺痨名方，其治咳嗽之功不可忽视，然其止血之力如此明显未之闻也，可明示之。答曰：百合固金汤虽为滋阴降火之方，然其降火之力不足，滋阴之力较盛，若用于阴虚火不甚旺，脉见细弱之咳血尤效，若再配以白及之收敛止血，则其效更著。前用诸方，或用活血止血而不效，乃证无瘀血可治则血更离经而出血；或用清热泻火止血而不效，乃因此火非实火，而为阴虚之火，此即《内经》

治旺气而不效之意也。

结核性腹膜炎

1. 不分寒热，但予利水，久治不效

石××，男，45岁。

腹胀腹痛5个多月。医诊结核性腹膜炎。先以西药治疗3个月效果不著，后又以中药理气行水等治疗近2个月亦无明显效果。细审其证，腹胀，腹水，全腹疼痛，大便稀溏，一日数次，按其腹壁呈揉面感，舌苔薄白，脉沉。综合脉证，思之：腹胀腹痛昼轻夜重者寒湿也；沉脉者，病在里也，气滞血瘀也。综而论之，乃寒湿郁滞，郁而化热也。为拟温阳除湿，清热消胀。处方：附子6克，生薏米60克，败酱草60克，冬瓜子60克，白芥子1克。

服药2剂，腹胀腹痛好转，继服20剂，诸症消失，愈。

医云：薏苡附子败酱散为仲景治疗肠痈之方也，何用于结核性腹膜炎有效？答曰：薏苡附子败酱散方确系治肠痈之方，然其用于身甲错，腹皮急者则同也。且薏米不但泄脓，亦且除湿；附子不但辛热散结，亦且振奋阳气；败酱草不但排脓，亦且能够破瘀利水解毒，今复加冬瓜子的理气除痰、白芥子辛温通阳，利气破积，故能治结核性腹膜炎。至于为何以理气利水而不效，乃未予活血，未予通阳，未予散结耳。

2. 不审寒热，但予解毒利水，其病难解

李××，男，35岁。消瘦乏力，腹痛腹胀2个多月。医诊结核性腹膜炎。经用抗结核药、腹腔放液等治疗，虽然有时腹胀减轻，但一直不能解决根本问题。后又配合中药解毒利水，理气活血治之，仍无明显效果。审其消瘦乏力，腹胀腹痛，有移动性浊音，按之腹壁柔韧感，舌苔白，脉沉细弦。再审其腹胀腹痛尤以遇冷或下午较重。因思结核病者诸医多作阴虚考虑，骨关节结核则多作阳虚考虑，此证虽为结核病，但无阴虚之脉细数与骨蒸盗汗，亦无明显的气虚血虚之证，因此暂不作虚证考虑，且其有明显的腹胀大而疼痛的标实证，故应先从实证以治；又腹胀腹痛尤甚于午后阴时，脾之主令时，此必兼寒湿为患，且病久入络，还当佐以活血利水。再思薏苡附子败酱散，其虽为治疗肠痈而设。然其既有薏米的利湿，又有附子温阳通经，败酱草的活血利水，故可用之。前用诸方虽有利水，但缺温阳；虽有活血，但缺除湿。故处方：附子10克，生薏米40克，败酱草40克。服药1剂，腹痛腹胀稍减，继服20剂，诸症消失，果愈。

皮肤结核病

不审病位，不审上下，当升反降，久治不愈

贺××，女，42岁。

足、踝、小腿、膝、大腿紫红色结节12年。医诊皮肤结核。其病开始时，因未作病理切片检查而按结节性红斑治疗4年，但因始终不效，而进行病理切片检查，并作结核菌素试验，始确诊为皮肤结核病。确诊后又采用抗结核药治疗3年，仍无明显效果。乃再请中医配合治疗，始以活血解毒，后以燥湿清热均不效。细审其证，除结核结节40个，质紫而韧，按之痛外，并见脉弦紧。综合脉证，思之：病仅在下肢而不在上肢者湿热也，其如东垣脚气疮疡意也。当升清除湿以泄热也。

方宗当归拈痛汤。处方：当归 15 克，羌活 10 克，防风 10 克，升麻 10 克，猪苓 10 克，泽泻 10 克，茵陈 15 克，黄芩 10 克，葛根 15 克，苍术 10 克，白术 10 克，苦参 15 克，知母 10 克，甘草 6 克。

服药 4 剂，结节减小，疼痛减，继服 10 剂，结节消失近半，继服 30 剂，结节全部消失，后果愈。

某医云：既云如疮疡意何不用清热解毒？答曰：前医久用清热解毒不效也。且本病非仅有热毒，亦且有湿热沉滞于下矣。故以羌活通关节，防风散留湿，苦参、黄芩、茵陈、知母以泄湿热，当归和气血，升麻、葛根助阳以升清，苓、泽泻湿降浊，参、甘、二术补正固中。

钩端螺旋体病

囿于湿热，不详辨证，以寒作温，其病不除

赵××，男，25 岁。发热恶寒，头痛身痛，小腿疼痛不能活动 3 天。医诊钩端螺旋体病。急用青霉素等西药治之不效。察其发热达 39.2℃，咽痛头痛，身痛，急予银翘散去牛蒡子加生薏米、滑石、杏仁方，以清热解毒，除湿解表。服药 3 剂，诸症不减。至第五天往诊。患者云：服李医生之药 1 剂即愈矣。询之，李医生云：吾见其一直高热不退，甚为着急，乃予大青龙汤 1 剂，服药 1 小时后即见微微汗出，4 个小时后体温即降至正常，6 个小时后，则诸症全消。再问：你怎么想起用大青龙汤？答曰：前天朱老师讲《伤寒论》大青龙证，吾见其证与《伤寒论》所述大青龙汤证完全相同，故用之。老师曾讲不管是中风，还是伤寒，还是其他病，但见"脉浮紧，发热恶寒，身疼痛，不汗出而烦躁者"，均可用大青龙汤。此病虽叫钩端螺旋体病，虽然诸医都说按湿温治疗，但此证却似大青龙证，所以冒然用之也。余云：辨证乃治病之灵魂，不可违也。若囿于一说而不辨证，必误也。

阿米巴肝脓肿

但予解毒清热，不辨脏腑虚实，当攻不攻，当和不和，其病难解

盛××，男，38岁。

高热持续不退7个多月。某医始见其右侧胸痛，气急，咳嗽，肺部湿啰音，诊为肺炎。予多种抗生素、磺胺等治疗近2个月不效，后又见其肝脏弥漫性增大，腹胀、恶心，食欲不振，诊其为菌血症，配加中药清热解毒，清营凉血重剂4个月治疗无功。不得已，又转入某院，进行肝穿检查：除发现大量阿米巴原虫外，并有大量的金黄色葡萄球菌、大肠杆菌等。于是除继续应用抗生素外，又加入了抗阿米巴的药物进行治疗。但半个多月后，诸症均不好转。细察其证，除体温39.7℃外，并见寒热阵阵，恶心欲吐，腹胀腹痛，肝大平脐，疼痛不可触近，咳嗽气短，体瘦神疲，大便微溏，小便黄赤，脉弦滑而数。综合脉证思之：寒热往来，恶心欲吐，脉弦者，少阳之证也；腹满腹痛拒按，阳明实证也。肝痈之疾，复见少阳阳明，但予清热解毒消痈则不可治也。因拟和解攻下，佐以清热消痈。处方：柴胡24克，半夏10克，黄芩10克，枳实10克，赤芍10克，大黄10克，白芥子10克，银花15克。

服药1剂，大便二行，寒热、恶心、腹满胀痛均骤减，

体温38℃。继服4剂，体温正常，饮食增进，精神大增，后果愈。

某医云：何前用银花近120克，连翘30克，以及黄芩、黄连、败酱草之属，并大剂量的抗生素、抗阿米巴原虫药治之不效？而改用银花仅15克即愈也？答曰：枢机不利未予和解，腑实之证未予通下所致也。

黑 热 病

瘕积蕴热，不知缓消，但清其热，何者能解

胡××，男，6岁。半个多月来，日渐腹部胀大，发热鼻衄，脾大过脐。医诊黑热病。予斯锑黑克治之不效，继又配合中药清热解毒之剂仍不效。审其体温39.5℃，腹部胀大，脾大过脐，质软，肝未触及，时鼻衄，脉数。先予清热解毒剂3剂予之，不效。求教于家兄朱庆丰先生。云：瘕积不化，腹大、发热，脉数者，宜活血化积，导滞泻热。处方：大黄10克，硫酸镁10克，共为细末，每日3次，每次2克，冲服，外贴二龙膏。2天后，发热即退，纳食增加，10日后，腹大，脾大恢复正常，后果愈。家兄云：瘕积之证，不消其积，但清其热，不可也。

蛔 虫 病

1. 蛔虫应驱，不辨寒热，虽驱不去

勾××，男，6岁。2年来，胃脘、脐腹经常疼痛，食纳减少，并时有蛔虫排出，虽多次服用驱虫药物，其效不著。邀某医治之。云：西药不如中药，应改用中药驱虫。处方：使君子10克，槟榔10克，榧子10克，胡黄连10克，大黄10克，苦楝皮 10 克。服药 3 剂，腹痛不但不减，反见加重，且未见虫体排出。数日后，再邀余治。察其舌苔薄白，腹满，按之有索条物起伏，脉弦紧涩。因云：脉弦紧涩者寒也。治宜健脾温中。处方：丁香 3 克，小茴香 3 克，肉桂 3 克。服药 1 剂，腹痛即解，食纳亦增。加吴茱萸 1 克。1 剂后，便出蛔虫 10 条。后果愈。

2. 蛔病驱蛔，不辨虚实，但予劫夺，久治不效

王××，男，成。

腹痛隐隐，时或剧痛 20 多天。医作蛔虫病论治，先用驱蛔灵治之而诸症更甚，后又易医以中药乌梅汤加减治之，痛不减，再邀马振岳先生诊治。云：蛔病本当驱蛔，何驱蛔之法不效也？正虚也，正虚当补，不任克伐劫夺，故不愈也。余有妙方，可治之。急处：甘草 10 克，粳米 20 粒，蜂蜜 30 克。

服药 4 口其痛果缓，服药尽剂，痛止，便蛔十余条，愈。

余思之：乃仲景《金匮》法耳。仲景云："蛔虫之为病，令人吐涎，心痛发作有时，毒药不止，甘草粉蜜汤主之。"甘草粉蜜汤者，由甘草、粉、蜜三药组成。甘草、蜂蜜两药历代医家均无异议，而粉者为何？铅粉乎？米粉乎？持铅粉之议者，云：铅粉有毒能驱虫，当为铅粉；持米粉之议者，云：当米粉，因其为毒药不止者用之。余读《金匮》久久不知何者为对，今睹此情始解也。自此之后，凡见毒药不止者，恒以甘草、大米、蜂蜜为方治之，均效如桴鼓。

3. 脘痛吐蛔，驱蛔不效，脉弦而细，知其寒实，温下始瘥

邢××，女，65 岁。

胁下腹痛，阵阵而剧，时而吐蛔一个多月。医诊胆道蛔虫病。先用阿托品等止痛，后用驱蛔之剂不效，后又以中药乌梅丸加减止痛，使君、槟榔、苦楝驱蛔均不效。某医欲手术治之，然因患者拒绝而作罢。审其痛始从脐腹，继至胁下攻冲作痛，痛彻肩背、胁腰，脉弦细。思之：仲景曾云："胁下偏痛，发热，此寒也，以温药下之，宜大黄附子汤。"前方之用乌梅汤不效者，乃未顾及其实耳。服药 1 剂，果愈。

绦 虫 病

不辨寒热，但予驱虫，虫体不出，反增呕吐

苏××，男，25 岁。3 年来，时时腹痛隐隐，疲乏无力，纳呆食减，体重日减，大便稀溏，时有面条样绦虫节片排出。医诊绦虫病。曾服槟榔、南瓜子方 10 剂，不效。某医云：虫也者，非用大剂泻下药不能排出，前用槟榔、南瓜子无效者，就在于此也。因拟槟榔 60 克，南瓜子 60 克，大黄 15 克，芒硝 15 克。药后不但虫体未见排出，反增腹痛难止，恶心欲吐，大便一日十余行。不得已，改邀余诊。察其除上症外，并见脉弦紧而数。综合脉证，思之：弦紧而数之脉者，寒邪凝滞也。宜温中散寒。处方：吴茱萸 12 克，槟榔 60 克，雷丸 10 克（研末，冲服）。服药 1 剂，腹痛稍减，再剂，排出虫体一条，放大镜观察头亦排出，但恶心呕吐仍未全止，乃予柴平汤加减为方，2 剂，诸症消失，愈。

上呼吸道感染——感冒

1. 以寒作热，不辨环境，徒用辛凉，久延病期芦××，男，58 岁。今年入夏以来，频繁感冒，医始以多种西药治之不效，继又改请中医治之，或丸，或冲剂，或胶囊剂，或辛凉解表汤剂，或养阴益气汤剂，前后治疗一个多月，并输液数次，均不效。余审其除经常喷嚏外，并见头、身酸痛，疲乏无力，微恶风寒，舌苔薄白，脉浮稍紧。综合脉证，思之：此似风寒表证。然风寒表证者多发生于冬季，此发生于暑夏热时，不相合也。勉予苏叶、防风、藿香等为剂予服。次日，其汽车司机开车来邀。余一进汽车顿感甚冷，且亦感全身有酸痛感。乃问：你开此车有多少时间？答曰：约有两月。再问：你开此车后有何感觉？答曰：不知怎么，今年入夏以来，我经常感冒，且服很多药都不顶事。余顿悟：芦氏之病就在于此。至芦家，诊后，乃云：伊之感冒乃空调所致也。除治疗用药外，并应控制空调之量，使室内、室外比较协调，汽车内外比较协调。并处辛温解表之九味羌活汤 1 剂。果愈。

芦云：医生不但治病，而且应考虑环境，妙也，高也。

2. 阳虚表寒，当予补阳益气，反以解表祛邪

李××，男，45 岁。

从战争年代始，即发现脘腹冷痛，医诊慢性胃炎、十二指肠球部溃疡、慢性肠炎，虽经中、西药物治疗多年，仍然反复发作。近 5 年又出现反复感冒。尤其是近 3 年来，几乎每个月发作一次。每次发病时，除鼻塞喷嚏外，并见头痛，项脊强，恶寒发热，无汗。此时若不治疗即常常拖延一月不愈，若治疗即引起胃痛、腹痛，不能饮食。此次发病已近一个月，仍然头痛，项脊强痛，恶寒发热，喷嚏鼻塞，脘腹冷痛，不能饮食。细察其证，除上述者外，并见疲乏无力，舌苔薄白，

脉沉细无力,指趾厥冷。综合脉证,思之：仲景《伤寒论》云："病人有寒，复发汗，胃中冷，必吐蛔。""脉浮紧者，法当身疼痛，宜以汗解之。假令尺中迟者，不可发汗，何以知然？以荣气不足，血少故也。""伤寒二三日，心中悸而烦者，小建中汤主之。"《医宗金鉴》云："中气素虚，虽有表证亦不可汗之"。上证之所以以解表之法不愈者乃未补其中焦耳。又思本证除胃脘冷痛之外，并见手足厥冷，脉沉细无力之阳气俱损状，若但健中则不可，必脾肾阳气俱补方可。再造散者，既补阳又益气，且微有解表之功，正如童养学《伤寒六书纂要辨疑》所说："再造散，治头痛发热，项脊强，恶寒无汗，用发汗药二三剂，汗不出者，庸医不论时令，遂以麻黄重药及火劫取汗，误死者，多不知阳虚不能作汗，故有此症，名曰无阳症。"因拟再造散加减：黄芪 10 克，党参 10 克，桂枝 10 克，附子 10 克，细辛 1 克，甘草 3 克，生姜 3 片，防风 2 克，川芎 6 克，羌活 2 克，白芍 10 克。

服药 3 剂，诸症均解大半，继服 2 剂，诸症消失，其后每月服药 3 剂，共服 9 剂，愈。

3. 三焦郁热，反用补益，火邪烁金，卫气不固

苏××，女，30 岁。

三四年来，感冒反复发作。医诊卫气不固，久用玉屏风散，补中益气丸治之。不但不效，反见加重。开始每月一次，以后逐渐变为每周一次。特别是近一个月来，几乎每天都处于感冒状态之中。细审其证，除一般的感冒症状外，并时时感到口鼻干燥，口苦心烦，头晕胀痛，便干尿赤，脉弦而滑。因思脉证显属三焦郁热，何不用清泻三焦之剂治之。因处：

黄连上清丸，一日2次，一次1丸。

服药一月，诸症果愈。

一友问：反复感冒当属气虚，气虚者当益气固表，此历代医家之常用法耳，何此患者用之不效？而你用黄连上清反愈也？答曰：反复感冒为卫气虚乃颠扑不破的真理，但卫气之虚有肺气不足所致者，有荣卫失调所致者，有火邪凌金所致者，此证之虚乃三焦郁火烁金而致，故泻其火而愈也。

4.暑热伤气，气阴俱伤，反用清热，其病不愈

苏××，男，30岁。

一个多月以来，感冒一直不愈。先用抗生素、康泰克、感冒通等不见好转，后又用中药清热解毒、疏风清热等仍不效。细审其证，除发热头晕，疲乏无力外，并见口干，纳呆，多汗，喷嚏，舌苔薄白，脉弦大紧数等证，且病发于夏季暑令之时。因云：此乃暑热外客，气阴俱伤之候。拟用清暑益气，养阴清热。处方：党参10克，甘草6克，黄芪15克：当归10克，麦冬10克，五味子10克，青皮10克，陈皮10克，神曲10克，黄柏10克，葛根15克，苍术15克，白术10克，升麻10克，泽泻10克。

服药4剂，愈。某医问：《温病条辨》吴鞠通列暑温上焦病有五方。其一为人参白虎，其二为东垣清暑益气，其三为新加香薷饮，其四为生脉散，其五为清络饮。何先生独选东垣清暑益气？答曰：人参白虎者尤善治口渴甚而右脉洪大而数者，因其热甚津气两伤也。生脉散者主用于脉散大汗多，喘喝欲脱者。新加香薷饮者主用于汗不出者。清络饮者主用于但有余邪未尽者。本症既有汗，又见脉弦大紧数之表寒证，

乃表里合邪，正虚邪实之证，故宜用东垣清暑益气汤。又问：何不用孟英清暑益气汤？答曰：孟英清暑益气者虽为暑伤津气者设，然其总以阴虚有热为主，而此证脉却见弦大紧数，弦大紧数之脉者气虚多于阴虚，且夹表寒也，故只宜东垣清暑益气汤。再问：何用清热解毒，疏风清热而热不减？答曰：气阴俱虚也。虚者当补，正虚为主而邪气亦在者，尤当重补，不补则邪不除也。

5. 但知解表，不审病机，不审标本，徒施药饵

黎××，女，38岁。

七八年来，每次月经将至前一两天即出现头痛身痛，鼻塞流涕，频繁的喷嚏，或见轻微的咳嗽，月经过后两天以上症状自然消失。前后曾用多种西药和中药清热解表、疏风散寒、益气固表等剂进行治疗，但一直小效。特别是近两年来，以上症状更加严重。此次月经来潮前 3 天即感头晕头痛，鼻塞喷嚏，眼痒流泪，鼻流清涕，全身酸痛，月经来潮之后以上症状更加严重，应用感冒清、感冒冲剂、扑尔敏、去痛片 5 天，疏风解表剂中药两帖不见好转。细审其证，除上述者外，并见胸满心烦，手心热，舌苔薄白，脉弦细。反复思考：月经者，冲脉所主，冲脉者隶属于肝；肝者，将军之官也；将军之官者，调营卫，御外邪者也。肝郁血虚，郁而化火，则卫气不固，故反复感冒。前方之疏风散寒，益气解表，清热解表者，均非治其病之所在也。宜改予疏肝、养阴、解郁、清热。处方：柴胡 10 克，当归 10 克，白芍 10 克，白术 10 克，茯苓 10 克，甘草 10 克，干姜 3 克，生姜 3 片，丹皮 10 克，栀子 10 克。

服药 1 剂，诸症好转，继服 2 剂，诸症尽失。为彻底痊愈计，

每次月经来潮以前,均服药 4 剂。服药 3 个周期,共服药 12 剂,果愈。

6. 气郁不畅,卫气不行,不予理气,反予解表,伤卫助郁,病不得解

葛××,男,30 岁。

感冒 2 个多月,先用西药治疗 1 个多月不效,后又用中药疏风散寒、疏风清热、益气解表治疗 20 余天仍然不见改善。审其证见头晕头痛,全身酸痛,鼻塞流涕,不断喷嚏,眼微痒,轻微咳嗽,胸胁苦满,食欲不振,舌苔薄白,脉沉微弦。再询其发病原因,云:生气之后,突患感冒,其后即反复治疗,然至今不愈。综合脉证,反复思考:《素问·六节脏象论》云:"凡十一脏取决于胆也。"李杲云:"胆者,少阳春生之气,春气升则万化安,故胆气春升,则余脏从之。"肝胆相表里,肝胆郁则卫气不行,诸脏随之而郁,今其病始因气郁而复受外邪,治当解郁疏表,而反与解表以伤卫,补益以壅气,故其病久久不得而解。法宜调肝理气,佐以解表,其病自解。处方:党参 10 克,苏叶 10 克,陈皮 10 克,枳壳 10 克,前胡 10 克,半夏 10 克,葛根 15 克,甘草 10 克,木香 6 克,桔梗 10 克,茯苓 10 克。服药 3 剂,其病果愈。

7. 不知春秋,不知阴阳,不知和调,但予祛邪扶正,其病不愈

苟××,女,40 岁。

七八年来,每到春、秋二季即反复感冒,轻时五六天一次,重时二三天即一次。每次发病,虽然立即服药亦得七八天才能缓解,但刚缓解几天即又发病。最近两年多以来,虽然反复采用疏风解表，益气固表，以及胎盘球蛋白等方法治疗，亦无明显改变。细审其证，见头晕乏力，时时喷嚏，口苦口干，纳呆食减，心烦易怒，舌苔薄白，脉弦缓。综合脉证，思之：春、秋者，阴阳气交之令也；少阳者，胆也，胆气春升则万化均安，今少阳枢机不利，肝胆气郁，卫气不行，故反复感冒也。前用诸方，或补气以壅邪，或解表以伤正，不宜也。仲景于少阳一篇中，论少阳病有三禁，一禁汗，二禁吐，三禁下，即论其枢机不利者只可和，而不可汗、下也。今处以和解少阳，调营卫之法。处方：柴胡10克，半夏10克，黄芩10克，党参10克，炙甘草10克，生姜3片，大枣7个，桂枝10克，白芍10克。

服药3剂，诸症消失。其后每至春、秋即服药3剂，共服3年，果愈。

8.伏阴伏阳不知，但知解表益气，徒施药铒，终难取效

甄××，男，26岁。

五六年来，每至夏季即反复感冒。先用胎盘球蛋白治疗不效，后以中药玉屏风散、补中益气汤近百余剂无功。审其证见头晕乏力，喷嚏流涕，眼时痒，舌苔白，脉虚弦。综合脉证，思之：夏季者阴盛于里，阳盛于表，阳盛于外者，则气阴反伤，卫气不固，此东垣列补气养阴以治暑邪之意也。今之但用补气而不予养阴，则阴液更伤，卫气不固，故予玉屏风、补中益气不得痊愈也。处方：党参10克，甘草6克，黄芪15克，当归6克，麦冬10克，五味子10克，青皮10克，陈皮10克，神曲10克，黄柏10克，葛根15克，苍术10克，白术10克，升麻10克，泽泻10克。

服药3剂,诸症消失。次年夏季诸症又复出现,但比较轻微,服3剂又愈。其后,又连续2年,在未病前服药4剂,果愈。

9. 不求治本,但求治标,终归不愈

栗××,男,30岁。

遗精数年,屡治不愈。且近年来,每次遗精之后,即患感冒。轻者每周1次,重者每周3次。医先用西药治之不效,继又用中药益气养阴,固肾止遗之剂亦不效。细审其证,见头晕乏力,全身酸痛,喷嚏频作,发热,舌苔薄白,脉弦而细。综合脉证,思之:《灵枢·营卫生会篇》云:"营出于中焦,卫出于下焦。"下焦者,肝肾也,今病发于遗精之后,必肝肾俱虚,卫气不行,故而表气不固,而易得外感也。治以滋补肝肾,调理肝木。处方:柴胡10克,白芍10克,当归10克,生地18克,山药12克,山茱萸10克,白术6克,茯苓10克,泽泻10克,丹皮10克,栀子10克,薄荷6克。

服药30剂,愈。

急性气管炎和支气管炎

1. 痰热阻于上焦,不佐温阳,阴霾难散

苏××,女,35岁。咳嗽2个多月。先用西药治之不效,后又以中成药治之仍小效。察其除阵阵咳嗽外,并时时感到咽喉有阻塞感,黏痰甚难咯出,口苦口干,舌苔黄白而腻,脉滑而数。综合脉证,思之:滑数之脉者,痰火阻肺也。治宜化痰泻火。清气化痰丸加减。处方:制南星10克,半夏10克,橘红10克,杏仁10克,川贝母10克,瓜蒌15克,黄芩10克,枳壳10克。

服药 3 剂，寸效未见。因思：《内经》所云之寒者热之，热者寒之，乃千古不破之真理，然此让何故不效也。又思：清气化痰丸一方均取姜汁为丸，姜汁者，辛温行散之药也，入肺之药也。痰也者，乃阴霾之物，非阳不能化，故痰火之证常于大队化痰药中酌加温化之品以化痰。干姜者，入肺而温，善化肺中之阴寒，宜用干姜替生姜汁治之。乃于原方中加入干姜 1 克。服药 2 剂，愈。

某医问：仅用干姜 1 克是否太少？答曰：痰热之证仅可以辛温相佐，不可为主也，过用则热必炽，而病不除也。

2. 心下有水，但从肺治，以寒作热，其病难除

郜 ××，女，29 岁。感冒后频频咳嗽 3 个多月。医诊急性支气管炎。先用西药控制感染、止咳化痰。住院 40 天，效果不显而出院。出院后，又以多种中成药与汤剂治疗一个多月，仍然效果不著。细询其咳嗽尤甚于夜间临睡之时，有时因刚躺时剧烈咳嗽而不得不采用半卧位才能逐渐入睡，且剑突之下微有痞满感。舌苔薄白，脉弦紧。再察原用诸方，有养阴止咳者，有清化痰热者，有宣肺者，有降肺者。综合脉证思之：仲景《伤寒论》云：伤寒表不解，心下有水气，干呕，发热而咳……或喘者……小青龙汤主之。近人多用小青龙汤治喘，而曹颖甫《经方实验录》则用此治咳嗽，常常一剂得愈。又思小青龙者重在温肺兼化中焦偏上之饮，此证既有肺寒又有中焦偏上之饮，故宜之。且此证或用润药不化寒痰，或用清热不去治寒，或但用肺药而未顾及中焦，此方正合中、上二焦之证。乃拟小青龙汤加减。处方：麻黄 4 克，干姜 4 克，桂枝 4 克，白芍 4 克，细辛 3 克，半夏 4 克，甘草 4 克，五

味子4克。

服药1剂，咳减近半，继服2剂而愈。

某医问：何不用大剂之品治之？答云：久用药铒，正气已虚，再以猛剂以除邪，正气必受其害，故治以小剂。

3.枢机不利，当以和解，但从肺治，延误病期

何××，男，24岁。感冒后4个多月来，经常咳嗽。医诊急性支气管炎。先用西药抗感染，镇咳3个多月无明显效果，后又以中药丸、胶囊、口服液、膏剂等治疗近2个月亦无功。余以止嗽散、金沸草散加减一周亦无功。询之。患者云：近曾服中药20剂矣，其药大都与朱老所处之方相仿。再询其咳嗽尤甚于夜间与中午刚刚平卧之时。因思痰饮者下沉而阻肺，属阴，平卧时为阴位，故此时加重，治宜温阳化饮，小青龙汤可也。刚刚处方完毕。患者曰：请你看病之前，刚刚服用某医所开的小青龙汤2剂，服药后不但咳嗽不减，反而出现烦乱心悸。余审思再三，不得其解，不得不再求之于脉。察其脉沉弦而涩。再问患者曰：有胸满口苦否？答曰：不但有胸满口苦，而且有头晕心烦。顿悟：此少阳枢机不利，痰饮内阻耳。因忆仲景《伤寒论》云："伤寒五六日中风……胸胁苦满……心烦喜呕，或胸中烦而不呕……或咳者，小柴胡汤主之……若咳者，去人参大枣生姜，加五味子半升、干姜二两。"因拟小柴胡加减为方：柴胡10克，半夏10克，黄芩10克，干姜4克，五味子10克，紫菀10克，丝瓜络10克。

服药1剂，咳嗽大减，继服3剂，愈。

4.寒饮阻肺，反用寒凉，以寒治寒，必加病势

许××，男，3岁。

10 天前，突然发热，咳嗽微喘。急至某院住院治疗。诊为急性支气管炎。予抗生素、化痰止咳剂中药、西药治疗 10 天不见好转。审其喘咳不断，口鼻微青，发热，体温 37.6℃，舌苔薄白，脉弦以左为明显。因云：此外寒内饮，肺气不得肃降之证耳。可予旋覆花等药治之。处方：旋覆花 6 克（布包煎），前胡 6 克，细辛 1 克，半夏 6 克，荆芥 6 克，茯苓 3 克，甘草 3 克，紫菀 4 克。

　　服药 1 剂，咳嗽、喘、发热均大减，继服 2 剂，诸症消失，愈。

　　某医问：《方剂学》云：外寒内饮者，用小青龙汤，何先生不用小青龙而用金沸草散？答曰：仲景《伤寒论》云："伤寒表不解，心下有水气，干呕，发热而咳，小青龙汤主之。"小青龙汤者兼治心下之水饮，此证乃微饮在肺，只可从肺论治，此即所谓药要适其至所也。金沸草散诸药均肺药也，故以金沸草散加减为方以治之。

　　5.肝肺气郁，痰湿内阻，不去理气，但化痰浊，其病不解

　　郝××，女，62 岁。

　　3 个多月来，咳嗽吐痰，时轻时重，平卧时突然加重，而不得不经常坐起几次以减轻咳嗽，为此曾住院 2 次，共约一个半月，然咳嗽始终不见减轻。不得已，改请中医以化痰止咳之中药治之，或但予中成药，或汤、丸、散并投，然始终效果甚微，且日渐发现头晕头痛，胸满胸痛，脘腹不适，心悸烦乱。乃再求中医专家治之。审其咳声重浊，痰吐较稠黏，胸满胸痛，心悸烦乱，口干而黏，舌苔白，脉弦紧而滑。再

询其发病原因，云：感冒之后，复因受骗而发。云：此肝肺气郁，痰浊阻滞所致也。治宜疏肝理气，化痰止咳。处方：柴胡10克，半夏10克，黄芩10克，瓜蒌15克，桔梗10克，杏仁10克，青皮10克，陈皮10克，苏叶10克，甘草6克。

服药2剂，诸症俱减，继服15剂，诸症俱失，愈。

因思《素问·咳论》云："五脏六腑皆令人咳，非独肺也……肝咳之状，咳则两胁下痛，甚则不可以转，转则两胁下满。"此证乃肝肺同病，故治肺而不治肝则不可也。

6.肝肺同病，不审虚实，但去化痰，虚以实治，岂能得愈

赵××，女，40岁。

4个多月以来，经常不断地咳嗽。医诊急性支气管炎。始予抗生素、西药化痰止咳药不效，继又以中药止咳化痰、清热化痰、养阴润肺等剂亦无效。审其两脉弦紧，右脉明显大于左脉，因思右大于左者内伤也，气阴俱虚也；弦脉者肝脉也，紧脉者寒痰凝结也。乃再询其他诸症。患者云：病发于人工流产后不久。咳嗽之状，每咳则遗尿，且见胸胁苦满，心悸心烦，气短头晕，口咽干燥，生气或劳累必甚。乃云：此证乃气阴两虚为本，肝肺气郁，痰湿内郁为标，治宜补气养阴以培本，疏肝理气，化痰止咳以治标。处方：柴胡10克，当归10克，白芍10克，麦冬10克，党参10克，五味子10克，半夏10克，陈皮10克，青皮10克，黄芩10克，紫菀10克。

服药4剂，诸症若失大半，继服6剂，愈。

患者云：愚用止咳化痰、消炎解毒数月何见效不著也？答曰：虚实不分，脏腑不明耳。

7. 肾气不足，反从肺治，病位不同，治之不效

汤××，男，58岁。

咳嗽3个多月，每咳一声即遗尿点滴，有时因咳嗽数声而致裤子湿得难于再穿，为此不得不每日换裤子1~2次。为此曾先后请中、西医十余人进行治疗，然都以无效而作罢。乃改邀余治。余始以治遗尿咳方治之。处方：川芎10克，当归10克，白芍10克，半夏10克，陈皮10克，青皮10克，黄芩10克，人参10克，麦冬10克，五味子10克。

6剂后，诸症不减。再询其证，云：病发于前列腺手术之后，且时见腰痛。审其脉沉细弦尺稍大。乃云：前方治肝肺，此病乃肾虚之故，正如《素问》所云之肾咳也。因拟补肾为法。处方：熟地20克，山药12克，山萸肉10克，茯苓10克，泽泻10克，丹皮10克，附子10克，肉桂10克，五味子10克，车前子10克（布包煎）。

服药3剂，诸症消失，愈。

8. 痰饮阻于胸膈，不治中焦，但治上焦，久延时日

张××，男，50岁。

今年感冒之后8个多月以来，一直反复不断地咳嗽，痰难咯出，严重影响工作，为此不得不住院2次检查治疗。除西药外，仅只中药化痰止咳汤剂即服80多剂，然始终效果不明显。余检其方视之，大多为宣肺化痰止嗽之品，有泻白者，有止嗽者，有金沸草者种种不一。细询其证，除咳嗽痰多难于咯出之外，并感心下痞坚不适，脉沉弦紧数。因思仲景《金匮要略》云："膈间支饮，其人喘满，心下痞坚，面色黧黑，其脉沉紧，得之数十日，木防己汤主之。"尤在泾《金匮要略心典》云："支饮上为喘满，而下为痞坚，则不特碍其肺，抑且滞其胃矣。面色黧黑者，胃中成聚，营卫不行也。脉浮紧者为外寒，沉紧者为里实。里实可下，而饮气之实，非常法可下；痰饮可吐，而饮之在心下者，非吐可去，宜其得之数十日，医吐下之而不愈也。木防己、桂枝一苦一辛，并能行水气而散结气，而痞坚之处必有伏阳，吐下之余，定无完气，书不尽言，而意可会也。故又以石膏治热，人参益虚，于法可谓密矣。"又思中焦者，上中下三焦之轮轴，中焦阻滞，斡旋不能，则肺气不降，肾气不升耳。因拟木防己汤加减：防己10克，桂枝10克，生石膏15克，人参10克，半夏10克，陈皮10克，紫菀10克，茯苓6克。

服药3剂，咳嗽次数及幅度均大减，继服4剂，诸症俱解而愈。

9. 燥痰在肺，不予凉润，反以清肺化痰，肺阴因损，咳嗽难愈

耿××，男，38岁。

4个多月来，咳嗽少痰，有时连续数十声方得暂时停止，停止半小时后又连续咳嗽数分钟，夜间经常因咳嗽难于睡眠片刻。为此曾数次住院检查治疗，虽经X线拍片、B超、CT检查数次迄未阳性发现，但药效始终未见。审其除阵发性剧烈咳嗽之外，并见咽喉不利，口咽干而喜饮，舌苔薄白质嫩红，脉弱而缓。因思病久者尤当审脉，脉弱而缓者，肺虚也；虚火相兼而成火逆上气之势，故阵阵剧咳也。仲景《金匮要略》云："火逆上气，咽喉不利，止逆下气者，麦门冬汤主之。"《金匮编注》云："此阴火上逆也。真阴之虚，阴火上逆刑金，为

火逆上气，咽喉不利，惟当壮水之主，以镇阳火。"再检视所用药钷。云：除博利康尼喷雾吸入有几秒钟的症状缓解而后加剧外，西药遍试均无效果。中药清热化痰、温肺化饮不但不效反见加重，即使养阴泻火亦功效不显。又思阴虚火旺者当养阴而效，而其不效者何也？脉数者热也，而本证脉不见数，反见弱而缓，弱而缓乃气阴不足而无火也，且燥痰阻肺，故但用养阴泻火不效也。治拟加减麦门冬汤：麦冬10克，沙参10克，半夏10克，紫菀10克，桑皮10克，甘草10克，百部15克，竹叶10克，炙杷叶10克。

服药4剂，咳嗽骤减，继服4剂，愈。

10.但治肺咳，不知五脏，久治不效

郑××，男，成。

咳嗽3个多月。医诊急性支气管炎。先以西药治疗1个多月不效，后又配合中药止咳化痰等亦不效。细审其证，咳嗽尤甚于早晨，且咳痰不多，口苦口干，烦躁易怒，大便干燥，舌质红，苔黄，脉弦数。综合脉证，早晨者，肝胆之时也，且脉见弦数，亦属肝火；大便秘结者，胃与大肠实火也。肝胃实火，上烁肺金，肺失肃降，则咳嗽也。治以清泻肝火。处方：当归10克，川芎10克，大黄4克，栀子10克，羌活6克，防风6克，青黛4克。

服药2剂，咳减六七，继服2剂，愈。

某医云：咳本在肺，为何以泻青丸法治之？答曰：《素问·咳论》曰："黄帝问曰：肺之令人咳，何也？岐伯对曰：五脏六腑皆令人咳，非独肺也……肝咳之状，咳则两胁下痛，甚则不可以转，转则两胠下满。"今证见脉弦数，且烦躁易怒，故为肝咳也。肝咳者，当调肝为主，今肝火为主，故当以泻肝火之法治之。

慢性支气管炎

1.肺肾俱虚，水泛为痰，但从治肺，不予补肾，久咳不除

周××，男，40岁。

两年多以前，在感冒之后发现咳嗽，经用西药治疗半年多不效，于是改用中成药进行治疗，治疗近8个月，仍然时好时坏，医生多次劝他休息，但因讲课任务太重，一直不能休息。最近七八个月来，常因咳嗽影响讲课，有时一开始讲课即连续咳嗽二三十声，停止后，再讲课十几分钟，又连续咳嗽十几声，平均每节课少则咳嗽两次，多则四五次。为此不得已，又连续服药近60剂，但至今仍然不见改善。询其咳嗽之状，云：干咳少痰，常常咳嗽二三十声才能停止，它无所苦。察其舌苔薄白，脉濡缓。再察前医所处之方，有以养阴润肺者，有以化痰止咳者，有寒者，有热者，然效均不著。因思《景岳全书·咳嗽》云："外邪证多有误认为劳伤而遂成真劳者，此必其人气体柔弱，而医家望之已有成心，故见其发热遂认为火，见其咳嗽遂认为劳，不明表里率用滋阴降火等剂，不知寒邪既已在表凉药不宜妄投，若外既有寒而内又得寒，则表里合邪，必致邪留不解，延绵日甚……但天安煎以金水六君煎或柴陈煎之类，不数剂而可愈矣。"又说："治肺肾虚寒水泛为痰或年迈阴虚血气不足，外受风寒咳呕恶多痰喘急等证神效。"此证虽无呕恶多痰喘急之苦，然其久咳已及于肾，故宗之。处方：半夏10克，陈皮10克，茯苓10克，

甘草 10 克，熟地 10 克，当归 10 克。

服药 4 剂咳嗽大减，继服 10 剂，愈。

2. 虚实并见，寒热并存，不判比例，难用药钼

尝治患者郝××，男，37 岁。5 年前，感冒以后即经常咳嗽，经中、西药治疗一直没有明显效果。3 年前，因工作比较劳累，日渐感到气短乏力，某院检查治疗后，确诊为慢性支气管炎、肺气肿、纤维空洞性肺结核、肺源性心脏病、冠状动脉硬化性心脏病、心肌劳损。住院治疗一年多，不见改善而出院。出院后，又请中医治疗一年多，亦未发现明显效果。审其除咳嗽微喘，气短乏力，心悸心烦外，并见其消瘦乏神，面色青紫，口唇、舌均发绀，浮肿，手、臂、腿、足亦紫暗浮肿，手指呈杵状，指、趾厥冷，舌苔黄白厚腻，脉虚大弦数。按其胃脘硬满不适，深按则气短难于忍耐。思之再三，难于措手。不得已，乃求教于前医所处之方及其服药后之疗效得失，患者乃举其要者 40 余尽陈之，云：射干麻黄、小青龙加减方药后不但咳喘不减，反见口干舌燥，心悸烦乱；定喘、苏子降气大都半剂有效，再药则诸症加剧；生脉散加味大都前一剂有效，再剂腹满气短则加；人参蛤蚧、金匮肾气药后诸症不减，亦不增加，如此等等。再思历代医学大家医案，难治之疾尤重脉象。因云：脉大者，虚也，病进也；虚大者，气血俱虚也，气阴俱虚也；弦者，肝胆也，伏饮也，寒也；数者，热也，无发热而脉数者亦阳虚也。脉证相参，乃阴阳俱虚，寒饮内伏，久郁化热，肝邪凌肺，五脏俱病之候也。此病补之难功，泻之难效，非重视补泻之比例难效。因处黄芪鳖甲散加减为剂。处方：黄芪 15 克，地骨皮 10 克，紫菀 10 克，人参 10 克，

茯苓 10 克，柴胡 10 克，半夏 10 克，知母 10 克，生地 10 克，白芍 10 克，麦冬 10 克，肉桂 10 克，甘草 10 克。

服药 6 剂，咳喘气短，浮肿尿少，神疲乏力俱减，食纳大增，全身紫暗之色亦稍变浅，患者因感到此方有效，求某医抄方再与 7 剂服之。医云：人参补力太大，喘证不可服，应予党参；肉桂大辛大热，舌苔黄厚有热者不可服，应去之。乃将上方去人参、肉桂，加党参服之。药进 7 剂，诸症加剧，再邀余诊。处方仍宗原方 6 剂服之。药进 40 剂，诸症消退七八，再以原方继服 2 月，果安。

3. 心下痞坚，喘满支饮，不消其痞，但治其喘，喘证不愈

曾治患者贺××，男，45 岁。10 年前，感冒后一直咳喘不止，近 4 年来，咳喘日渐加重。为此，不得不住院治疗近一年，诊为慢性支气管炎合并感染、支气管扩张、肺气肿、肺心病、心肌劳损、慢性胃炎、十二指肠炎、胆石症。好转出院。出院后，诸症又见加重，虽予中、西药近一年亦不见效。审之，除咳喘短气难于接续外，并见其全身均呈紫暗色，消瘦浮肿，心下痞满胀痛，饮食难入，稍进饮食则非但痞满胀痛更甚，亦且心悸气短更加严重，指趾厥冷而手心反热，舌苔黄白厚腻，脉沉紧数。综合脉证，思之：气血大衰，痰饮内伏，寒热并见。宜处予黄芪鳖甲散加减方（同前）。

药后诸症非但不减，反见加剧。又思仲景《金匮要略》曾云："膈间支饮，其人喘满，心下痞坚，面色黧黑，其脉沉紧，得之数十日，医吐下之不愈，木防己汤主之。虚者，即愈，实者三日复发，复与不愈者，宜木防己汤去石膏加茯苓芒硝

汤主之。"木防己汤者乃化中焦痞坚之方也，若喘满而痞坚较剧者当治痞而消喘，此前方不效者乃治上焦而未治中焦之故也。处方：防己10克，生石膏15克，肉桂10克，人参10克，半夏10克，陈皮10克，紫菀10克，葶苈子4克，茯苓6克，芒硝3克。

服药2剂，诸症稍减，继服20剂，喘而气短消失七八，食纳大增，痞坚稍减五六，继服50剂，诸症全失。

4.痰阻中焦，反治上焦，痰所不符，焉能取效

张××，男，55岁。感冒之后8个多月来，经常咳嗽，痰难咯出，有时连续咳嗽十几声才能停止。为此曾连续2次住院检查治疗。除西药外，仅只中药即服80多剂，但始终效果不显著。审视其证，除咳嗽痰多难于咯出外，并见心下痞坚不适，舌苔黄白，脉沉弦紧而数。检视诸方，多为宣肺化痰之品，有泻白者，有止嗽者，有金沸草者，有麻杏石甘者，种种不一。因思仲景《金匮要略》云："膈间支饮，其人喘满，心下痞坚，面色黧黑，其脉沉紧，得之数十日，木防己汤主之。"尤在泾《金匮要略心典》云："不特碍其肺，抑且滞其胃矣，非木防己、桂枝，一苦一辛，行水气，散结气不得解。"中焦乃三焦之轮轴，中焦不得斡旋，则肺气不降，肾气不升，咳嗽不愈。前方之所以不效者乃未治中焦之疾耳。因拟木防己汤加味。处方：防己10克，桂枝10克，生石膏15克，人参10克，半夏10克，陈皮10克，紫菀10克，茯苓10克。

服药3剂，咳嗽大减，继服6剂，诸症消失，愈。

5.痰热阻肺，不佐温阳，阴霾难散

尤××，女，35岁。

咳嗽数年，近 2 个多月来加重。医始以西药治之不效，后又以中药止咳化痰、化饮止咳、清化痰热之剂仍不效。审其咳嗽阵阵而作，痰难咯出，且咽喉有阻塞感，舌苔黄白而腻，脉滑而数。因思滑数之脉者痰热阻肺也。治宜化痰清热。处方：制南星 10 克，半夏 10 克，橘红 10 克，杏仁 10 克，川贝母 10 克，瓜蒌 15 克，黄芩 10 克，枳壳 10 克。

服药 3 剂，寸效不见。因思热者寒之乃千古不移之真理，然其不效者何也？久用抗生素亦不效，又何也？又思痰饮者阴物也，阴物者非阳光不能散，正如仲景《金匮要略》所云："病痰饮者，当以温药和之。"前之用化痰不愈者，乃未佐用温散之味所致也。因拟上方加干姜 1 克。

服药 2 剂，咳嗽顿止，继服 2 剂，咳嗽全失而愈。

6. 心肾阳虚，水气内停，应予助阳，反助其火，其病难愈

赵××，女，40 岁。七八岁时，感冒后发现咳嗽，因条件限制没有进行治疗，至十几岁时，咳嗽日渐加重，25 岁时因一次感冒，突然喘咳，呼吸困难而住院，住院半个月咳喘消失而出院。其后，每至天气变化即感胸闷如窒塞感，咳嗽，到 30 岁时，每至冬天则喘咳，住院至春节前后就逐渐缓解，春节后即可上班工作。至 35 岁时，咳喘得更加严重，几乎一年四季都喘，特别是一到冬天，就根本不能出门。今年以来，喘咳尤重，不管服用任何药都没有见过一点效，没有平躺睡过一个小时的觉。察其形销骨立，端坐呼吸，喉中哮鸣音及痰声不止，神色不安，说一句话即需休息几分钟才能说第二句，身冷如冰，食纳几废，舌质淡，苔黄白而水滑，脉沉细数时

见促象，口唇、鼻翼、手指微见发绀。综合脉证云：此心肾阳虚，水饮上泛，真武汤证也，又且元气大衰，应以人参大补元气，杏仁降气定喘。处方：附子1克，白术1克，白芍1克，茯苓1克，杏仁1克，人参1克。

服药1剂，诸症均减。某医云：麻黄乃定喘之圣药，宜加之。上方加麻黄10克。服药后，喘咳气短更甚，且心悸难于忍耐。医云：药轻病重，哪能治病，宜加量服之。处方：麻黄10克，附子12克，茯苓15克，白术15克，白芍15克，人参15克，杏仁10克。

服药1剂之后，不但喘咳气短，心悸不减，反而发现身热汗出，烦躁不安。在患者及其家属的再三要求下，再邀余诊。云：此证已五脏俱损，心肾尤为阳虚，且水饮内停，水气上泛，乃正虚邪实之证，若稍事补阳则成壮火，故只可以小量补火助阳，而不可大补以散阳气，且附子乃走而不守之品，本证喘而短气，显兼肾不纳气之证，若过用附子，必成壮火，则更肾不纳气，且再配麻黄之升散，则肾更不能纳，水邪更要凌犯心肺，故不可也。处方：附子1克，白芍1克，白术1克，茯苓1克，人参1克，杏仁1克，干姜1克，五味子1克。

服药3剂，诸症大减，有时可以平躺一小时，饮食稍进，继进20剂，喘咳短气消减七八，体重增加近5千克。为加强补肾之功，加服金匮肾气丸，一日2次，一次1丸。至服药2个月后，喘咳消失，出院。

7. 不审脏腑，不查虚实，但予止咳，终归不治

苏××，女，36岁。

素有糖尿病，近一年来又患咳嗽。医诊慢性支气管炎。先

以西药治疗半年不效，后又配合中药川贝精、青果丸、消咳喘、川贝枇杷糖浆、竹沥水，以及止咳化痰的汤剂数十剂仍无明显效果。细审其证，除咳嗽之外，并见头晕心烦，胸满背困，咳而遗尿，舌苔薄白，脉虚弦滑。综合脉证，诊为气阴两虚为本，痰郁气结，郁而化火为标。治拟补气养阴以培本，疏肝理气，清热化痰以治标。处方：柴胡 10 克，当归 10 克，白芍 10 克，半夏 10 克，陈皮 10 克，青皮 10 克，黄芩 10 克，党参 10 克，麦冬 10 克，五味子 10 克，薄荷 3 克。

服药 4 剂，咳嗽停止，继服 4 剂，愈。

某医云：化痰止咳之药治之何故不愈？答曰：素有气阴两虚之故耳。又问：为何曾用生脉散加化痰之品无效？答曰：生脉散加化痰之品主治在肺，而余所用方虽有生脉而却主治在肝。肝者，木也，木火刑金，肺气不降，主治在肝，不可主治其肺也，故以上方得愈，而应用生脉散加化痰之品则不愈也。

8. 但治其标，不知其本，久治不愈

申××，男，成。

咳嗽频作 1 年多，医诊慢性支气管炎。先用西药治疗半年多不效，后又配合中药止咳化痰亦不效。细询其咳嗽尤甚于早晨，咳痰不多烦躁易怒，头晕脑涨，大便秘结，舌质红，舌苔黄，脉弦数。综合脉证，反复思考：早晨者，肝胆所主之时也，肝火炽盛，凌烁肺金，肺气不降则咳也。治拟清肝泻火。处方：当归 10 克，川芎 10 克，大黄 4 克，栀子 10 克，羌活 10 克，防风 6 克，青黛 4 克。

服药 6 剂，愈。

某医云：此何不用止嗽之药而反愈也？答曰：《素问》云：
"五脏六腑皆令人咳，非独肺也。"此咳乃肝火所致，故以清
肝泻火而愈。

9. 气阴两虚，痰滞膈间，但予养阴，不去理肝，终非其
治

栗××，男，59 岁。

咳嗽不止，咽部干痛 1 年多。医诊慢性支气管炎、慢性
咽炎。先用西药治疗半年多不效，继又配合中药养阴润肺，
止咳化痰之剂半年多仍不效。细审其证，咳嗽少痰，咽喉干
痛而憋，心烦失眠，疲乏无力，舌苔薄白，脉濡缓。综合脉证，
思之：此气阴两虚为本，痰郁气结，阻于胸膈也。治拟补气
养阴，理气化痰。处方：黄芪 15 克，当归 6 克，麦冬 10 克，
党参 10 克，五味子 10 克，竹茹 10 克，枳实 10 克，半夏 10 克，
茯苓 10 克，甘草 6 克，菖蒲 10 克，远志 10 克，生地 10 克。

服药 6 剂，咽喉干痛憋胀，咳嗽均止，继服 6 剂，诸症消失，
愈。

某医问：此方乃为加减十味温胆汤方也。加减十味温胆
汤者，本为治疗失眠心悸健忘之方，今何用其于咳嗽而得愈也？
答曰：《素问·咳论》曰："五脏六腑皆令人咳，非独肺也……
心咳之状，咳则心痛，喉中介介如梗状，甚则咽痛喉痹。"今
证见喉中介介如梗状，咽痛乃心咳证也，故以加减十味温胆
汤而愈。此先用养肺阴而不效者，乃因其心病治肺，故不愈也。

10. 病在膈间，反治其肺，实以虚治，病久不愈

邵××，女，58 岁。

咳嗽吐痰而时稍喘 2 年多。医诊慢性支气管炎。先用西

药治疗无效，继又配合中药止咳化痰、养阴止嗽、补气化痰止咳、温肾化痰等剂亦无效。细察其证，咳嗽气短，痰难咯出，口干舌燥，胃脘痞满，舌苔白，脉沉紧。综合脉证，思之：仲景云："膈间支饮，其人喘满，心下痞坚，面色黧黑，其脉沉紧……木防己汤主之。"因作木防己汤加味。处方：防己10克，桂枝10克，党参10克，生石膏15克，半夏10克，陈皮10克，葶苈子1克，紫菀10克。

服药2剂，咳喘即减，继服20剂，咳喘得止，后果愈。

某医云：何用止嗽之剂而不愈，而用木防己汤反愈也？

答曰：脉沉紧，痞满，咳喘者，其病为膈间支饮所致也。寒饮结聚于膈间者非行水饮散结气不解也，其先但用化痰者未助其阳气斡旋升降，今用木防己汤者取其一苦一辛，行水饮散结气，以消心下之痞坚，石膏、人参一补一清以扶正祛邪，复佐半夏、陈皮、紫菀、葶苈子以化痰降肺止咳，则不但饮去，亦且嗽止矣。

支气管哮喘

1. 不分时令，阴阳不分，以热作寒，以燥作饮，其证难愈

张××，女，40岁。

20多年来，每至夏季暑热之令，即咳嗽、喘、喷嚏、鼻喉发痒，至秋季、冬季自然缓解。为此曾反复住院治疗。医诊支气管哮喘。虽遍用诸药效果不显，采用脱敏方法数次亦均失败。今年入夏以来，病情尤重，经常昼夜连续不断地咳喘，喷嚏，食纳、睡眠几近全废，为此体重由60千克降至42.5千

克。审其形销骨立，面色㿠白中透嫩红，咳嗽不断，喉中喘鸣有声，平卧不能，食纳极差，但微喜饮，舌苔净，脉虚稍数。再视诸医所用之药，有中药，亦有西药，西药除激素外，大多为止咳、祛痰、平喘及抗感染的药物，中药多为化痰定喘，温肺化饮，清热化痰，活血祛瘀，然其效果均不著明。再思其喘有明确的季节性，夏季者伏阴而肺热，冬季者伏阳而肺寒，此病发于夏季必有肺热而燥，此病之不效者恐在于以燥作寒，以燥作饮，过用辛热，苦燥之品伤其肺阴，致燥金更燥所致。又思仲景《金匮要略》云："膈上病痰，满喘咳吐，发则寒热，背痛腰疼，目泣自出，其人振振身瞤剧，必有伏饮。"其病至其年月复发者必兼伏饮也。综而论之，必肺燥兼饮为病耳。因拟养阴润肺，化痰止咳为方。处方：沙参10克，麦冬10克，紫菀10克，半夏10克，桑皮10克，甘草10克，百部15克，竹叶10克，炙杷叶10克。

服药1剂，咳喘大减，并能稍进饮食，继服10剂，症状全失。为了彻底痊愈计，其后每年夏季服药30剂，连服3年，果愈。

白清佐先生云：夏季之喘非比冬季之喘，冬季之治必须重温药，夏季之喘则养阴润燥方可。

2. 气阴俱虚，痰饮内郁，不扶其正，但化其饮，其病难愈

赵××，女，58岁。

从3岁始，每至气候冷热改变，季节时令改变，或稍闻异味，或接触某些物品，或吃鱼虾螃蟹之类即喷嚏流涕流泪，连续不断地咳喘，其后随着年龄的增加曾一度好转，但到50岁左右时咳喘又见加重，尤其是今年以来，几乎每天都咳，

都喘，不过有时轻有时较重而已。最近 3 个月来，病情更加严重，虽然每天都打针、吃药，中、西药都用，就是不见其效。有时用药稍有不对即更严重。审其咳喘气短，喉中有水鸡声，神疲乏力，口燥咽干，舌苔黄白，脉虚大弦紧而数。因思仲景《金匮要略》论虚劳首重脉象，云："脉弦而大，弦则为减，大则为芤，减则为寒，芤则为虚，虚寒相搏，此名为革，妇人则半产漏下，男子则亡血失精。"本病虽非虚劳，而其脉却为虚劳精血大伤，虚寒相搏之脉，证实乃气阴大伤，寒饮内伏证。前用诸方或小青龙，或定喘，或苏子降气，或射干麻黄诸汤加减不效者，乃因未扶其正耳。因处补阴益气、化痰止咳为方：黄芪 15 克，地骨皮 10 克，紫菀 10 克，党参 10 克，茯苓 10 克，柴胡 10 克，半夏 10 克，知母 10 克，生地 10 克，白芍 10 克，麦冬 10 克，肉桂 10 克，甘草 10 克。

处方刚毕，某医云：既曰寒饮，当用温药，何方中大用知母、地骨皮之清肺热也？答曰：弦紧为寒脉，自当用温药，此所以加肉桂之意也。然非仅见弦紧，且见数象，数者热也，且前已询及痰难咯出，口干舌燥，亦有热象，寒饮郁久化热，故寒热并用也。又问：方中用柴胡为何也？柴胡为肝胆药而用于肺疾，其理难解？答曰：仲景《金匮要略》云："夫治未病者，见肝之病，知肝传脾，当先实脾，四季脾旺不受邪，即勿补之；中工不晓相传，见肝之病，不先实脾，惟治肝也。夫肝之病，补用酸，助用焦苦，益用甘味之药调之。酸入肝，焦苦入心，甘入脾。脾能伤肾，肾气微弱，则水不行；水不行，则心火气盛；心火气盛，则伤肺，肺被伤，则金气不行；金气不行，则肝气盛。故实脾，则肝自愈。此治肝补脾之要妙也。

肝虚则用此法，实则不在用之。"本证显系肺虚之证，肺虚则心火来克，肝木反侮肺金，故以柴胡、白芍以理肝，麦冬养肺阴而泻心火。

服药4剂，诸症俱减，继服20剂，咳喘俱失。乃以上药研末，炼蜜和丸，一日3次，一次9克。服药1年，果愈。

3.肝木失达，木火刑金，但去治肺，不治其本，久久不效

晁××，女，10岁。

1周岁时，因感冒咳嗽，医予青霉素进行治疗，用药后不到1分钟即发现全身出疹奇痒，咳喘，身热，医急用激素进行治疗，岂不知病情更加严重，不得不停药，其后虽然自然缓解，但却留下了喘哮。近10个月来喘哮不止，胸高目突，喉中哮鸣音不止。西药很多都因过敏而不敢采用。中药宣肺定喘、化痰定喘、补肾纳气、养阴益气遍试无功。审之：口唇面颊均轻度发绀，喘哮气短，消瘦神疲，舌苔黄白，脉弦滑虚数。综合脉证，云：虚数之脉乃气阴俱虚之证；滑数之脉乃痰热之证，此证综而论之，可谓气阴两虚，痰热阻肺，故治宜补气养阴，化痰清热之剂。某医云：余已用此法久矣，然始终未见其效，且我所用之方亦先生曾经介绍之方，然其不效何也？答曰：此证尚有肝郁化火之故，请再询其证可知也。询之除上证之外，果然尚有头晕心烦，胸胁满痛之苦。医又问：先生何知其必有肝证？答曰：脉弦，故知也。因拟疏肝理气，养阴益气，化痰清热。处方：柴胡6克，当归6克，白芍6克，麦冬6克，党参6克，五味子6克，半夏10克，陈皮6克，青皮6克，黄芩6克，紫菀6克，丝瓜络6克。

服药 3 剂，诸症果减，继服 20 剂，诸症消失。其后亦偶有反复，然多以此方而效，愈。

4. 不审病因，不察病机，胶于定喘，泥于补肾，久久不愈

潘××，女，48 岁。

支气管哮喘时轻时重十几年，近 3 年来，因工作不顺利，又加家中被盗 2 次，而病情更加严重。曾先用西药治疗 1 年多不效，后配中药宣肺定喘、化饮止咳、补肾纳气等近 1 年亦不见好转，为此数年来只能端坐扶枕而睡片刻。近 3 个月来，又因肺炎而病情更加严重，为此除严重的呼吸困难外，并见寒热，呕吐，心烦心悸，胸中憋闷如窒塞感。经查心电图为左束支传导阻滞。为此某院以抗生素治疗 1 周，药后虽然寒热好转，但却出现严重的头晕耳鸣，恶心呕吐，四肢麻木，不敢睁眼。为此不得不停用西药，改为单纯中药治之。细审其证，咳喘气短，说话、呼吸、吃饭均感气短不能接续，口唇紫黯，胸满胸痛，心烦心悸，恶心呕吐，头晕不敢睁眼，亦不敢抬头，纳呆食减，手足憋胀麻木，时烦易哭，舌苔黄厚而腻，脉沉。综合脉证思之，肺虚者当脉浮大，今反见沉，必为郁证为主也。因拟疏肝化痰、宣肺降气。处方：柴胡 10 克，白芍 10 克，枳壳 10 克，半夏 10 克，陈皮 10 克，青皮 10 克，苏叶 6 克，郁金 10 克，瓜蒌 15 克，桔梗 10 克，杏仁 10 克。

某医云：如此重证之喘，竟不治喘，吾不解也？答曰：脉沉者，郁证也，郁不解郁，肺气更逆，今所以解郁者，解其壅塞之气也。前用诸方之不效者，未理其肝耳。

服药 6 剂，咳喘、胸满、心烦、恶心呕吐均减，继服 20 剂，

诸症减其六七。再察脉证，脉由沉转虚弦。思之：郁稍解而正虚耳。因拟扶正祛邪同施。处方：川芎10克，当归10克，白芍10克，麦冬10克，党参10克，五味子10克，半夏10克，陈皮10克，青皮10克，黄芩10克，丝瓜络10克。

服药20剂，喘咳停止，头晕、胸满、恶心均大减。乃以原方为丸，缓缓服之，2年后，诸症消失，愈。

患者云：如此之重疾，今得痊愈，真乃辨证论治之功。

支气管扩张

1. 瘀血阻滞，血不归经，但予止血，其血难止

石××，男，52岁。

大口咯血反复发作5年多。医诊支气管扩张。每次发病，一用西药即很快好转。但近1年来，咯血日渐加重，尤其是近3个月来，发作更加频繁。此次发病虽用西药治疗3天，配合中药咳血方、清热解毒汤加减2剂仍无效。审其咯血正作，瞬间即咯血半痰盂多，并见其面色黄而微青，胸满胸痛，舌苔薄白，脉弦数而涩。综而思之，云：面色黄而微青即仲景所谓晕黄也，脉弦数而涩者瘀血兼热也，合之于证论之。证乃瘀血阻滞血不归经，且肝肺俱热热迫血行也。前用诸药之止血、养阴、泻火而不愈者，乃活血之力不足耳。治从活血降逆，泻火止血。处方：射干10克，黄芩10克，降香10克，茜草10克，元参15克，冬虫夏草10克。

服药1剂，咳血停止。但仍咳吐黄厚浊痰，脉弦涩不调，以血府逐瘀汤加冬瓜子等为方，2月而愈。

2. 肝郁化火，瘀血阻滞，血不归经，疏肝泻火，活血止

血始效

甄××，女，40岁。

大量咳血，时发时止7～8年。医诊支气管扩张。每次咯血虽用西药可以暂时止血，但不久又出现咯血，西医为此数次建议手术治疗，然终因患者拒绝手术而作罢。于是改请中医以止咳化痰，凉血止血之剂治之，前后治疗3年仍然时作时止。近1年多来，多则1月，少则1周，必然咯血1次，尤甚是近2周以来，几乎天天咯血。乃邀余诊治。诊察之时，恰遇咯血正作，1分钟内即咳吐鲜血半痰盂，并见其胸满胸痛，气短乏力，面色萎黄，脉弦。综合脉证，诊为肝郁化火，瘀血阻滞，血不归经。急拟疏肝泻火，活血止血。处方：柴胡10克，白芍10克，茜草10克，降香10克，黄芩10克，郁金10克，枳壳3克，元参20克。

急煎1剂，服药40分钟后，咯血停止。继服40剂，追访20年未见复发。

某医云：前医用止血之剂不效，师用活血之剂收功；前医用凉血降逆而无功，师用升提之药反效，其故何也？答曰：本证脉弦而偏沉，乃郁证也，郁者非疏达而不解，此即《内经》火郁发之之意也，本证之用柴胡、枳壳、黄芩、白芍者，意在解郁泻火，郁解火除血自归经也。又理气之品配用血分之药亦可解血中之郁，散血分之郁火。故气滞、血滞郁而化火者，恒以柴胡以解之。

肺 炎

1.凉燥犯肺，不予辛温，反予清热解毒，寒邪闭郁，内

饮因生，久治不愈

黎××，女，成。

咳嗽胸满一个多月。医诊肺炎。始用抗生素等治疗无效，后又配合辛凉解表、清热解毒、宣肺止咳之中药治疗 20 多天仍无效果。细审其证，除咳嗽，胸满胸痛，疲乏无力，口鼻发干而不渴外，并见其体温 37.7℃，舌苔薄白，脉沉缓稍弦。因思病发于秋季，且见脉沉缓而弦，且久用寒凉之剂不效。必秋燥凉邪犯肺，肺气不宣，寒饮内生，且兼气郁所致也。因拟辛润化痰，理气止咳。处方：紫苏 10 克，陈皮 10 克，枳壳 10 克，前胡 10 克，半夏 10 克，葛根 15 克，木香 10 克，甘草 6 克，桔梗 10 克，茯苓 10 克，紫菀 10 克。

服药 2 剂，咳嗽即减，继服 10 剂诸症消失。X 线拍片复查：心肺膈正常。

某医云：何用麻杏石甘汤不效，而用非消炎药却有效呢？答云：肺炎虽肺热者较多，但寒饮阻肺者亦有之。本证脉、证均符合寒、郁、饮证之合邪所致，故用辛温、化饮、理气合法而愈。

2. 气阴俱虚，痰热内郁，不去养阴益气，但予清热解毒，其病不愈

郑××，男，50 岁。

咳嗽发热 2 个多月。某院诊为肺炎。始予青霉素、氨苄青霉素、先锋霉素等治疗 1 个多月，发热、咳嗽气短明显改善，但在 1 个月以后，以上症状不再继续减轻，多次胸部拍片阴影一直不见缩小，又请某医以养阴清热，化痰止咳之中药配合治之，10 剂后，诸症亦不见减。细审其证，除咳嗽吐痰之外，

并见疲乏无力，午后热甚，纳呆食减，舌苔薄白，脉虚大弦滑而涩。综合脉证，思之：脉虚大者，气阴俱虚也；弦者，肝也，木火凌金也；滑者痰也，涩者，滞也，寒也。合之于证，证而论之，乃气阴俱虚，痰热蕴肺，木郁化火，阳气不化之证耳。治宜补气养阴以培本，化痰清热，理气温阳以治标。处方：黄芪15克，地骨皮10克，秦艽10克，紫菀10克，党参10克，茯苓10克，柴胡10克，半夏10克，知母10克，生地10克，麦冬10克，桂枝10克，甘草10克，桔梗10克，桑皮10克。

服药6剂后，诸症消失，继服3剂，胸部X线片阴影消失。

某医问：既然本病是肺炎，那么应用抗生素与中药清热解毒剂就应该炎症消失，但其为何不效呢？答曰：炎症应用消炎药治疗本应证消而愈，但本证却长期不效，此必正气不足所致耳，正虚者为什么应用养阴而不愈，此乃挟气虚为患耳，故后以补气养阴以扶正，化痰清热，理气通阳而愈。

3. 寒饮阻肺，枢机不利，不予化饮，反予清热，以寒治寒，病情反剧

支××，女，35岁。

在过春节期间，突然发现发热咳嗽。医予抗生素、病毒唑进行治疗后，发热虽然很快好转，但咳嗽反见加剧，有时连续不断地咳嗽，不能平卧。至某院住院治疗。诊为支气管肺炎。医先用多种抗生素与其他止咳化痰药进行治疗5个多月不效，后又加用中药宣肺止咳、清热解毒配合治疗1个多月仍然无明显疗效。因其经济困难，不得不暂时出院。审其除咳嗽阵发性加剧，难于平卧外，并见胸满胸痛，头晕头痛，口苦咽干，不欲饮食，舌苔薄白，脉弦细涩。因思外感之病

见脉弦者乃少阳枢机不利也；涩者，寒也，滞也。合之于证，知其乃邪在少阳，寒饮蕴肺之证也。因拟小柴胡汤加减以和枢机；干姜、五味子、紫菀以化肺饮，止咳嗽。处方：柴胡10克，半夏10克，黄芩10克，干姜4克，五味子10克，丝瓜络10克，紫菀10克。

服药4剂，诸症均减，继服15剂，诸症消失而愈。

某医云：炎症不用清热解毒去消炎，反用干姜之温热，吾不解也？余云：中医、西医是两个不同的理论体系，决不可以西医的理论硬套中医的治疗。本证既属中医的邪在少阳就当予和解，寒饮阻肺就当用温肺化饮，故治之得愈也。

4.胶于炎症，频与抗菌，复与解毒，少阳不解，岂能得减

卫××，男，42岁。

8天前突然高热达42℃，急住某院诊治，诊为肺炎。先予青霉素、链霉素、氨苄青霉素、白霉素、先锋霉素Ⅱ、先锋霉素Ⅳ、先锋必、氨噻羧单胺菌素治疗5天，体温不见下降，继又配合激素中药清热解毒之剂治疗3天，体温仍然不见改善。审其体温40.3℃，时感冷气从胁上向上冲逆，舌苔白，脉沉弦滑数。综合脉证思之：弦脉者，少阳也；滑数者，痰火胶结也。治宜从和解少阳，化痰泻火。处方：柴胡30克，黄芩10克，生姜10克，大枣12个（擘），瓜蒌30克。

某医云：药仅3味，岂能有效。答曰：前方之用银花100克，连翘50克，生石膏250克，复加抗生素之不效者，恐不在于药力之大小，而在法之不对证耳。今病在少阳，本当和解枢机，反予冰郁其阳气，阳气郁者，热不能除也。又东垣云：

热郁、火郁者，必发之方可，故列升阳散火汤以解大热。再从升阳散火之药味，药量来论，既味少，又量小，而其效却神之又神耳。余之所宗者于此耳。今《伤寒论》还云：胸中烦者，去人参、半夏，此病脉不但弦，而且滑，且有烦冷之气上冲，故暂列此五药治之。

服药1剂，4个小时后，身微汗出，热退，体温36.8℃，再服1剂，脉由滑转为弦，又服柴胡汤2剂，愈。

某医云：不用消炎之药而肺部炎症消退之快，吾未闻也，请示之。答曰：炎症是现代医学的一种说法，中医如何对待炎症，见到炎症应如何处理，实在是一个值得研究的问题。我认为，如果一见所谓的炎症即认为是热毒所致，恐怕是不正确的。而此症之不效即在于此。

肺脓肿与脓胸

1. 但知寒凉解毒，不知过凉冰郁，热毒壅郁，脓肿不除

卫××，女，49岁。

寒战高热，汗出神疲，咳唾脓血。某院诊为肺脓肿。经用西药抗生素与中药清热解毒，化瘀排脓法治疗1个月后，寒战高热，汗出已大见好转，体温也由41℃降至37℃，但继续应用上药1个月后，症状不再继续改善，胸部X线拍片数次均未见改变。细查其证，除咳吐脓痰之外，并见胸满胸痛，头晕头胀，心烦易怒，纳呆食减，舌苔白腻，脉弦细涩。综合脉证，反复思考，此必久用寒凉重剂，阳气被郁，肝肺之气难于升降，脓液不得排出所致。正如仲景"夫呕家有痈脓，不可治呕，脓尽自愈"同一意耳。因拟疏肝解郁，宣肺化痰

排脓。处方：柴胡 10 克，枳实 10 克，白芍 10 克，瓜蒌 15 克，青皮 10 克，桔梗 10 克，白芥子 10 克，橘叶 10 克，当归 10 克。

服药 6 剂后，头晕头胀，胸满胸痛，咳嗽吐痰均好转，继服 20 剂后，诸症消失，胸部 × 光片已正常，又服 10 剂，愈。

2. 正虚邪实，热毒壅郁，脓汁不泄，但用解毒清热，其病不解

胡 ××，男，49 岁。

2 个多月前，在过度劳累之后，突然发现寒战高热，胸痛，咳嗽。某院诊为肺脓肿，脓胸。先用抗生素等治疗 20 多天不见改善，后又配合中药清热解毒，化瘀排脓法治疗 20 多天仍然不见好转。并在 3 天前从第三肋间肿痛处发现一溃破口有脓汁排出，吸气时有气泡出现。细察其证，除咳嗽气短，不断地咳吐黄稠脓痰，其味腥臭外，并见其精神极度疲惫，汗出，烦躁不安，时时恶心欲吐，头晕难于坐立，右腋下第三肋间有一黄豆大的溃破口，随吸气而不断地有脓汁和气泡排出，周围皮肤不见高起，仅见青紫色，面色㿠白而微透青色，舌苔白而厚腻，脉沉弦滑数。综合脉证，思之：肺痈高热乃热毒壅滞为患也，治宜清热解毒，然久用清热解毒何故不效也？再思其证，汗出，神疲，且面色㿠白，溃破处但见青紫之色，乃气血俱虚之证，虚者宜补，不扶正焉能祛邪。又思其脉沉弦滑数，肺虚之脉当见浮而虚，而本证却见沉弦肝脉，必因寒凉过用而肝木被郁所致也。因拟补气养阴以培本，疏肝理气，化痰排脓以治标。处方：柴胡 18 克，桔梗 18 克，瓜蒌 30 克，枳实 18 克，赤芍 15 克，黄芪 20 克，当归 15 克，青皮 15 克，橘叶 12 克，白芥子 1 克，麦冬 10 克。

昼夜连进 2 剂，次日寒战高热大减，体温由 40.2℃降至 38℃，继服 4 剂，寒战发热消失，体温正常。气短、咳嗽、吐脓痰，汗出均好转，胸部溃破口已愈合，局部皮肤色变浅，食欲增加，继服 60 剂，果愈。

3. 气阴俱虚，热毒壅盛，脓不得排，但予清热解毒，正不胜邪，其病不愈

郜××，女，63 岁。

发热汗出，胸满胸痛，咳吐脓血 20 多天。医诊肺脓肿、脓胸。先以大剂抗生素治疗 10 天不效。继又配合中药大剂清热解毒，祛痰排脓治疗 10 天仍不效。细审其证，除胸满胸痛外，并见其高热汗出，体温 40.1℃，神疲乏力，气短难于接续，左乳外上方微肿，并有一破口不断随吸气而脓汁外出，且有气泡，舌苔黄白而腻，脉虚大滑数。综合脉证，思之：脉虚大而汗出，神疲气短者，气阴俱虚也；脉滑数者，痰热痈脓也。前用解毒清热，化痰排脓之剂不效者，乃因正虚而邪不却。治当补气养血以扶其正。处方：黄芪 20 克，当归 10 克，麦冬 10 克，银花 15 克，连翘 15 克，瓜蒌 15 克，桔梗 10 克，白芥子 1 克。

服药 3 剂，发热明显好转，体温降至 38.5℃，其他诸症亦明显减轻，继服 7 剂，体温正常，精神、食欲大增，胸部疮口愈。宗效不更方意，服药 40 剂，愈。

肺不张

正虚邪实，始不扶正，后不活络，其病不解

俞××，女，39 岁。

胸闷气短，咳嗽低热 1 个多月。医用抗生素等药治之不

效，又用中药清热化痰、养阴润肺治之亦不效。某院经过多方检查诊为肺不张。细审其证，除气短胸闷，咳嗽低热之外，并见疲乏无力，时微汗出，舌苔薄白，脉虚大弦滑。综合脉证，思之：脉虚大者，气阴俱虚也；弦滑者，痰也。合之与证，乃为气阴两虚为本，痰热蕴肺为标。为拟补气养阴以培本，清热化痰以治标。《济生》桔梗汤加减：桔梗10克，防己10克，桑皮10克，浙贝母10克，瓜蒌15克，甘草10克，当归10克，生薏米18克，杏仁10克，黄芪15克，百合15克。

服药18剂后，精神明显好转，但气短、咳嗽、胸满等不见改善。细察其舌苔薄白，脉沉。因思脉由大转沉，此正稍复而气滞血瘀之证反著耳。治拟理气活血，宣肺化痰。血府逐瘀汤加味。处方：当归10克，生地10克，桃仁10克，红花10克，甘草10克，枳壳10克，赤芍10克，柴胡10克，川芎10克，桔梗10克，牛膝10克，瓜蒌皮15克。

服药4剂，胸满、气短、咳嗽均好转，继服16剂，诸症消失，X线拍片：心肺膈正常。

一友云：前用化痰活血何故不效？后用活血化痰何故有效？答曰：本病始见脉大，其证以虚为主，治当扶正，其后证见脉沉，气滞血瘀为主，治宜活血理气，宣肺化痰，故始予祛邪不效，后以祛邪得效，此仲景所谓"观其脉证，知犯何逆，随证治之"之义也。

结节病

从脉辨证，因证施方，其效即著

郝××，女，59岁。

10年来，经常感到疲乏无力，口干汗多。医诊糖尿病。最近4个多月，疲乏无力日渐加重，且伴有咳嗽吐痰，平卧时呼吸困难，坐起后好转，胸满心烦，纳呆食减，结节性红斑，肺门淋巴结与腋下、腹股沟淋巴结肿大。医诊结节病。住院4个多月，先用西药治疗不效，后又配中药止咳化痰之品不但不效，反而出现右臂浅静脉炎。细审其证，除上述者外，并见咳而遗尿，头晕脑涨，舌苔白，脉虚大弦滑。综合脉证，思之：本病既有气阴之虚，又有痰热之滞；既有肝肺之郁，又有风邪之入络。治疗之法，必分先后，否则难治。今脉虚大弦滑，治应先以补气养阴以扶正，理气化痰止咳以除其邪。处方：柴胡10克，当归10克，白芍10克，麦冬10克，人参10克，五味子10克，半夏10克，陈皮10克，青皮10克，黄芩10克，紫菀10克。

服药4剂，胸满心烦，汗出乏力，咳而遗尿均减，然咳嗽气短，身痛，静脉炎不见改善。舌苔白，脉弦滑稍紧。综合脉证，思之：脉弦紧者风寒入络也；滑者，痰热内郁也。治宜疏风散寒，化痰通络。处方：黄柏10克，苍术10克，南星10克，桂枝10克，防己10克，威灵仙3克，桃仁10克，红花10克，龙胆草10克，羌活3克，白芷3克，川芎10克。

服药12剂，咳嗽气短，身痛，静脉炎，肺门、腋下、腹股沟淋巴结肿大均消失。继服6剂，除汗出口渴之外，诸症均失。

某医云：结节病吾未闻之也，然其应用中药却治愈者何也？答曰：结节病一名，中医著作中未见明确论述之病也，然其何以治愈？微妙在脉者一也，随证治之者二也。其脉原为虚大弦滑，故先予补气养阴以扶正，理气化痰以祛邪，后为弦滑而紧，故以疏风散寒。又问：方中仅用羌活、白芷、威灵仙至 3 克，其故何也？答曰：痰凝、血滞之证不可重用风药散之也，过散则血燥，痰凝难化也，故用小量以防伤正助邪。

结核性胸膜炎

扫码获取
更多中医知识

1. 胶于悬饮，泥于结核，久久不效

宋××，女，成。

胸满胸痛 7 个多月。医诊结核性胸膜炎。先以抽水、抗结核药、激素治之，胸水已明显改善，但至今仍不见全部吸收。为此曾反复穿刺以抽水，但只能抽出少量胸水。后又邀中医以攻逐水饮法治之，然 10 天后，诸症非但不减，且出现恶心泄泻。细审其证，右侧胸痛，气短，舌苔白，脉沉弦涩。综合脉证，思之：此久病已入血分也，不可但从气治。拟疏肝理气，活血化痰。处方：柴胡 10 克，赤芍 10 克，枳壳 10 克，白芥子 10 克，陈皮 10 克，降香 10 克，杏仁 10 克，甘草 10 克。

服药 2 剂，胸满胸痛，气短均减，继服 10 剂，诸症消失，愈。

某医云：包裹性胸水竟如此之速效，其故何也？答曰：其久治不效者乃病在血分但治气分之故也，今从血分论治，故速愈也。

2. 胶于悬饮，不思辨证，久治不效

高××，男，22 岁。

持续高热，汗出，胸满，气短 50 多天。医诊结核性胸膜炎。先以西药治疗 30 天不效，后又配合中药清热解毒、攻逐水饮等治疗 20 多天亦不效。细审其证，寒热往来，体温 39.9℃，胸满气短，恶心欲吐，舌苔白，脉弦数。因思寒热往来者，少阳之证也，宜予和解少阳。处方：柴胡 28 克，厚朴 10 克，草果 10 克，槟榔 10 克，黄芩 10 克，知母 10 克，菖蒲 10 克，苏叶 10 克，甘草 6 克。

服药 4 剂，诸症大减，体温 37.5℃，继服 4 剂，体温正常，饮食增加，胸水明显减少。审其脉弦紧小数。处方：柴胡 10 克，赤芍 10 克，白芥子 6 克，桔梗 10 克，枳实 10 克，陈皮 10 克，半夏 10 克，黄芩 10 克，甘草 6 克。

服药 30 剂，诸症消失，愈。

某医问：何不用攻逐水饮法？答曰：本病证见少阳，当以和解。仲景在《伤寒论》中列述少阳有三禁，其中即有禁下一条，今所以不用攻逐者即宗仲圣之训也。

3. 三阳合病，反与清解，表里不和，其病难愈

于××，男，21 岁。

持续高热胸痛 40 多天。医始终未确诊，与西药抗生素等治疗 20 多天，体温一直持续在 39℃左右。又于某院住院检查治疗，发现大量胸水，诊为结核性胸膜炎。继续应用西药，并配合中药大剂清热解毒之药治之，20 多天后，体温仍然不见下降。细审其证，除胸痛胸满，咳嗽气短之外，并见寒热往来，头身疼痛，口苦咽干，恶心欲吐，脘腹胀满而痛，按之更甚，大便不畅，小便微黄，舌苔黄白，脉弦紧而数。综合脉证，乃太阳、少阳、阳明俱见之证。急予达原饮加减，外散风寒，中调肝胆，里攻实滞。处方：厚朴 10 克，草果 10 克，槟榔 10 克，黄芩 10 克，知母 10 克，菖蒲 10 克，柴胡 10 克，桂枝 10 克，白芷 10 克，大黄 3 克。

服药4剂，头痛身痛，寒热往来，胸满胸痛，脘腹胀痛等症俱减，体温降至37.8℃，饮食稍进，精神好转。某医问：结核性胸膜炎，中医称为悬饮，悬饮当予攻逐，如仲景《金匮要略》云："病悬饮者，十枣汤主之。"而先生却不用何也？答曰：邪结少阳者必予和解，此仲景之意也。且《中医内科学》亦主张"邪犯胸肺，症状寒热往来，身热起伏，汗少，或发热不恶寒，有汗而热不解，咳嗽少痰，气急，胸胁刺痛，呼吸，转侧疼痛加重，心下痞硬，干呕，口苦，咽干，舌苔薄白或黄，脉弦数，治法和解宣利。方药：柴枳半夏汤加减。"而本证复有太阳、阳明之证，故不用十枣汤而用达原饮加减。继服16剂，诸症消失。停药1个月后，又因感冒而复发，经胸透又出现少量胸水。细审其证，除胸水胸痛而外，并见寒热往来，咳嗽少痰，气急，胸胁刺痛。予柴枳半夏汤加减。处方：柴胡15克，黄芩10克，瓜蒌15克，半夏10克，枳壳10克，桔梗10克，赤芍10克，白芥子6克，桑皮10克。

服药4剂，其效不著。再审其脉弦紧，胃脘有压痛。因思证见阳明腑实，改予达原饮加减为方：厚朴10克，草果10克，槟榔10克，黄芩10克，知母10克，菖蒲10克，大黄4克，枳实10克，桂枝10克，柴胡10克，白芷10克。

服药2剂，诸症果减，继服16剂，愈。

4.久病入络，但予祛饮，血络瘀滞，病邪不除

邢××，男，成。

结核性渗出性胸膜炎7个多月。医用抽胸水、抗结核药、氢化可的松等进行治疗后，虽然胸水已明显减少，但直到现在仍然没有全部吸收，为此曾反复进行胸穿，但只能抽出少

量胸水。不得已，又以中药逐水之剂治疗，一周之后，诸症仍不减轻。细审其证，除包裹性胸水外，并见右侧胸痛，气微短，舌苔白，脉沉弦涩。综合脉证，诊为肝肺气郁，痰瘀共存。治拟疏肝理气，活血化痰。处方：柴胡10克，赤芍10克，枳壳10克，白芥子10克，陈皮10克，降香10克，杏仁10克，甘草10克。

服药2剂，胸满胸痛，气短等症好转，继服10剂，诸症消失，胸水消失，愈。

某医问：包裹性胸水反复治疗而不愈，而采用理气、化痰、活血即很快治愈者，其故何也？答曰：脉沉弦涩乃气滞、血瘀、寒凝之脉，气滞、血瘀、寒凝者，必予理气、活血、温经、化饮同施方解，因此应用理气、活血、温经、化饮而速效。

充血性心力衰竭

1. 少火当益，反助壮火，耗气损正，水气不化

郝××，女，36岁。

21岁结婚，结婚后不久发现心悸气短，偶而咳血。某院诊断为风湿性心脏病，二尖瓣狭窄，心房纤颤。经过治疗后，症状逐渐改善。3年多以前，怀第二胎后，病情突然加重，至产后病情更加严重，反复咳血，乃急至北京某院进行手术治疗。手术之后，虽然咳血已经停止，但却出现心房纤颤，心力衰竭，气短，心悸，浮肿，腹水，尿少。医以强心苷、抗心律失常药、利尿药以及抗生素等进行治疗，约两年不见减轻。乃嘱患者转请中医进行治疗。察其症见呼吸极度困难，不能平卧，心悸心烦，全身浮肿，胸腹积水，发绀，口干口渴，舌质紫暗，

苔少，脉细数促，手足心烦热而指趾反见厥冷。某医诊后认为系心肾阴虚，急予滋阴清热。处方：生地20克，麦冬10克，元参15克，石斛15克，龟甲20克，茯苓10克，知母10克，黄柏10克，五味子10克。

上药服1次后不久患者即感腹部坠胀，气短难续，并时见神昏谵语。为此又急邀李翰卿先生诊治。云：此病阴阳大衰，病重而剧，正虚邪实，攻补两难，若不急救心肾之阳，则病者不久于人世也。急处：附子0.3克，茯苓1克，白术0.3克，白芍3克，人参1克，杏仁1克，桂枝1克。

服药2个小时后，气短心悸好转，1个小时后开始排尿，其后又连续排尿4次。次日再诊，患者已可以平卧睡眠，呼吸困难明显好转，全身浮肿、腹水亦明显减轻。宗效不更方，继进3剂，浮肿全消，饮食增进，并能下地活动。一医云：如此危重之疾，竟用如此之剂，病重药轻，岂能顶事。急处下方：附子15克，人参15克，白芍15克，茯苓30克，白术20克，生地15克，麦冬15克，五味子15克。

服药1剂，病情又剧，尿少浮肿，呼吸难续。再邀李翰卿先生诊治。云：《内经》曰：壮火食气，少火生气，壮火散气。附子等药少则生气，多则散气，此病如此之重，只可生气，不可散气，再散其气则阴阳离绝也。再处：附子0.1克，茯苓1克，白术1克，白芍1克，生姜1小片，人参1克，杏仁1克。

次日再诊，病情大见好转。

2.胶着固涩，不知随证，治焉不错

郜××，男，30岁。

风湿性心脏病，二尖瓣狭窄与闭锁不全，心房纤颤，心力衰竭，经过某院治疗后，虽然心悸气短，难于平卧之状已明显改善，但腹胀腹水、浮肿尿少仍不见好转。乃邀某医以中药理气行水，温阳利水等治之，数剂后腹胀浮肿明显减轻，精神增加，但服至第 10 剂后，诸症不但不减，反见日趋加重，其后虽用药达 200 剂，症状不再改善。细审其证，除腹大青筋脐突，下肢浮肿，气短心悸之外，并见其口渴喜饮，体瘦而皮干，全身紫黯，尤以舌、唇、指为甚，稍一活动即气短难于接续，舌苔黄白而腻，脉沉滑数促结。因思脉沉者，气郁也；滑者，痰热也；促者，阳气大衰也；结者，气滞血瘀也。合之于证，乃气血大衰为本，气滞血瘀，水湿不化为标。治拟补气养血以培本，理气活血，利水除湿以治标。处方：黄芪 30 克，人参 10 克，当归 10 克，丹参 30 克，黄精 10 克，生地 10 克，陈皮 10 克，青皮 10 克，苍术 15 克，白术 10 克，柴胡 10 克，三棱 10 克，莪术 10 克，薄荷 3 克，夜交藤 30 克，莱菔子 10 克，砂仁 10 克，防己 15 克，大腹皮 10 克。

某医云：老师在真武汤的临床应用一文中曾介绍说：真武汤温阳利水，用于心力衰竭有卓越的疗效，余临床用之亦确实如此，而此患者却不用此方何为也？余治此患者始见有效，其后不但不效，反见加重又何也？答曰：真武汤用于心肾阳虚，水饮内停的心力衰竭确有卓越疗效，这是众多医家都承认的。但是，它并不是治疗心力衰竭的唯一良药。至若其他原因的心力衰竭，因其不是心肾阳虚，水饮内停，所以当然也不会有效。至于为什么开始用真武汤有效而后没效果，那可能是先时是心肾阳虚，水饮内停，而后又变成其他证候的缘故。本证从目前的脉证看是气血大衰为本，气滞血瘀，水饮内停为标，所以采用人参、黄芪、白术、当归、黄精、生地的大补气血，柴胡、三棱、莪术、薄荷、青皮、陈皮、丹参的理气活血，苍术、白术、陈皮、砂仁、莱菔子、防己、大腹皮的利水化饮进行治疗。

服药 1 剂，腹胀浮肿，心悸气短均减；继服 10 剂，诸症大减，饮食、精神大增；又服上方 30 剂，腹水全消，精神倍增，并可到户外作一般的活动。前医云：仲景之观其脉证，知犯何逆，随证治之，确是诸病证治大法也。吾所不能取效者在于此耳。

窦性心律失常

1. 病邪在肝，但从心治，病位不同，取效尤难

甄××，男，45 岁。

胸胁满闷，心烦心悸 2 年多。医诊窦性心律不齐。医者先用西药治疗一年多不效，继又配合中药养心安神、活血化瘀等法治疗 7 ~ 8 个月仍无功。细审其证，除胸胁苦满，心烦心悸外，并见其头晕头痛，纳呆食减，夏季则手心烦热，冬季不热，舌苔白，脉弦细结涩。因思：脉弦者肝脉也，细者血虚也，结者瘀也滞也；涩者寒也滞也。合之于证，乃肝郁血虚之证耳。因拟养血疏肝。处方：柴胡 10 克，当归 10 克，白芍 10 克，白术 10 克，甘草 6 克，生姜 3 片，薄荷 30 克，茯苓 10 克，青皮 10 克。

服药 2 剂，诸症大减，继服 20 剂，诸症俱失，愈。

某医云：心脏病为何治肝而不治心？答曰：脉、证俱为肝病所以从肝论治。其心证乃肝之所为，故从肝治而心病得愈。

且前医已屡用治心之方而不效，事实证明从心治不可从也。

2. 病邪在肝，反与清心泻火，病位不同，焉能取效

邵××，女，28岁。

心烦心悸，有时突然感到心跳得厉害，有时突然有心跳暂停之状3年多。医诊窦性心动过速。先用西药治疗1年不效，继又配合中药养心安神泻火等治疗1年多亦无功。细审其证，除心烦心悸之外，并见头晕头痛，烦躁易怒，胸胁苦满，或时窜痛，月经失调，经前心烦心悸加剧，舌苔白，脉弦细数。思之：脉弦细者肝郁血虚也；数者热也。综合脉证，乃肝郁血虚，郁而化火也。前用养心安神泻火之不愈者乃肝病治心本末倒置之故也。拟用养血疏肝泻火。处方：柴胡10克，当归10克，白芍10克，茯苓10克，白术10克，甘草10克，生姜3片，薄荷3克，丹皮10克，栀子10克，丹参10克。

在停用其他任何药物的情况下，开始服用以上药物4剂。1个月之后，再诊云：原来每天都心悸心烦，服用上药4剂后，心悸心烦一直没有发作，为此没有再服任何药物，昨日心烦心悸又作，但不如以前的严重。继服上药20剂，果愈。

过早搏动

1. 重复用药，相互抵触，难明正误

陈××，女，45岁。

失眠健忘，胸满心烦，时而汗出3年多。医诊神经官能症，房室传导阻滞，期前收缩。先用西药治疗一年多效果不著，继又配合中药疏肝理气，养血疏肝，养心安神等，以及按摩、气功、针灸等治疗7～8个月亦无明显改善，特别是近8～9

个月以来，胸满胸痛，心烦心悸更加严重，经常感到一股热气突然上冲，冲至心胸即心悸不宁，冲至咽喉则感窒塞不通，呼吸极度困难，冲至头则头晕脑涨，全身汗出，继而全身软弱难于行动，为此长期不能坚持工作。细审其脉见濡缓而时滑时涩时结，舌苔薄白。思之：久病脉见濡缓者为气阴两虚，痰郁气结，滑、涩、结俱见者，为痰、郁并见。合之于证，乃气阴两虚，痰郁气结。治拟补气养阴，理气化痰同施。处方：黄芪15克，当归6克，麦冬10克，人参10克，五味子10克，竹茹10克，枳实10克，半夏10克，陈皮10克，茯苓10克，甘草6克，菖蒲10克，生地10克，远志10克。

服药6剂，诸症不减。因思病药根据经验是相符的，然其无效者何也？又思当今公费医疗者大多用药甚杂，中、西共用，丸、汤同施，中药配方尚且注重配伍之相须相使相反相畏，此用药如此之繁，难道无相反相畏者？因嘱患者暂停其他任何中、西药饵，仅仅服用上方4剂，以观效果。

连续服药4剂，诸症均减。患者云：朱老嘱我停用其他药物，我当时非常想不通，所以吃了汤药，又接服西药、丸药，但是因为爱人、父母阻挡而停用两天，真想不到停用西药、丸药以后，病情反而大见好转，为此又服药2剂，效果果然大增。继服40剂，诸症全部消失，并恢复工作。

2. 胶于复脉，不辨兼证，久治不效

王××，女，50岁。

冠状动脉硬化性心脏病，期前收缩、心房纤颤2年多。医先予西药治之1年多效果不明显，又改请中医以炙甘草汤加减治之约半年多仍不见改善，又易医以养心安神，补气养血加苦参治之仍无功。细审其证，除心前区憋，心悸之外，并见头晕心烦，时时叹气，舌苔白，脉弦滑结代而微沉。因思弦脉者肝胆之脉也，滑脉者痰热也，结者郁结之证也，代者脏气衰也。综合脉证论之，乃肝郁气结，痰热不化，脏气衰败也。治拟疏肝理气，益气化痰。处方：柴胡 10 克，半夏 10 克，黄芩 10 克，人参 10 克，甘草 10 克，生姜 5 片，大枣 5 个，瓜蒌 18 克。

服药 5 剂，诸症俱减，继服上方 50 剂，诸症消失，心电图正常，愈。

阵发性心动过速

1. 痰火郁结，反安心神，肝病心治，痰火反补，终非其治

贺 ××，女，35 岁。

阵发性心动过速 4 年多。医先用西药治疗 2 年多不效，后又改用中药养心安神之剂 500 余剂，始终不够理想。询其脉证，云：心悸呈阵发性，先开始时每月发作 2～3 次，最近发作尤其频繁，几乎每天发作 1 次。发作之始，先感心烦，继而逆气上冲，冲至心胸则心跳难忍，冲至咽喉、颈部则憋闷难于出气，冲至头则头晕汗出，汗出遍身之后即心悸好转，而全身却疲乏软弱；每次心跳发作，心率达 100～120 次/分，很少超过 130 次/分，发作以后即迅速转为 80 次/分左右。这种发作与情绪有很大关系，舌苔薄白，脉弦滑。综合脉证，思之：弦滑之脉有痰火郁结在肝胆也。又思前用诸方之不效者，一以实作虚治，二以肝作心治之故也。乃拟疏肝解郁，

化痰泻火为方。处方：川芎 10 克，当归 10 克，黄芩 10 克，白芍 10 克，葛根 15 克，半夏 10 克，甘草 10 克，桑皮 15 克。

服药 10 剂，诸症果减，继服 20 剂，瘥。

2. 肝郁气结，上热下寒，水饮上冲，不去温下，但予泻火，寒饮反郁，病证不愈

王××，女，40 岁。

阵发性心跳难忍 3～4 年。医诊阵发性心动过速。医先以西药治疗 2 年多不效，继又配合中药养心安神，疏肝泻火等治疗 1 年多仍不效。细审其证，心跳每呈阵发性，每次发病，先感脘腹悸动，继而热气上冲，冲至胸则胸满心悸不已，冲至咽喉则发憋而呼吸困难，冲至头则头胀头痛，烦乱不安，继而全身汗出，汗出之后，心悸，胸满，呼吸困难消失。开始发病时 1 个月发作仅 1～2 次，其后逐渐频繁，现在平均 1 日发作 1～2 次，每次少则几秒钟，多则 1 分钟。即使不发作，也经常感到头晕头痛，烦躁易怒，口苦咽干，白带多或阴痒，舌苔黄白，脉弦紧而涩。因思：弦脉者肝脉也，紧者寒湿互结也，涩者寒也滞也。综合脉证，乃肝郁气结，痰湿阻滞，上热下寒，水气上冲之证。拟用疏肝解郁，温阳化饮，清上温下，化饮降冲。处方：柴胡 10 克，半夏 10 克，黄芩 10 克，党参 10 克，甘草 10 克，生姜 3 片，大枣 5 个，桂枝 12 克，茯苓 15 克，熟军 3 克，白术 10 克，龙骨 15 克，牡蛎 15 克。

服药 6 剂，诸症消减近半。又服 10 剂，诸症消失。

某医云：既为肝郁、痰滞之证，何用奔豚汤、柴胡枳桔汤等不效，今用柴胡加龙骨牡蛎汤反效也？答曰：柴胡枳桔汤、奔豚汤用于痰热脉滑者固为效方，然本证为上热下寒证，

若但用疏肝化痰泻火则下寒不温，故今用柴胡加龙骨牡蛎汤。且本方含苓桂术甘汤、苓桂甘枣、茯苓甘草汤意，故治之得效也。

3.病在肾，治在心，本末未明，故治有误

赵××，女，30岁。

阵发性心跳过速，每日2～3次，3年多。医诊阵发性心动过速。医以西药治疗1年多不效，又以中药养心安神、平肝泻心火之法治疗近2年仍不效。邀余诊视，予柴胡加龙牡、奔豚、桂枝加桂汤约1月，俱不效。细询其证，除阵发性心悸每日1～2次，每次约1分钟外，并见其脉弦细而尺大，发病时脉弱而数尺脉弦。因思脉弦细者阴阳俱虚也，尺脉大者肾虚也，尺脉大而弦者肾阳不足寒水搏击也。前方之用柴胡加龙骨牡蛎、奔豚汤皆从肝治而未及病之所在也。因拟温肾阳，化寒水。处方：山药10克，生地15克，山萸肉10克，茯苓10克，泽泻10克，丹皮10克，麦冬10克，白芍10克，附子10克，肉桂10克。

服药2剂，心悸1月未发，继服10剂，愈。

心房颤动

1.胶于活血，泥于补气，拘于瓜蒌，终归不解

吴××，男，61岁。

胸满心悸1年多。医诊冠状动脉硬化性心脏病、心房纤颤。先用西药治疗半年多无效，后又以中药活血逐瘀、复脉、补气养血、宽胸通阳等法治疗7个多月无效。尤其是近2个月来，心悸胸满特别严重，虽多次采用同步直流电转复亦未解决问

题。细审其证，胸满心悸，时时逆气上冲，冲则心悸惊恐更甚，且时时汗出，脘腹悸动，舌苔白，脉弦细涩时见结促而紧。综合脉证，思之：脉沉弦细涩者，阳虚水饮上冲也。结促而紧者，亦寒甚阳气不足也。且脉见沉，沉者郁也。合之于证，乃阳虚气郁，逆气上冲，治宜理气通阳降冲。处方：人参10克，乌药10克，焦槟榔10克，沉香10克。

服药4剂，逆气上冲，心悸胸满俱大减，加肉桂4克，服药10剂，果愈。

某医云：此严氏治七情气逆之四磨汤也，为何用其治冠心病、心房纤颤？答曰：中医治病在辨证论治，此证逆气上冲，冲则心悸汗出乃中医所述之郁证、奔豚也。郁证者，自然当予理气，故予四磨汤治之。

2. 泥于活血，滞于通阳，不予辨证，难于奏效

芦××，女，50岁。

3个月前，突患左侧面神经炎，虽用针灸、理疗、中药牵正之类不见好转。1个月前，又突感腹部悸动，逆气上冲，心悸气短，自汗时出，疲乏无力。经动态心电图、心电图、超声心动图等多项检查，诊为冠心病、心房纤颤、心室颤动。用西药、中药、同步直流电转复均无效。细审其证，既惊且恐，心悸频作，腹部悸动，逆气上冲，冲至胸则胸满心悸，冲至咽喉则憋闷气短，冲至头则头晕汗出，舌苔白，脉沉细弦涩。综合脉证，诊为阳虚为本，痰郁气结为标。治拟补气温阳以培本，温阳化饮降冲以治标。处方：人参10克，肉桂10克，半夏10克，炙草10克，茯苓10克。

服药2剂，诸症均减，继服20剂，诸症消失，心电图、

动态心电图均正常。

某医云：此乃局方四七汤也。四七汤者，治七情所致之病方也，今心房颤动竟亦用之，吾不解也？答曰：汪昂《汤头歌诀》云："人参补气，官桂平肝，半夏祛痰，甘草和中，并不用利气之药，汤名四七者，以四味治七情也。"本证素有气虚，痰饮，今复因气郁，故病作，所以用人参补气、肉桂平肝、半夏祛痰、甘草和中以治之也。

3.胶于养心安神，拘于宽胸通阳，不审脉证，不别兼证，其病不治

麻××，男，67岁。

冠心病、心房纤颤7年多。先用西药治疗不效，后又配合中药养心安神、活血通脉、宽胸通阳等治疗3年多亦无明显效果。细审其证，心悸心烦，时时心跳有暂停之感，胸满，心前区时时刺痛，舌苔薄白，舌质微暗，脉虚弦涩结或结促兼见。综合脉证，诊为气血俱虚为本，气滞血瘀，湿郁不化为标。治拟补气养血以培本，理气活血，燥湿健脾以治标。处方：黄芪30克，当归10克，丹参30克，党参10克，黄精10克，生地10克，苍术15克，白术10克，青皮10克，陈皮10克，柴胡10克，三棱10克，莪术10克，薄荷3克，夜交藤30克。

服药6剂，心悸胸满明显好转，继服18剂，诸症消失，为巩固疗效，又服18剂，诸症未作，心电图复查3次正常。

某医问：心悸为心病自当从心治，然用补心之药却无效何也？答曰：心悸一证，有心中悸、心下悸、脐下悸之别，本证之悸为胸部偏左之悸，为肝邪犯心之悸，故治之宜从肝，

而不从心，前方之治心不愈者，即在此也。

4. 胶于治心，泥于病名，不从辨证，其证难效

似××，男，40岁。

心悸心烦2年多。医诊心肌炎、心房纤颤。前后住院1年多，除西药外，仅只直用复脉汤、补心丹加减方即达400余剂，然始终不见效果。细审其证，胸满胸痛，头晕心烦，心悸乏力，手心热，舌苔白，脉弦细结涩或促结并见。综合脉证，思之：此肝郁血虚证也。治宜养血疏肝。处方：柴胡10克，当归10克，白芍10克，白术10克，甘草10克，生姜3片，薄荷3克，丹参15克。

服药4剂，胸满心悸好转，但却发现胃脘痞满不适，于是加檀香10克、砂仁10克。

服药30剂，诸症消失，心电图连查3次，俱正常。

某医问：此逍遥散方也，何用于心脏病反效也？答曰：本证之脉、证均系肝郁血虚证，故以此方治之。至于为什么不用心药、心方，乃其脉为肝脉、心悸之部位为肝位，而非心位，故不用心药、心方也。

5. 不审气血，不审寒热，不审本末，徒治其心，其病难治

程××，女，62岁。

心悸心烦3年多。医诊冠心病、心房纤颤、左束支传导阻滞。先用西药治疗2年不效；继又配合中药活血通阳、益气养阴等剂治疗1年多亦不效。细审其证，胸满胸痛，心悸气短，时时逆气上冲，身热汗出，失眠纳呆，舌苔薄白，脉弦紧结涩。综合脉证，诊为肝郁气结，心阳不振，水饮上冲之证。拟用

疏肝理气，温阳化水，降冲定悸。处方：柴胡 10 克，半夏 10 克，党参 10 克，黄芩 10 克，甘草 6 克，茯苓 10 克，桂枝 15 克，生姜 3 片，大枣 5 个，龙骨 15 克，牡蛎 15 克，大黄 3 克。

服药 6 剂，心烦心悸，胸满胸痛，失眠等症均减，继服 18 剂，诸症消失，心电图复查 4 次均正常。

某医问：柴胡加龙骨牡蛎汤仲景方也，其用于心烦易惊尚可，何用于心脏病？答曰：柴胡加龙骨牡蛎汤者，一疏肝，二温阳，三化水，四镇惊，故用之效也。

房室传导阻滞

不知本末，但知治心，不从脉辨，但从症分，难于奏效

鲍 ×× ，男，29 岁。

心烦心悸时作时止 1 年多。医诊房室传导阻滞、窦性心律不齐。先用西药治疗 3 ~ 4 个月不效，继又配合中药养心安神之剂治疗半年仍无功。细审其证，心悸心烦呈发作性，有时一天发作 3 ~ 4 次，有时数天才发作 1 次，每次发作之前，先突然心跳加快，数秒钟后，心跳突然暂停，其后才逐渐恢复正常，且平时经常感到胸胁苦满，头晕目眩，小腹不适，按之则悸动不已，口苦口干，舌苔白，脉弦涩不调。思之：脉弦者肝脉也；涩脉者寒也滞也。综合脉证，乃肝郁气结，心阳不振，水饮上冲也。证非病在心，乃肝邪犯心，水气冲心，不可治心，宜疏肝理气，温阳降冲。处方：柴胡 10 克，半夏 10 克，人参 10 克，黄芩 10 克，甘草 10 克，干姜 3 克，生姜 3 片，大枣 5 个，桂枝 10 克，茯苓 10 克。

在排除其他药物的情况下，服药 2 剂，诸症大减，宗效

不更方之旨，又服上药20剂，诸症消失，果愈。

心室内传导阻滞

胶于经验，因循守旧，不知随证，延误病期

李××，男，45岁。

1年前，因心肌炎、完全性左束支传导阻滞，予中药清暑益气汤10剂，心电图恢复正常，症状完全消失。今年感冒后，又突发心肌炎、Ⅱ度左束支传导阻滞。急予清暑益气汤3剂，不效，又与4剂，仍不效，且有加重之势，心电图发现有Ⅲ度左束支传导阻滞，并日渐感到烦躁易怒，头晕脑涨，失眠，胸满胸痛，身烦热。细察其脉弦大而数，舌质红，苔黄。因思清暑益气汤者补气养阴，解表除湿，清热之方也，其用于脉弦大紧数者固为有效，其用于肝胆实火者则不可，肝胆实火者应予龙胆泻肝、当归龙荟、泻青丸之属，清暑益气汤实误也。又思龙胆泻肝汤用于兼有尿黄赤者尤良，当归龙荟、泻青丸适用于兼有便秘者，而本证大便不干而小便反赤，乃处龙胆泻肝汤。处方：龙胆草10克，栀子10克，黄芩10克，柴胡10克，生地10克，车前子10克，泽泻10克，木通10克，甘草10克，当归10克。

服药2剂，诸症均减，惟仍心烦失眠，舌苔黄，脉弦数。宗效不更方意，又思舌苔黄，胃家有热者，酌加芦荟4克，青皮10克，赤芍10克。

眼药2剂，睡眠大增，心烦胸满骤减，24小时动态心电图观察无异常。继服7剂，诸症均失，愈。

某医问：老师本病为何始用清暑益气，后用龙胆泻肝？

答曰：清暑益气治束支传导阻滞为过去屡试屡验之方，今用于本患者乃根据不成熟的经验而用之，及至碰钉子以后，始忆仲景之训，乃遵其观其脉证，随证治之，改用龙胆泻肝汤，药后果然效如桴鼓，实乃教训也。

窦房结阻滞

1. 脾肾阳虚，湿浊不化，但予补气，不去温阳化湿，其病不愈

鄂××，男，45 岁。

半个月以前，在院中站立说话时，突然感到心中空虚，极度疲乏软弱，头晕不能站立而摔倒在地，经过抢救神志才逐渐清醒，当时并没有引起大的注意，数天后又如此发作 1 次，清醒后仍一直头晕不能站立，软弱乏力，四肢厥冷，脉搏才 1 分钟 2 ~ 5 次，有时甚至长时间不见跳动 1 次。某医诊为气虚所致，予大剂独参汤治之不效，乃转至某院进行治疗。心电图明显异常，诊为窦房结暂停。因该院抢救措施较差，要求其再转院治疗。但患者及其家属反复要求，不得不请中医会诊。审其精神疲惫，头晕不能站坐，肢冷，脉迟缓而微紧。综合脉证，思之：脉迟缓者，脾肾阳虚不能温煦头目，湿浊不化也，治宜温脾肾化寒湿可也。又思《金匮》"近效方术附汤，治风虚头重眩，苦极，不知食味，暖肌补中，益精气。"因予术附汤。处方：附子 10 克，白术 10 克，生姜 3 片，大枣 5 枚，炙甘草 10 克。

服药 1 剂，头晕乏力好转，精神增加；继服 6 剂，头晕乏力消失，脉由每分钟 5 次增至 65 次。为了进一步确诊，又

至上一级医院进一步检查，心电图连续3次均正常。

2.气阴俱虚，痰湿内郁，反予温阳除湿，其病不愈

邵××，女，54岁。

3天前，正在工作过程中，突然感到头晕目眩，软弱乏力而晕倒在地，不久即完全清醒，但清醒后仍然感到极度乏力，头晕目眩，次日又连续晕倒，神志不清2次。乃急至某院检查治疗，确诊为窦房结暂停。要求住院治疗。然因各种原因不能住院，邀中医以中药试之。察其除上证外，并见其数日失眠心悸，烦躁易怒，咽喉干而有异物阻塞感，舌苔白，脉濡弱迟缓。再询其进药否？答曰：除西药外，并曾服人参四逆汤，但服药后反觉更加头晕不适。综合脉证，思之：此乃气阴两虚，痰郁气结之证，而非阳虚也。乃予补气养阴，理气化痰。处方：黄芪15克，当归6克，人参10克，麦冬10克，五味子10克，竹茹10克，枳实10克，半夏10克，茯苓10克，甘草10克，菖蒲10克，远志10克，生地10克。

药进1小时后，精神好转，头晕减轻，服药3剂后，诸症大减，精神倍增，继服30剂，愈。

预激综合征

1.胶于西医病名，不遵中医辨证，病在肝而治心，其病难愈

何××，男，45岁。

头晕头胀，心烦心悸，阵发性晕厥7～8年。经数个医院检查诊断为预激综合征。先用西药治疗3～4年不效，乃再请中医配合治疗。近3～4年来，有云肝阳上亢而予养阴

平肝者，有云心血不足而予补气养血者，有云心血不足而予养心安神者，虽服药近千剂而效果仍不显著。细审其证，头晕头胀，心烦心悸均呈阵发性，发时先感胃脘部有空虚感，继而热气向上冲逆，冲至心胸则心烦心悸，冲至咽喉则窒塞呼吸困难，冲至头则头晕目眩不能站立，甚或突然人事不知而晕倒在地，汗出后即清醒如常人，轻时一月左右一发，重时一日数发，其后经常口苦口干，尤其是劳累，特别是心情不愉快时容易发作，舌苔白，脉弦滑。综合脉证，思之：此仲景《金匮》所说奔豚证也，奔豚一证，《金匮》论治有奔豚、桂枝加桂、苓桂甘枣三方。此证脉弦而滑，弦脉者肝脉也，滑脉者痰热也，合之于证，乃痰火郁结之奔豚汤证也，此证虽与《金匮》所论之奔豚汤证不尽吻合，然其病机相同，故用之可也。为处：川芎 10 克，当归 10 克，黄芩 10 克，白芍 10 克，葛根 15 克，半夏 10 克，桑皮 15 克，甘草 6 克，麦冬 10 克，党参 10 克，五味子 10 克。

服药 10 剂，证减六七；继服 4 剂，效不再著。再察脉象已转弦紧而数，因思弦紧之脉者寒饮凝聚于三焦，中焦阻塞，寒热并见，乃拟柴胡加龙骨牡蛎汤加减为剂。柴胡 10 克，半夏 10 克，黄芩 10 克，人参 10 克，生姜 3 片，大枣 5 个，桂枝 10 克，茯苓 15 克，熟军 3 克，龙骨 15 克，牡蛎 15 克。

服药 1 剂，诸症又减，乃连服百剂，诸症全失。

2. 胶于《金匮》诸方，不知随证之治，虚者不补，实者不泻，因循误治，难于奏功

尚××，男，40 岁。

2 年多来，头晕失眠，胸满胸痛，心烦心悸。医诊预激综

合征。先用西药治之不效，后又配合中药养血活血、养心安神等剂仍不效，某医询治于余，曰：可参考《金匮》奔豚气篇。2个月后，该医领患者来诊，云：余遍用仲景诸方均无效，其故何也？细审患者，除头晕失眠，胸满胸痛，心烦心悸之外，并见气短乏力，脘腹胀满，纳呆食减，舌苔薄白，脉沉弦细涩。因思其脉沉者郁证也，弦脉者肝脉也，涩脉者滞也瘀也。合之于证，乃气血俱虚为本，气滞血瘀为标。乃予补气养血以治本，理气活血以治标。处方：黄芪30克，当归10克，丹参30克，人参10克，苍术15克，白术10克，青皮10克，陈皮10克，生地10克，黄精10克，薄荷3克，柴胡10克，三棱10克，莪术10克，夜交藤30克。

服药4剂，头晕失眠，胸满胸痛，心烦心悸，纳呆食减均减，但继续服药至第8剂时，症状不但不再继续改善，至第12剂时症状又见加重。询之：除上症之外，并见咽喉有异物阻塞感，舌苔白，脉濡缓。因思脉濡缓者，气阴两虚，痰气郁结之脉。仲景辨证随证治之者，首重脉耳。治当随脉治之。黄芪15克，当归6克，麦冬10克，党参10克，五味子10克，竹茹10克，枳实10克，半夏10克，陈皮10克，茯苓10克，甘草10克，菖蒲10克，远志10克，生地10克。

连续服药20剂，诸症消失。但停药1个月以后，又因生气而突然头晕胸满，心烦心悸，口苦咽干，舌苔白，脉弦而滑。思之：脉弦者肝脉也，滑者痰热也。综合脉证，乃肝郁气结，痰热不化。处方：柴胡10克，半夏10克，人参10克，黄芩10克，生姜3片，大枣5个，甘草6克，瓜蒌15克。

服药6剂，诸症消失，心电图正常。

该医云：老师告诉我用奔豚证治法治此病，而老师治之却改弦易辙，何也？答曰：根据临床经验来看，很多预激综合征可用奔豚证法治疗，但本患者无奔豚证之表现，所以不用奔豚证之治法。最近杂志中经常报道某某西医病名相当于中医某某证，此种说法虽近有理，但不可拘泥也。

急性风湿热与风湿性关节炎

1. 见热攻热，不知除湿，不知经络，久治不效

吴××，女，29岁。

发热汗出，关节肿痛半年多。医诊风湿热。先予西药治疗4个多月不效，后又配合中药清热解毒、滋阴清热、清热凉血等药2个多月仍不效。细审其证，发热汗出，体温38.9℃，疲乏无力，膝、踝、肘、腕、肩关节红肿热痛，行动不便，面色萎黄，舌苔灰，脉滑数。综合脉证，思之：关节肿痛者，湿热也；脉滑数者，痰热也。综合脉证，乃风湿热痹之痰热较盛证也。治宜清热通络，化痰除湿。处方：防己15克，杏仁15克，滑石15克，连翘10克，栀子10克，生薏米15克，半夏10克，晚蚕沙10克，赤小豆10克，片姜黄6克，海桐皮6克。

服药2剂，发热汗出好转，体温38℃，继服10剂，体温正常，发热汗出消失，关节肿痛亦明显消退，又服10剂，诸症全失，查血沉亦恢复正常，后果愈。

某医云：既为风湿热，何用祛风除湿清热而热不减？既见汗出身热何用白虎、银翘而热更炽？答曰：此证乃湿痰胶滞生热，热迫津出之证，前用祛风除湿而过散，后用白虎、

银翘虽凉之有余，而化痰除湿不足。今用吴瑭宣痹汤取效者，在于其用防己急走经络之湿，杏仁开肺气化痰湿，连翘清气分之湿热，赤小豆清血分之湿热，滑石利窍而清热中之湿，栀子肃肺而泻湿中之热，薏米淡渗除挛痹，半夏化痰利气，蚕沙化浊中之清气，片姜黄、海桐皮宣络而止痛。

2. 但知祛邪，不知正虚，散风伤气，除湿伤阴，久不得治

薛××，女，55岁。

两膝肿痛，发热汗出3个月。医诊风湿热。先用西药治疗2个多月不效，后配中药祛风除湿、清热止痛、汗均甚。细审其证，发热汗出，体温38℃，两膝肿痛，疲乏无力，舌苔灰白，脉虚大滑数。综合脉证，思之：脉虚大者，气阴俱虚也；滑数者，痰热也。关节肿痛者，湿热也。治宜补气养阴，除湿清热。处方：黄芪15克，当归6克，麦冬10克，党参10克，五味子10克，石斛10克，黄柏10克，苍术10克，川牛膝10克。

服药7剂,汗出发热均减,精神增加,继服20剂,关节肿痛、发热汗出均消失，又服20剂，愈。

某医云：既为风湿热，何用祛风除湿清热而病剧？答曰：本病脉大，正虚邪实，且以正虚为主，故只可重用扶正，不可重用除邪以伤正也。

3. 固于风湿，不管兼证，久久郁甚，风从内生

苏××，女，21岁。

9个月前，在劳动的过程中，突然发热全身疼痛，其后日渐加重。经查血沉30毫米／小时，抗"O"阳性，诊为风湿

性关节炎。先用西药治疗 3 个月不效。后又改请中医以除湿散风药治疗 6 个月，不但不效，反见加重。细审其证，纳呆食减，胸满心烦，头晕失眠，神情抑郁，易哭，全身关节疼痛，舌苔白，脉沉。综合脉证，思之：此虽有风寒湿邪，然以肝郁气滞，郁而化风为主。故当以疏肝理气以治。处方：柴胡 10 克，枳壳 10 克，白芍 10 克，甘草 10 克，香橼 10 克，佛手 10 克，黄芩 6 克，玫瑰花 10 克，代代花 10 克，合欢花 15 克。先用开水浸泡半小时，再置火上煎煮 10 分钟即可。

服药 4 剂，诸症均减；继服 40 剂，诸症尽失，愈。

4. 但知祛风除湿，不知伤血损阴，追虚逐实，血气难复

沈 ××，女，30 岁。

产后关节疼痛 10 个月。医诊风湿性关节炎。始以两药治之，疼痛不但不减，反而出现胃痛、恶心呕吐，头晕头痛。继而又请中医治疗。虽然胃痛，恶心呕吐消失，但却出现汗出加剧。特别是近 2 个月来，指、趾、踝、腕、肘、膝、肩、颈项关节都痛，屈伸关节困难，行动不便，且汗出很多，疲乏无力，口舌干燥。细审其所用之药除西药外，中药多为祛风散寒除湿之剂。舌苔白，脉沉弦细。综合脉证，思之：此病发于产后，又久用祛风除湿之剂治疗以伤阴血。经云：肝主筋，肝藏血，诸筋者皆会于节。肝血不足，筋失所养，故关节不利而痛。治宜养血理筋，佐以祛风除湿清热。处方：秦艽 5 克，羌活 3 克，独活 3 克，生地 40 克，熟地 15 克，防风 4 克，川芎 10 克，白芷 3 克，细辛 1 克，生石膏 15 克，当归 12 克，白芍 12 克，茯苓 6 克，甘草 10 克，白术 12 克。

服药 2 剂，疼痛好转，精神增加。某医云：此方祛风湿

药竟如此之小，怎能治病。乃将上方中之羌活、独活、防风、白芷加至 10 克，细辛增至 3 克。

服药 3 剂，疼痛加剧。又邀余诊。审其脉同上。乃再将羌、独、防、芷改为 1.5 克，细辛 1 克，加当归、白芍至 15 克。

服药 20 剂，疼痛消失。乃嘱其再服 2 周，后果愈。

患者云：何用药均同，而一方病愈，一方加剧？答曰：本病乃阴血不足为主，故祛风湿药尤当慎用也，否则血更虚而疼痛加剧，细读东垣之治内伤诸方风药均量微而效宏即在此也。

5. 见病治病，不知随证，岂能得愈

阮××，女，35 岁。

人工流产后指、腕、肘关节疼痛 2 个多月。医诊风湿性关节炎。先用西药治疗 1 个多月无效，后又请中医予祛风除湿止痛药而更剧。细审其证，除指、腕、肘关节疼痛外，并见头痛，畏风，胸满心烦，舌苔白，脉沉弦。综合脉证，思之：胸满心烦，脉沉弦者，肝郁血虚也。治以养血疏肝。处方：柴胡 10 克，当归 10 克，白芍 15 克，白术 10 克，甘草 10 克，生姜 3 克，薄荷 3 克，丝瓜络 6 克，桑枝 30 克。

服药 6 剂，头痛、畏风，胸满心烦，头痛俱减，关节疼痛稍减，舌苔白，脉弦细数。综合脉证思之：此肝郁稍减，而血虚风湿之证为著也。治宜养血清热，祛风除湿。处方：秦艽 3 克，羌活 3 克，独活 3 克，防风 3 克，川芎 10 克，白芷 3 克，细辛 1 克，黄芩 10 克，生地 30 克，熟地 15 克，生石膏 10 克，当归 10 克，白芍 15 克，茯苓 10 克，甘草 10 克，白术 10 克。

服药 4 剂，关节疼痛明显好转。但服至 6 剂时，关节疼又剧，脉沉弦小数。综合脉证，思之：此肝郁血虚也。复予养血疏肝方6剂，疼痛始减，继又不减。再予养血清热，祛风除湿方6剂。其后凡见肝郁即予养血疏肝，但见关节疼痛，即予养血清热，祛风除湿。共服40剂，果愈。

某医云：为何经常改变方药？答曰：病情复杂而多经误治者，必须根据发病情况的主次而及时改变治法，正如仲景《伤寒论》所说："太阳病三日，已发汗，若吐，若下，若温针，仍不解者，此为坏病，桂枝不中与之也。观其脉证，知犯何逆，随证治之。"

冠状动脉粥样硬化性心脏病

1. 痰郁气结，枢机不利，反与活血养血，宽胸通阳，久治不效

于××，女，42岁。

冠状动脉粥样硬化性心脏病，期前收缩、偶发心房纤颤3年多。医先以西药治疗1年多效果不著，后又以中药活血化瘀、宽胸通阳等治疗亦不见好转。细审其证，除心前区憋闷疼痛，心烦心悸之外，并见有头晕，口干，纳差，舌苔薄白，脉弦滑结代等症。综合脉证，因思：胸胁者肝之属也；弦脉者肝也；滑者痰也；结者郁结也；代者气血大衰也。合而论之，乃肝胆之气郁结，痰热内郁，正气大衰之候。因拟人参大补元气，半夏、生姜、瓜蒌清化痰热，小柴胡汤和解枢机。处方：柴胡10克，半夏10克，黄芩10克，甘草6克，大枣5个，人参10克，生姜3片，瓜蒌15克。

服药5剂，胸满胸痛，心悸气短，头晕等症均明显改善。

某医检视上方乃小柴胡汤，乃云：小柴胡汤者，乃《伤寒论》治疗热病方也，不可用于冠心病，然既然有效，恐乃疏肝之功耳。逍遥散者，既有疏肝之功，又有治疗冠心病之活血药，若再加川芎、丹参等治冠心病的药物，则更为合拍。因而改用下方：柴胡10克，当归10克，赤芍10克，丹参30克，川芎10克，白术10克，茯苓10克，炙甘草10克，生姜3片，薄荷3克。

服药5剂后，胸满胸痛，心悸气短等症又见加剧。患者因本人系医生，急查数次心电图。发现除期前收缩、ST段压低、T波倒置，频发心房纤颤外，并见Ⅱ度左束支传导阻滞。又再邀余诊。查其除上证外，脉仍见弦滑结代而兼涩。乃云：仍宜小柴胡汤加减。处方：柴胡10克，半夏10克，黄芩10克，人参10克，甘草10克，生姜3片，大枣5枚，瓜蒌15克。

服药3剂，诸症又减；继服上药50剂，诸症消失，心电图：正常。

医云：何用冠心Ⅱ号、逍遥散、瓜蒌薤白等治冠心病方药不效，而你却用小柴胡汤得愈也？答曰：本证乃痰郁、气滞，病位在肝胆之病，病位在肝胆，自当以疏达为是，病因为痰、郁者，应予疏肝、化痰，故得愈也。再问：治冠心病之药为何不效，而非治冠心病之药何故有效？答曰：此话实属武断，我们若下"治冠心病之专药的结论"，未免太早，因为这些理论和实践尚缺乏长期临床检验。

2. 痰滞血瘀，郁热不化，反以活血温经，其证不解

苏××，女，53岁。

5个月前，因心情不痛快而突感胸闷气短，出汗，头晕，

继而晕倒约 1 分钟而清醒。经某院住院检查治疗近 4 个月，诊为冠状动脉硬化性心脏病、心房纤颤、窦房传导阻滞，但疗效始终不够满意。又配合中药活血养血、宽胸通阳、补气养血等进行治疗亦无明显改善。细审其证，除胸满气短，心悸心烦之外，并见其头晕，不敢坐或立，软弱乏神，阵阵汗出，汗出之始，先感心胸烦热，继而上冲，冲至心胸则心悸而恐，冲至咽喉则呼吸极端困难，冲至头则头晕失去知觉，不久即清醒而全身汗出，汗出后全身极其软弱，并时或寒热往来，舌苔白，脉弦紧滑数。综合脉证，思之：此正如仲景所论奔豚气之证也。因拟奔豚汤养血平肝，和胃降逆。处方：甘草10 克，川芎 10 克，当归 10 克，半夏 12 克，黄芩 10 克，白芍 10 克，生姜 4 片，桑皮 15 克，葛根 15 克。

服药 4 剂诸症好转，阵发性逆气上冲由一日 4～5 次，减为隔日 1 次，而且时间也较前减少，并能下地走动而不感头晕。某医云：余始活血不效，后又用生脉散亦不效，其故何也？答曰：病呈阵发性，又发于惊恐之后，显系奔豚之证，奔豚证，仲景云：气从少腹起，上冲咽喉，发作欲死，复还止。其治法列有三条：一曰：奔豚气上冲胸，腹痛，往来寒热，奔豚汤主之。二曰：气从少腹上至心，桂枝加桂汤主之。三曰：脐下悸，欲作奔豚，苓桂甘枣汤主之。也就是说均可用于发作欲死者。三方之中无一味人参，可见用人参不对证。此证之软弱乏力为痰阻所致，故不用人参。其后又服 30 剂，诸症消失，心电图恢复正常。

3. 气阴俱虚，膈间支饮，或但祛饮而不知扶正，或但知扶正而不知化饮，久久不愈马××，男，78岁。

患糖尿病近40年，糖尿病性肾病30多年，肾病性高血压20多年，脑血栓后遗症偏瘫15年，高血压性心脏病、冠状动脉粥样硬化性心脏病、心房纤颤15年。前后住院达6年之久，虽然症状不见明显改善，但尚能控制病情发展。最近3个多月来，病情日渐加重，体重锐减，行动困难，心悸气短，饮食甚差。细审其证，肌肉瘦削（体重34千克），行动困难，神疲纳呆，心悸气短，腰酸腰困，语言无力，舌苔薄白，脉虚大弦紧而数。综合脉证，思之：心肝脾肺肾五脏俱病也，气血俱衰也，膈间支饮也。治宜补气阴，益脾肾，化痰饮，降冲逆，交心肾。处方：黄芪15克，人参10克，当归10克，麦冬10克，五味子10克，生地20克，茯苓10克，泽泻10克，丹皮10克，苍术10克，肉桂10克，防己10克，生石膏15克。

服药7剂，精神、食欲好转，心悸气短明显改善，在他人搀扶下已能走100多步远；继服上药60剂，精神、食欲大增，体重恢复至55千克，尿常规阴性，心电图正常。

4.肝郁血虚，不予疏肝养血，唯从活血化痰论治，久久不效

郝××，男，49岁。

冠心病、心房纤颤、左束支传导阻滞1年多。医除予西药外，并予活血化瘀之中药治之，效不著。审视其证，见心悸气短，心前区憋痛，急予小柴胡加瓜蒌方10剂治之，不效。再审其脉弦细而涩，舌苔薄白。因思：弦细之脉者肝郁血虚也；涩者，气滞血瘀也。前方之用活血、化痰不效者，其一为未养血，

其二为未治血故耳。乃拟养血疏肝。逍遥散加味：柴胡 10 克，当归 10 克，白芍 10 克，白术 10 克，茯苓 10 克，甘草 10 克，生姜 3 片，薄荷 3 克，青皮 10 克。

服药 7 剂，诸症大减，继服上药 3 个月，共服药 80 剂，愈。

5.气血俱虚，气滞血瘀，湿郁不化，不识夹杂多少，但或补或泻，其病难愈

薛××，男，65 岁。

冠心病、心房纤颤 8 年多。曾反复住院治疗达 4 年余，然其效不著。审其除西药外，仅用中药养心安神、活血通脉、宽胸通阳等方即达近千剂。细询其近半年来，心悸心烦尤甚，有时心跳有暂停之感，有时心前区刺痛，有时胸微满，精神食欲正常。舌苔薄白，舌质微暗，脉虚弦涩结或数促兼见。综合脉证，诊为气血俱虚为本，气滞血瘀，湿郁不化为标。拟用补气养血以培本，理气活血，燥湿健脾以治标。处方：黄芪 30 克，当归 10 克，丹参 30 克，党参 10 克，黄精 10 克，生地 10 克，苍术 15 克，白术 10 克，青皮 10 克，陈皮 10 克，柴胡 10 克，三棱 10 克，莪术 10 克，薄荷 3 克，夜交藤 30 克。

服药 6 剂后，心悸胸满胸痛等症明显好转，继服上方 18 剂心悸胸痛未作，继服 15 剂，心电图复查 3 次未见异常。为巩固疗效，以上方为丸，每日 3 次，每次 9 克，服药 4 个月，愈。

患者问：心悸乃心病的症状，自应从心论治，而前用炙甘草汤、天王补心丹等不效，其故何也？答曰：心悸一症属心之证我想是正确的。但是为什么用补心丹、炙甘草汤不效，这个问题就复杂了。张仲景列心悸的表现有心下悸、心中悸、心悸。本病之悸发生于胸部偏左，乃肝郁犯心之悸，故治宜

从肝而不从心，此所以用补心不效，而用参芪丹归取效也。

6. 肝郁气结，寒饮阻滞，不化其饮，而养其血，祛其瘀，故其不效

陈××，男，65岁。

心烦心悸，心前区刺痛3年多。某院诊为冠心病、心房纤颤、左束支传导阻滞。住院治疗一年多不见好转。尤其是最近一年来，胸满胸痛，心悸气短较前更加严重，并见阵发性逆气上冲，冲至心胸、头部则头晕汗出，汗出之后烦热之气时减，失眠纳呆。又邀中医以活血养血、清热泻火、养心安神之中药治之，亦证不减。细审其证，除上述者外，并见其舌苔薄白，脉弦紧结涩。因思：阵发性烦热上冲，冲则心悸气短者，奔豚也，奔豚之烦热起两胁者肝火也，心下悸者，心脾虚也；脐下悸者，肾虚也。再问其悸状，云：心下悸，心下悸逆气上冲循胸胁而上至胸咽，至头则热散汗出。综合脉证，乃云：此肝郁气结，心阳不振，水饮上犯，上热下寒之证也。前用诸法或肝病从心治，或气滞从活血，或阳虚从阴虚，或阳虚水饮而泻火，或饮邪而滋阴，皆误也。因拟疏肝理气，温阳化饮，平降冲逆，调理三焦。柴胡加龙骨牡蛎汤加减。处方：柴胡10克，半夏10克，党参10克，黄芩10克，甘草6克，茯苓10克，桂枝15克，生姜3片，大枣5枚，龙骨15克，牡蛎15克，大黄3克。

服药6剂，心悸心烦，胸满胸痛，身热汗出，失眠头痛等症均减；继服上方18剂，诸症若失；又服20剂以善后，果愈。

患者本人亦系医生，乃云：余自用养心安神，补气养血

之剂而不效，而师用柴胡加龙骨牡蛎汤 20 剂病即愈，且心电图亦转正常，其故何也？答曰：柴胡加龙骨牡蛎汤方，既有小柴胡之疏肝利胆，又有苓桂姜枣汤之强心阳化水饮降冲气；既有龙骨牡蛎之镇降以防疏达太过而水气上冲，又有柴胡、桂枝、大黄三味上中下调理以解三焦之滞塞，故用于寒热并见，虚实并存者，常效如桴鼓。又云：余学习中医，应用中药治病已近 20 年，但长期存在着一种想法：西医、西药效果快，能治真正的病，中医、中药效果慢，且只能治功能性的病，从我本人的病来看，中药效果不但不慢，而且很快使改变了的心电图纠正过来。

高血压病

1.气血俱虚，肝火上冲，但降其火，血压不降

安 ××，男，65 岁。

3 年多来,血压一直持续在 200 / 150mmHg 左右不见下降。医先以多种西药治疗不见好转，继又配中药平肝潜阳，滋阴平肝，平肝泻火等治疗，仍然不见改善。近 1 年来，又逐渐出现胸满胸痛，心悸气短，经数个医院检查诊断确诊为冠心病、期前收缩、I 度左束支传导阻滞。虽经西药治疗半年多，不但不见好转，反见加重。又配合中药活血养血，宽胸通阳，仍日甚一日。细审其证，除头晕头痛，胸满胸痛，心悸气短之外，并见心烦纳呆，口苦咽干，舌苔白，脉沉弦滑。综合脉证，思之：脉滑者，痰热也,沉弦者,肝郁气滞也。合之于证，乃痰郁气结，少阳枢机不利也。为拟和解少阳，化痰泻火。处方：柴胡 10 克，半夏 10 克，黄芩 10 克，人参 10 克，甘草 10 克，生姜 3 片，

大枣 5 个，瓜蒌 15 克。

服药 4 剂，胸满胸痛，心悸气短，纳呆食减，头晕头胀均减；继服 30 剂，不但胸满胸痛，心悸气短，纳呆食减，头晕头胀俱解，而且心电图也恢复正常。但一测血压仍然维持在原来的水平不见改善。察脉弦大稍数，舌苔白，血压 195 / 150mmHg。因思弦大之脉者，气血俱虚也，弦数者肝火上冲也。拟用补气养血以扶正，平肝泻火以治标。处方：夏枯草 30 克，黄芪 40 克，当归 10 克，茺蔚子 10 克，赤芍 10 克，地龙 10 克，龙胆草 10 克，丹参 10 克。

服药 4 剂，精神大增，血压开始下降至 170 / 130mmHg；继服 10 剂，诸症消失，血压正常；又服 20 剂，数次检查血压达 2 个月，一直维持在 120 ～ 125 / 80 ～ 85mmHg。追访一年，血压一直正常。

患者问：余曾先后应用多种降压的西药一直不见好转，后来又加用了如牛黄降压丸，以及平肝潜阳、滋阴平肝的中药一直不见好转，后来又患了冠心病，再用中、西药仍然不见好转，为此思想负担非常严重。及至请朱先生治疗，开始服用小柴胡汤，我感到非常担心，用药后不但血压未见升高，反而胸满胸痛得到了改善。于是我产生了一个想法，我们西医学习中医的非常重视人参、生姜能够升压，但事实证明没有升压，可见用中药必须按照中医理论去辨证，而绝不可硬套西医理论。及至后来，又用补药治高血压，我更感到担心，但一服药不但血压未上升，反而下降了，于是我想前用诸法之不效，在于只注意了症状，而未考虑脉象，当补反用泻法。

2. 心阳不振，寒水上冲，阴霾弥漫，清阳被蒙，反用滋

阴平肝，以助寒水，久病不愈

郑××，男，67岁。

头晕头胀，心烦心悸3年多。医诊高血压病。先用西药降压药治疗近2年不见效果，后又配合中药滋阴平肝、平肝潜阳、平肝泻火等中药治之，不但症状不减，反见日渐加重。近2个多月来，不但头晕得经常不敢走路，而且有时连坐都不敢坐，并时时心悸心烦，时或烦热之气上冲，冲至胸则烦乱不安，冲至咽喉则感窒息欲死，冲至头则头晕呕吐，甚或暂时人事不知，汗出，时或恐惧欲死。经查心电图发现ST段下降，T波倒置，心房纤颤，为此又加用了扩张冠状动脉的药物，但症状却仍日甚一日。为此不得不请教高明之师指教之。此时恰遇刘渡舟老师在我所带实习，乃邀会诊。云：脉沉弦紧而促，乃心阳不振，寒水上冲之候，宜苓桂剂。处方：茯苓15克，白术6克，桂枝9克，炙甘草10克。

服药4剂，诸症大减，血压亦由190/100mmHg降至120/90mmHg，继服10剂，诸症大部消失。

问曰：老师何故应用苓桂术甘汤而不用养阴平肝？桂枝辛甘而温多数医家认为其能升高血压，何老师反用也？答曰：高血压病并不都是肝阳证，绝对不可认为高血压病即是肝阳上亢，本证之加剧就在于此，而有效亦在于此。

3.肝阳上亢，镇降力薄，病重药轻，其功不著

雷××，女，40岁。

4个月来，头重脚轻，如坐舟船，站立不稳。医诊高血压病。先以西药降压药治之，开始有效，但1周后效果再小显著。又以中药滋阴平肝之药治之，亦是开始有效，一周后再

不见效。细审其证，除血压高外，并见眩晕，印堂穴部红赤，面部红晕上冲，舌苔白，脉弦长上入鱼际。综合脉证，思之：张寿甫《医学衷中参西录》云："风名内中，言风自内生，非风自外来也，《内经》谓诸风掉眩皆属于肝。盖肝为木脏，于卦为巽，巽原主风，且中寄相火，征之事实，木火炽盛，亦自有风，此因肝木失和，风自肝起，又加以肺气不降，肾气不摄，冲气胃气又复上逆。于斯，脏腑之气化，皆上升太过，而血之上注于脑者，亦因之太过……是以方中重用牛膝以引血下行，此治标之主药。而复深究病之本源，用龙骨、牡蛎、龟甲、芍药以镇熄肝风，赭石以降胃降冲，元参、天冬以清肺气，肺中清肃之气下行，自能镇制肝木……间有初次将药服下转觉气血上攻而病加剧者，于斯加生麦芽、茵陈、川楝子即无斯弊。盖肝为将军之官，斯性刚果，若但用药强制或转激发其反动之力，茵陈为青蒿之嫩者，得初春少阳生发之气；与肝木同气相求，泻肝热兼疏肝郁，实能将顺肝木之性；麦芽为谷之萌芽，生用之亦善将顺肝木之性，使不抑郁；川楝子善引肝气下达，又能折其反动之力。方中加此三味，而后用此方者，自无化虞也。"又思前用滋阴平肝之药不效者：一重镇之力不足，病重药轻也；二未予降肺胃之气也；三未予疏肝也；四未予泻火也。因拟镇肝熄风汤。处方：怀牛膝15克，生赭石30克，生龙骨15克，生牡蛎15克，生龟甲15克，生白芍15克，元参15克，天冬15克，川楝子6克，生麦芽6克，茵陈6克，甘草3克。

服药4剂，其症全失，血压亦恢复正常。为痊愈计，又服药30剂，其病果愈。

慢性肺源性心脏病

1. 膈间支饮，但从肺治，病位不同，焉治有效

霍××，男，38岁。

喘息性支气管炎6年多，肺心病2年多。医始以西药治疗，往往可以很快控制。2年以后，咳喘气短逐渐加重，但每次发病应用西药治疗不如以前有效，有时1～2个月才能控制，至第三年时，每次发病，应用西药几乎不起什么作用。不得已，又请中医以宣肺化痰、清热定喘或化饮宣肺等进行治疗。开始时，还算基本有效。但至近2年半以来，不管中药、西药都不见效。为此不得不住院2年之久，但时至今日，昼夜冬夏仍然天天作喘。细查其证：除喘咳短气之外，并见其神疲纳呆，颜面、口唇、舌质、爪甲、指趾、四肢均青紫，颜面、肢体浮肿，脘腹胀满，按之则痛而短气更甚，舌苔薄白，指趾厥冷，脉弦紧而数或时见促结而涩。综合脉证，因思仲景有云："膈间支饮，其人喘满，心下痞坚，面色黧黑者，木防己汤主之。""支饮不得息，葶苈大枣泻肺汤主之。"此病饮邪阻于膈间、胸膈，而诸医多从肺治所致也。法拟木防己汤加减苦辛并用以散结气，葶苈泻肺逐痰饮。处方：防己10克，人参10克，桂枝10克，生石膏15克，半夏10克，陈皮10克，葶苈4克，紫菀10克。

服药4剂，诸症稍减；服药20剂后，停止吸氧亦不见病情加重；服药30剂时，食欲、精神明显好转，浮肿消失，并可以自由活动。服药至60剂时，紫绀消失，一切生活均能自理，服药至90剂时，除上楼时微见气短外，别无明显不适。

2. 痰饮阻肺，气阴两伤，肾气不纳，不去扶正，反予攻邪，因作危殆

刘××，女，78 岁。

2 年前因气胸而行左肺切除术，术后一直精神较好。4 个多月前，突患支气管炎，虽遍请中西诸医治疗不见好转。2 周前又因肺部感染而病情更加严重，为此不得不住院治疗。住院 3 天后，突见高热达 39.8℃，呼吸更加困难，全身浮肿，紫绀，尿少，神志时清时昧。急请专家会诊。诊为慢性支气管炎合并感染，肺心病，肺心脑病，数小时后，神志已完全不清。察其神昏谵语，呼吸极端困难，紫绀，浮肿，舌苔黄厚，舌质紫暗，脉虚大紧数时或见促。再察前医所用之药，除西药外，中药或为定喘，或为小青龙，或为苏子降气。因思患者年高体衰，气阴大伤，肾气不纳，若再予祛邪伤正，则不久于人世也。急处补气养阴，温阳纳气，化痰定喘。处方：黄芪 15 克，鳖甲 15 克，地骨皮 10 克，紫菀 10 克，人参 10 克，茯苓 10 克，柴胡 10 克，半夏 10 克，知母 10 克，生地 10 克，白芍 10 克，麦冬 10 克，肉桂 10 克，甘草 10 克，冬虫夏草 15 克。

药进 1 剂，神志转清，体温正常，喘而短气亦见好转；继进 10 剂，诸症大部消失。乃以丸方调理。

心肌炎

1. 表里俱见，虚实俱存，或但治里，或但治虚，奏乐不和，难于成曲

邹××，女，25 岁。

2～3 年来，胸满胸痛，头晕脑涨，心悸气短，不敢走路，亦不敢参加简单的体力活动。医诊心肌炎、过早搏动、房室传导阻滞。先用西药治疗 1 年多不见明显好转，后又配合中药炙甘草汤、冠心 II 号、瓜蒌薤白汤、天王补心丹等治疗 8 个多月亦无明显效果。细审其证，除上述者外，并见疲乏无力，口燥咽干，失眠多梦，纳呆食减，胃脘满胀，全身酸困，舌苔薄白，脉虚大弦数时见促结。思之：病起于暑，今病虽数年，然脉仍虚大弦数，说明其表邪仍未蠲除，而气阴两虚，湿热阻滞，清浊升降失职耳。因拟补气养阴，燥湿清热，升清降浊为法。黄芪 15 克，甘草 6 克，党参 10 克，当归 6 克，麦冬 10 克，五味子 10 克，青皮 10 克，陈皮 10 克，神曲 10 克，黄柏 10 克，葛根 10 克，苍术 10 克，白术 10 克，升麻 10 克，泽泻 10 克。服药 20 剂后，诸症俱减，精神倍增，继服 20 剂后，诸症俱失。停药 2 个月后，又因感冒出现胸满胸痛，心悸气短，关节疼痛，痰多。医以治感冒药治疗 2 周后，感冒症状虽已大部消失，但胸满胸痛，心悸气短，关节疼痛，气短痰多仍然不见改善。审其脉滑数促结俱见。综合脉证，知其乃痰热内蕴，血络瘀滞，复感风寒湿邪。治拟化痰清热，活血通络，散寒除湿。处方：黄柏 10 克，苍术 10 克，南星 10 克，桂枝 10 克，防己 10 克，灵仙 10 克，桃仁 10 克，红花 10 克，龙胆草 10 克，羌活 10 克，白芷 10 克，川芎 10 克，神曲 10 克。

服药 12 剂，诸症消失，愈。

某医云：前用炙甘草汤、冠心 II 号、瓜蒌薤白等汤而不愈，改用清暑益气、上中下痛风方而愈者何也？前方均治心药，后方或为清暑，或为除痹之方，反而取效者何也？答曰：清暑益气者，既能解表，又能治里，既能除邪，又能扶正，此证表里俱见，虚实共有，故以清暑益气而解。其变证见外有风湿寒邪，内有痰热阻郁，表里合邪之疾病也，而上中下痛风方者，外可除风散寒，内可化痰清热，且既能除湿，又能活血，故治复感之证获效。

2.病在气分，反治血分，痰血不同，必须细分

曾××，女，40岁。

冠状动脉硬化性心脏病、心肌炎、心律失常1年多。询其证见心前区憋闷隐痛，头晕心烦，心悸，时有心跳暂停的感觉，口苦口干，舌苔薄白，脉弦滑而结代。思之：脉弦者肝胆之疾也；滑者痰热阻滞也；结者，结也，郁也；代者脏气衰也。综合脉证论之，乃肝胆之气郁结，痰热不化，脏气亏损之证。拟疏肝理气，化痰补气。处方：柴胡10克，半夏10克，黄芩10克，人参10克，甘草10克，生姜5片，大枣5个，瓜蒌18克。

服药5剂，胸满心悸，头晕心烦等症好转，脉搏间歇次数亦有所减少。某医云：此方乃小柴胡汤也，小柴胡为伤寒少阳证方，岂能用于心脏病。然其证见肝郁，改予逍遥散合生脉散可也。服药5剂后，诸症反剧，不得已，再邀余诊。察其脉仍见弦滑结代，其证仍为肝胆郁结，痰热不化，脏气虚衰，乃再予小柴胡加瓜蒌方，服药60剂，果愈。

3.本末不分，但治心肝，肾病治心，其病难愈

宋××，男，30岁。

心烦心悸1年多。医诊心肌炎、心房纤颤。先用西药治疗7个多月无明显效果，继又配合中药加减复脉汤、小柴胡

汤、逍遥散等治疗 4 个多月亦无明显改善。细审其脉细弱而促，舌苔净，心悸尤甚于心下（即中脘部）。因忆仲景《金匮要略》云："水在肾，心下悸"。乃悟：此病在肾，非在肝心也。此心悸乃肾水凌心，即肾为本，心为标，法当从肾之本。处方：生地 28 克，山药 10 克，山茱萸 10 克，茯苓 10 克，泽泻 10 克，丹皮 10 克，附子 10 克，肉桂 10 克，元参 18 克，白芍 10 克。

服药 6 剂，心悸顿失，继服上药 10 剂，诸症消失，心电图亦恢复正常。

4. 气阴俱虚，痰热内郁，胶于炎证消炎之说，而不从辨证论治，其效不著

方××，男，32 岁。

头晕乏力，心烦心悸，胸满胸痛，咽干咽痛，时而声音嘶哑，时而咽喉有异物阻塞感，时而胸闷而有窒塞，呼吸困难，时而突然昏倒不省人事，已 7 ~ 8 个月。医诊心肌炎、心力衰竭。先用西药治疗 4 个多月不见改善，后又配合中药瓜蒌薤白、加减复脉清热解毒、养血活血等治之 3 个多月仍然不见好转。细审诸症，除上述者外，并见时而恶心呕吐，气短神疲，失眠健忘，舌苔薄白，脉濡缓而结涩。综合脉证，思之：此热毒之证未见，安可再予清热解毒。又思脉濡缓者气阴俱虚，痰湿郁滞也；结者，气血俱虚也，气滞血瘀也；涩者阳虚也，气滞也，瘀血也。参之诸症，乃气阴两虚，痰郁气滞之证。治宜补气养阴，理气化痰。处方：黄芪 15 克，当归 6 克，人参 10 克，麦冬 10 克，五味子 10 克，竹茹 10 克，枳实 10 克，陈皮 10 克，茯苓 10 克，半夏 10 克，甘草 10 克，菖蒲 10 克，远志 10 克，生地 10 克。

服药 4 剂后，头晕乏力，心悸气短，恶心呕吐，咽喉干痛等症好转，继服上药 22 剂，诸症大部消失，并上班工作，其后又连续服药近 3 个月，果愈。

5. 肝郁血虚，反从消炎解毒，失去辨证，难于奏效

幺××，男，40 岁。

心烦心悸 9 个多月。医诊心肌炎、期前收缩、心房纤颤。先用西药治疗 3 个多月无明显效果，继用中药养心安神、加减复脉、瓜蒌薤白清热解毒等配合用之亦无明显改善。细审其证，除上述者外，并见心前区憋闷隐痛，心悸心烦，头晕头痛，舌苔薄白，脉沉弦而结时或兼促。因思脉弦细者肝郁血虚也，结者滞也，结也；合之于证，乃肝郁血虚，血络瘀滞也。因拟舒肝理气，养血活血。处方：柴胡 10 克，当归 10 克，白芍 10 克，白术 10 克，甘草 10 克，生姜 5 片，薄荷 1 克，丹参 15 克，青皮 10 克。

服药 4 剂后，胸满胸痛，心烦心悸，头晕头痛等症均减，继服 30 剂，诸症消失，果愈。

6. 痰火郁结，久入血络，但从血分，不与化痰泻火，其病难愈

赵××，女，24 岁。

心肌炎、频发性室性期前收缩 2 年多。医始予西药治疗半年多不效，继又配合中药清热解毒、和解少阳、养心安神之剂 400 余剂无功。审其证见心前区憋闷，时或隐隐作痛，失眠心悸，纳呆食减，口苦咽干，舌苔薄白，脉弦滑结代。思之：脉弦滑而不沉，乃痰热虽郁而不严重，且久病入于血络之故也。因拟奔豚汤加减疏肝解郁，化痰泻火。处方：川芎 10 克，

当归 10 克，黄芩 10 克，白芍 10 克，葛根 30 克，半夏 10 克，桑皮 15 克，甘草 10 克，生姜 3 片。

服药 10 剂后，诸症俱减；继服上药 30 剂，诸症俱失；又服 2 月，心电图亦恢复正常。

某医云：何用清热解毒、和解少阳而不效？答曰：证无热毒之证，故不宜用清热解毒；至于为何用小柴胡汤加减无效，我的体会是小柴胡用于沉弦之脉者较好，因其重在气郁，奔豚汤则用于弦滑之脉者较好，因其痰热为多，且及于血分也。

肥厚型心肌病

1. 肝胃气滞，湿郁不化，但从心治，其效不著

葛××，女，25 岁。

3 年前，在学校一次上体育课的过程中，突然呼吸极度困难，难于维持而住院治疗。住院后，经过 X 线、心电图、超声心动图等的检查发现左心室心房增大，肺部淤血，而诊为肥厚型心肌病、心力衰竭。治疗 3 个月，浮肿消失，气短好转而自动出院。出院后，除继续服用西药外，并开始邀请中医进行治疗，至今一直不见好转。审其除气短心烦，胸满胸痛外，并见其尚有头晕头胀，纳呆食减，脘腹胀痛，口苦咽干，面色萎黄，舌苔薄白，脉沉。综合脉证，思之：脉沉者郁也；面色萎黄，气短乏力者，气血俱虚也。因拟补气养血以培本，理气活血，燥湿健脾以治标。处方：黄芪 30 克，当归 10 克，丹参 30 克，党参 10 克，黄精 10 克，生地 10 克，苍术 15 克，白术 10 克，青皮 10 克，陈皮 10 克，柴胡 10 克，三棱 10 克，莪术 10 克，薄荷 3 克，夜交藤 30 克。

服药 4 剂，胸脘满痛，气短心悸均好转，继续服用 20 剂时，症状不再继续改善。细审其脉弦紧而数，苔白腻，胃脘有明显压痛。乃云：肝胃气滞，湿痰阻滞，积滞不化所致。治拟疏肝和胃，消食导滞。处方：柴胡 10 克，半夏 10 克，黄芩 10 克，人参 10 克，干姜 6 克，甘草 10 克，大枣 5 个，苍术 10 克，厚朴 10 克，陈皮 10 克，大黄 4 克。

服药 4 剂后，气短胸满，脘腹胀痛俱减，食纳大增，继服上药 2 月，诸症消减 80%，体重由 40 千克增至 60 千克。肺淤血消失，心界亦较前缩小，并于今年结婚，次年又生一男孩，母子均健康。

某医问：本例患者，余曾遍试中药，然均无明显效果。其中既有养心安神、益气养血，又有活血逐瘀、强心利水，或补心、炙甘草汤，或真武、生脉、瓜蒌薤白、活络效灵等。而先生却用参芪丹鸡黄精、柴平等取效，其故何也？我用治心之法不效，先生却用不是治心病的药治疗取效，其故又何也？答曰：中医治病在辨证论治，辨证论治中有一个辨什么，治什么的问题，我认为不管什么病应用中药时都应该按照中医基础理论去辨证论治，都应该去辨脏腑、经络、先后。本病从证候来看，患者的主诉是胸脘胀痛，纳呆食减，气短乏力，也就是说患者告诉我们的主要是脾胃肝的气滞和胃肠的停滞，所以必须从肝脾胃去着手，只有这样才能使三焦的升降作用得到恢复，心肾相交而病愈。

2.瘀血阻滞，湿郁不化，但助其气血，邪气不除，其病不减

贺 ××，女，50 岁。

1964 年生第二胎后不久即经常感到气短乏力，但没有引起注意，其后即经常感冒，有时发现咯血数日，于是才到医院检查。经过 X 线拍片、心电图、超声心动图等的检查，确诊为肥厚型心肌病、心力衰竭、心源性肝硬化。住院治疗 1 年多，虽然感冒、咯血等症已经消失，但腹胀、浮肿、心悸、气短、纳呆食减却不但不减反而加重。审其瘦削神乏，颜面、手足、唇舌均紫黯，下肢可凹性浮肿，腹大脐突，气短心悸，尿赤尿少，舌苔黄白，脉虚数促兼见结涩弦紧。综合脉证，思之：脉虚者，气血俱虚也；促结兼见者，阴阳俱不足也；弦紧者，寒凝气结也；结涩者，气滞血瘀也。脉证合参，当为气血大衰，气滞血瘀，水湿停聚。乃拟补气养血以培本，理气活血，除湿行水以治标。处方：黄芪 30 克，当归 10 克，人参 10 克，丹参 30 克，生地 10 克，黄精 10 克，苍术 15 克，白术 10 克，青皮 10 克，陈皮 10 克，柴胡 10 克，三棱 10 克，莪术 10 克，薄荷 3 克，夜交藤 30 克，大腹皮 10 克，香附 10 克，莱菔子 10 克，砂仁 10 克。

服药 7 剂后，腹满、心悸、气短、浮肿均好转。继服上方 60 剂，腹胀腹水消失，精神、食欲大增，紫绀明显改善；又连续服药 3 个月，进药约 70 剂，精神、食欲几近正常，体重增加 7.5 千克，肺部淤血消失，心脏扩大改善，并上班工作。

某医云：患者腹水腹胀几近两年而不减，今师用中药而获愈者何也？答曰：患者的腹胀腹水系肝硬化引起的。肝硬化腹水医者多用攻逐、利水两法进行治疗。（医者插语问患者云：是否如此？答曰：是。）攻逐之法用于一般的肝硬化腹水实证尚可，而此证则不可也。此证气血大衰，气滞血瘀，水湿停聚，若仅治其水，而不顾及气血的虚实，即所谓：一不治疾病所在的位置，二不治疾病的原因，那当然就无效了。至于为什么不用利水而用理气活血，补气养血，因其病主要在气虚、血虚、血瘀、气滞也。且其病程已久，只可缓图。

多发性大动脉炎

1.气阴俱虚，痰郁气结，但予活血，病势转甚

过××，女，34岁。

6年来，经常头晕头痛，近3年来左眼视力逐渐下降，近一年来，左眼视力基本丧失。遍请太原、天津、北京等地医院检查治疗，确诊为多发性大动脉炎。先在某院进行手术治疗，诸症曾一度好转，但半年以后，诸症又复如前。最近8个月以来，头痛异常剧烈，经常因头痛难忍而不能入睡，为此除每日数次服西药外，又加用了中药清热泻火、活血逐瘀之剂及针灸，但至今仍日甚一日。细审其证，除剧烈的头痛时轻时重之外，并见左脉沉伏欲绝，右脉虚缓，舌苔薄白，左眼在0.3米之内可见人影晃动，右眼视力正常，左脸肌肉明显萎缩，右脸正常，且时时胸满心烦，咽喉有异物阻塞感。综合脉证，思之：右脉大于左脉者，气血俱虚也；左脉沉伏欲绝者，气滞血瘀也；虚缓者，痰湿阻滞也。脉证合参论之，乃气阴两虚，痰气郁结，郁而化火之证。治宜补气养阴，理气化痰，泻火为法。处方：黄芪15克，当归6克，人参10克，麦冬10克，五味子10克，竹茹10克，枳实10克，半夏10克，陈皮10克，甘草6克，菖蒲10克，远志10克，元参15克。

服药4剂，头痛、失眠骤然好转；继服8剂，头痛10日未作，

其后头痛虽时有发，但很轻微；继服 40 剂，头痛消失，左眼视力较前明显增加，在 5 米以上的距离内已能清楚地看见任何物体，且能在短时间内看书读报。此后，恐再反复，又服药 3 个月，果愈。

患者家属云：多发性大动脉炎，诸医均云从血分论治，而先生却主用气药，其故何也？答曰：任何科学都不能脱离实践是检验真理的标准这一规律。此病前已久用血药而加剧，可见其用血药是不正确的，因此舍而不用。今按脉象主病论治果然效如桴鼓，可见气分乎，血分乎，不可早日断言。

2. 虚实夹杂，或但用活血以祛实，或但用补气养血以扶正，君臣不分，佐使不明，久治不愈

和××，女，48 岁。

5 年多来，右上肢酸痛麻木，头晕头痛，健忘，时而突然昏厥。近 3 年来，视力日差。某医在普查身体时，突然发现右上肢血压不能测出，桡动脉不见跳动。其后又经呼和浩特、大同、北京等多个医院进行检查，确诊为多发性大动脉炎，并进行手术治疗。手术后，诸症均有所减轻，但半年以后，情况又复如前。不得已，又改请中医以活血化瘀、温经通阳、养阴益气等进行治疗半年，诸症不但不减，反而更加严重。细审其证，除头晕头痛，右臂酸痛麻木，视力下降，健忘之外，并见胸满胸痛，心烦心悸，肩背酸痛，下肢麻木，手足厥冷，舌苔白，脉右侧全无，左虚大。因思：无脉者，气滞血瘀也；虚大者，气血俱虚也；左脉大于右脉者，肝邪也。综合脉证论之，乃气血俱虚为本，气滞血瘀，湿郁不化为标也。治拟补气养血以培本，理气活血，燥湿和胃以治标。处方：黄芪

30克，当归10克，丹参30克，党参10克，苍术15克，白术10克，青皮10克，陈皮10克，生地10克，黄精10克，柴胡10克，三棱10克，莪术10克，薄荷3克，夜交藤30克。

服药10剂，诸症均减；又服药20剂，诸症大部消失，右脉沉细，左脉弦大；服药40剂，两侧血压均可测出，惟右脉仍较左脉为小。

某医问：为什么前用活血化瘀、温经通阳、养阴益气而加剧，而后老师仍用上法而反效也？答曰：本证是一个气血俱虚、气滞血瘀、湿郁不化俱在的虚实夹杂证。夹杂证处理的一个重要原则是既需照顾其虚，又需照顾其实，既需顾及其寒，又需顾及其热。本证既然属虚实夹杂证，那么当然应该在处方时既要补又要疏，前方之不效恐在但补不疏或但疏不补耳。又问：前用温经通阳不但四肢未温。而老师却未用温经通阳而四肢却转温者何也？答：四肢冷属于广泛的厥证，厥证的原因很多，其中既有阳虚，亦有阳郁，阳虚者当温经通阳，阳郁者但通即可。此证之厥乃气滞血瘀所为，故治以理气活血而厥回也。

3.气阴两虚，痰湿郁滞，但用活血化痰，其病不愈

章××，女，36岁。

头晕头痛，失眠健忘，视力下降，时作昏厥抽搐，左眼底出血8年多。医诊多发性大动脉炎。先用西药治疗1年不效，后又用中药、针灸、按摩、气功等治疗数年，不但小效，反而日渐加剧。不得已，乃赴北京某院手术治疗。术后半年诸症大部消失，但半年多之后，诸症又复发如初。头痛昼夜不止，失眠，经常昼夜难于入睡片刻，右眼视力下降至仅能在0.3

米左右看见人影晃动，时时恶心呕吐，疲乏无力，心烦不安。为此不得不再次住院，但住院半年多以后，不但右眼完全失明，而且左眼几近失明。细审其证，除上述诸症外，并见舌苔薄白，脉濡缓。因思脉濡缓者，气阴两虚，痰气郁结，郁而化热也。合于脉证论之，乃气阴俱虚，痰气郁结，郁而化火之证也。因拟补气养阴，理气化痰，泻火为剂。处方：黄芪15克，当归6克，人参10克，麦冬10克，五味子10克，竹茹10克，枳实10克，半夏10克，陈皮10克，茯苓10克，甘草10克，菖蒲10克，远志10克，生地10克，元参10克。

服药4剂，头痛突然停止，睡眠增加，呕吐几减80%；继服上方加减3个多月，诸症消失，视力恢复几近常人。

4. 只求症状，但靠推理，不从脉论，治之无功

要××，男，59岁。

2年多来，右臂麻木酸痛，头晕头痛，失眠健忘，胸满心悸，视力下降，右手桡动脉搏动日益减弱。某院诊为多发性大动脉炎。先用西药、针灸等治疗半年多不效，后又配合中药活血通阳之剂达200余剂仍无明显效果。特别是近3个月来，不但上证不见减轻，而且日渐发现呼吸困难，胸满腹胀，甚至夜间突因呼吸困难而不得不坐起两三个小时才能继续平卧睡眠。经某院检查诊断为左心增大，左心衰竭。治疗1个多月后，呼吸困难明显好转，而其他症状却不见改善。审其除上述诸症外，并见两脉沉伏而涩，舌苔薄白。综合脉证，诊为气血俱虚为本，气滞血瘀，湿郁不化为标。治以补气养血以培本，理气活血，燥湿和胃以治标。黄芪30克，当归10克，丹参30克，人参10克，生地10克，黄精10克，苍术15克，

白术 10 克，青皮 10 克，陈皮 10 克，柴胡 10 克，三棱 10 克，莪术 10 克，薄荷 3 克，夜交藤 30 克，莱菔子 10 克，砂仁 10 克。

服药 4 剂后，头晕头痛，胸满腹胀，心悸气短等症均好转，继服上方 4 个月，药近 110 剂，诸症消失，双侧血压均能明显测出。

某医云：余用活血逐瘀治之不效，活血通阳亦不效，而老师仍用活血之剂，却效果甚好，其故何也？答曰：本病脉既沉伏而又涩，说明此病气滞与血瘀均较甚，你所用的活血药为活血而无理气之药，我所用的活血药是既破气又破血的药，也就是说是气血双治之药，此所以取效者一也。本病病程很久，气血两伤，你所用的药只有活血，我所用的药还有补气养血，此所以取效者二也。

雷 诺 病

久病痼疾，不审脉象，但用药饵，焉能取效

洛 ××，女，38 岁。

在 7 个多月以前的一次洗衣服过程中，突然发现手痛难忍，皮肤颜色变为紫黯，休息 1 个多小时以后疼痛才消失，皮肤颜色恢复正常。其后两手一遇冷就变得青紫疼痛。为此先后在某院住院 5 个多月，诊为雷诺病。除先后采用了西药、针灸等进行治疗外，还内服了活血通阳的中药 120 剂，但至今不但没有减轻，反而更加严重。细审其证，除两手遇冷紫黯疼痛外，并有两臂疼痛酸困，头晕乏力，舌苔薄白，脉濡缓。综合脉证，思之：脉濡缓者，乃气阴两虚，痰郁气结之脉也。拟用补气养阴，理气化痰为方。处方：竹茹 10 克，枳实 10 克，半夏 10 克，陈皮 10 克，茯苓 10 克，甘草 10 克，菖蒲 10 克，远志 10 克，黄芪 15 克，当归 6 克，麦冬 10 克，党参 10 克，五味子 10 克。

服药 12 剂，头晕臂痛，手指冷痛好转；继服 40 剂后，虽反复用冷水洗衣亦无任何痛苦；又服 20 剂，愈。

反流性食管炎

1.本为阴虚，反用消炎解毒，虚从实治，经久难愈

沈××，女，29 岁。

2 年多来，食管灼痛，吞咽困难。医诊反流性食管炎。先用西药治疗稍事有效，但应用十几天后不再显著，数月之后，不得不改请中医治疗。然不管是用疏肝理气，还是应用清热解毒，活血通络，都不见效。近因病情日渐加重，中、西药物不效，医生急劝手术治疗。患者惧怕手术，故再请中医试之。细审其证，除食管疼痛，吞咽困难之外，并见头晕头痛，胸满心烦，胸胁窜痛，纳呆食减，失眠健忘，口苦咽干，手足心烦热，腰背酸痛，舌质嫩红，苔净，脉沉细弦数，右大于左。因思脉沉者气郁也，细者阴虚或血虚也，弦数者肝郁化火也，细数者阴虚有热也，右脉大于左脉者气血俱虚也。合之于证，乃气阴俱虚，肝郁气结，久入血络之疾。治用补气养阴，理气活血。处方：沙参 30 克，麦冬 10 克，生地 30 克，苍术 15 克，白术 10 克，青皮 10 克，陈皮 10 克，柴胡 10 克，三棱 10 克，莪术 10 克，薄荷 3 克，夜交藤 30 克。

服药 4 剂，食管灼痛竟然大减；继服 25 剂，诸症大减，食管灼痛消失；服药 20 剂，诸症消失，果愈。

某医云：食管炎既为炎症，何用清热解毒之剂久久不效？答曰：炎症并不等于中医所说的火证、热证，因此不能一概用清热解毒药进行治疗，临床所见的慢性炎症，若气虚当补气，血虚当养血，阳虚当温阳，阴虚当养阴。本证既属阴虚，那当然应该用养阴进行治疗了。

2. 阴虚当柔，反用燥药，其病不减

郝××，女，64岁。

3年多来，胃脘、食管、胸胁疼痛。医诊食管憩室、反流性食管炎、溃疡病。先用西药治疗1年多效果不明显，后又配合中药健脾和胃、疏肝和胃、苦辛通降等治疗1年多仍无效果。特别是近8个月以来，病情更加严重，几乎时时刻刻疼痛，为此外科医生要求手术治疗，但因病情复杂，难于决定，故再请中医诊治。细查其证，除胃脘、食管、胸胁疼痛之外，并见其头晕头痛，失眠心烦，胸胁苦满，胃脘胀痛，纳呆食减，口干咽燥，昼轻夜剧，心悸时作，舌苔黄白，舌质红，脉弦大数，右脉大于左脉，面色萎黄。因思脉弦大者气阴俱虚，肝邪反胜也，数者热也，火也，右脉大于左脉者气虚多于阴虚也，舌苔黄白者胃中湿热也。综合脉证，此乃气阴两虚，湿热内郁，肝木失达。因拟养阴益气，燥湿清热，疏肝活血。处方：西洋参10克，沙参20克，麦冬10克，生地30克，苍术15克，白术10克，三棱10克，莪术10克，柴胡10克，薄荷3克，夜交藤30克。

服药4剂，食管、胃脘、胸胁疼痛均减，宗效不更方之旨，继服药2月多，愈。

某医云：本例患者余前已用药百剂以上，然其诸剂不效，亦或有加剧者，其故何也？答曰：脾胃之疾多用辛苦，因其多湿、多寒、多饮故也？然本证则素有阴虚，阴虚烧心嘈杂与寒证、寒热夹杂证最不易分，故医者仍多用辛苦之伤阴药治之，岂知阴愈伤而病愈甚，病愈甚愈加重辛苦之量，故病情愈重也。

3. 不审病因，徒施消炎，见其阴虚，不审兼证，不思君臣，乱于方寸

吴××，男，32岁。

吞咽困难，食管疼痛2年多。医诊反流性食管炎。先以西药治疗半年不效，后又配合中药清热解毒、养阴清热等剂治疗1年多仍不效。特别是近3个月来，疼痛尤为严重，不吃东西时仅仅隐隐作痛，吃东西时则灼痛难忍，有时咽唾液亦感疼痛。细审其证，除上证外，并见面色㿠白无华，呈痛苦忧郁状，失眠心烦，头晕头痛，胸及食管均痛，夜间口干，舌苔白，脉虚弦滑。综合脉证，思之：面色㿠白，口干夜甚者，气阴俱虚也；胸满心烦，头晕头痛者，肝气郁滞也；久痛不止者，瘀血也；脉弦滑者，痰湿不化也。合而论之，乃气阴俱虚为本，气滞血瘀，痰湿不化为标。治宜补气养阴以培本，疏肝理气，活血化痰以治标。处方：党参30克，麦冬15克，生地30克，苍术15克，白术10克，青皮10克，陈皮10克，柴胡10克，三棱10克，莪术10克，薄荷3克，夜交藤30克。

服药4剂，食管及胸骨疼痛明显好转，其他诸症亦有所改善。继用上方1个月，诸症消失。

某医云：前用养阴而不效者何也？答曰：气虚未补，瘀血未活，气滞未疏所致也。

食管贲门失弛缓症

1. 不辨其脉，但凭证分，乱施药饵，久延病期

孙××，女，50岁。

1个多月前，在吃饭的过程中偶而发现吞咽困难。急至某院作消化道造影，诊断为食管癌。某医建议手术治疗，但因患者及家属均拒绝而作罢。某医以中药启膈、通幽等治疗1周不效。又改用抗癌药物治疗，2周后，病情加重。细审其证，滴水难进，时时呕吐黏涎，心烦不安，昼夜不得入睡。先予旋覆代赭汤4剂不效，后又与大半夏汤加减3剂仍无功。再审其证，除上症外，并见其极端消瘦（体重31千克），气短乏力，烦躁不安，舌苔薄白，脉沉缓稍滑。因思沉脉者郁证也，缓者湿痰郁滞也，滑者痰也。综合脉证，乃肝郁气结，痰滞血瘀也。治拟理气活血，化痰散血。处方：桃仁10克，香附10克，青皮10克，柴胡10克，半夏10克，木通10克，赤芍10克，大腹皮10克，川芎10克，桑皮10克，茯苓10克，苏子20克，甘草20克。

服药之始，每咽一口药汁即绝大部分呕吐而出，至服完一煎药时，药汁即可以大部分吞咽入于胃，至服完第7剂时，不但可以顺利地吞下药汁，而且可以进食牛乳、稀面条、挂面等；服药至1个月时，食欲大增，每日可吃350～400克食物，并可以吃馒头、烙饼等；2个月后，诸症消失，并上班工作。某医云：旋覆代赭、启膈、通幽诸汤均为治疗噎膈之方，大半夏汤为治反胃之方，而本例却用之不效，癫狂梦醒汤不是治噎膈方却用于此证有效，其故何也？答曰：旋覆代赭汤

本为仲景《伤寒论》方，原方主用于"心下痞硬，噫气不除者"，后人见其具有降气化痰、益气和胃之功，常用于胃气虚弱，痰浊内阻，气逆不降所致的心下痞硬，噫气不除，反胃呕吐，吐涎沫，脉弦而虚者。个人经验用于寸脉尤甚者更佳。启膈散本为程国彭《医学心悟》方，原方为"通噎膈开火之剂"，后人主用于痰气交阻，吞咽梗阻，胸膈痞闷，情志舒畅时可稍减轻，口干咽燥，舌质偏红，苔薄腻，脉弦滑者，且程国彭主张夹郁者则用逍遥散主之。本患者脉尤见沉，沉说明气郁尤甚，故尤当行气，癫狂梦醒汤具有较强的解郁化痰之功，所以采用癫狂梦醒汤。癫狂梦醒汤是王清任著《医林改错》方，主用于"癫狂一症，哭笑不休，詈骂歌唱，不避亲疏，许多恶态，乃气血凝滞脑气，与脏腑不接，如同做梦一样。"余据其药物组成，既有柴胡、香附、赤芍、青皮、大腹皮的理气，又有半夏、青皮、桑皮、苏子的化痰，且佐以桃仁、赤芍、木通的活血，故用于气滞、血瘀、痰郁共有之证奇效。

2. 寒饮蕴胃，反与理气启膈，降逆止呕，饮邪壅阻，吞咽不下

钱××，男，38岁。

吞咽难下，甚或食后即吐5年多。医诊食管痉挛。先用西药治疗曾一度好转，但不久即再无效，为此又配合中药降逆止呕、理气启膈、活血化瘀等药治之3年多，仍是开始有效，其后再不见效。细审其证，吞咽食物每到食管下段时即感噎塞难下，偶而也出现食后即吐，吐物为食物，无酸臭味，舌苔薄白，脉弦紧稍数。因思：弦紧而数者寒饮中阻也。世俗虽有数脉主热之论，然数脉不全主热，特别是紧数之脉相兼

者更不全主热也，如《伤寒论》126条云："病人脉数，数为热，当消谷引食，而反吐者，此以发汗，令阳气微，膈气虚，脉乃数也。数为客热，不能消谷，以胃中虚冷，故吐也。"此病之吐虽非发汗之后引起者，然其久病过用克伐之品以伤胃气其理亦相似耳。再审其证，患者亦有遇冷或吃冷食加重的情况。综合脉证，此必胃气大衰，寒水阻滞所致。因拟温中健脾，利水化饮。处方：附子10克，肉桂10克，党参10克，白术10克，干姜10克，甘草10克，泽泻10克，猪苓10克，茯苓10克。冷服4剂后，吞咽时较前明显顺利，且在1周内没有出现呕吐现象。又继服10剂，噎膈之状竟全部消失，果愈。

某医云：噎膈之治诸医都云：启膈、通幽、旋覆代赭等汤为治疗之要方，而本证却用之不效，其故何也？答曰：从脉来看：一无气郁，二无血瘀，三无阴虚，四无肝胃冲逆，而仅有脾胃虚寒，寒饮蕴结，故理气不应，活血不成，降逆无功，而采用附桂理中健脾，五苓散化饮利水，复佐冷服以解格拒，故治之得愈。

3. 脾虚胃燥，不腐水谷，反以温燥以伤其胃

张××，女，29岁。

吞咽困难，时轻时重2年多。医诊食管贲门失弛缓症。先用西药曾一度见效，一周后又复如初，又配合中药苦辛通降、降逆止呕、理气启膈等治疗1年多，病证不减。特别是近3个月来病情更加严重，几乎每次吃饭、饮水都噎塞难下，并呕吐而出。细审其证，除上述者外，并见纳呆食减，疲乏无力，舌苔薄白，脉虚大。因思脉虚大者气阴两虚也。合之于证，乃气阴俱衰，脾虚胃燥，熟腐水谷不能之症。治宜半

夏开结降逆，人参、白蜜补虚润燥。又思前用诸方之反剧者恐乃辛以耗气，苦以损阳，未顾正气之故。因处大半夏汤加减：人参 10 克，半夏 10 克，蜂蜜 30 克。

服药 1 剂，不但未见吐药，而且呕吐食物、吞咽困难亦减；继服 10 剂，竟愈。

某医云：大半夏汤乃仲景为反胃之证所设之方，仲景《金匮》云："胃反呕吐者，大半夏汤主之。"而先生反用于噎膈者何也？答曰：辨证论治的主要精神乃辨一理耳。本病理者为何？气阴两虚也。大半夏汤乃补气养阴之品，故治之得愈也。

食管裂孔疝

1. 不审虚实，不察寒热，久施调脾，佐以理气，其病不减

汪××，男，38 岁。

剑突下灼痛，食后加重 4 年多。医诊食管裂孔疝。先以西药治之不效，后又配合中药调理脾胃，疏肝和胃，活血化瘀等剂治之效亦不著。细审其证，胸骨后、剑突下、两胁均灼痛难忍，尤以食后更加严重，且时见心烦易怒，头晕头痛，胸胁窜痛，烧心泛酸，夜间口干，舌苔白，脉虚弦紧稍滑。综合脉证，思之：胸胁满痛，心烦易怒者，肝郁也；久痛不止者，瘀血也；灼痛而夜间口干者，阴虚也；食后即痛者，实也；脉虚弦滑者，气阴两虚，痰热阻郁也。合而论之，乃气阴两虚为本，气滞血瘀，痰积不化为标。治宜补气养阴以培本，理气活血，化痰消积以治标。处方：党参 30 克，麦冬 10 克，生地 30 克，苍术 15 克，白术 10 克，青皮 10 克，

陈皮 10 克，柴胡 10 克，三棱 10 克，莪术 10 克，薄荷 3 克，莱菔子 10 克，砂仁 10 克，夜交藤 30 克。

服药 2 剂，灼痛、胸满心烦、头痛等症减；继服 60 剂，疼痛消失，诸症均解。

某医云：前用理气疏肝、活血化瘀而不效者何也？答曰：未予扶正、未予消导、未予养阴之故也。

2. 久施克伐，正虚邪实，补正壅邪，消导正伤，难施药饵

郝 × ×，男，78 岁。

胃脘灼痛数十年。医诊食管裂孔疝。始以西药治之不效，继又配合中药疏肝和胃、活血化瘀、调理脾胃、消食导滞等亦不效。细审其证，剑突下疼痛，食后更甚，嗳气呃逆，口苦而干，舌苔黄白，脉沉紧而滑。综合脉证，思之：食后即痛者，实积也。当以消食导滞。然年高气血阴阳俱不足，过消其积则正气必伤，消导重剂不可为也。宜宗仲景缓中补虚法。处方：山楂化滞丸，1 次半丸，1 日 3 次。

上方连续服药 2 个月，诸症消失，饮食增加。

急性胃肠炎

1. 汤、丸有异，缓速不同，尤应区别

章 × ×，男，40 岁。

2 年多来，胃脘疼痛，询之，正当心下疼痛，按之更甚，察其脉浮滑，乃予小陷胸汤。4 剂后，痛减七八，乃嘱其继服 3 剂。不料，次日，突然吐泻不止，发热汗出。其子稍知中医，乃云：此伤暑吐泻霍乱也。乃急购藿香正气丸一盒，不想，服

药 4 丸寸效不见。再急邀余前往诊治。审其除吐泻并作，身热乏力之外，并见其汗出遍身，头汗如雨，舌苔白，脉浮紧数。思之：病发暑季，其势急骤，且脉浮紧而数，必外感风寒，内伤暑湿，内外合邪之证。乃云：此乃伤暑之寒者，急宜解表和中，理气化浊，藿香正气散加减。刚予开方，患者之子曰：先生之论非也，此病既如先生之所言，当服藿香正气取效，然其不效者何也？此病实乃先生用陷胸之误造成，请不要推卸责任。回曰：先生之言差矣！假若如先生所言为陷胸所误，那么为什么你母之病开始用陷胸汤不但有效，而且效果甚佳，且在上次门诊时要求再服上方，事实胜于雄辩，请先生思之。至于为什么服藿香正气丸 4 丸无效，我认为丸者缓也，汤者荡也，即藿香正气丸不但药少力微，而且缓缓有功，因此服用藿香正气丸已 3 个小时不见效，而如改用汤剂，服药入胃即可荡涤病邪，而不久可愈也。患者及其家属始信余言之有理。急处：藿香 10 克，大腹皮 10 克，紫苏 10 克，甘草 6 克，桔梗 10 克，陈皮 10 克，茯苓 10 克，白术 10 克，厚朴 10 克，半夏 10 克，神曲 10 克，白芷 10 克，生姜 3 片，大枣 5 个。

煎药 20 分钟时，即开始一匙一匙地服下，至服药 30 分钟时，呕吐停止，40 分钟时吐泻止，至 2 小时时诸症均大减，至 8 小时时，病愈。又服 1 剂，善后。

2. 湿浊犯脾，邪结少阳，不审脉证，但与藿香正气，其效不见

文××，男，66 岁。

慢性胃炎 30 多年，糖尿病十几年，阵发性室上性心动过速 5 年。近 2 个多月以来，又发现吐泻并作，心悸气短，头

晕头痛。急至某院住院治疗。诊为急性胃肠炎、心房纤颤、糖尿病酮症酸中毒。先用西药治疗 1 个多月不见好转，继又配合中药藿香正气胶囊、养心安神、养阴益气之汤剂 8 天，病情仍然不见改善。细审其证，见精神疲惫，恶心呕吐，时而泄泻，心烦心悸，胸满胸痛，头晕头胀，口苦咽干，舌苔薄白，脉弦紧而涩。因思：脉弦者少阳之脉也，紧涩并见者寒湿犯脾也。综合脉证论之，乃少阳枢机不利，寒湿秽浊犯于脾胃。治宜和解少阳，燥湿温中化浊。处方：柴胡 10 克，半夏 10 克，人参 10 克，黄芩 10 克，干姜 3 克，甘草 6 克，大枣 5 个，苍术 10 克，厚朴 10 克，陈皮 10 克，茯苓 15 克，桂枝 10 克。

处方刚毕，某医云：患者系糖尿病酮症酸中毒，为何反用大枣，而不用生地、元参、花粉、麦冬？答曰：中医学的灵魂在于按照中医的理论去辨证论治。本病虽为糖尿病酮症酸中毒但无中医认为的阴虚证，故不可用生地之类，又从证来看本病乃湿寒客脾，若再加养阴之味必助寒湿而为害，此病之所大忌也。

服药 2 剂，恶心呕吐停止，饮食稍进，心悸心烦，头晕脑涨亦减。继服 6 剂，诸症大部消失。

10 天后，又来复诊，云：2 天来，脘腹胀痛，口苦咽干，疲乏无力，并于昨夜突然发生心动过速，急压眼球才停止。上午又急去某院诊治。诊为慢性胃炎、糖尿病、阵发性室上性心动过速。审其脉弦大紧数，舌苔薄白。因思脉弦大紧数者气阴两虚，湿热蕴结，清升浊降之势失职耳。为拟补气养阴，燥湿清热，升清降浊。处方：人参 10 克，甘草 6 克，黄芪 15 克，当归 6 克，麦冬 10 克，五味子 10 克，青皮 10 克，陈皮 10 克，神曲 10 克，黄柏 10 克，葛根 10 克，苍术 10 克，白术 10 克，升麻 10 克，泽泻 10 克。

服药 2 剂，诸症稍减。为了准确地观察药物疗效，嘱其停用其他任何药物。服药 10 剂后，诸症果然消减 80% 以上；又服 1 月，诸症消失。

3.秽积于胃，反与止吐，浊邪不解，其病难除

安××，男，10 岁。

脘腹疼痛，频繁呕吐 10 天。医诊急性胃炎。先予西药治之不效，继又配用中药疏肝和胃、藿香正气治之仍无功。细审其证，呕吐频频，胃脘胀痛，拒按，闻油腻味则更甚，食纳全废，舌苔白厚腻，脉弦紧滑数。综合脉证，思之：此饮食不洁，秽浊犯胃，积滞不化所致。治宜化浊导滞。处方：神曲 10 克，苏叶 10 克。

针：中脘、又足三里、内关。

服药 1 剂，并配合针刺后，疼痛、呕吐已减八九，继服 2 剂，愈。

某医云：前用藿香正气何故不效？答曰：藿香正气虽亦有芳香化浊之药与神曲，然其总以化浊为主，今用苏神煎者，消食化浊之力等也，复加针刺之导滞，其导滞之力大于化浊，故得愈也。医又云：余临证处方但注意大而不注意小，但注意宏观而不注意微观，失败者甚多，今后尤当熟记之。

慢性胃炎

1.寒热不分，病位不明，以热作寒，以胃作肝，难于奏效

索××，男，45岁。

胃脘胀痛8个月，医诊慢性肥厚性胃炎。先用西药治疗4个多月未见明显效果，继又配合中药健脾和胃、温中健脾、疏肝健脾等亦无明显改变。细审其证，疼痛以剑突以下的上腹部为主，按之则痛甚，舌苔白，脉浮滑。因思脉浮者上焦病也，滑者痰实凝结也。合之于证，乃痰热之邪结于胃脘也。仲景《伤寒论》云："小结胸病，正在心下，按之则痛，脉浮滑者，小陷胸汤主之。"《医宗金鉴》云："黄连涤热，半夏导饮，瓜蒌润而下行。合之以涤胸膈痰热，开胸膈气结。"此病正相合拍。乃拟清热涤痰散结。处方：瓜蒌40克，半夏10克，黄连6克，枳实10克。

服药1剂，诸症大减；继服4剂，诸症消失，愈。

某医云：慢性胃炎为什么用治胃病法而不效，而老师用小陷胸取效呢？答曰：此证从西医的诊断看是慢性肥厚性胃炎，其治疗的规律是有的，但是由于兼杂证甚多，故治疗起来就很复杂了。因此我们必须随时注意随证治之，只有这样才能提高疗效。又问：为什么小陷胸汤又加枳实？答曰：小陷胸汤加枳实方本为吴鞠通《温病条辨》方，其本用于"脉洪滑，面赤身热头晕，不恶寒，但恶热，舌上黄滑苔，渴欲冷饮，饮不解渴，得水则呕，按之胸下痛，小便短，大便闭者，阳明暑温，水结在胸也。"而余根据其黄连、瓜蒌清在里之热痰，半夏除水痰而养胃，加枳实者，取其苦辛通降，开幽门而引水下行也，故加枳实，实践证明其效确实优于单纯的小陷胸汤。

2.寒热夹杂，不审比例，以热作寒或以寒作热，杂药乱投，始终不愈支××，男，成。

嘈杂泛酸 1 年多。医诊慢性胃炎。始以西药止酸剂有效，但一停药即复如初，后又请中医以瓦楞、螵蛸、浙贝之属治之，亦时有减，但一停药即复如初。再改请某医诊治，云为胃寒，服 1 剂烧心即减，然再服则口舌生疮，后云其为胃热，然服药口疮减而烧心嘈杂则甚。细审其除嘈杂泛酸之外，并见口苦而干，舌苔薄白，脉弦涩不调。综合脉证，思之：此乃寒热夹杂，寒多热少之证也。为拟苦辛通降，热多寒少之剂。处方：半夏 10 克，黄连 10 克，干姜 10 克，肉桂 10 克，党参 10 克，甘草 6 克，大枣 7 个。

服药 1 剂，嘈杂泛酸即减；继服 10 剂，诸症消失，愈。

何××，女，46 岁。

一年来，嘈杂泛酸，口苦口干。医诊慢性胃炎。先用西药治疗症稍减，但稍一停药，证复如初。又改用中药乌贼骨、瓦楞子之属治之，亦与西药相差无几。其后又遍请中医治疗，有云寒者，有云热者，但诸药仍不见效果。细审其证，除泛酸烧心外，并见口干，脉滑。因予半夏泻心汤。处方：半夏 10 克，黄连 10 克，黄芩 10 克，干姜 10 克，党参 10 克，甘草 6 克，大枣 7 个。

服药 4 剂，诸症大减，继服 20 剂，愈。

患者云：此方之药前医所开方中俱有，然其不效者何也？

答曰：本病系寒热夹杂，热多寒少之证，故用寒多热少之药相伍为用，至于你所用方不效者，恐未顾及寒热多少之比例也。

3. 但知从病，不知从证，久治不效

战××，男，45岁。

5年前，发现胃脘疼痛，食欲不振。医诊慢性胃炎，胃窦部溃疡。住院治疗1年多稍有好转而出院。出院后仍然时痛时止。在2年前的一次劳动过程中，突然胃脘疼痛不止，胸闷气短。急住某院。诊为慢性胃炎、溃疡病、冠心病、心绞痛。住院后，不管应用什么西药均引起恶心呕吐，服用什么中药都感到心烦难于忍受。细审其证，胸脘俱痛，腹微烦满，胸满气短，头晕头痛，心烦失眠，时时叹气，面色呈忧郁状，舌苔薄白，脉弦细而涩。综合脉证，思之：此肝脾不和，血虚气滞之证也。治宜疏肝养血，健脾和胃。处方：柴胡10克，当归10克，白芍10克，白术10克，甘草10克，干姜3克，薄荷4克，丹参15克，砂仁10克，檀香10克。

服药2剂，胃脘疼痛消减七八，头晕头痛，胸满胸痛，心烦气短等证亦减，继服上药30剂，诸症竟然均失。

某医云：本病治此伤彼，治彼伤此，难治之病也。而先生既不治胃，又不治心，而两者皆愈者何也？答曰：中医古代本无胃炎、溃疡病、冠心病之病名，而其治疗皆愈者何也？辨证论治也。此病从证、脉来看实属肝郁、血虚、脾虚三者为病，且有寒热夹杂，故以调和肝脾，养血之品得愈。

4.但知寒热，不知经络，病在厥阴，反治阳明，其病不愈

要××，女，65岁。

头胃俱痛，频繁呕吐6个月。医诊慢性胃炎急性发作、神经血管性头痛。先用西药治疗1个多月不效，后又邀中医以小柴胡汤、半夏泻心汤、二陈汤加减治疗5个月左右，亦

无明显改善。细审其证，除头痛、胃痛、呕吐外并见足冷如冰，烦躁不安，视物不清，舌苔白，脉弦紧。综合脉证，思之：此厥阴头痛吴茱萸汤证也。治以温肝和胃，降逆止吐。处方：吴茱萸10克，人参10克，生姜10克，大枣12个。

服药1剂，头痛、胃痛、呕吐竟基本消失，继服2剂，愈。

某医云：喻嘉言《医门法律》云：不明脏腑经络，开口动手便错，即在此耳。余久久不信经方能治病，今视之果然神效也。

5.不知阴阳，不审气血，不知夹杂，不别虚实，难于奏效

戈××，男，40岁。

胃脘胀痛，纳呆食减，日渐消瘦3年多。医诊慢性胃炎、胃窦部溃疡。先用西药治疗其效不显，后又配合健脾和胃、温中健脾、活血逐瘀等剂，其效不著。细审其证，胃脘满痛，烦热嘈杂，食欲不振，疲乏无力，头晕头痛，心烦失眠，口燥咽干，形体瘦削，体重35千克，面色㿠白，舌质嫩红，舌苔薄白，脉弦紧而重按无力。综合脉证，思之：此气阴两虚为本，气滞血瘀，脾湿不化为标。治以补气养阴以培本，理气活血，健脾燥湿以治标。处方：党参30克，麦冬12克，生地30克，苍术15克，白术10克，青皮10克，陈皮10克，三棱10克，莪术10克，柴胡10克，薄荷3克，夜交藤30克。

服药6剂，胃脘胀痛，烧心嘈杂，心烦心悸，头晕失眠均减；继服上方26剂，诸症消失，体重增加。

消化性溃疡

1. 谨察舌脉，辨证求因，知其病位，病始得治

郭××，男，成。

胃脘胀痛，食欲不振，疲乏无力，日渐消瘦3年多。医诊慢性胃炎、胃窦部溃疡。先以西药治疗1年多，效果不著，继又配合中药健脾温中亦未取得明显效果。细审其证，除胃脘满痛，烦热嘈杂，食欲不振，疲乏无力外，并见其头晕头痛，心烦失眠，口燥咽干，体瘦如柴（35千克），面色㿠白，舌质红，舌苔白，脉弦大紧重按无力。综合脉证，思之：面色㿠白者，气阴两虚也；久痛胀满者，气滞血瘀也；脉弦大紧者，气阴俱虚，肝木失达，寒湿不化也。治宜补气养阴以治其本，理气活血，健脾燥湿以治其标。处方：党参30克，麦冬12克，生地30克，苍术15克，白术10克，陈皮10克，三棱10克，莪术10克，柴胡10克，薄荷3克，夜交藤30克。

服药6剂，胃脘胀痛，烧心嘈杂，心烦心悸好转，继服24剂，诸症消失。

2. 察其脉证，健脾温中，大补气血，病始得解

牛××，女，48岁。

胃脘疼痛8年。医诊溃疡病、慢性胃炎。发病开始，应用西药治疗有所改善，但半年之后不再继续有效，且日渐食欲不振，恶心呕吐，乃配合中药黄芪建中汤进行治疗，进药开始疼痛稍减，但不久疼痛又剧。又经某院检查治疗，诊为溃疡病、慢性胃炎、胃下垂。中、西药配合治疗2年多未见明显效果。近5年来，不但胃脘经常疼痛，而且月经经常淋沥不断，时见衄血、紫斑，血色素下降至 50 克 / 升。某院诊为血小板减少性紫癜。3 年前，又因生气而突发休克，其后每 2 ~ 3 个月即发生一次，这种情况虽然经过医院抢救可以转危为安，但病情却日重一日。最近一个多月来，胃脘的疼痛持续不止，衄血，崩漏，连续 2 次发生休克。细审其证，除上述之证外，并见面色萎黄，瘦削，形销骨立（26 千克），神志时昧时清，四肢厥冷，鼻尖、额、下颚亦冷，舌质淡暗，血压 60 / 20mmHg，脉微欲绝。综合脉证，思之：病发于脾虚木乘，气血阴阳大衰，非健脾温中，补气养血，回阳救逆不可。乃拟健脾温中，大补气血，回阳救逆。处方：黄芪 15 克，肉桂 10 克，人参 10 克，白术 10 克，茯苓 10 克，炙甘草 10 克，当归 10 克，川芎 10 克，熟地 10 克，白芍 10 克，麦冬 10 克，半夏 10 克，附子 10 克，肉苁蓉 15 克，干姜 3 克，大枣 5 个。

服药 1 剂，神志转清，腹痛、呕吐、食纳好转；继服 20 剂，精神大增，食纳改善，出血停止；继服 40 剂，脘腹疼痛消失，体重增加 5 千克。为巩固效果，以上方加鹿茸 3 克。炼蜜为丸，每日 3 次，每次 18 克，共服 1 年，诸症全失，体重增至 55 千克。

某医云：为了抢救休克何不用四逆或人参四逆汤？答曰：本方已具人参四逆之药也，然何故不用单纯之人参四逆汤？因本病气血阴阳俱衰，若但补其阳，恐伤其阴，恐伤其血，故不仅以人参四逆以回阳救逆，且以大补气血之十全大补汤以益气血阴阳，故收效明显。

3. 不审虚实，但胶于虚，久施补益，其病增剧

芮 ××，男，61 岁。

胃脘疼痛 10 年多，耳鸣耳聋 7 年多。医诊慢性胃炎、溃

疡病、神经性耳聋。为此曾反复住院治疗，但迄今无甚效果。细审其证，胃脘胀痛，吃 1 ～ 2 块饼干可稍缓和，吃 4 ～ 5 块即胀痛加甚，按之亦甚，心烦易怒，头晕头痛，两耳胀闷而聋，舌苔黄白，脉弦紧而数。综合脉证，思之：胃脘有压痛者，实也；稍食而痛减者，虚也；脉弦紧而数者，肝胃不和，实滞不化也。合而论之，乃肝胃不和，寒积不化。治宜疏肝和胃，温中导滞。处方：柴胡10克，半夏10克，党参10克，黄芩10克，干姜3克，甘草10克，大枣5个，枳实10克，厚朴10克，大黄3克。

服药3剂，脘痛停止，食纳增加，耳聋减轻。其后改为每周2剂，服药40天，诸症均失。

某医云：何如此之速效也？答曰：此病之所以延误病期者，乃未注意夹实之一证也，实邪一去，病即解也。

十二指肠壅积症

1. 脾肾同病，阴阳俱损，当治子母，宜培阴阳，益一损二，终非其治

公××，男，45岁。

胃脘满痛，食后加重十几年。医诊胃窦部溃疡、十二指肠壅积症、慢性浅表性胃炎。某医始用西药疼痛好转，但久用以后不再见效；后又配合中药健脾温中，逐瘀散寒等治疗，仍是时轻时重；尤甚是近半年来，胃脘满痛更加严重。细审其证，除胃脘满痛之外，并见头晕脑涨，心烦心悸，口苦咽干。因思其证乃肝胃不和之证。拟予疏肝和胃。处方：柴胡10克，半夏10克，黄芩10克，党参10克，甘草6克，生姜4片，

大枣 5 枚，苍术 10 克，厚朴 10 克，陈皮 10 克。

服药 4 剂，诸症不减。再细寻其脉右见弦大而紧，尺脉尤大，左弦紧。因思久病者，尤当遵脉去辨证。脉弦大者阳虚寒甚也，右大于左脉者肺脾之虚而肝邪来乘也，尺脉者肾与命门也，尺脉弦大紧者肾阳虚而寒水上冲也。两胁属肝，肝病者两胁满，而寒邪冲逆者亦见胁满，此仲景早有论说。综其脉证论之，乃脾肾阳虚，寒水阻郁。前方之治或从脾，或从肝胃之不效者，乃未顾及肾命之故。脾与肾命为子母，为先后天，但治其子，不益其母，或益脾而损肾，非其治也。因拟温脾肾，利水湿。处方：附子 10 克，肉桂 10 克，党参 10 克，白术 10 克，干姜 10 克，甘草 10 克，生地 10 克，山药 10 克，山茱萸 10 克，泽泻 10 克，丹皮 10 克，茯苓 10 克。

服药 3 剂，诸症均减，继服 10 剂，脘腹胀痛消失，又服 20 剂，愈。

2. 胃病治胃，不知标本，但从治标，延误病期

郑××，男，40 岁。

5 年来，胃脘胀痛，痛彻腰背，呕恶嗳气。医诊慢性胃炎、十二指肠壅积症。先用西药治疗效果不著，改请中医以疏肝和胃、健脾温中、降逆止呕、苦辛通降，以及甘淡辛平、大辛大热、芳香醒脾等法治之，亦无明显效果。细审其证，除胃脘胀痛，时轻时重，或痛彻腰背，或腰酸腰困之外，并见其形销骨立（体重 30.5 千克），神疲烦乱，时或腹部悸动，恶心呕吐，舌苔白润，脉弦大紧，尺脉尤甚，手足厥冷。综合脉证思之：胃脘者脾胃之部也，腰者肾之府也，此脾肾之疾俱在也。且见其肢冷，脉弦大紧，尺脉尤甚。脉证合参，脾

肾虚寒，寒饮中阻之证也。拟温脾益肾，化饮利水。处方：生地 10 克，山药 10 克，山茱萸 10 克，茯苓 10 克，泽泻 10 克，丹皮 10 克，附子 10 克，肉桂 10 克，人参 10 克，白术 10 克，干姜 10 克，甘草 10 克。

服药 3 剂，脘腹胀痛，腰酸腰困俱减，恶心呕吐消失，继服 30 剂，诸症消失，体重增至 45 千克。

某医云：何本病前用苦辛通降、降逆止呕、芳香醒脾和胃而呕吐不减，而用理中地黄汤反愈也？答曰：本方含五苓、理中二汤，理中者理中焦者也，五苓者利水止吐之剂，此病之吐实乃水逆之吐，故以此方而愈也。且本方亦寓肾气丸意，肾气丸者治肾虚微饮之剂也，肾虚微饮之吐者，用肾气丸非但治饮，亦且能降冲，故以本方获愈也。至于前用诸方所以不效之由，我认为有三因：治标不治本一也，降胃不纳肾二也，化饮不利水三也。故以本方综肾气丸、理中汤、五苓散、苓桂术甘、茯苓泽泻汤意而温脾肾、利水湿、降冲逆、去寒水。

胃部手术后远期并发症

1. 久虚之证，不知察实，久寒之证，不知察热，补实温热，其病不治

谌 ××，男，成。

溃疡病手术后 4 个多月来，胃脘剧烈疼痛虽然已经消失，但隐隐作痛却一直不减，且腹满腹胀，食欲不振日渐加重，并时时恶心，体重锐减达 25 千克。细审其证，面色萎黄，消瘦乏神，脘腹胀痛，按之更甚，纳呆食减，恶心欲吐，心烦易怒，头晕胀痛，口苦咽干，大便干稀不调，舌苔黄白厚腻，

脉弦紧而数。综合脉证，诊为肝胃不和，寒积不化。治拟疏肝和胃，温中导滞。处方：柴胡 10 克，半夏 10 克，党参 10克，黄芩 10 克，干姜 3 克，甘草 6 克，大枣 5 个，苍术 15 克，厚朴 10 克，陈皮 10 克，大黄 3 克。

服药 3 剂，胃脘满痛，纳呆食减，心烦易怒等症好转，大便正常。继服上方 30 剂，诸症全失，体重由 35 千克增至50 千克。

某医云：何用健脾和胃而不效？答曰：寒热夹杂不可但用甘温也。又问：何用柴平汤治之亦不效？答曰：寒实之积不可不导滞也。又问：何用温中健脾而不效？答曰：病在肝胃治在脾胃，病为寒实治以温补，寒热不分，虚实不别，脏腑不明所致也。

2.病因不分，病机不明，但以健脾和胃，其病不愈

申××，男，60 岁。

胃癌术后 2 个月来，虽然剧痛已经停止，但胃脘满痛，食欲不振，消瘦乏力一直不见改善。为此曾遍用西药和中药健脾和胃之剂进行治疗，然其效果一直不够明显。细审其证，胃脘满痛，恶心欲吐，头晕头痛，心烦不安，神疲乏力，形体瘦削，口苦咽干，面色萎黄，舌苔黄白厚腻，脉弦紧而数。综合脉证，诊为肝胃不和,寒积不化。治拟疏肝和胃,温中导滞。处方：柴胡 10 克，半夏 10 克，党参 10 克，黄芩 10 克，甘草 6 克，干姜 3 克，大枣 5 个，苍术 10 克，厚朴 10 克，陈皮 10 克，大黄 3 克。

服药 2 剂，胃脘满痛消失，心烦易怒，恶心欲吐，食欲不振好转；继服 6 剂，恶心消失，食欲正常，其他诸症大部

消失。

某医云：健脾和胃之剂何故不效？答曰：寒热不分，脏腑不别，虚实不明所致也。寒积者不可因其有虚而不敢攻，但攻之必须恰当耳。

3. 不明脏腑，不别阴阳，不分气血，久延病期

梁××，男，65岁。

食管癌手术后3个多月来，食欲一直不振，吞咽困难。医诊食管狭窄。食管扩张术后，虽然吞咽较前顺利，但却出现严重的食欲不振，胃脘持续的疼痛，胸满心烦，昼夜不能入睡。急予西药治疗1周，不但上症不减，反而出现自汗盗汗，疲乏无力，口干咽燥，体重锐减，血色素亦由140克/升降至90克/升。经输血后，病情有所稳定；但1周后，诸症又甚，乃再次输血。输血4天以后，诸症又复如初。细审其证，面色㿠白无华，神疲乏力，形销骨立（体重31千克），食纳极差，胃脘满痛，胸胁满痛，心烦失眠，按其胃脘部有明显压痛，舌质红，舌苔黄白，脉虚大弦滑。综合脉证，诊为气阴两虚为本，气滞血瘀，实滞不化为标。治拟补气养阴以培本，理气活血，消食导滞以治标。处方：人参10克，麦冬15克，生地30克，苍术15克，白术10克，陈皮10克，青皮10克，柴胡10克，三棱10克，莪术10克，薄荷3克，夜交藤30克。

服药6剂，胃脘胀痛，食欲不振好转；继服30剂，胃脘痛消失，食欲增加，精神好转，体重增加4千克，血色素增至130克/升。

溃疡性结肠炎

胶于正虚，不辨气血，但予补气，久治不愈

赵××，女，48岁。

腹泻腹痛，或便脓血，里急后重3年多。医诊溃疡性结肠炎。先以西药治疗2年不效，后又以中药清热燥湿、温中导滞、补气健脾等剂治疗1年亦不见功。细审其脉沉弦细涩，面色萎黄，舌苔白，腹痛隐隐，时或剧烈，大便或见三四日不行，或见一日10~20次，呈黏液脓血或血便，里急后重。综合脉证，思之：前用诸方之所以不效者，或重于补涩，或予以导滞，或重于清热燥湿而未兼顾其寒，尤其是未顾及血分也。血分者，若便鲜红者为热，便秽暗者为寒滞血瘀。本证必寒滞血瘀之所为耳。拟温中活血。处方：小茴香10克，炮姜10克，元胡10克，灵脂10克，没药10克，川芎10克，当归10克，蒲黄10克，肉桂10克，赤芍10克。

服药6剂，腹痛大减，纳食增加，大便由15次减为2次，且脓血便消失；继服10剂，诸症消失，体重亦由40千克增至48千克。

某医云：前用资生丸、参苓白术、附子理中、理中地黄等不愈者何也？答曰：病已入血分，但治其气分也。今用少腹逐瘀汤者在于温经活血耳。又问：前曾用活血逐瘀药而不减者何也？答：寒热有别也。前用诸药大多见其便血而注意热，今见其便秽而黏辨其为寒，热证用凉，寒证用热，此自古之理也，今由凉药改温药，故愈也。

便　秘

1.寒温气滞，运化不能，反用寒润，便秘更甚

孙××，女，23岁。

从幼年开始即经常便秘，有时两日1次，有时5～6天一行。在5岁以前，便秘严重时一用七珍丹10粒左右即可使大便通下，至7～8岁时再用七珍丹则无明显效果，于是改用西药缓泻剂，开始效果很好，至10岁时单纯西药又不见效，于是又加用了牛黄解毒丸或番泻叶，但至12岁时以上方法再不见效，又不得不改用3天一次大承气汤，每次大黄用15克、芒硝30克，但半年以后效果又不明显，又加入了肉苁蓉、生地、元参、当归、火麻仁才逐步好转。至18岁时，以上方法再无效果，因此又改用每4天灌肠1次，至今已4年。最近半年多来，每次灌肠合并服药以后近2天才有少许粪便排出。细审其证，除便秘外，并见脘腹胀满不适，舌苔薄白，脉沉弦而紧。综合脉证，思之：脉沉者气郁也，弦者肝胆三焦之脉也，紧脉者寒湿凝结也。合之于证论之：乃寒湿郁结于三焦，清气不升，浊气不降所致也。为拟理气通阳化湿。处方：木香10克，香附20克，砂仁10克，莱菔子10克，半夏10克，陈皮10克，茯苓10克，甘草6克，枳实10克，白术10克，神曲10克，苏叶3克。

服药2剂后，大便在不用泻药的情况下可以4日一行，腹脘胀满减轻，继服上药1个月，大便转为1日一行。停药后，追访一年，一直正常。

某医云：为什么久用攻下、润下而便秘不减，而改用理

气之药却便秘得解？答曰：便秘一证，以热炽肠胃、血虚津亏者为多见，所以医家一见便秘即用承气汤、麻子仁丸、润肠丸进行治疗。岂知久久便秘不通者，气机郁滞者有之；阴寒内盛，寒湿不化，肠道传送无力者亦有之。此证久用苦寒、甘寒、咸寒之品，克伐脾胃肠道阳气，寒湿内生，传送不能，故再用寒凉滋润则阳气更伤，因此宜用辛温、苦温以除寒湿，行气机。

2. 肝胃气郁，枢机不利，不调枢机，但予通下，其病不愈

焦××，男，58岁。

3年来，大便经常数日不通。医者每予西药缓泻剂进行治疗而取效，但近2年多来效果不再明显，于是改请中医以润下、番泻叶等治之，始称有效，但最近1个多月以来不再有效，尤其是近10天来，虽遍服中药大承气汤、增液承气汤、黄龙汤，以及西药灌肠法，均无明显效果。细审其证，除便秘之外，并见头晕头痛，心烦失眠，口苦咽干，脘腹时痛，舌苔白，脉沉弦紧。因思：脉沉者郁证也，弦者少阳枢机不利也，紧者寒湿凝滞不化也。综合脉证论之，乃少阳枢机不利，上热下寒，肠道传运失常之证也。治宜和解少阳，调理枢机。处方：柴胡9克，黄芩9克，党参9克，半夏9克，桂枝9克，茯苓9克，陈皮9克，大黄3克，大枣5个，甘草6克，生姜3片，龙骨15克，牡蛎15克。

服药1剂，大便得通，继服6剂，他证亦愈。其后大便逐渐转为正常。

某医云：大便秘结，大黄是最好的通便药，为何前用大黄至30克而不通，而改用3克反效也？答曰：大黄苦寒为攻

下之圣品，这是医家所公认之事。然本病的着重点不在腑实，而在少阳枢机不利和上热下寒，少阳枢机不利，仲景言当禁下，以防阳气过降而不升。本病前用诸方均为降药，若今再用降药则枢机更加失其斡旋之力，枢机不利则清不升，浊亦不降耳，故取少量之降，而重用升药，使其斡旋之力得以恢复。

3.寒湿郁滞，阳气不化，但用苦降，反损阳气

赵××，女，13岁。

从1岁始即经常大便秘结，少则3天，多则7天才排便1次，而且每次都得用药才能顺利排出，为了使其排便顺利，经常每天服食大量水果和蜂蜜。但最近一年多来，再用以上办法却不见效果。特别是最近3个多月以来，由于大便不通，终日感到腹胀腹痛，疲乏无力，为此不得不采用隔日灌肠法帮助排便，但还是不能正常排便。细审其证，10天来仍未排便，腹胀腹痛，纳食不能，气短懒言，面色萎黄，舌质淡暗，舌苔薄白，脉沉细弦。综其脉证，思之：沉脉者气郁也，细弦者寒湿郁滞不化也。寒湿气滞则阳气不化，清气不升则浊阴不降，腑气不通。治宜拟温阳理气，化湿和中。处方：厚朴10克，陈皮10克，甘草6克，草豆蔻10克，木香6克，干姜6克，肉桂6克，大黄1克。

药进1剂，大便即行2次；继服3剂，大便转为1日1行；其后间断服药30剂，腹痛腹满消失，食欲正常，大便正常。

某医云：本例患者余曾用大黄15克、芒硝10克，然不但大便未通，还出现恶心欲吐，而老师仅用大黄1克，却便通纳增，其故何也？答曰：如上所述本例之大便秘结在于寒湿阳气不化，所以再用大剂苦寒咸寒不但更加不通，而且纳

食反减。至于大黄1克为何能通便，乃因温阳化湿佐加苦降之味耳。

4.痰湿郁滞，反与攻下、润下，痰湿反甚，运化不能

吴××，女，58岁。

大便秘结30多年。医始用西药不效，继又用中药润下、攻下等效果亦不明显。细审其证，除大便5～10日一行外，并见纳呆腹胀，舌苔白，脉沉而缓。因思脉沉者气郁也，缓者脾虚痰湿蕴郁也。综其脉证，乃痰湿郁滞也。拟用理气祛痰。又思丹溪润下丸仅用陈皮、甘草二味，汪昂《汤头歌诀》称"润下丸仅陈皮草、利气祛痰妙绝伦"正与此法合拍。乃拟润下丸为汤。处方：陈皮40克，甘草10克。

1剂大便行，续进1剂，追访半年，大便一直正常。

5.阳虚湿郁，反用寒下以损阳气，气虚不运，阳气不化，便秘更甚

郭××，女，40岁。

30年来经常3～5天才排便1次，为了增加排便次数和减少排便时的痛苦，每天除吃大量水果、蜂蜜外，几乎每天都服西药缓泻剂，如此这般已达20多年。但近2年以来，虽然继续采用上述办法，但仍7～8天才排便一次，而且排便之日必须在前一天服用一剂大承气汤，当天再用开塞露或灌肠。细审其证，除大便秘结之外，并见脘腹胀满，面色萎黄，舌质淡黯，舌苔薄白，脉弦大而紧。综合脉证，思之：大承气汤为峻下热结之方，其若热结便秘者往往一剂而解。吴鞠通《温病条辨》云："此苦辛通降咸以入阴法。承气者，承胃气也。盖胃之为腑，体阳而用阴，若在无病时，本系自然下

降，今为邪气蟠居于中，阻其下降之气，胃虽自欲下降而不能，非药力助之不可，故承气汤通胃结，收胃阴，仍系承胃腑本来下降之气，非有一毫私智穿凿于其间也，故汤名承气。学者若真能透彻此义，则施用承气，自无弊窦。大黄荡涤热结，芒硝入阴软坚，枳实开幽门之不通，厚朴泻中宫之实满。曰大承气者，合四药而观之，可谓无坚不破，无微不入，故曰大也。非真正实热蔽痼，气血俱结者，不可用也。"又云："阳明温病，下之不通，其证有五：应下失下，正虚不能运药，不运药者死，新加黄龙汤主之。喘促不宁，痰涎壅滞，右寸实大，肺气不降者，宣白承气汤主之。左尺牢坚，小便赤痛，时烦渴甚，导赤承气汤主之。邪闭心包，神昏舌短，内窍不通，饮不解渴者，牛黄承气汤主之。津液不足，无水舟停者，间服增液，再不下者，增液承气汤主之。"又思大便之不解，温病多津伤，而此为杂病，必阳气损也。脉弦大而紧者，皆阳虚寒甚之脉也，其不运药者阳气虚也，且久用苦寒咸寒甘寒又损阳气，故不愈也。治宜温补脾胃之阳气，佐以理气通便。处方：附子10克，党参10克，肉桂10克，白术10克，甘草10克，干姜10克，枳实6克，厚朴6克，大黄2克。

服药1剂，次日大便竟然三行且微溏，继服6剂，追访4个月，均每日大便1次。

6.气虚湿郁，升降之功失职，反用寒降以伐生阳，运药不能，便秘不愈

独××，男，49岁

肝炎痊愈后4年多来，经常腹满胀痛，大便不解。医先用西药缓泻剂有效，但久用之后不再见效。后又改请中医以

行气消胀、除湿清热、理气通便之剂治疗 3 年多，其效亦不显著。细审其腹满胀痛以午后至夜间为甚，上午轻减，大便一般 3~7 天一次，大便不甚干结，疲乏无力，下肢沉重微肿，舌苔薄白，脉濡缓。综合脉证，思之：腹胀下午至夜间加重者寒湿也，阳虚也；疲乏无力，下肢沉重者气虚也，湿也；脉濡缓者气虚寒湿也。证脉合参而论之，乃阳气虚衰，湿郁不化，升降失职所为也。因拟健脾益气，升阳降阴。处方：厚朴 1 克，附子 0.3 克，当归 0.2 克，吴茱萸 1 克，麻黄 0.1 克，半夏 1 克，荜澄茄 0.2 克，升麻 0.1 克，木香 0.2 克，干姜 0.2 克，草果 0.2 克，黄芪 3 克，党参 2 克，茯苓 0.1 克，益智仁 0.1 克。

服药 1 剂，腹胀腹痛好转，大便一行；继服 3 剂，大便转为正常。

某医云：何用此小剂？答曰：《内经》曾大倡壮火散气，少火生气之论，故东垣治虚实夹杂之虚劳证常以小剂予之，以恐药物过剂而伤正气耳。本证正虚邪微但宜微扶正气，稍佐祛邪，故以小剂予之。事实证明，药少力宏，果然得愈。

7. 湿凝气阻，三焦俱闭，反以寒凉滋腻，经久不愈

廖××，女，30 岁。

从 1 岁开始即经常大便秘结，开始时每隔 3 天服一次缓泻药即可排便，其后效果越来越不明显，改用麻仁滋丸以后，有 1~2 年大便比较通畅。但最近 2 年以来，大便秘结越来越重，每次排便不用大承气汤，即用灌肠法，才能暂时缓解。细审其证，除大便秘结者外，并见其面色萎黄，舌苔薄白，脉濡缓。综合脉证思之：此乃湿凝气阻，三焦俱闭之证也，治宜拟补

火除湿通便。处方：半硫丸，1 次 3 克，1 日 2 次。后果愈。

因思吴鞠通《温病条辨》云："湿伤气者，肺主天气，脾主地气，俱属太阴湿土，湿气太过，反伤本脏化气，湿久浊凝，至于下焦，气不惟伤而且阻矣。气为湿阻，故二便不通，今人之通大便，悉用大黄，不知大黄性寒，主热结有形之燥粪，若湿阻无形之气，气既伤而且阻，非温补真阳不可。硫黄热而不燥，能疏利大肠，半夏能入阴，燥胜湿，辛下气，温开郁，三焦通而二便利矣……盖肾司二便，肾中真阳为湿所困，久而弥虚，失其本然之职，故助之以硫黄；肝主疏泄，风湿相为胜负，风胜则湿行，湿凝则风息，而失其疏泄之能，故通之以半夏。"

腹 泻

1. 气阴俱虚，肝木失达，反作虚寒，久施温化

张 ××，女，52 岁。

腹泻 20 年左右。医诊慢性胃炎、慢性肠炎。先用西药治疗数年不效，继又配合中药健脾温中、疏肝健脾、温补脾肾、消食和胃等剂与参苓白术散、四神丸、附子理中丸、补中益气丸等进行治疗数年亦不效。细审其证，见大便一日 10 余次，粪质稀溏呈不消化状，胸胁时痛，胃脘痞满，胸闷心烦，舌苔薄白，脉弦而大，左脉大于右脉。综合脉证，思之：久泻近 20 年，可谓久矣，久泻多为虚寒，或为脾，或为肾，然脾肾俱治反而不愈，其故何也？何不求之于脉。因而又思脉大者气阴俱虚也，右脉大于左脉者虚也，今左脉反大于右脉，左脉者肝邪也，综而论之，此病既虚且实，既有气阴之不足，

又有肝实之乘脾。因拟补气养阴以扶正，疏肝抑肝以祛邪。处方：党参30克，麦冬10克，生地30克，苍术15克，白术10克，陈皮10克，青皮10克，柴胡10克，三棱10克，莪术10克，薄荷3克，夜交藤30克。

服药3剂，大便转为1日2行，他证亦减；继服上方10剂，不但大便转为1日1次，且他证亦大部消失。

某医云：久泻者诸书均云宜用健脾补肾，久秘者诸书均云宜养阴润便，而今反用其反者何也？答曰：久泻者补脾肾，久秘者养阴增液此法之常也，养阴益气者法之变也，变者为何？宗脉证也。今脉大，大者或为气阴俱虚，或为气血俱虚，其阴虚、血虚因何而起，久泻也，用药也。本病既已阴伤就当补其阴，然又恐滋之太过而加健脾燥湿，使其扶阴之正而不生湿邪也。又且肝脾同病，故再酌治肝邪以助脾。

2. 兼症不明，比例不分，或补或泻，或温或寒，其效遥期

邢××，女，41岁。

腹泻2年，医始诊为细菌性痢疾，予西药治疗10天后明显好转，但继续治疗时反而日渐加重。半年后，改请中医治疗，始以清热止痢不效，继予健脾温中、健脾和胃、温补脾肾、补中益气等亦不效。细察其证，除泄泻，一日3～5次外，并见有里急后重，纳呆食减，脘腹隐隐作痛，疲乏无力，舌苔白，脉细缓。综合脉证，诊为脾胃虚衰，治以健脾益气。处方：党参10克，茯苓10克，白术10克，扁豆10克，陈皮10克，山药15克，甘草6克，莲子10克，砂仁10克，炒苡米15克，桔梗6克，大枣5个。

服药 10 剂，寸效未见。再查前医诸方有用四神者，有用真人养脏者，有用参苓白术者，有用连理汤者，有用健脾者，然均不效。再询其证，除上述者外，并见有食后脘腹胀满加剧，吃冷食后腹痛即作，吃热药一久即口干舌燥，舌苔黄白，面色萎黄，脉细缓。综合脉证，思之：证脉均系脾虚无疑，然兼挟食滞不化，寒热交结，寒多热少之证耳。又思：治病虽主要看主流用方，但兼证不可不顾及耳。因拟健脾益气为主，酌加消食和胃，苦辛通降之品。处方：党参 10 克，茯苓 10 克，白术 10 克，扁豆 10 克，陈皮 10 克，山药 15 克，甘草 6 克，莲子 10 克，砂仁 10 克，蔻仁 6 克，炒苡米 15 克，桔梗 6 克，枳实 6 克，焦三仙各 10 克，吴茱萸 6 克，黄连 4 克，大枣 3 个，补骨脂 3 克。

服药 4 剂，大便次数减为每日 1 次，里急后重感消减 90%，饮食增加，继服 20 剂，愈。

肝 硬 化

1. 寒热胶结，水饮停聚，但用攻逐，或用利水，斡旋不能，水聚不散

邹××，男，50 岁。

腹胀腹水 2 个多月。医诊肝硬化腹水。先用西药治疗曾一度明显好转，但不久又复发如初，其后再用西药治疗就不继续好转。乃改为中药治疗，始用利水不效，继又用攻逐之法亦不效。细审其证，见腹部胀大，但按之不硬不痛，下肢轻度浮肿，舌质稍红，舌苔黄腻，脉弦紧。综合脉证，思之：脉弦紧者寒饮停聚也，舌质红而苔黄腻者湿热蕴结也。合之

于证，此乃寒饮蕴结，久蕴化热，水气结聚于中。治宜辛温通阳，苦寒燥湿，斡旋阴阳，利其水湿。处方：防己 40 克，桂枝 12 克，苍术 30 克，白术 15 克，生石膏 20 克，茯苓 15 克。

某医云：甘遂、芫花、大戟均峻厉之剂，尚且无功，其用轻淡之品能取功乎？答曰：本方虽无攻逐之剧药，然却有上清肺金之石膏，中有苍术、白术之燥湿，下有茯苓之利水，且防己苦寒有斡旋气机之功，桂枝配防己有激荡水气之力，故胶结之痰饮、水气非此不解。

服药 2 剂，腹胀、浮肿均减；继服 4 剂，尿量明显增多；又服 10 剂，腹胀浮肿消失。

2. 正虚邪实，但知攻伐，其病反复

郭××，男，50 岁。

腹胀腹水 2 个多月，医诊肝硬化腹水。先用西药治疗 10 天无明显效果，继又配合中药攻逐利水等剂，仍然时轻时重。审其腹大如鼓，青筋外露，按之硬，脉弦缓。综合脉证，思之：此证虽兼虚而大实为主，宜先攻逐以除水邪。处方：甘遂 4.5 克，芫花 4.5 克，大戟 4.5 克。

共为细末，荞面糊为丸，大枣 10 个煎汤送服。

患者云：此类方药已经服过，然仅能痛快于一时，难道医生无他法救治吾病乎？答曰：从现在的病证来看仍以实证为主，故仍宜攻逐之剂，至于他法问题，可随证观察之。

上药服后不久即微恶心欲吐，但没有吐出，数小时后开始泄泻，前后泻下 6 次，泻后次日即见腹胀好转。再察其脉仍为弦缓。因思脉弦者肝脉也，缓者脾虚湿盛也，合之于证，乃气血俱虚为本，气滞血瘀，水湿不化为标。宜补气养血以培本，理气活血，燥湿利水以治其标。处方：黄芪30克，人参10克，丹参30克，当归10克，苍术15克，白术10克，三棱10克，莪术10克，生地10克，黄精10克，青皮10克，陈皮10克，柴胡10克，薄荷3克，夜交藤30克，莱菔子10克，砂仁10克。

服药3剂后，精神好转，腹胀加重。因思水邪仍剧耳，再以攻逐之法治之。（上方）服药1剂，又泻下6~7次，乃再改予补气养血、理气活血、燥湿利水。如此这般循环往复20次，果愈。

患者云：为何此次未见反复？答曰：正气得补，邪气得除耳。

胆囊炎　胆石症

1.寒实内结，反作热实，久用苦寒，其痛不止

苏××，男，28岁。

右胁下绞痛，痛彻腰背，时轻时重，时作时止2个多月。医诊胆囊炎、胆石症。予利胆排石之剂治之不效。近3天来，胁下疼痛持续不止，轻则隐隐，重则如绞。虽然针、中西药俱用亦不见功。然因患者畏惧手术，再求中药试之。细审其证，见右胁下剧痛，痛彻腰背，发热，目珠微黄，舌苔薄白，脉紧而弦。综其脉证，思之：胆石症、胆囊炎之黄疸虽湿热夹实者为多，但不能说所有胆石症、胆囊炎均为湿热夹实者，且其脉紧弦，紧弦脉者寒实证也。寒实者宜温下，正如仲景《金匮要略》所云："胁下偏痛，发热，其脉紧弦，此寒也，以温药下之，宜大黄附子汤。"又思其尚兼胃脘胀满，按之痛，宜

加枳实、厚朴。乃处：枳实 10 克，厚朴 10 克，大黄 3 克，附子 10 克，细辛 4 克。

昼夜 24 小时连服 2 剂，次日来诊。云：痛止，继服 2 剂，热退，症消。后经超声波探查正常。

2.少阳表里微结，反予攻下除湿，虚实不分，寒热不明，久延病期

弓××，女，50 岁。

右胁胀痛，胃脘灼热烦乱 1 年多。医诊胆石症、胆囊炎。先后以利胆排石中药近 400 剂未见明显效果。细审其证，见胁下痞硬，时或胀痛，疲乏无力，纳呆食减，舌苔白，脉濡缓。综合脉证，思之：胁下者肝胆少阳之位也，濡缓之脉者湿痰郁结也，肝胆之部见脾湿之脉乃脾土反侮肝木之象。故治宜散水饮理肝胆。又思柴胡桂枝干姜汤之柴胡配黄芩以和解少阳之邪；桂枝、干姜、炙草补脾散寒，温通阳气，瓜蒌根生津止渴，配牡蛎以软坚散结。共奏和解少阳之邪，温寒通阳而行气化。乃处：柴胡 10 克，干姜 4 克，桂枝 10 克，花粉 15 克，黄芩 10 克，牡蛎 10 克，甘草 6 克，枳实 10 克。

服药 4 剂，胁下痞硬，纳呆乏力均好转。某医云：此治少阳证方也。仲景云："伤寒五六日，已发汗而复下之，胸胁满微结，小便不利，渴而不呕，但头汗出，往来寒热，心烦者，此为未解也，柴胡桂枝干姜汤主之。"即如《金匮要略》亦仅云："治疟寒多微有热，或但寒不热。"未闻其能治胆石症、胆囊炎，而利胆排石则为诸家称道之药方，宜急改用利胆排石之剂，否则不可为也。乃复用利胆排石汤，药后痛又大作，患者再邀诊治。复审其脉仍为濡缓。乃云：此病之位仍居少阳肝胆

之部，且仍为饮邪之郁结。乃再处柴胡桂枝干姜汤。3 剂后，痛又大减；继服 12 剂，诸症俱失；又服 10 剂，B 超探查报告云：肝胆正常。

3. 肝胃不和，食积不化，反作湿热结滞，当和反攻，病邪不解

鲁××，女，60 岁。

胆囊切除术后 4 年多来，精神、食欲一直正常。但近半年多来，右胁、胃脘又发现时或隐痛，时或绞痛，时或懊侬烦乱，纳呆食减，体重很快下降 20 千克。经过某院反复检查，诊断为肝胆管结石、肝胆管炎。某医予利胆排石之中药 4 个多月，非但诸症不减，亦且日渐加重。细审诸症，除上述者外，并见消瘦乏力，面色黧黑，巩膜黄染，心烦懊侬，口苦口黏，发热，尿色黄赤，舌苔黄白厚腻，脉弦滑紧数。思之：滑脉者食积也，弦滑并见者食积与湿痰结于肝胆也，数滑紧脉并见者积热也。合之与证，乃痰食积滞，肝胃不和也。又思：丹溪越鞠丸治诸郁，保和丸消食化痰，合之为方不但解郁，亦且消积，可与之。处方：川芎 10 克，苍术 15 克，香附 10 克，栀子 10 克，神曲 30 克，焦山楂 30 克，茯苓 10 克，半夏 10 克，陈皮 10 克，连翘 10 克，莱菔子 10 克，麦芽 30 克。

服药 2 剂，诸症均减，饮食增加，继服 40 剂，诸症全失；又服 20 剂，某院 B 超检查肝正常。

某医云：越鞠保和丸治结石，治黄疸，吾未闻也？答曰：吴鞠通《温病条辨》即以此方治黄疸，请审知便可也。

急性肾功能衰竭

1.热入血分，反治气分，胶于西医病名，不知随证论治，其病日重

何××，女，15岁。

6天前，在长途拉练的过程中，突患感冒，医予阿斯匹林2片进行治疗，当夜感冒症状不但没有减轻，反而更重，并出现浮肿尿少，医未引起注意，复与阿斯匹林2片、长效磺胺2片进行治疗，十几分钟后，病情更加严重，高热持续不退，时时少量鼻衄，全身紫斑片片出现，高度浮肿。急转县医院进行治疗。诊断为急性肾炎。予青霉素、中药清热解毒利尿剂等治疗2天后，不但浮肿更加严重，而且出现大片大片的紫斑，鼻衄齿衄，吐血咳血，尿血便血，时时烦躁不安，时或神昏谵语，恶心呕吐。再次转院治疗。诊为急性肾功能衰竭、心包炎。医除予纠正水电解质紊乱和酸碱平衡失调、控制感染、对症处理外，并采用中药清热解毒利水消肿等中药治疗3天，仍然无明显效果。查其证见吐血、咳血、鼻衄、齿衄、便血、尿血、耳衄、崩漏，高度水肿，尿少尿闭，全身见大片大片的紫斑，烦躁不安，身热如炭，舌质红绛，脉滑数。综合脉证，思之：此病虽非温病所致，然其证系热毒入于营血，故宜清营凉血治之。又思斑色紫点大者胃中热也，非但以清营凉血所能治，宜于清营凉血方中加清泻胃火之品。前方之用清热解毒非治其病之所在耳，故不效。方拟：犀角10克（现已禁用，常用水牛角代替），生地30克，白芍10克，丹皮10克，大黄6克，茅根30克，茜草10克，小蓟炭10克。

服药 1 剂，衄血、吐血、便血、身热、神烦俱稍减，体温由 40．2℃降至 38．9℃，且小便微出；继服 1 剂，吐衄、便血大减，身热、烦躁亦减，体温降至 38．5℃，小便增多；再服上药 4 剂，吐衄俱止，尿量增加，饮食可进。

　　某医云：既见尿闭、呕吐何不利尿？答曰：辨证论治的一个核心问题是辨复杂问题中的主要问题，即在目前起主导作用的问题。本病从脉、舌来看，热入营血和热在阳明是主要的问题，所以首先采用凉血活血、泻胃通腑的方法进行治疗。

　　2．表里不分，脏腑不明，阴阳不清，但施解毒清热，胶于经验，病情加剧

　　麻××，男，14 岁。

　　5 个月前，突然发现浮肿。某院诊为急性肾小球肾炎。住院治疗 2 个多月，浮肿不但不减，反见加重。2 个多月以前，又突然发现持续的高热不退，咳喘不得平卧，大腹水肿，尿闭，经过反复检查，确诊为肺炎、肺源性心脏病、心力衰竭、慢性肾小球肾炎急性发作、急性肾功能衰竭。先用西药治疗 1 个多月不见改善，继又配合中药补气养血，活血利水，清热解毒 20 余日，病情更加严重。细审其证，见高度浮肿，两眼因浮肿而不能露睛，腹大如鼓，滴尿全无，高热（40.1℃），烦躁不安，频频恶心呕吐，呼吸极度困难，口唇、面颊、手指均紫黯，舌质淡黯，舌苔黄白，脉浮紧数促涩。综合脉证，思之：仲景《金匮要略》云："脉得诸沉，当责有水，身体肿重。水病脉出者，死。"又云："太阳病，脉浮而紧，法当骨节疼痛，反不痛，身体反重而酸，其人不渴……此为风水。"今本证脉浮是脉出，还是脉浮，是表证，还是死证，尤当鉴别。又思：

脉出者乃浮大无根，而此脉见浮紧，浮紧相兼者为表证也。表证者当解表散寒。前用诸药予补气养血者，意其脉出故以补益之药耳，显系有误，此邪实正虚之不明耳。浮紧而数者，紧为寒，数为热，是寒也，热也，仲景《伤寒论》有解云："脉浮而数者，可发汗，宜麻黄汤。"言其主要为表寒闭郁耳。促脉者何？是热？还是寒？仲景《伤寒论》云："脉促胸满者，桂枝去芍药汤主之。"言其阳虚。而白虎加人参汤之脉促则言其热也，今促与涩兼见者当为阳虚之极，非热极也。舌苔黄者，里热也。脉证相参，综而论之，乃心肾阳虚，水饮积留心下，表里合邪，郁而化热所致。治宜温阳散寒，通利气机。处方：麻黄6克，附子6克，细辛3克，桂枝10克，生姜3片，大枣7个，甘草6克，防己10克，茅根30克，大腹皮10克。

服药1剂，咳喘、发热均减，体温39℃；继服2剂，呼吸困难明显好转，恶心呕吐消失，尿量增多，体温38.1℃；又服7剂，浮肿全消，体温37.1℃。除尿常规尿蛋白++++，红细胞5～10个外，尿素氮、二氧化碳结合力均恢复正常。

3. 阳虚阴凝，饮留心下，表里合邪，反以苦寒攻下，病势更甚

张××，女，67岁。

糖尿病15年，经西、中药物治疗曾一度好转，但近6年来，不但不再好转，且在尿中出现了大量蛋白尿。2个多月前，又突然出现头晕头胀，心烦心悸，恶心呕吐，食纳甚差，某医始作急性胃炎论治，不效，又改请中医以柴平汤2剂，诸症均减，停药10天后，诸症又剧，再作柴平汤4剂，不效。乃住某院进行治疗。住院10天后，血压、血糖、尿糖等明显好转，饮

食亦稍增加。但至 14 天时,突然感到咳喘气短不能平卧,发热,微恶风寒。经过详细检查确诊为肺炎。经过用大剂量抗生素与清热解毒、宣肺定喘中药治疗 10 天,诸症不但不减,反而更加严重,且出现浮肿尿少,腹水,恶心呕吐。再经详细检查确诊为糖尿病、糖尿病性酸中毒、高血压病、糖尿病性肾病、急性肾功能衰竭、心肌炎、肺炎、心力衰竭。医除继续采用西药抢救外,并配合清热解毒,大黄灌肠等中药治疗 5 天,因其病情日渐加重,在家属的反复要求下,再求中医会诊。察其高热(39.5℃),咳喘,不得平卧,浮肿尿少,腹大如鼓,频频恶心呕吐,口唇紫黯,面色萎黄而肿,口苦口干,欲饮不能饮,指趾厥冷,心烦失眠,舌苔黄白而腻,脉浮紧促数。综合脉证思之:此病乃素有气阴大衰,痰湿阻滞,今复外感风寒,阳虚阴凝之证耳。攻之,泻之均所不宜;补之,散之均有所难。又思小剂量祛邪多不伤正,小剂量扶正多不留邪。故先以小剂桂枝去芍加麻辛附子汤治之。处方:附子 1克,桂枝 1 克,甘草 1 克,生姜 1 片,大枣 3 枚,麻黄 1 克,细辛 0.5 克,生石膏 2 克,防己 1 克。

服药 1 剂,喘咳稍减,腹胀稍轻;继服 1 剂,喘咳大减,稍能平卧,尿量增多,恶心呕吐基本消失,体温降至 38℃;又服 3 剂,体温降至 37.5℃,咳喘大部消失,水肿腹水几近消退。某医云:如此之重疾,竟用如此之小药,岂能济事,应以上药 10 倍量予之。服药 2 剂,病情骤剧,浮肿尿少,腹胀咳喘,恶心欲吐俱见。某医又云:此用附、桂、麻黄、细辛之误也,尿毒症岂敢用附、桂!宜大剂大黄灌肠治之。2 天后,病情更剧,腹大浮肿,发热咳喘,恶心呕吐,心烦失眠。再邀余诊视。察其除上述诸症外，并见指趾微厥，舌质淡黯，苔黄白，脉浮紧数促。因思其证仍为表里合邪，外寒内饮，心肾阳虚，水饮射肺，郁而化热为主。再拟温阳散寒，通彻表里，通利气机为法。处方：附子 1.5 克，桂枝 3 克，生姜 3 片，甘草 3 克，大枣 5 个，细辛 1 克，麻黄 1.5 克，生石膏 5 克，防己 3 克，腹皮 3 克。

服药 2 剂，诸症又减；继服 6 剂，诸症消失。尿素氮、二氧化碳结合力等亦恢复正常。

某医问：大黄为治疗尿毒症之药，何本症用之反剧？答曰：微阳之躯岂能胜重剂之苦寒，不可也，不可也。

4. 邪入膜原，三焦俱病，斡旋不能，升降不利，反用寒凉，败胃闭邪，病势更甚

张 ××，男，2 岁。

高热（39.9℃）不退，尿少尿频，恶心呕吐 1 个月。医诊左肾发育不全、右肾囊肿、肾盂肾炎、急性肾功能衰竭。予西药治疗 20 天后，又配合中药补气养血、活血利尿、清热解毒治疗 10 天，不但不效，反而加重。细审其证，除发热，尿少尿频，恶心呕吐外，并见其腹满胀痛，按之更甚，舌质淡黯，舌苔黄白，面色青黑，脉弦紧滑数。综合脉证，思之：腹满胀痛，按之尤甚者，有积也；面色青黑者，肝肾湿热也；脉弦者，少阳或膜原之有邪也；紧脉者，寒也，积也。因忆吴又可《温疫论》云："温疫初起，先憎寒而后发热，日后但热而不憎寒也。初得之二三日，其脉不浮不沉而数，昼夜发热，日晡益甚，头疼身痛，其时邪在伏脊之前，肠胃之后，虽有头痛身痛，此邪热浮越于经，不可认为伤寒表，辄用麻黄桂枝之类，强

发其汗，此邪不在经，汗之徒伤表气，热亦不减；又不可下，此邪不在里，下之徒伤胃气，其渴愈甚，宜达原饮主之。""按槟榔能消磨，除伏邪，为疏利之药……厚朴破戾气所结，草果辛烈气雄，除伏邪蟠踞。三味协力，直达其巢穴，使邪气溃散，速离膜原，是以名为达原散也。"吴氏所论虽非肾盂肾炎、急性肾功能衰竭，而其理则一也。综合脉证，正合吴又可达原散证也。乃拟宣透膜原法。处方：厚朴3克，草果3克，槟榔3克，黄芩3克，知母3克，苏叶3克，神曲3克，柴胡6克，菖蒲4克。

服药2剂，发热、恶心呕吐等症稍减；继服4剂，体温正常，恶心呕吐消失；再服10剂，尿素氮、二氧化碳结合力、肌酐均恢复正常。

某医云：何用大剂抗生素与中药清热解毒剂而证不减？答曰：病邪在膜原耳。病既在膜原，又挟湿邪，岂寒凉冰伏所能治，此正犯湿热之禁忌法耳。可在治湿温法中求之。

慢性肾功能衰竭

1.固执经验，胶于病名，不知随证，不知辨证，延误病期

孙××，女，63岁。

8个月来，疲乏无力，食欲不振，时见鼻衄。医诊多囊肾、慢性肾小球肾炎、慢性肾功能衰竭。先用西药治之不效，后又配合中药健脾补肾、活血利水、清热解毒、降逆止呕、通利泻下等治疗4个多月仍不效。近2个月来，更加疲乏无力，神志时清时昧，说话均感无力，轻度浮肿，且饮食入口，甚

或稍闻食味即恶心呕吐，面色萎黄。细审其证，除上述者外，并见脘腹微满，舌质淡，舌苔黄白厚腻，脉弦紧滑数。综合脉证，思之：面色萎黄，血色素仅40克/升，且神疲乏力，言语低微，可见气血阴阳已经大虚，然大虚之脉应沉细无力，本病却脉见弦紧滑数，证脉不符，其脉必为邪气之实脉也。又思：弦紧之脉者，寒也，结也；数滑相兼者，痰也，热也。既有寒，又有热，既有气结，又有痰凝，综而论之，为寒热交结，痰积气滞，湿郁化热，三焦水道不通，凌犯脾胃之证。然虚实寒热俱见者，何从治之？李东垣《脾胃论》云："谷气通于脾，六经为川，脾胃为海，九窍为水注之气，九窍者五脏主之，五脏皆得胃气，乃能通利……凡十一脏皆取决于胆也。胆者少阳春升之气，春气升则万化安，故胆气春升则余脏从之。"乃处达原饮加减，理少阳，化湿浊，调脾胃。厚朴10克，草果10克，槟榔10克，黄芩10克，知母10克，菖蒲10克，甘草6克，紫苏6克，白芷10克。

服药2剂，恶心呕吐稍减，饮食稍进，舌质淡，舌苔白，脉沉弦细涩。综合脉证，思之：面色萎黄，脉沉弦细涩者，中气不足，木邪犯土，气血大衰也。治宜健脾抑肝，补气养血。处方：黄芪10克，当归3克，桂枝10克，白芍20克，甘草6克，生姜3片，大枣7个。

服药1剂，精神好转，食欲增加，但服至第2剂时，诸症又见加重，恶心呕吐，精神疲惫，口苦咽干，舌尖疼痛，心烦不安。再审其舌苔黄白厚腻，脉虚大弦紧而数。综合脉证，思之：脉虚大者，气阴俱虚也；弦紧者，寒也，积也；滑者，痰也，积也，热也；数者，热也。弦紧滑数俱见者，寒热胶结，三焦不通，清升浊降失职耳。稍予温药则火炽，稍予凉药则阳亡，稍予补药则壅邪，稍予泻药则正不支，实难措手施治。因建议另请高明者治之，然患者云：曾在北京、太原、西安等地医院治之无效，再请朱老拟方。乃予清暑益气汤加减。处方：黄芪15克，当归6克，人参10克，麦冬10克，五味子10克，甘草6克，青皮10克，陈皮10克，神曲10克，黄柏10克，葛根15克，苍术15克，白术10克，升麻10克，泽泻10克。

处方刚毕，某医云：此方能治尿毒症？此方能纠正电解质平衡？此方何药能降血压？答曰：本病既为脉虚大弦紧而数，那就应该从补虚泻实，升清降浊上入手。

服药4剂，精神、食欲明显好转，气短心悸，恶心呕吐，头晕头胀稍有改善，血压亦由200/100mmHg降至180/90mmHg。继服上药2个多月，心包积液消失，二氧化碳结合力、尿素氮竟恢复正常。

2. 仅注意大的趋势，不注意兼挟的小问题，久久难解

邱××，女，66岁。

多囊肾、慢性肾盂肾炎、慢性肾功能衰竭。经过西药和血透治疗半年多以后，虽然症状已明显改善。但时至今日，仍然时而恶心呕吐，纳呆食减，疲乏无力，心悸气短，下肢浮肿，尿少尿频，身热，且血色素、尿素氮、二氧化碳结合力、肌酐均一直异常。为此不得不采用西药配合中药补气养血、清热解毒、活血利水，以及大黄定期灌肠法进行治疗。然而治疗已近2个月，服药近50剂，不见效果。审其面色萎黄，疲乏无力，恶心呕吐，尿少尿热，下肢浮肿，心悸气短，舌

苔白黄而稍腻，脉虚大弦紧数而时涩。因思证脉合参，乃气阴俱虚，湿热内蕴之证也。为拟补气养阴以培本，燥湿清热以治标。处方：黄芪20克，当归6克，人参10克，麦冬10克，五味子10克，生地30克，苍术10克，茯苓10克，泽泻10克，丹皮10克，防己10克，黄连10克。

服药6剂，症不见减，且恶心呕吐，心烦心悸似有加重之势。综合脉证思之：紧涩相合之脉必兼阳虚，前方补气养阴，燥湿清热虽尽皆备至，而未重视兼挟之微疾耳。乃于上方中加肉桂10克。

服药6剂，诸症均减，恶心呕吐不但消失，而且食欲亦明显增加。继服2个月，尿素氮、二氧化碳结合力、肌酐均正常。

某医云：加肉桂何有如此之效？答曰：加肉桂者，非仅因兼阳虚而加之，亦且为与黄连相合而交通心肾，与人参、黄连、防己相合化膈间支饮耳。

急性肾小球肾炎

同执病名，不审脉证，久治不愈

侯××，男，15岁。

在5个月以前，突然发现眼睑浮肿，尿蛋白+++，红细胞5～10个，白细胞3～7个。医诊急性肾小球肾炎。急以西药治疗近3个月，除浮肿全部消失外，其他诸症俱不改善，后又请中医以利水消肿、滋阴补肾、清热解毒、活血利水治之近2个月，诸症亦不见好转。细审其证，除咽干咽痛，尿色黄赤之外，别无所苦，舌苔薄白，脉浮数。综合脉证，思之：脉浮者，表也，肺也，上焦也；数者，热也。咽喉干痛者，上焦风热者。尿黄赤者，心与小肠火也。治宜疏风解表，清热泻火。处方：蝉蜕10克，苏叶10克，僵蚕10克，连翘10克，茅根30克，元参15克，牛蒡子10克。

服药4剂，咽干咽痛好转，尿检各项指标明显好转，尿蛋白+，红细胞0～4个，白细胞0～3个。继服6剂，诸症消失，尿常规-。后果愈。

隐匿性肾小球肾炎

1.泥于效方，固于成方，不予辨证，久治不效

索××，男，30岁。

4年前，在一次检查身体的过程中，偶然发现尿蛋白++，其后连续复查多次均见尿蛋白在+～++之间。医诊隐匿性肾小球肾炎。始医以西药治疗1年多不效，后医以中药活血化瘀、益气利水、清热解毒、滋阴补肾等治疗2年多仍无功。细察其证，除尿蛋白在++之外，别无所苦，舌苔白，脉弦大尺脉尤甚。综合脉证，思之：脉弦大者，气阴俱虚也；尺脉大者，肾虚也。治宜补气养阴。处方：黄芪15克，当归6克，麦冬10克，党参10克，五味子10克，生地20克，苍术10克，茯苓10克，泽泻10克，丹皮10克，黄连10克，肉桂6克。同时配服：肾康灵，1次4粒，1日3次。

服药6剂，尿蛋白+，继服10剂，愈。

2.泥于活血，胶于补肾，久不得愈

周×，男，19岁。

在一次体格检查的过程中，突然发现尿蛋白+，其后虽经

多次复查亦无明显改变。医诊隐匿性肾小球肾炎。始医以西药治疗半年不效，后医以六味地黄丸，活血化瘀、清热解毒中药治疗近一年亦不见效果。细审脉证，除经常咽干外，别无所苦，舌苔白，脉浮数。综合脉证，思之：脉浮数者，上焦有热也。治以疏散风热。处方：蝉蜕10克，僵蚕10克，连翘10克，苏叶6克，牛蒡子10克，片姜黄10克，元参10克。服药10剂，尿蛋白消失，愈。

慢性肾小球肾炎

1.夹杂微疾，不分性质，以寒作热，以寒作虚，久治不愈

宋×，男，14岁。

慢性肾小球肾炎，时肿时消，反复感冒4年多。医始以西药治疗2年多效果不著，后又配合中药治疗1年多仍无明显效果。特别是近1年来，身体特别虚弱，汗出畏风，纳呆食减，疲乏无力，睡眠时经常汗透枕巾，稍有不慎即发生感冒，一感冒少则20天，多则1～2个月不愈。审视其证，头汗渍渍而出，疲乏无力，纳呆食减，口干咽痛，脘腹微满，尿蛋白++，红细胞少许。审视所用之药，除西药外，中药有补气养血、清热解毒、活血利水、敛汗固表等，然不是不效，就是使病情加重。综合脉证，思之：自汗者多为气虚，然补气补阳均不济事，又思本病之汗出仅多见于头，头汗者，医家多称灯笼头，论其虚者虽有，而论其实者多见，实者或为瘀血，或为积滞，今见其胃脘痞满者当为食积，且其食后即汗出亦符合食积之证耳。内有食滞,则脾胃失其斡旋升降之能事,

升降失职则肺不敷布，而卫气不固，故治者应先消积、理气、解表。处方：苏叶6克，桔梗10克，枳壳10克，陈皮10克，蝉衣10克，槟榔10克，黄芩6克，甘草3克，神曲10克。

服药1剂，感冒已愈，且头汗亦减，复与升阳益胃调理。精神、食欲逐渐好转。其后乃遵此法，感冒则予上方，不感冒则用升阳益胃，调理半年，果愈。

2. 表里合邪，三焦郁热，反作虚治，久久不愈

刘×，男，15岁。

在1年前的一个下午，突然出现全身不适，眼睑轻度浮肿。家属认为是感冒，用了一些感冒药即症状消失。但1个月之后，又突然发现全身浮肿，尿少。经某院检查发现尿蛋白+++，红细胞3～5个，白细胞1～3个，诊为急性肾小球肾炎。经中、西药治疗10个多月后，浮肿虽已消退，但尿蛋白却一直维持在+++～++++之间不见改善。细审其证，除咽喉干痛之外，余无任何不适感，舌苔白，脉浮稍数。再询其所用中药有补气养阴者，有活血逐瘀者，有清热解毒者，有养阴补肾者，有收涩固精者，然其效均不著。综合脉证，思之：久病者多虚，久病者多瘀，此病之常也，故多以补益、活血而获愈。本病证之变也，故以补益、活血而不效。其变者何？从脉、舌辨也。又思：本病气色、症状均无虚证，说明经过治疗已不虚也。脉浮者，病在表也，在心肺也；数者，热也。咽喉者，肺胃所主也。证脉合参，乃肺胃郁热，表里同病耳。为拟解表清里，疏理三焦。处方：蝉蜕10克，僵蚕10克，连翘10克，片姜黄10克，大黄1克，紫苏6克。

服药30剂，咽喉干痛消失，尿蛋白降至+～++，红细胞

消失；继服 25 剂，诸症消失，愈。

3.气阴两虚，湿热内蕴，但从补正，其效不著

晋××，女，32 岁。

慢性肾小球肾炎反复急性发病 5 年多。医予西药治疗后，浮肿虽然已经大部消退，但下肢浮肿，腰酸腰困却一直不见改善，为此又配合中药补肾之剂治疗 2 年多，不但症状不见改善，反而急性发作更加频繁。细审其证，除典型的库欣综合征的特点外，并见其下肢浮肿，舌苔黄白而腻，脉虚大滑数。综合脉证，思之：虚大之脉者，气阴俱虚也；滑数者，里热也。舌苔黄白腻者，湿热也。合之于证，乃气阴俱虚，湿热内蕴也。前方之不效者，补肾有余而补气不足，补益有余而除邪不足。因拟补气养阴，利湿清热。处方：黄芪 15 克，当归 6 克，麦冬 10 克，党参 10 克，五味子 10 克，生地 15 克，苍术 10 克，土茯苓 10 克，泽泻 10 克，丹皮 10 克。

在一方面逐步减少激素用量的情况下，服药 2 个月，下肢浮肿，腰酸腰困好转，但尿蛋白不见改善；至服药 4 个月时，曾感冒 1 次，但尿蛋白却减至 +；服药 5 个月时，尿蛋白消失，愈。

肾病综合征

1.标本不明，缓急不分，前后不清，以缓作急，以急作缓，前后不分，乱施药饵

幺×，男，30 岁。

肾病综合征 3 年多，近年来，浮肿尿少更加严重。医先以激素、抗生素等治疗无效，后又配合中药补气养阴、养阴补肾、

培补肾气、清热解毒、活血利水等治疗亦无明显效果。审其
证见除典型的库欣综合征的表现外，并见浮肿尿少，咽喉疼
痛，反复感冒，舌苔黄白而腻，脉浮滑数。因思浮肿、肥胖
之人脉当见沉，今脉反浮，浮者为病在表，且症见咽喉疼痛，
合而论之，当为病在表在上，舌苔黄白当为病在里，脉证合参，
当为表里同病。乃拟解表清里。处方：蝉蜕 10 克，僵蚕 10 克，
片姜黄 10 克，大黄 3 克，茅根 15 克，连翘 10 克，紫苏 6 克。

服药 2 个月，药进 50 剂，咽喉疼痛好转，尿蛋白由 +++
降至 ++，管型消失。舌苔黄白腻，脉弦大紧数。综合脉证，思之：
脉由浮滑数转为弦大紧数，乃因表邪得解，而气阴大衰之状
仍著也，当以扶正，不可再予祛邪也。为拟补气养阴，利湿
清热。处方：黄芪 18 克，当归 6 克，党参 10 克，麦冬 10 克，
五味子 10 克，生地 18 克，苍术 10 克，茯苓 10 克，泽泻 10 克，
丹皮 10 克。

服药 60 剂，在逐渐减少激素的情况下，尿蛋白降至 +，
乃停全部西药；继服上药 2 个多月，果愈。

医云：前医亦用补气养阴而却不效，其故何也？答曰：
标本缓急，前后用药未分耳。又云：余用上方之法亦不效，
其故何也？答曰：不当变而变，当变而不变所致，当久服而
用药辄止，即所谓火候不到即停止用药，故不效也。

2.胶于成方，不知随证，久治不效

张 ××，男，14 岁。

高度水肿，大量蛋白尿 3 年多。医诊肾病综合征。始以
西药治疗无明显效果，继又配合中药滋阴补肾、益气利水、
活血化瘀、清热解毒治疗 1 年亦无功。细审其证，除典型的

库欣综合征外，并见下肢浮肿，尿蛋白 ++++，脉虚大弦滑数，舌苔黄白腻。综合脉证，思之：此气阴俱虚，湿热蕴郁也。治拟补气养阴，除湿清热。处方：肾康灵，1 次 4 粒，1 日 3 次，空心服。

服药 1 月，精神好转，尿蛋白 ++，继服 2 个月，尿 -，浮肿消失。

3. 但治肾病，不治兼证，只知局部，不知整体，治之不愈

赵 ××，女，40 岁。

下肢浮肿，大量蛋白尿 3 年。医诊肾病综合征。医先予西药治之不效，继又改用中药滋阴补肾、益气利水、活血化瘀、清热解毒等治之亦无功。细审其证，除下肢浮肿，大量蛋白尿外，并见头晕乏力，胸满心烦，咽干咽痛，失眠，舌苔白，脉濡缓。综合脉证，诊为气阴两虚为本，痰郁气结，郁而化火为标。治拟补气养阴，理气化痰，清热泻火。处方：黄芪 15 克，当归 6 克，麦冬 10 克，太子参 10 克，五味子 10 克，竹茹 10 克，枳实 10 克，半夏 10 克，陈皮 10 克，茯苓 10 克，甘草 6 克，菖蒲 10 克，远志 10 克，生地 10 克，元参 6 克。

服药 7 剂，咽干咽痛，心烦失眠好转。尿蛋白由 ++++ 降至 ++。继服 40 剂，诸症大部消失，尿蛋白 +，脉弦大。处方：肾康灵，1 次 4 粒，一日 3 次，空心服。

服药 1 月，愈。

系统性红斑狼疮的肾损害

1. 见热治热，不分表里，不分寒热，始终不效

邝××，女，19岁。

头痛身痛，发热乏力3年，持续高热身痛，浮肿心悸，气短恶心3个月。医诊系统性红斑性狼疮、狼疮性肾损害、狼疮性心肌炎。医先以西药治之不效，继又配合中药清热解毒、清气凉营等治疗亦无功。细审其证，头痛眼眶痛，全身关节疼痛，发热微恶寒，体温40.1℃，高度浮肿，轻度腹水，心悸气短，胃脘胀满疼痛，食纳甚差，恶心欲吐，面部少量皮疹，尿少不利，大便正常，舌苔白，脉浮紧滑数。综合脉证，思之：身痛头痛，微恶寒者，风寒表证也；心下坚满，浮肿者，水饮凝聚于心下也；心下坚满，气短心悸者，水饮上凌心肺也；高热，舌不红而苔白者，阳虚寒饮也。身热，脉滑数者，热也；脉紧者，寒也。合而论之，乃表寒、里热、寒饮共存之证，病属难治，暂拟散寒解表，温阳化饮，清热利水。处方：麻黄6克，细辛3克，附子6克，桂枝10克，生姜3片，大枣7个，生石膏30克，防己15克，茅根30克，大腹皮10克，炙甘草10克。

服药1剂，发热，身痛头痛，浮肿尿少，气短心悸俱减；继服4剂，体温降至37.2℃，浮肿消失，心悸气短消减八九，尿常规由尿蛋白++降至±，红细胞5~15个降至−，白细胞降至1~3个，继服10剂，心电图亦恢复正常。

某医云：本病重证也，其病虽经多种西药治之不效，中药犀角（现用水牛角代）、银花、连翘、石膏均取重剂亦无效，其故何也？先生仅用石膏30克而其他清热之剂均不用，然其效却甚显著，其故又何也？答曰：本病是一个既有表寒，又有里热；既有阳虚，又有实热；既有水饮，又有表邪的复杂证。

若但清其里热则表寒更加闭郁而热反甚；若但用解表则心肾阳气必然浮越而不能纳气归肾；若过用温阳则里热必炽而邪火更甚；若但用利水化饮则热邪必然更甚而炽烈。故但清不可，但温不可，但利不可，但补不可。故治疗起来必须解表兼化饮，散寒兼清热，温阳兼化水。至于但清其热而热小减者，亦在此也。

2. 从脉审证，久服效宏

冯××，女，25岁。

系统性红斑性狼疮4年多。经用西药治疗后，发热浮肿已经基本得到控制，但激素一直维持在一定量或减量时，即出现发热身痛，且近2个多月来，又出现心跳加速，下肢浮肿，心烦喜哭，经查尿蛋白++，红细胞2～6个，白细胞2～7个，虽然继续增加激素用量及中药益气养阴，除湿清热之剂，仍然效果不够明显。细审其证，心胸烦乱，纳食不香，头晕头痛，下肢浮肿，舌苔白，脉滑而沉。综合脉证，思之：仲景《伤寒论》云："若胸中，烦而不呕者，去半夏人参，加瓜蒌实1枚。"脉沉滑者，痰火郁结也。治宜疏肝理气，化痰泻火。处方：柴胡15克，瓜蒌30克，生姜10克，甘草10克，大枣12个。黄芩10克。同时配服：肾康灵，1次4粒，1日3次，空心服。

服药12剂，心烦心悸，浮肿均减，面色正常，红斑消失，尿蛋白+，红细胞1～3个，白细胞－。继服上方1月，诸症消失，尿常规－，肝功正常，心电图正常。

某医云：小柴胡汤加减治疗红斑性狼疮的心、肝、肾损害，吾未闻也，请明示之。答曰：《素问》云：微妙在脉，不可不察。

察什么？察阴阳，察脏腑，察先后。今脉沉而滑，说明本病乃为痰火在先，故以理气化痰之剂治之。

过敏性紫癜性肾炎

1. 胶于解毒，泥于凉血，囿于活血，不审脉，不察兼挟，久治不效

何 ×，女，10 岁。

紫癜消退后，尿中一直保持大量蛋白、红、白细胞半年多。医诊过敏性紫癜性肾炎。先以西药治疗 2 个多月无效，后又配合清热解毒、活血凉血之剂 5 个多月亦无功。审其精神、食欲正常，身体呈库欣综合征型，舌苔黄白厚腻，脉虚大弦滑数，尿蛋白 ++++，红细胞 15 ~ 30 个，白细胞 20 ~ 30 个。综合脉证，思之：脉虚大者，气阴两虚也；弦者，寒也；滑数者，痰热也。气阴两虚，湿热蕴久，郁而成痰，中挟寒也。治宜补气养阴，燥湿清热，佐以温化。处方：肾康灵胶囊，1 次 2 粒，1 日 3 次，空心服。

服药 1 周，查尿常规 –；继服 1 周，停药 2 周，复查尿常规 4 次，均为阴性。

2. 不察虚实，但予祛邪，反复发热，不知其过

温 ××，男，16 岁。

过敏性紫癜大片紫斑消退后，持续蛋白尿 1 年多。医诊过敏性紫癜性肾炎。先以大剂西药治疗 7 个月不效，继又配合中药解毒活血、活血益气之剂 4 个多月仍无功。特别是近 3 个多月来，经常出现发热，咽喉疼痛，且近一周来连续发烧不止，虽用中、西药治疗，症状一直不见好转。细审其证，

发热，体温 38.5℃，疲乏无力，咽喉干痛，口干舌燥，脉虚大弦数，舌苔黄白。尿常规：蛋白 ++++，红细胞满视野，白细胞 20～30 个。综合脉证，思之：脉虚大弦数者，气阴两虚为本，湿热内蕴，外受风邪为标。治宜补气养阴、燥湿清热，佐以解表。处方：党参 10 克，甘草 6 克，黄芪 15 克，当归 6 克，麦冬 10 克，五味子 10 克，青皮 10 克，陈皮 10 克，神曲 10 克，黄柏 10 克，葛根 15 克，苍术 10 克，白术 10 克，升麻 10 克，泽泻 10 克，生姜 3 片，大枣 5 个。

服药 2 剂，发热消失，体温 36.7℃。继服上方，加肾康灵胶囊，每日 3 次，每次 4 粒，空心服。服药 1 月，诸症消失，尿 -。

某医云：紫癜性肾炎难治之疾也，前用激素及中药清热解毒，凉血活血而不愈，今不治此病而反愈者，何也？答曰：仲景云：观其脉证，知犯何逆，随证治之者，云其先见其脉而论病，今此病既不见热毒，又不见血热，又不见瘀血，反大剂用药，此误也。至于用肾康灵胶囊何以治之取效者，乃有其脉证也。

肾盂肾炎

1. 胶于炎症，不审辨证，病在少阳，反清热毒，其病不解

独 ××，女，29 岁。

高热不退，恶心欲吐，心烦不安 5 天。医诊肾盂肾炎。先以西药治疗 2 天不效，后又配合中药清热解毒剂 3 天亦无明显效果。审其证见寒热往来，体温 39.8℃，头晕乏力，恶

心欲吐，纳呆食减，舌苔白，脉弦数。综合脉证，思之证系少阳，反见数脉，为少阳夹有郁热也。治宜和解少阳；佐以泻火。处方：柴胡24克，半夏10克，黄芩10克，党参10克，甘草10克，生姜3片，大枣5个，连翘15克。

服药1剂，寒热、呕吐均大减，体温降至37.8℃，继服1剂，诸症俱失，尿常规－，又服3剂，果愈。

2.胶于炎症，固于膀胱，不审气机，肝脾不调，反用寒凉

黎××，女，40岁。

泌尿系感染3个多月。医先用西药治疗1个多月不效，后用西药配合中药利水通淋、清热解毒亦效果不著。细审其证，除尿、频尿、热尿、痛外，并见脘腹胀满，小腹坠痛，里急后重，欲便不能，欲罢不止，心烦不安，头晕乏力，纳呆食减，脉弦紧稍滑。因思脉弦者，肝胆三焦也；紧者，寒也，结也；滑者，积热也。合之于证论之，乃三焦郁热，肝脾不和也。治宜调肝脾，理三焦，散郁热。处方：厚朴10克，草果10克，槟榔10克，黄芩10克，知母10克，菖蒲10克，甘草6克，柴胡10克，紫苏6克，白芷10克。

服药4剂，诸症俱减；继服3剂，小腹坠胀，尿频、尿痛消失，尿常规、尿培养均恢复正常；又服15剂，诸症消失，愈。

3.湿热久蕴，损及肾阳，命火不足，反与泻火，损正益邪，久病不愈

赵××，女，35岁。

肾盂肾炎、肾盂积水8年。医始用西药治疗有所好转，继而无效，再配用清利湿热、清热解毒之剂，亦是始效，而

后又不效。特别是近一年来，尿急、尿频、尿痛经常反复发作，近4个月来，尿急、尿频、尿痛特别严重，虽反复应用中、西药物亦不见减，且近3个月来，日渐感到腰困腰痛，疲乏无力，不得已，再求中医治之。审其除上症外，并见舌苔薄白，脉沉细弦涩。思之：脉沉细者，里虚也；弦涩并见者，阳虚寒盛也。合之于证，统而论之，此乃肾阳不足为本，湿热为标耳。拟用培补肾气以培本，利湿清热以治标。处方：熟地24克，山药10克，肉苁蓉12克，土茯苓15克，泽泻10克，丹皮10克，附子10克，肉桂10克，车前子10克（布包），怀牛膝10克，五味子10克。

服药4剂，尿频尿痛、腰困腰痛大减，继服上药40剂，诸症消失，乃以金匮肾气丸，每次1丸，每日2次，服药3个月，果愈。

某医云：肾盂肾炎、肾盂积水经过抗菌治疗久久不解，有时此种细菌虽已消失，而彼种细菌却突然出现，如此缠绵岁月者，何也？今不用抗菌药物却见细菌很快消失，且肾盂积水亦获痊愈，其原因何在？答曰：中医外科将细菌感染的疾病分为阴证、阳证、半阴半阳证，阳证者用清热解毒细菌可以消失，阴证者用补阳益气可以使细菌消失。内科疾病与外科疾病相同，所以采用补肾益阳法可以使本病获得痊愈。

4. 肝郁气滞，郁而化火，不解其郁，但泻其火，郁者更郁，火者更火

章××，女，30岁。

尿急、尿频、尿痛时轻时重，时发时止1年多。医诊肾盂肾炎。前医始予西药治疗半年多，效果一直不够理想，加

用中药清热解毒、利水通淋后仍然效果不够显著。细审其证，除尿急、尿频、尿痛之外，并见小腹坠胀，大便不爽，舌苔白，脉沉。综合脉证，思之：脉沉者，气郁也，合之于证，乃气郁化火之气淋证也。因拟理气通淋。处方：木香 10 克，香附 10 克，乌药 10 克，苏叶 6 克，槟榔 10 克，黄芩 9 克。

服药 2 剂，腹部坠胀、尿频尿痛大减；继服 30 剂，诸症消失，尿培养、尿常规均恢复正常，后果愈。

肾、输尿管结石

1. 寒热不分，但予通淋，寒凝不化，疼痛更甚

黄××，男，53 岁。

脘腹绞痛，痛彻腰胁、少腹，欲尿不出 3 天。医诊肾、输尿管结石，左肾盂积水。先用西药治之不减，后配合中药排石利水、针灸治之仍不效。审其除脘腹绞痛，痛彻腰胁少腹之外，并见发热，舌苔薄白，脉弦紧数。综合脉证，思之：脉弦紧数者，寒也。正与仲景所述"胁下偏痛，发热，其脉紧弦，此寒也，以温药下之，宜大黄附子汤"相符合。因拟大黄附子汤加减。处方：附子 10 克，细辛 4 克，枳实 10 克，厚朴 10 克，大黄 3 克。

昼夜 16 个小时内连服 2 剂。并云：服药至 4 个小时时，腹痛即止，为巩固疗效，又服 2 剂。1 月之后，经 X 线、超声波探查肾盂积水、结石均消失。

医云：诸家之报道均云利尿排石为治沙石淋之唯一方法，而老师反不用之何也？答曰：本病前医已用过此法而无效，而脉又见弦紧数，弦紧数脉者为寒邪凝滞，只可用温药散之，

故不再用利尿排石之剂治之。

2. 气滞血瘀，不予理气活血，但予利水通淋，血病治气，故而不愈

庞××，男，40岁。

右肾、输尿管结石5年多。先用西药治疗1年不效，后又配合中药利水通淋排石亦无效。细审证见腹痛频发，发时则尿频、尿急、尿痛，排尿困难，甚或恶心呕吐，并见有双侧肾盂积水，脉沉弦紧涩，舌质暗，舌苔白。综合脉证，思之：病久不愈，且脉沉弦紧涩，舌质暗，必有瘀血也。因拟理气活血，利水通淋排石。处方：桃仁10克，丹皮10克，赤芍10克，乌药10克，元胡10克，甘草6克，当归10克，川芎10克，灵脂10克，红花10克，枳壳10克，香附10克，萹蓄30克，海金沙30克，瞿麦30克，滑石10克，细辛3克。

服药10剂，疼痛尽失，20天后突然排出如拇指大的结石一块及小的结石数块。1个月后，再次复查，不但结石消失，而且肾盂积水亦痊愈。

再生障碍性贫血

1. 但予补益，不知敛潜，虚火炽盛，耗烁阴精

勾××，男，25岁。

3年多来，鼻衄、齿衄、紫斑、发热。医诊再生障碍性贫血。医先予激素、输血、丙酸睾丸酮等治疗不效，后又配合中药滋补肝肾、补气养血之剂亦不效。审其除鼻衄、齿衄经常出现外，并见全身有多处大片大片的紫斑，按之平坦而不碍手，亦不退色，持续发热在39℃～39.8℃之间，自汗盗汗，

疲乏无力，全身酸痛，纳呆食减，心烦不安，面色㿠白无华，舌苔白，脉虚大滑数而时见促。综合脉证，思之：面色㿠白，脉虚大滑数而促者，气阴两虚为本，相火妄动，津气不敛为标。治宜补气养阴，泻火敛阳。处方：黄芪15克，当归6克，龟甲60克，鳖甲30克，龙骨15克，牡蛎15克，人参10克，甘草10克，五味子10克，麦冬10克，白芍15克，阿胶10克（烊化），生地15克。

连续服药26剂后，齿衄、鼻衄、发热、汗出均消失，且精神、食欲明显改善。继服上药60剂，诸症大部消失，血色素由40克／升增至100克／升。又服上方60剂，诸症消失，血色素上升至150克／升。

某医云：前方药物绝大多数均已用过，然其均无效果，其故何也？答曰：补气养阴虽具而敛潜之力不足也。正如吴鞠通所说："若伤之太甚，阴阳有脱离之象，复脉亦不胜任，则非救逆不可。"救逆者，即于加减复脉内去麻仁，加生龙骨、生牡蛎，脉虚大欲散者加人参也。

2. 脾胃虚寒，不益脾胃，反以凉血，伐脾伤胃，统血不能，生血不成

郭××，男，17岁。

鼻衄时发时止，疲乏无力3年多。医诊再生障碍性贫血。先以西药治疗2年无效，后又配合中药清热凉血、滋阴补肾、补气养血等剂近一年亦无明显效果。审其除鼻衄、紫斑、疲乏无力外，并见面色萎黄，消瘦乏神，纳呆食减，舌质淡白，舌苔白润，脉沉细弦。综合脉证，思之：面色萎黄者，脾病也，血虚也；舌淡苔白润者，气血俱虚，脾胃虚寒也；沉细弦脉者，

气血俱虚，脾虚木乘也。综而论之，乃气血俱虚，脾胃虚寒，木邪犯土，脾虚不得生血统血也。治拟益气养血，健脾温中。处方：黄芪7克，肉桂3克，生地6克，川芎3克，当归6克，白芍6克，人参6克，白术6克，茯苓6克，炙草6克，麦冬6克，半夏6克，附子0.1克，肉苁蓉4克，生姜1片，大枣3个。

服药6剂，食欲增加，精神好转。继服20剂后，鼻衄、紫斑均消失，血色素亦由60克/升增至90克/升。再服120剂，诸症消失，血色素恢复至150克/升，愈。

某医云：诸医均以清热凉血、滋阴补肾、补气养血治之，而先生独以十四味建中汤治之，其故何也？答曰：紫斑、出血者以热毒入于营血者为多，故临床医家多以清热凉血治之。这些年来，随着中西医结合的开展，逐步发现再生障碍性贫血肾阴亏损、气血俱虚者不少，故多以滋阴补肾、补气养血之法治之。然而血热妄行、肾阴亏损、气血俱虚者虽多，而并不是所有的再生障碍性贫血都属于此种类型，因此还需要我们认真地分辨疾病的性质。本病不但气血俱虚，而且脾胃虚寒，此时若但予补气养血必然壅脾害胃而血不生，脾不统。因此在治疗时必须在健脾温中的基础上予以补气养血。十四味建中汤者，王海藏《医垒元戎》去肉苁蓉称之谓大建中汤，云："治内虚里急少气，手足厥逆，少腹挛急，或腹满弦急不能食，起即微汗出，阴缩，或腹中寒痛，不堪劳苦，唇口舌干，精自出，或手足作寒作热，时烦苦酸痛不能，当立此补中益气。"汪昂《汤头歌诀》云其治阴斑劳损，说："亦有阴症发斑者，淡红隐隐，散见肌表，此寒伏于下，逼其无根之火，熏肺而然，若服寒药立毙。""又有建中十四味，阴斑劳损起沉疴。"故以十四味建中汤治之。

3. 热毒炽盛，不审病情，胶于补益，病势愈剧

郑××，女，28岁。

6个多月来，鼻衄、齿衄，全身到处紫斑，医诊再生障碍性贫血。先予西药、输血等治疗2个多月不效，后又配合中药补气养阴、补气养血等2个多月，非但诸症不见好转，反而更加严重。2个多月前，因上呼吸道感染在臀部注射青霉素不吸收而续发脓肿，持续高热不退，经反复检查，诊为臀部脓肿、菌血症。予激素、抗生素、输血，并配合中药补气养血法治疗2个月，诸症非但不减，而且更甚。审其面色㿠白，神志时躁时寐，齿鼻不断地有少量衄血，全身到处是大片大片的紫斑，高热，体温达39.8℃，便秘溲赤，臀部脓肿约7厘米×8厘米，红肿热痛，并时时有脓汁从手术切口中排出，色黄而臭，舌苔黄干，舌质红，脉滑而数。综合脉证，思之：面色㿠白，血色素仅40克／升，可谓之极虚。而脉滑而数，舌苔黄干，舌质红，便秘溲赤则谓之实。其何以治？当以脉、舌论主次。脉、舌之象既为实，自当以实论治。又思：实者，何部之实？若从舌苔黄干，便秘溲赤来论，则谓之病在阳明，若从斑、热而论，则为病在血分，若从脓肿红肿，则为热毒。综而论之，乃阳明实热，热入营血之证也。因拟清营凉血，通腑泻火，解毒消痈。处方：犀角10克（现用水牛角代替），生地30克，白芍15克，丹皮10克，大黄4克，连翘10克，银花10克，茅根30克。

服药30剂后，发热、紫斑、衄血消失，脓肿明显好转；

加阿胶 10 克,继服 30 剂,血色素由 40 克／升增至 90 克／升,脓肿痊愈。为巩固疗效,又服上药 10 个月,愈。

某医云:前医用补阴益气、补气养血之剂血色素不见上升,而先生用清营凉血,通腑泻火解毒,血色素反见上升,其故何也?答曰:病有因虚致病者,有因病致虚者。病因虚致病者,当予补益,若因病而致虚者,补益则邪愈炽,必予祛邪方可,正如张从正《儒门事亲》所说:"攻其邪,邪去而元气自复也。"

4.病在肺肾,不审其脉,但求治脾,或求肾治,延误病期

巨××,男,22 岁。

半年多来,齿鼻俱衄,全身紫斑,疲乏无力。医诊再生障碍性贫血。始予西药、输血治疗无功,再配中药归脾汤、大菟丝子丸加减仍不效。审其齿鼻少量衄血,面色㿠白,自汗盗汗,疲乏无力,时而烦躁不安,舌苔薄白,脉虚大而数。综合脉证,思之:脾有统血、生血之功,故医家治贫血者多从脾胃论治,然本病并无脾病之证,故不可治脾也。脉虚大数而不沉,浮脉为肺非在肾也,故但治其肾而无功也。法宜肺肾双补,养阴益气以泻相火。处方:黄芪 15 克,当归 10 克,麦冬 10 克,党参 10 克,五味子 10 克,生地 18 克,苍术 10 克,茯苓 10 克,泽泻 10 克,丹皮 10 克。

服药 10 剂,诸症均减,血色素由 40 克／升增至 60 克／升;继服上药 30 剂,自汗盗汗,衄血消失,紫斑明显减少;又服 50 剂,诸症消失,血色素 150 克／升,愈。

某医云:前医用补,先生亦补,何效果不同也?答曰:归经不同耳。前医之补,或从补脾,或从补肾,而愚之补则重

在肺肾耳；又且前方之补，或但治脾，或但治肾，而本病肺肾俱虚，心亦不足，药未兼治故耳。

5.精气亏损，任督俱衰，不补精髓，但益气血，终非其治

贺××，男，22岁。

再生障碍性贫血4年多。医与西药与中药补气养血之剂久治不效。细审其面色㿠白，疲乏无力，血色素40克／升，头汗多，脉细弱。综合脉证，思之：脉细弱而久病者，精气俱衰，任督不足也，非补其任督精髓不可。治宜拟填精补髓，阴阳俱补。处方：龟甲30克，党参10克，枸杞子12克，鹿角胶10克（烊化），菟丝子15克。

服药35剂，精神、食欲好转，血色素增至70克／升；又续服80剂，血色素增至110克／升。乃以上方为丸，每次6克，每日3次，调理4个月，愈。

某医问：前用诸药补气养血而不效，今用龟鹿二仙胶治之获效者何也？答曰：本病非但衰于气血，亦且精血俱亏耳。伤于精血者，非至阴至阳者不得填补耳。龟鹿二仙胶者，《证治准绳》名之曰大补精髓之品。严苍山云之："鹿得天地之阳气最全，善通督脉，足于精者，故能多淫而寿。龟得天地之阴气最厚，善通任脉，足于气者，故能伏息而寿。二物气血之属，又得造化之微，异类有情，竹破竹补之法也。人参清食气之壮火，所以补气中之怯，枸杞滋不足之真阴，所以养心神之液，一阴一阳，无偏胜之忧，入气入血，有和平之美。"故其用之得效也。

6.正虚邪实，但知补益，壅其气血，助其邪气

杜××，女，35岁。

患再生障碍性贫血3年多。医先以西药、输血等治疗不效，后又配合中药补气养血，填精补髓仍无功。审其除血色素经常保持在50克／升外，并见其面色萎黄微透青色，手足烦热，心烦易怒，胸胁苦满，时时叹气，舌苔白，脉沉弦细。综合脉证，思之：弦脉者，肝脉也；沉脉者，郁证也；细脉者，血虚也。合之于证，乃肝郁血虚之证也。因拟养血疏肝。处方：柴胡10克，当归10克，白芍10克，白术10克，甘草10克，生姜3片，薄荷3克，生地10克。

服药3剂，胸满心烦，手足烦热，疲乏无力等症好转，饮食明显增加；继服20剂后，诸症竟失，血色素亦增至140克／升。

某医云：前用补气养血，填精补髓而不效，后用逍遥疏肝而获全功，其故何也？答曰：肝者，藏血之脏也；肝者，喜调达而恶郁滞也，肝脉条达则诸脏升降正常而气血得生，郁则害脾伤胃，新血不生。前方之药补益有余，而理气不足，肝木失达者必壅其气而助其邪，故其不愈而反剧。今用逍遥而取效者，在于补血之中稍佐理肝之品耳。

缺铁性贫血

1. 虚实夹杂，不求脉证，胶于补益，其病不愈

阮××，男，24岁。

缺铁性贫血5年多。医始以西药治疗稍有好转，但3个月后不再继续改善，后又配合中药补气养血之剂治之，亦无明显效果。细询其证，3年多来，不管用药与不用药，但至夏

季则血色素降至 40 克／升左右，至秋季逐步好转，冬季则血色素增至 100 克／升左右，而且精神、食欲亦明显改善。今年春天突然血色素降至 35 克／升，且头晕头痛，疲乏无力，心烦心悸，食欲不振尤较往年为重，舌苔黄白而腻，脉弦滑数。综合脉证，思之：贫血如此之甚，脉当见沉细而弱，今反见弦滑而数，脉证相违，必夹实邪。实邪者，痰热郁于肝胆之经也。治宜先除痰热，调理肝胆。处方：柴胡 10 克，黄芩 6 克，黄连 4 克，竹茹 10 克，半夏 10 克，陈皮 10 克，滑石 10 克，竹叶 10 克，夜交藤 30 克。

服药 6 剂，诸症竟然大减；继服 10 剂，血色素增至 130 克／升；又服 30 剂，诸症全失，血色素 150 克／升，后果愈。

某医问：本病为何夏剧冬减？答曰：夏季者，暑令也，火令也。此病内蕴痰火，复得夏季暑火之助则火邪更炽，暑火者，伤气伤阴之邪也，火邪炽盛，内耗气阴，故夏季反剧，因此治从化痰泻火。

2. 不审脉证，但知补益，以实作虚，以热作寒，终不获效

贺 ××，女，45 岁。

疲乏无力，面色萎黄 3 年多。医诊缺铁性贫血。前医以铁剂等西药治之，非但诸症不减，亦且胃痛呕吐，不能饮食。后医以中药补气养血，健脾温中药治之，胃痛减，而血色素反见下降，且心烦不安，时见鼻衄。细审其证，面色萎黄，结膜苍白，疲乏无力，食纳甚差，口干舌燥，手心烦热，胃脘胀满，舌苔黄白，脉虚大弦数。综合脉证，思之：脉虚大弦数者，气阴俱虚也；面色萎黄，纳呆口干，胃脘胀满者，脾胃湿热蕴结脾胃也。治宜补气养阴以培其本，燥湿清热，

升阳益胃以治其标。处方：党参 10 克，甘草 6 克，黄芪 15 克，当归 6 克，麦冬 10 克，五味子 10 克，青皮 10 克，陈皮 10 克，神曲 10 克，黄柏 10 克，葛根 15 克，苍术 15 克，白术 10 克，升麻 10 克，泽泻 10 克。

服药 6 剂，精神大增，饮食好转，血色素由 50 克／升增至 95 克／升；继服 12 剂，饮食、精神近于正常，血色素 120 克／升。当服至 30 剂时，查血色素 150 克／升，精神、食欲正常，体重增至 60 千克。

某医云：前用健脾温中、补气养血之剂而不效者何也？答曰：血虚者当补血，此千古不破之真理。然怎么补血则有很大问题，若仅泥于血虚补血之一见则误也。因为血之生从脏腑来讲有心主血、肝藏血、脾统血和肾精转化成血的不同，其中若因心血虚而血虚者当补心血，若心火灼血而致虚者则当泻心火。若肝之阴虚而血虚者当养肝阴，若肝胆实火灼血而血虚者则当泻肝火。若脾虚不能生血而血虚者当健脾，若脾胃湿热、积滞而致脾胃不能生血者则当健脾燥湿清热，食滞不化而致脾胃不能生血者当燥湿健脾，消食导滞。若肾精亏损而致血虚者，当益精填髓。血之生从气血论，若气虚不能生血者当补气，若因实热者当泻热，若因阴血不足所致者当养阴补血。血之生从阴阳论，若阴虚者当养阴清热，若阳虚者当温阳。血之生从寒热论，若寒者当温，热者当凉。如此等等。今察其脉证，一者气阴两虚也，二者脾胃有热也，三者升降失职也。今病在气阴而但用补血，阴虚有热而用温药，升降失职，积滞内停反用腻膈，故不得而效也。

阵发性睡眠性血红蛋白尿

虚实并见，寒热并存，不审脉证，但予补益，其证不解

汪××，男，18岁。

尿血、乏力1年多。医诊阵发性睡眠性血红蛋白尿。先以西药治疗半年多不效，后又配合中药补气养血之剂半年多仍不效。审其面色㿠白无华，每天早晨小便均呈深酱油色，一到下午则尿色几近正常，疲乏无力，食欲不振，舌质淡黯，舌苔薄白，脉沉细。综合脉证，思之：面色㿠白，疲乏无力者，气阴俱虚也；上午尿赤，午后尿清者，肝胆郁热，湿热下注于膀胱也；舌质淡黯者，瘀血阻滞也；脉沉者，气滞血瘀也；细者，血虚也。合而论之，乃气阴俱虚，气滞血瘀，湿热下注也。治宜拟补气养阴，理气活血，除湿清热。处方：黄芪30克，生山药30克，红花3克，龟甲12克，黄柏5克，丹皮10克，当归6克，三七粉3克，怀牛膝9克，琥珀粉6克，土茯苓60克。

服药4剂，尿血的次数与时间均明显减少；继服6剂，尿血消失，精神、食欲几近正常；又服上药30剂，诸症消失，愈。

失血后贫血

泥于补益，不知祛邪，气血郁滞，生血不能

靳××，女，35岁。

头晕头痛，心悸气短，疲乏无力3年多。医诊失血后贫血。先用输血、西药治疗，使血色素升至80克/升，但其后不再

改善，后医加用中药补气养血之剂治疗 2 年，血色素亦不见上升。细审其证，面色萎黄微透青色，手心烦热，心烦易怒，胸胁苦满，时时叹气，舌苔白，舌质稍淡，脉弦细。综合脉证，思之：此证非但有虚，亦且有实，实者肝郁也。治宜疏肝养血。处方：柴胡 10 克，当归 10 克，白芍 10 克，白术 10 克，甘草 10 克，生姜 3 片，薄荷 3 克，生地 10 克。

服药 3 剂，头晕头痛，心烦心悸，疲乏无力，手心烦热等症大减，饮食增加，血色素升至 90 克 / 升；继服 20 剂，诸症大部消失，饮食正常，血色素升至 150 克 / 升。后果愈。

某医云：患者久用补气养血之剂不效，而改用疏肝养血之剂后却迅速好转，其故何也？答曰：从中医基础理论来看，肝主疏泄，肝藏血，肝若不得条达则非但不能藏血生血，亦且伤脾害胃而不能统血生血。今本病患者补而又补，使其郁而又郁，故得疏达而速效也。

嗜酸性肉芽肿

不别内外，不分痰湿，熄散混用，久治不效

唐 ××，女，38 岁。

两下肢结节、出血、关节肌肉疼痛 7 个多月。医诊嗜酸性肉芽肿。先用西药治疗 5 个多月，发热虽然好转，但弥漫性紫红色结节、出血点不见减少，且激素的用量稍有减少即发热亦复如初；后又配合中药祛风除湿清热之剂治疗 2 个多月，不但诸症不减，且见发热身痛，结节、出血点更加增多。细审其证，双下肢出血点满布，尤以两膝以下更加严重，并间有很多的紫红色结节，关节肌肉酸痛，发热，午后加重，体温 38.5℃，舌苔薄白，舌尖红，脉弦滑。综合脉证，思之：脉滑者，痰热也；关节肌肉均痛者，痰热化风也；结节、出血点者，斑疹也，痰热入于血络也。治宜化痰清热，散结通络。处方：钩藤 15 克，枳壳 10 克，地龙 10 克，连翘 10 克，香橼 10 克，佛手 10 克，桑枝 30 克，丝瓜络 10 克。

服药 10 剂，关节肌肉酸痛，发热均减，体温 37.5℃，结节、出血点减少。继服上药 50 剂，诸症消失，愈。

某医云：为何不用凉血活血，除湿散风清热之剂治疗？答曰：前已应用此类药物治之不效也。又问：防风、羌活、苍耳子、钩藤、地龙之类皆为风药，何独取钩藤、地龙，而不用羌、独、防？答曰：羌活、防风、独活、苍耳子、细辛、白芷、威灵仙等皆疏散风湿之品，即所谓辛温行散药也，若血虚、痰热凝结者，尤当慎用，以防散血、凝痰而难解。而钩藤、地龙、桑枝等虽亦风药，但其为熄风镇定之药，故用于血热、痰热胶凝成核者尤宜。此外祛湿热之药乃祛弥漫之湿热，连翘、枳壳、香橼、佛手、地龙者可祛胶凝之痰而不伤血，故湿热弥漫者宜化湿燥湿利湿，痰核胶凝者宜化痰软坚散结，所以改用此方治之。

过敏性紫癜

1.胶于补益，不审寒热，以实作虚，病证不愈

员 ××，女，35 岁。

紫斑反复出现 4 个多月。医诊过敏性紫癜。先用西药治疗 2 个多月不效，后又配合中药归脾汤加减、犀角地黄汤加减、化斑汤加减仍不效。审其斑疹虽然全身都见，但以两小腿为

最多，其中大者如黄豆，小者仅如小米，且按之平坦，不退色，并微有痒感，舌苔薄白，脉弦细。综合脉证，思之：斑有阴阳两种，阴斑者稀少而淡红，阳斑者其色红而多；又有胃肺之别，其发于肺者斑小或兼见痒，其发于胃者大而红且无痒感，至若侵及于肾者则见紫蓝或黑色。本病斑出粒小而密布，且有痒感，乃热毒侵及血络，且病在肺也。前方之用归脾补益，犀角地黄、化斑等清胃均非其治也。治宜拟清热解毒，凉血活血。处方：丹参 15 克，川芎 10 克，生地 10 克，白芍 10 克，当归 10 克，银花 10 克，连翘 10 克，薄荷 3 克。

服药 4 剂，斑疹大部消退；继服 10 剂，愈。

2. 但知清热凉血，不知分辨表里，攻伐无过，终非其治

柳××，男，32 岁。

紫斑遍布 2 个多月。医诊过敏性紫癜。先以西药治疗 1 个多月无效，后又配合清热凉血之剂治之仍不效。审其全身，特别是腰以下，尤是小腿部有大量密集的小出血点，身微痒，时见少量鼻衄，舌苔白，脉浮。综合脉证，思之：此病热在肺也，治宜从肺论治。拟疏风清热，凉血消斑。处方：银花 15 克，连翘 15 克，荆芥 6 克，薄荷 10 克，赤芍 10 克，丹参 15 克，生地 15 克，元参 15 克。

服药 1 剂，诸症大减，继服 7 剂，愈。

某医云：清热凉血乃治病大法，且朱老亦用清热解毒，其效何故不同？答曰：病位有别也，前方重在治胃，今方重在治肺，故其效有异也。

3. 胶于归脾，泥于建中，以热作寒，久治病重

向××，女，45 岁。

小腿满布出血点，大者成片，小者成点 2 年余。医诊过敏性紫癜。先以西药治疗 1 年多不效，后以中药归脾、建中、一味大枣等近 1 年，不但诸症不减，反见日渐加重。细审其证，两小腿满布出血点，小者成点如小米，大者成片，几乎看不到健康的皮肤，若走路稍多时加重，平卧休息后好转，口微干，舌苔黄白，脉弦滑数。综合脉证，反复思考：脉滑数者，肺胃热盛也。叶天士云："若斑色紫，小点者，心包热也；点大而紫，胃中热也。黑斑而光亮者，热胜毒盛，虽属不治，若其人气血充者，或依法治之，尚可救；若黑而晦者必死；若黑而隐隐，四旁赤色，火郁内伏，大用清凉透发，间有转红成可救者。若夹斑带疹，皆是邪之不一，各随其部而泄。然斑属血者恒多，疹属气者不少。"此肺胃俱热，不可以温热为方也。治宜清肺胃，凉血清斑。处方：犀角 10 克（现代水牛角代替），生地 10 克，白芍 10 克，丹皮 10 克，生石膏 20 克，知母 10 克，元参 20 克。

　　服药 6 剂，斑疹明显减少，且见大片大片的健康皮肤出现；但继服 6 剂之后，小的出血点又见增多。细审其舌苔薄白，舌质稍暗，脉沉紧而数。反复思考：前之用化斑汤加减有效者，方、证合拍也，今之不效者，方、证有误也。其误者何？今脉已转弦紧而数，即病在血分，血络瘀滞之故也。治宜拟活血祛瘀。处方：桃仁 10 克，甘草 10 克，大黄 6 克，桂枝 10 克，丹皮 15 克，生地 15 克。

　　服药 10 剂，斑疹全部消失；继服 20 剂，愈。

　　某医云：前用清气凉营始效而后不效者何也？答曰：前用清气凉营始效者，脉滑数而肺胃热炽也，后用不效者乃瘀血阻滞所为也，若瘀血阻滞较重而过用寒凉则瘀血难除，故诸家祛瘀者多佐温散，以气行则血行也。

4.邪火炽盛，迫血妄行，反作凉血止血，病非所在，血不得止

张××，女，13岁。

4个多月来，吐血衄血，尿血紫斑。医诊过敏性紫癜。先以西药治疗2个多月无效，继又配合中药凉血止血之剂亦不效。细审其证，全身紫斑，尤以下肢为甚，其斑在小腿片片相联，间有小的出血点，很少健康皮肤，鼻衄，牙衄，耳衄，尿血，便血，尿常规除大量红细胞外，并有尿蛋白++，舌苔黄燥，舌红，脉滑数有力。综合脉证，诊为心胃实火，迫血妄行。治拟泻火解毒。处方：大黄6克，黄连10克，黄芩10克。

服药4剂，出血停止，斑疹消退七八；当服至第8剂时，又发现少量鼻衄，加生地15克；服药8剂，诸症全消。为了巩固效果，又服土大黄叶、小蓟适量1个月，痊愈。

某医云：如此重症之紫癜，西药称为神效者几乎均已用遍，中药水牛角、羚羊、生地、阿胶亦皆全用，而却无效，老师竟嘱停用其他中西药，但用泻心汤小剂，吾不敢想，不敢用也。而药后竟如此之效，其故何也？答曰：从舌、脉来看，前用诸药与证甚相抵触，若不去除恐用泻心汤不得效也，故嘱暂停全部中、西药。今证脉相参，实乃邪火有余，迫血妄行所致的吐衄、紫斑，故以泻心汤苦寒清泻，直折其热，使其火降血止。某医又云：余见其神疲气短，思其如此之虚，岂敢用大黄也？答曰：壮火食气，故令气短乏力，正如仲景《金匮要略》所说："心气不足，吐血，衄血，泻心汤主之。"

成年人腺脑垂体功能减退症

正虚反作风邪，胶于祛风，徒伤阳气

章××，女，40岁。

分娩大出血后 6 年多来，全身经常窜痛麻木，畏风恶寒，纳呆食减，毛发干脆脱落，虽在酷暑犹需着棉衣棉裤保暖，并严闭门窗以防受风，且疲乏无力，自汗盗汗。医诊席汉病。先予西药久治不效，继又聘请某中医以补气养血，祛风散寒配合治之，数年后，效果仍不显著。细审其证，除上述诸症之外，并见面色萎黄，皮肤干燥，消瘦乏力，手足心烦热，而夏季反手足厥冷，舌苔白，脉弦细涩。综合脉证，思之：脉弦者，肝也，寒也；细者，气血俱虚也；涩者，滞也，寒也。合之于证，乃证见于脾，脉见于肝，合而论之，乃脾虚木乘，气血阴阳俱虚证也。前方之于祛风量虽小而损正之力则大，正如仲景所说："火邪虽微，内攻有力。"故久治不效。治宜健脾抑木，补气养血，益阴助阳。处方：黄芪 15 克，当归 10 克，肉桂 10 克，川芎 10 克，生地 10 克，白芍 10 克，党参 10 克，白术 10 克，茯苓 10 克，甘草 10 克，附子 10 克，麦冬 10 克，半夏 10 克，肉苁蓉 15 克，生姜 3 片，大枣 5 个。

服药 2 剂，精神、食欲好转，身痛，畏风恶寒均减；继服上方 30 剂，诸症大部消失，虽至秋季犹可在户外活动；又服 30 剂，至春节期间，诸症全消。

某医云：始用诸方多与后方药物相同，而多一些祛风散寒药，然其效果不著者，何也？答曰：此气血阴阳大衰之躯，不可稍投损正之药也。再问：先生所云本方有健脾抑肝之功，不解也？答曰：小建中汤与理中汤均称温中之方，其区别在于小建中乃温中健脾抑肝，理中为温中散寒，其区别在于小建中汤中有桂枝的温肝伐肝，白芍的柔肝理肝；理中汤中有干姜的温中散寒，白术的健脾燥湿。本方虽非桂枝配白芍，而却有肉桂配白芍，肉桂者温肝而伐肝邪，白芍者柔肝而理肝，两药相合，既健脾而又抑肝，故云十四味建中汤有健脾抑肝之功也。

前（腺）脑垂体功能亢进症

虚实并见，寒热俱存，或但扶正，或但祛邪，或温之甚，或凉之过，不知协调，因之无效

赵××，女，35岁。

从20岁左右开始，即经常感到头晕头痛，疲乏无力，口渴喜饮，手足憋胀，腰背酸痛，但并没有引起注意，其后逐渐发现手足厚大，面貌粗陋，嘴唇增厚，耳鼻长大，烦躁易怒。乃开始请中医治疗，但始终效果不够明显。又去县医院检查治疗1年多，虽服西药很多亦不见效，不得已，转赴上海求治。诊为肢端肥大症。并要求手术治疗，因种种原因未予手术。细审其证，除面貌粗陋，嘴唇厚大，耳鼻厚大，手足厚大之外，并见其腰背酸痛，疲乏无力，口干而黏，舌体胖大而厚，舌苔白而稍腻，脉虚而滑稍数。综合脉证，思之：腰背酸痛，脉滑稍数，且与气候变化有关，必内有痰热，外受风寒湿也。乃予丹溪上中下痛风方。处方：黄柏10克，苍术10克，制南星10克，桂枝10克，防己10克，威灵仙10克，桃仁10克，红花10克，龙胆草10克，羌活10克，白芷10克，川芎10克，

神曲 10 克。

服药 1 剂后，全身酸痛好转，但继续服用则非但无效，反见加重。又思脉虚稍大者虚也，因拟补气养阴之剂。处方：黄芪 15 克，当归 6 克，党参 10 克，麦冬 10 克，五味子 10 克，生地 15 克，山药 10 克，山萸肉 10 克，茯苓 10 克，泽泻 10 克，丹皮 10 克。

服药 1 剂，其证俱减，但服至第 6 剂时，其证又剧。综合脉证，再查诸医所用之方，或予扶正，或予祛邪，或用温经散寒，或用燥湿清热，或用苦降泻火，然均时效时剧。思之：此气阴俱虚，痰热俱见，阻滞经络证也。治之者，尤当分其虚实多少，寒热比例，始可取效。因作补气养阴为主，佐用化痰泻火，通经活络之剂。处方：黄芪 15 克，防己 10 克，桔梗 10 克，桑皮 10 克，浙贝母 10 克，瓜蒌 15 克，甘草 6 克，当归 10 克，生薏米 15 克，杏仁 10 克，百合 30 克，干姜 1 克。服药 10 剂，精神增加，身痛好转；加桑枝 15 克，又服 30 剂，诸症大减；再服 90 剂，诸症消失八九。

后（神经）脑垂体功能减退症——尿崩症

1. 寒饮凝结，水津不化，不知温化，但予生津，其病不愈

李××，男，50 岁。

烦渴多饮，疲乏无力 2 年多。医诊尿崩症。先用西药治疗无效，后又配合中药养阴生津、清热生津、益气养阴等治疗 1 年多，仍无明显效果。细审其证，除烦渴，多饮，多尿，疲乏无力之外，并见其胃脘痞满，舌苔黄白，脉弦紧而数。

综合脉证，思之：阴虚津亏之证当见细数之脉，胃热津伤者当见滑数之脉，气阴两虚者当见虚大而数之脉，今脉反见弦紧而数，脉证不相合也。又思：弦紧之脉者，寒也，饮也；紧数相兼者，寒饮凝滞不化之脉也。合之于证，必脾阳不足，水饮不化，膀胱不得化气之证。乃予温中健脾，化饮利水。处方：附子10克，肉桂10克，党参10克，白术10克，干姜10克，甘草10克，泽泻10克，猪苓10克，茯苓10克。水煎，冷服。

某医云：此病津液如此之伤而反用大热加分利，岂不危哉？答曰：《金匮要略·消渴小便利淋病脉证并治》云："脉浮，小便不利，微热消渴者，宜利小便发汗，五苓散主之。""渴欲饮水，水入则吐者，名曰水逆，五苓散主之。"开用温阳利水治消渴病之先河，乃其方通阳利水以促膀胱之气化耳。本证非但膀胱气化失职，水不下输，不仅下焦蓄水，进而胃中亦有停水，故非以健脾温中，通阳利水不能愈其疾。至于能否津伤而危殆，依余之见非但不能伤津，亦且助其津液生耳。

服药4剂，烦渴大减，精神增加；继服20剂，诸症消失，愈。

2. 胶于补益，反壅其气，固于养阴，反增痰湿，但求其脉，病始治愈

张××，女，40岁。

烦渴多饮，纳呆尿多2年多。医诊尿崩症。始予西药治疗不效，后又配合中药滋阴生津、补气养阴、养阴补肾之剂亦不效。细审其证，见烦渴多饮，虽饮很多水亦难解渴，有时喝得脘腹胀满仍频频思饮，且饮水不久即小溲，纳呆食减，头晕乏力，心烦不安，日渐消瘦，舌苔黄白而润，脉濡缓而沉。综合脉证，思之：脉沉者，气郁也；濡缓者湿痰也。合于证，

乃湿痰不化,肝脾气滞也。治拟疏肝理气,除湿化痰,斡旋阴阳。处方：柴胡10克,干姜6克,桂枝9克,花粉15克,黄芩10克,牡蛎10克, 甘草6克, 苍术3克。

服药2剂,烦渴稍减;继服上药20剂,烦减渴少, 纳增。惟夜间仍口咽干燥,且近日来发现咽中有异物阻塞感。思之：病程较久, 气阴俱伤, 但以祛邪则不可也。因拟益气养阴,理气化痰。处方：黄芪15克, 当归6克, 人参10克, 麦冬10克, 五味子10克, 竹茹10克, 枳实10克, 半夏10克,陈皮10克, 茯苓10克, 甘草10克, 菖蒲10克, 远志10克,生地10克。

连续服药30剂,诸症消失, 愈。

肾上腺皮质功能减退症

不审色脉, 但凭症状, 粗施方药, 终始不效

郑××, 男, 65岁。头晕眼花, 疲乏无力, 皮肤日渐变黑1年多。医诊肾上腺皮质功能减退症。先以西药治疗精神稍有好转,但一停药诸症又见加重,后以中药健脾燥湿和胃,活血化瘀等配合应用亦无明显效果。细审其证, 头晕眼花,失眠健忘, 疲乏无力, 纳呆食减, 面部、四肢暴露部位, 关节伸屈面、皱纹、以及乳头、乳晕、肩腋部、腰臀皱襞、下腹中线、指甲根部色深黑, 其他皮肤棕黑色, 即如口腔、唇、舌、牙龈及上颚黏膜上均有大小不等的点状、片状的蓝黑色色素沉着, 舌苔薄白, 脉细弱而缓。综合脉证, 思之：皮肤色黑者, 肾气不足也;怯冷乏力, 脉细弱而缓者, 阴阳俱虚也。治宜培补肾气。处方：附子4克,肉桂4克,山茱萸15克,

杜仲 10 克，怀牛膝 10 克，生地 15 克，炙草 10 克，山药 10 克，枸杞子 10 克，鹿角胶 10 克（烊化），肉苁蓉 10 克。

服药 6 剂，皮肤由深黑色转为棕黑色，精神好转，食欲增加；继服上药 70 剂，皮肤由棕黑转为健康皮肤样的淡黄色，食欲、睡眠、精神均正常；继服上药至 90 剂时，诸症消失。追访 1 年未见复发。

甲状腺功能亢进症

1. 胶于实而略其虚，囿其肝而忽治心，不知标本，忽略君臣，久治不效

宋 ××，男，27 岁。

烦躁易怒，心悸多汗，疲乏无力，手颤 8 个多月。医诊甲状腺功能亢进症。医始予西药抗甲状腺药物不但效果不够明显，反而出现肝功异常、药疹，不得不改请中医治疗，但时至今日一直无明显效果。细审其证，除烦躁易怒，心悸多汗，疲乏无力，手颤之外，并见两眼外突，眼裂增宽，上下眼睑不能闭合，失眠多梦，精神紧张，身热，甲状腺弥漫性肿大，舌苔白，脉虚弦滑数而促。综合脉证，诊为气阴俱虚为本，痰火郁结为标。治以补气养阴以培本，疏肝理气，化痰散结以治标。处方：夏枯草 15 克，柴胡 10 克，当归 10 克，白芍 10 克，党参 10 克，麦冬 10 克，五味子 10 克，黄芩 10 克，半夏 10 克，陈皮 10 克，青皮 10 克，牡蛎 10 克。

服药 10 剂，心悸汗出，烦躁失眠俱减；去党参，加连翘 10 克、元参 15 克以清热软坚。

服药 7 剂，诸症又剧。思之：此清之有余，补之不足，

治肝有余，治心不足之故也。为拟上方去连翘、元参，加人参10克、丹参15克。服药10剂后，诸症大减。患者为求速效又加服他巴唑。药后不但未发现任何毒副作用，而且诸症改善得更为明显。继服20剂并配用他巴唑。

服药1个月后复诊，云：汗出心悸已经消失，睡眠正常，眼球突出已不明显，身热消失。查：甲状腺肿大已基本恢复，眼可闭合，舌苔白，脉稍滑数。宗效不更方，继服60剂，愈。

某医云：本例患者，余始用化痰泻火，非但诸症不减，且见腹痛泄泻；继用养心安神，而烦躁失眠加重，又用养血镇惊，清热泻火，而更乏力。总之，左治右治，不是不效，其故何也？答曰：本例患者从总的来说是既有心肺气阴俱虚，又有痰热凝结，肝胆郁火的证候，也可以说是一个虚实夹杂，五脏俱病的证候，《金匮要略》《千金方》诸书在治疗此种疾病时，特别重视五脏之间的关系和虚实，寒热之间的比例。对于某些特殊的证候，有时也很注重标本缓急的治法，但这种治法一般只在短期内应用。本病从整个情况来看不是什么标本缓急的问题，所以但用化痰泻火或养心安神均不合适，因为如果但用化痰泻火则正气必损，但用养心安神必助邪，但用化痰则损阴，但用养心则气壅。余所用方始效而后不效，就在于始有党参配五味、麦冬的补心肺之气阴，后去党参之补气，加泻火之连翘、元参，在于扶正之不足，在于祛邪之太过，乃至加入人参之大补元气以补偏救弊，丹参之养血活血凉血，肺、心、肝同治后才逐步缓解，其理就在于注重了五脏之间的关系，注重了虚实、寒热之间的比例。

2. 胶于成见，不察现状，血虚不见，胃热不看，不思脉证，

久治不效

苏××，男，35岁。

8个月以来，心悸心烦，失眠易怒，口燥多食，日渐消瘦。某院诊为甲状腺功能亢进。医始以抗甲状腺药非但不效，亦且发生肝功明显异常，为此不得不改用中药治之，但效果不够明显。细审其证，除心悸心烦，失眠易怒，口干，消食易饥，日渐消瘦外，并见舌苔黄白，脉弦数，甲状腺弥漫肿大。思之：前曾用益气养阴，疏肝泻火，化痰软坚的方法取效，何不再采用之。处方：柴胡10克，当归10克，白芍10克，党参10克，麦冬10克，五味子10克，半夏10克，陈皮10克，青皮10克，牡蛎10克，夏枯草15克，黄芩10克。

服药6剂，寸效不见。因思前方之治，不审脉证，胶于西医病名，故不效也。再审其脉仍见数而弦且稍有沉意。又思脉弦者肝脉也，沉弦而数者，肝血不足，心血失养，虚火炽盛也。且又见消食易饥胃火炽盛。治当养血泻火，平肝潜阳，软坚散结。处方：当归10克，川芎10克，生地15克，白芍10克，天麻10克，菊花10克，龙骨15克，牡蛎15克，生石膏15克，知母10克。

服药10剂，诸症俱减；继服30剂，诸症消失。

某医云：本例患者余始用竹叶石膏不效，后用养心安神、软坚散结仍不效，后见老师用方奇特，然仍不效，其故何也？答曰：仲景在《伤寒论》一书中谆谆告诫我们要"观其脉证，知犯何逆，随证治之。"《内经》谆谆告诫我们要"适其至所"。然我们往往忘记《内经》《伤寒》的教导，或固于西医病名，或固于某些经验，或但见症状而不求其脉、色，故治之多乏效果。至于你所处方，我所处方何故不效，就在于违背了这些原则。本病既然病位主要在肝，那就应当主治其肝，而你用诸方，或主治其胃，或主治其心，病位不同，哪能取效？至于我始用之方何故不效？我认为除以上问题外，还有一个主治在气，主治在血的问题，即前方多治在气分，后方多治在血分，故前方不效，后方有效。

甲状腺功能减退症

谨遵辨证，不囿病名，补气养血，阴阳双补而痊

张××，女，35岁。

2年多以前，因甲状腺功能亢进症而采用放射性同位素碘与抗甲状腺药物联合治疗，经过治疗虽然甲状腺功能亢进症已经痊愈，但却因药物过量而引起甲状腺功能减退症，为此不得不改用甲状腺素片进行治疗，但治疗半年多，却不见明显改善，又邀某医以补气养血之剂配合治疗2个多月，亦无明显效果。细审其证，见疲乏无力，行动迟缓，整日昏昏欲睡，健忘，精神难于集中，畏寒怯冷，头晕耳鸣，面色萎黄，皮肤干燥，两眼乏神，手足厥冷，舌苔薄白，脉沉细弦。综合脉证，思之：脉沉细者，气血俱虚也；弦者，寒也，肝也。合之于证，乃气血阴阳俱不足，脾虚木乘之故也。因拟健脾温中，扶脾抑木，益气养血，培补阴阳。处方：黄芪15克，肉桂10克，当归10克，川芎10克，生地10克，白芍10克，人参10克，白术10克，茯苓10克，甘草10克，半夏10克，附子10克，麦冬10克，肉苁蓉15克，鹿茸1克，生姜3片，大枣5个。

某医云：余曾用补气养血、养心安神之剂治疗，然其不效也？其方能否有效？答曰：归脾汤加减方与本方虽均能补气养血，虽均能健脾，但归脾汤健脾而养心，上方则不但健脾而且抑木，其不同者一也。归脾汤补气养血，而上方不但补气养血，而且补阴益阳，其不同者二也。故用上方而不用归脾汤加减。服药4剂，其症稍减，但服至20剂时其效反而不著，乃去甲状腺素片，5剂后，诸症大减，继服上方2月，诸症全失。

甲状腺炎

1.不作随波之士，不作胶着固执之人，但求脉证，谨守病机，其病始愈

柳××，女，24岁。

3年前，因没有考上学校而经常心烦心悸，某院始诊为神经官能症，予西药镇静安眠药，不但症状不减，反见日渐加重，又邀中药以养心安神药治之，亦无明显改善。后又至该院请另一医者诊治，诊为心律失常，先用西药治疗数月不效，又请中医以炙甘草汤加减、瓜蒌薤白汤加减等治之，仍不见效。不得已，又至某院内分泌科求治，诊为甲状腺功能亢进症，先用抗甲状腺药物治疗，不但不效，反而出现恶心呕吐，肝功能异常。不得已，再求中医以软坚散结之药治之，肝功能不但不见改善，反见加重。再至某院求专家治疗，诊为甲状腺炎。但治疗一个阶段后，还是没有效果，再请某医以清热解毒，软坚散结治之，迄今仍无效果。细询其证，除心悸心烦之外，并经常感到疲乏无力，胸满气短，自汗盗汗，头晕

头胀，心烦欲吐，甲状腺弥漫性肿大，舌苔白，脉虚弦滑数促结。综合脉证，思之：脉虚者，气阴俱虚也；弦者，肝脉也；滑数者，痰热蕴结也；促结兼见者，虚中夹滞也。合之于证，乃气阴两虚，痰火内蕴，肝木失达之证也。为拟补气养阴，化痰泻火，疏肝理气之剂。处方：柴胡 10 克，当归 10 克，白芍 10 克，五味子 10 克，人参 10 克，麦冬 10 克，半夏 10 克，陈皮 10 克，青皮 10 克，黄芩 10 克，牡蛎 10 克。

服药 4 剂，诸症好转；继服 30 剂，诸症消失，愈。

某医云：本例既为甲状腺炎，为何不用清热解毒之药？既有甲状腺肿大为何不用软坚散结之药？既有肝功异常为何不用保肝之药？答曰：中药何为保肝之药尚无定论可言，怎么谈得上加入保肝之药呢？这姑且不说。至于为什么不加清热解毒药，我主要的想法是本病无热毒之证可言，至于炎症问题，是否可以说是中医的热毒，尚不敢说，因为中医所说的阳虚寒证亦有称为炎症者，既然西医称为炎症并不等于中医的热毒，那为什么一听说是甲状腺炎而用清热解毒之药治疗呢？至于为什么不加软坚散结药的问题，我认为我并不是没有加入软坚散结药，只是用药量比较小而已。由于本证既虚且实，若软坚散结之药太过则正气必伤，而病反难除，此余屡用屡败之教训也。

2. 正虚邪微，湿多热少，反复权衡，始见其效

王 × ×，女，32 岁。

双侧甲状腺弥漫性肿大，咽喉憋胀，心烦气短，头晕失眠半年多。医诊甲状腺炎。先以西药治疗 2 个多月不效，后又以中药软坚散结之剂配合治疗 3 个多月亦无明显改善。细

审其证，除甲状腺肿大，咽喉憋胀，心烦气短，头晕失眠之外，并见疲乏无力，舌苔薄白，脉象濡缓。综合脉证，思之：脉濡缓者，气阴两虚，痰气郁结也。治宜补气养阴，理气化痰为方。处方：黄芪15克，当归6克，党参10克，五味子10克，麦冬10克，竹茹10克，枳实10克，半夏10克，陈皮10克，茯苓10克，甘草6克，菖蒲10克，远志10克，生地10克。

服药6剂，头晕失眠，心烦心悸，咽喉憋胀等证俱减；继服上方12剂后，咽喉憋胀消失，甲状腺肿大消减大半；又服30剂，诸症消失。

某医问：朱老在给我们讲中药时说："在外部可见的肿块宜用软坚散结之昆布、海藻、夏枯草、牡蛎、元参、连翘等治之。"而先生却很少用之，其故何也？答曰：本证虽见甲状腺肿大，然从其脉来看却为正虚为主，所以不可以祛邪为主的药物进行治疗，此即所谓扶正即能祛邪之意也。

甲状腺肿瘤

仅知软坚，不知温散，结者更结，坚者更坚

赵××，女，29岁。

右侧甲状腺肿如核桃大1年多。医诊甲状腺良性腺瘤。审其除右侧甲状腺肿大较硬外，并见舌苔薄白，脉弦滑而涩。综合脉证，思之：脉弦者，肝脉也；滑者，痰热也。合之于证，诊为痰热互结，肝郁气滞。拟用理气化痰，软坚散结。处方：夏枯草30克，赤芍10克，橘叶10克，桔梗10克，昆布10克，海藻10克，黄药子6克，连翘10克，瓜蒌30克。

服药30剂，寸效未见。患者云：是否中药不能治此病？

答曰：不然也。细思脉虽弦滑而却兼涩。涩脉者，寒也、滞也。寒者当温，正如《内经》所云："寒者热之""结者散之"之谓也。乃于上方中加入干姜 6 克、白芥子 6 克。

服药 6 剂，肿块减少；继服 16 剂，肿块竟全部消失。

甲状腺结节

软坚散结，需分寒热，以寒作热，其病不解

杨××，男，55 岁。

双侧甲状腺肿大 4 个多月。医诊甲状腺囊肿。因患者不愿手术，改由中医治疗。某医以理气化痰，软坚散结之中药治疗两个多月不效。审其证见甲状腺肿大如核桃，吞咽时有不利感，且偶见隐隐作痛，舌苔白，脉沉。综合脉证，诊为肝郁气滞，痰血互结证，拟予疏肝理气，化痰散结。处方：柴胡 10 克，赤芍 10 克，枳壳 10 克，香橼 10 克，佛手 10 克，玫瑰花 10 克，代代花 10 克，元参 8 克，连翘 15 克。

服药 10 剂，效果不著。又思：脉沉不滑不数者，无热可言也。治当以理气化痰为先。处方：柴胡 10 克，赤芍 10 克，枳壳 10 克，香橼 10 克，佛手 10 克，玫瑰花 10 克，代代花 10 克，元参 3 克，连翘 1 克。

服药 2 剂，吞咽不利感消失；继服 6 剂，肿块明显缩小；又服 4 剂，诸症消失。

某医云：前用之方药味全同，而始用不效，后用速效，其故何也？答曰：前方偏凉，后方偏温所致也。

糖尿病

1.肺胃实火，灼津耗液，不求脉证，但予养阴，其病不解

朱××，男，60岁。

烦渴多饮多尿1年多。医诊糖尿病。先予西药内服而症减，但稍一停药即症状如初，乃邀某医以中药养阴生津治之，病情亦不见减。细审其证，除烦渴多饮，尿糖++++之外，并见疲乏无力，恶热，舌苔黄燥，脉滑而数。综合脉证，思之：此消渴之病也。消渴之病河间分其为三,故前人亦称其为三消。今其脉滑数，滑数之脉者，肺胃热炽也，实热当泻，故治宜清肺胃。处方：生石膏60克，黄连10克，黑豆250克。

服药20剂，诸症消失；又服20剂，愈。

2.胶于阴虚之见,固于滋阴生津之治,不去理气,不去化痰,延误病期

时××，男，40岁。

胆囊切除术后1年多来，经常感到疲乏无力，食欲不振，近8个多月来，疲乏无力更加严重，且日渐感到烦渴多饮，心烦失眠，腰腿酸困。经过某院检查，诊为糖尿病。医先予西药治疗3个多月，症状不见改善，继又配合中药养阴生津之剂,除胃脘痞满不适加重外，其他症状不见改善。细审其证，除烦渴多饮，心烦失眠，腰腿酸困，胃脘痞满外，并见经常疲乏思睡而又难于入睡，舌苔白，脉濡缓。综合脉证，思之：消渴之证,自多阴虚津亏,然本证治之何故不效也？《四言举要》云："脉乃血脉，气血之先，血之隧道，气息应焉。"何不求

之于脉。今脉见濡缓。濡缓之脉者痰湿郁滞也，细数之脉者阴虚火旺也，滑数之脉者痰热或胃中实热也。濡缓之脉合之于疲乏酸困，脘痞之证，乃痰湿郁滞之象也，痰湿岂可再予养阴生津以助痰湿，误也。法宜补气养阴，理气化痰。处方：黄芪 15 克，当归 6 克，人参 10 克，麦冬 10 克，五味子 10 克，竹茹 10 克，枳实 10 克，半夏 10 克，陈皮 10 克，茯苓 10 克，菖蒲 10 克，远志 10 克，生地 10 克。

服药 7 剂，烦渴喜饮，心烦失眠，疲乏酸困之状俱减；继服上药 14 剂，诸症大部消失，尿糖由 ++++ 转为 −，血糖正常。继服上药 2 个月，愈。

3. 胶于阴虚津亏之见，固执滋阴生津之治，不求脉证，但求病名，因循不治

范 ××，男，58 岁。

烦渴多饮，多食多尿 1 年多。医诊糖尿病。先予西药治疗 4 个多月不效，继又配合中药养阴生津之剂，非但诸症不减，尿糖一直持续在 ++++，而且近 2 个多月来，发现尿蛋白 ++，时有红、白细胞，颗粒管型。医欲加入激素治疗，又恐使糖尿病更加严重，乃要求患者但用中药治疗。细审其证，见除烦渴多饮，多食多尿之外，并见疲乏无力，腰背酸困，心烦失眠，舌苔白而稍腻，脉濡缓而尺脉反弦。综合脉证，思之：濡缓之脉见于久病者为气阴俱虚，痰湿不化也，尺脉弦者肾阳不足也。治宜补气养阴，理气化痰，佐以温肾。处方：黄芪 15 克，当归 6 克，麦冬 10 克，党参 10 克，五味子 10 克，竹茹 10 克，枳实 10 克，半夏 10 克，陈皮 10 克，茯苓 10 克，甘草 6 克，菖蒲 10 克，远志 10 克，生地 10 克；同时配服：

肾康灵，一次4粒，一日3次。

服药7剂，诸症大减；继服25剂，诸症消失，尿常规－。后果愈。

某医云：糖尿病本为难治之病，治之尚难取效，而又合并糖尿病性肾病则更难取效，今本例未用任何西药，而其效却如此之显著，其故何也？答曰：不管是糖尿病，还是糖尿病性肾病都是比较难治的疾病，这在西医、中医恐怕都是如此。至于为什么不合并西药有效，我认为原因有三：一辨证准确，论治有方。二没有中、西药的相互拮抗。三没有中药之间的相互拮抗。

4.胶于消渴阴虚之见，固执养阴之治，膈间支饮，津不敷布，久治不效

国××，男，57岁。

口渴多饮多食，日渐消瘦7年多。医诊糖尿病。先用西药治疗半年，症状明显好转，尿糖亦由++++降至+，但出院之后不久，症复如前，尿糖亦很快由+增至++++，配合中药养阴生津之剂治之，开始时症状有所改善，但2个月后，症状又复如初。其后遍请名医，前后6年余，症状一直不见缓解。最近1年多来，非但糖尿病不见改善，而且视力逐渐下降，并曾突然失明2次，经眼科检查，诊断为早期白内障、眼底出血。近5个月来，又逐渐发现两腿麻木疼痛，行动不便。经神经科检查诊断为末梢神经炎。为此不得不再住院1年余，但至今诸症不但未见改善，反而日渐严重。最近1个多月以来，两下肢几乎不能活动，且发现纳呆食减，恶心呕吐，经过检查诊断为糖尿病酮中毒。基于住院治疗越来越重，一怒之下，

停止服用任何药物，其后又在家属的劝说下，邀请中医治疗。细审其证，见口渴喜饮，饮水稍多即吐，脘痞纳呆，下肢麻痛瘫痪，视物模糊，舌苔黄白，脉弦紧而数。综合脉证，思之：口渴喜饮，饮多则吐，水逆证也。脉弦紧者寒也，结也，数者，热也。紧数相搏，寒饮停聚凝结化热也。证脉相参，为寒饮结滞，郁而化热，津液不得敷布也。治宜苦辛并用，化饮散结。处方：防己 10 克，桂枝 10 克，人参 10 克，生石膏 15 克，茯苓 10 克，牡蛎 6 克。

服药 3 剂，诸症稍减。此时某医及家属云：中药力缓，中药只能改善症状，不能解决根本问题，如果不用西药将会不堪设想。但患者不听劝告，仍只服中药。继服上药 20 剂，两下肢疼痛麻木瘫痪竟消失，且恶心呕吐亦解。加元参 10 克，服药 2 月，药进 60 剂，诸症消失，唯因白内障视力仍较差。

5. 仅执症辨，不审脉色，不管寒热，但施冰雪，郁其阳气，津不敷布

张××，男，29 岁。

口渴多饮，疲乏无力，日渐消瘦 1 年多。医诊糖尿病。先以西药治疗半年多无效，后又配合中药养阴生津、人参白虎等不但症状不减，反而日渐感到胃脘痞满。细审其证，除口渴喜饮，消食易饥，胃脘痞满外，并见消瘦乏力，皮肤干燥，面色微赤，舌苔白，脉弦紧。综合脉证，思之：脉弦紧者，寒也，结也，饮也。合之于证，乃寒饮结于中焦膈间，郁久化热也。治宜苦辛通降，斡旋气机，化饮生津也。处方：防己 10 克，桂枝 10 克，人参 10 克，生石膏 12 克，茯苓 10 克，芒硝 3 克。

服药 12 剂，口渴多饮大减，精神倍增，体重亦增 9 千克，

尿糖由 ++++ 降至 ±。

某医云：患者本未叙述有大便秘结，而先生却加芒硝者何也？答曰：芒硝非仅能软坚通便，亦且能软坚散结祛痰，此仲景之法也。《金匮要略》之于"实者三日复发，复与不愈者，宜木防己汤去石膏加茯苓芒硝汤主之"的用芒硝于治痰饮病，就在于此也。

6.胶于养阴，助其痰饮，郁其肝脾，升降失序，病证因剧

高××，男，25岁。

患糖尿病2年多。医先予西药治疗不效，继又配合中药养阴生津之剂而加剧。近2个多月以来，突然发现频繁呕吐，心烦心悸。医诊糖尿病、糖尿病酮症酸中毒。住院治疗2个多月诸症不减。细审其证，除频频恶心呕吐外，并见头晕头痛，心烦心悸，胃脘满痛，拒按，舌苔黄白而腻，脉弦紧而数。综合脉证，思之：脉弦紧者，肝也，寒也；紧数相兼者，寒实相结也。胃脘胀痛拒按者，实也。合之于证，乃肝胃不和，寒实结滞，郁而化热也。法宜疏肝和胃，消积导滞。处方：柴胡10克，半夏10克，人参10克，黄芩10克，干姜4克，甘草6克，大枣4个，苍术15克，厚朴10克，陈皮10克，肉桂6克，大黄3克。

服药2剂，呕吐大减，脘痞而痛减轻，饮食增加；继服6剂，呕吐消失，他症亦减七八，酮尿消失。

动眼、滑车及外展神经疾病

单凭推理，不审脉证，虚实不分，延误病期

由××，男，35岁。

3个月前，因打架斗殴被木棍击伤前额及两侧眼眶而血流如注，经过外科处理后很快获得痊愈，但却发现两侧眼珠不能活动，视物模糊，复视。经过眼科、神经科多次会诊，确诊为动眼、滑车及外展神经疾病。先予西药治疗1个多月不见好转，继又配合针灸、中药滋肾养肝之剂2个月仍不见改善。审其两眼球不能活动，瞳孔散大，左上眼睑下垂不能睁开，右眼睑稍有下垂，视物模糊，复视，舌苔白，脉右弦大，左弦缓而涩。综合脉证，思之：病发于外伤之后，外伤者必兼瘀血；脉右弦大，左弦缓，右大于左脉者，气虚也。脉证相合，乃气血俱虚，血络瘀滞也。治宜拟补气养血，活血通络。处方：黄芪40克，赤芍10克，川芎10克，当归10克，桃仁10克，红花10克，地龙10克，茺蔚子6克。

服药6剂，视物较前明显清晰，复视明显改善；继服20剂，诸症消失，愈。

某医云：前用滋肾养肝而不效，后用益气活血而珠动，其故何也？答曰：不审脉证，不因证施治，而但凭想象处方之故也。

三叉神经痛

1.胶于病名，粗施药物，见痛止痛，不审脉证，虚从实治，延误病证

郭××，男，49岁。

左侧上下牙痛阵发性加剧20多年。医诊三叉神经痛。始以拔牙法治疗，至其左上下门齿、犬齿、臼齿全部拔掉后仍

疼痛，后又改用西药内服，封闭与中药，针灸配合，疼痛亦不见减。细审其证，除左侧上下牙龈、面颊、太阳穴部阵发性剧烈疼痛之外，并见心烦不安，口干口渴，纳呆食减，舌苔薄白，脉虚大而弦。综合脉证，思之：脉虚大而弦者，气阴两虚清阳失升，浊阴失降耳。治宜拟补气养阴，升清降浊。处方：人参 10 克，甘草 6 克，黄芪 15 克，当归 6 克，麦冬 10 克，五味子 10 克，青皮 10 克，陈皮 10 克，神曲 10 克，黄柏 10 克，葛根 15 克，苍术 15 克，白术 10 克，升麻 10 克，泽泻 10 克。

某医云：既然其表现为牙痛，何不用清胃散、泻黄散、甘露饮加减予之？患者听后云：均已用之，然其不效耳。医又云：上方乃东垣清暑益气汤，清暑益气汤乃东垣为暑病所设之方，今用于治疗三叉神经痛，吾未闻之也。答曰：清暑益气汤原方虽非为治三叉神经痛而设，然其方既具补益气阴，又具升清降浊，故用之于本例三叉神经痛的患者。

服药 3 剂，疼痛大减；继服 20 剂，疼痛全失，后果愈。

2. 不察时令，不问病因，不察脉证，但凭习惯，徒施药饵

苏 ××，男，29 岁。

左上下牙痛 2 个多月。医诊三叉神经痛。始以西药治之疼痛稍减，但 2 周后疼痛又剧。再邀某医以中药滋阴泻火、清胃泻火之中药配合治之，前后服药 40 余剂，但其效果仍不显著。细审其证，除上下牙痛阵发性加剧外，并且全身拘急不适，舌苔薄白，脉浮紧。再询其发病之因是适值寒冬北风甚大之日，在汽车上装卸货物汗出之后不久即发生此病。综合脉证，思之：病发于风寒感受之后，脉又见浮紧，浮紧之

脉者，风寒外客之脉也。治宜疏风散寒。处方：蝉蜕 10 克，僵蚕 10 克，川芎 10 克，荆芥 10 克，防风 10 克，细辛 3 克，白芷 10 克，薄荷 6 克，甘草 6 克，羌活 10 克。

某医云：上下牙均疼痛诸医均云宜用甘露饮、清胃散之类治之，而先生却不用，其故何也？答曰：科学上何谓真理？我同意一个观点，即实践中证明是正确的，就是真理。本证既然事实证明服上药不解决问题，那么就证明其是不正确的，因此必须改用其他方治疗。本证发于感受风寒之后，脉又见浮紧，自当用疏风散寒之药治之。

服药 1 剂，疼痛大减；继服 4 剂，诸症全失，愈。

3. 不审脉证，不知变化，胶于验方，固执秘方，因循守旧，病情不减

丁××，男，55 岁。

左上牙、眼眶、太阳穴部阵发性灼痛剧烈 8 年多。医诊三叉神经痛。始用西药治疗疼痛稍减，但继续应用时则无明显效果。又邀中医以滋阴泻火、清胃、泻火、疏风散寒、活血逐瘀以及治疗牙痛的中成药等，除偶有微效外，大多无明显效果。最近 3 年多，疼痛日渐加重，尤其是近 3 个多月以来，洗脸、刷牙、吃饭、饮水、剃须、打呵欠、说话、微风吹面都会引起剧烈疼痛，若一触碰面部，讲课则更是剧烈疼痛难于忍耐。细审其证，除上述者外，并时见心烦不安，失眠，舌苔薄白，脉弦紧而数。综合脉证，思之：脉弦者，肝脉也；紧脉者，寒也；紧数相兼者，寒痰凝结也。合之与证，乃痰郁气结，肝木失达也。治宜拟疏肝理气，化痰散结。处方：柴胡 10 克，半夏 10 克，黄芩 10 克，人参 10 克，生姜 3

片，大枣 5 个，甘草 6 克，桂枝 10 克，熟军 3 克，龙骨 15 克，牡蛎 15 克，茯苓 15 克。

服药 6 剂，疼痛大减，但在讲课开始的时候仍疼痛；继服 18 剂，疼痛不再改善，且感全身拘急疼痛不适。再审其脉仍弦紧。脉证合参，思之：此恐大寒入络也。拟乌头桂枝汤以除表里之寒。处方：川乌 12 克，桂枝 10 克，白芍 10 克，生姜 3 片，大枣 7 枚，炙甘草 10 克，细辛 3 克。

服药 3 剂，疼痛几近消失。嘱其内服羊角糖衣片以善后。

4. 不审病因，但知止痛，或以寒治寒，或以热治热，终非其治，延误岁月

朱××，女，58 岁。

右上下牙龈、眼眶、太阳穴部疼痛 15 年。医诊三叉神经痛。先用西药内服、封闭有减轻疼痛之效，但不能解决根本问题，后又配合中药活血止痛、虫类止痛、泻火止痛以及外用止痛，然均无明显效果。近 2 年来，几乎无时无刻不痛，若一说话、刷牙、洗脸则痛不可忍。近 1 个月来，不但疼痛难忍，而且经常感到心烦心悸，头晕失眠，易惊易恐，时见逆气上冲，冲则汗出心悸加重，两手麻胀，纳呆口苦。细审其证，除上述者外，并见舌苔黄白，脉弦紧而涩。综合脉证，思之：弦紧之脉者，肝郁寒滞也；涩者，滞也。合之于证，乃肝郁气结，寒痰结滞不化也。治宜疏肝解郁，化痰散结。处方：柴胡 10 克，半夏 10 克，黄芩 10 克，党参 10 克，生姜 10 克，大枣 5 个，桂枝 10 克，茯苓 10 克，熟军 3 克，龙骨 15 克，牡蛎 15 克。

服药 4 剂，诸症好转，疼痛减；继服 25 剂，疼痛消失，愈。

某医云：余用诸种止痛剂而痛不止，师不用止痛之药而

反止，其故何也？答曰：《素问·举痛论篇》言痛者有 13 条，其中言寒者 12 条，热者 1 条，然论及病机则曰：泣而不行。故后世以活血、虫类治痛证者恒多，然而忘其泣而不行，非仅为瘀血，亦且有气滞耳，寒凝耳，实滞耳。本证脉证明系既有肝气郁滞，又有痰凝气滞，寒气凝滞，反从血治，病位、病性不同，岂能取效。

5.但知散寒，不审经络，久治不效

柳××，女，60 岁。

左牙龈、面颊疼痛 5 年，加重 1 年。医诊三叉神经痛。先以西药治疗 4 年不减，最近 1 年多来，疼痛尤为剧烈，几乎昼夜持续不止，若稍触摸、说话、吃饭、刷牙则疼痛更是难忍。为此又服中药活血止痛、祛风散寒、滋补肝肾等 80 余剂，仍然不见寸效。邀余以柴胡加龙骨牡蛎汤、左归丸、芎菊茶调散加减治之，虽时有小效，亦不解决根本问题。细思其病主要在面颊、牙龈，又脉见弦紧，乃寒邪客于阳明经也。予牵正散加味。处方：白附子 10 克，僵蚕 10 克，全蝎 10 克，细辛 3 克。

不料，5 剂疼痛消减 80%；继服 5 剂而愈。

6.胶滞活血，泥于病名，久治不效

章××，女，65 岁。

牙龈、耳内、巅顶疼痛阵发性加剧，胸满气短 2 年多。医诊三叉神经痛、冠状动脉硬化性心脏病。先以西药治疗时减时剧，继以中药活血化瘀、通阳行痹、补气养血之剂治之亦不效。细审其证，牙龈、耳内、巅顶阵阵作痛，有时像闪电，有时像攻冲上逆，胸满胸痛，心胸烦热，有时烦热上冲，冲则气短心悸，汗出，易怒易恐，嘈杂泛酸，手冷而麻，口苦咽干，失眠乏力，手足憋胀，大便不畅，小便不利，舌苔白，脉弦紧涩偶见结象。综合脉证，诊为心阳不足，肝木失达，水饮停聚。治予温阳化饮，疏肝理气，调理三焦。处方：柴胡 10 克，半夏 10 克，党参 10 克，黄芩 10 克，甘草 6 克，生姜 3 片，大枣 5 个，桂枝 15 克，茯苓 15 克，大黄 4 克，龙骨 15 克，牡蛎 15 克。

服药 6 剂，头、耳、牙痛明显减少，胸满胸痛，手麻，四肢憋胀等症好转，饮食增加，精神好转；继服 6 剂，诸症消失，乃停药疗养。但停药 2 个月以后，突然上症又作，但较从前程度为轻。某医以治冠心病药治之，7 日后，诸症加剧。不得已，再次住院，住院后以中、西药混合治之，病情日甚一日。邀余会诊。细审其证脉与前同，宗效不更方之意，复与柴胡加龙骨牡蛎汤加减为方，2 个月后，诸症全失。

某医问：余久用中药治此患者，然多治此而彼甚，治彼而此甚，今用柴胡加龙骨牡蛎汤二者皆愈者，其故何也？余不得其要领也。答曰：《素问·脉要精微论》云："微妙在脉，不可不察，察之有纪，从阴阳始，始之有经，从五行生，生之有度，四时为宜，补泻勿失，与天地如一，得一之精，以知死生。"言疑难复杂问题的诊断在脉，在于从脉中辨阴阳，在于从脉中辨五行的生克制化，并结合四时的阴阳去补泻，此证之用柴胡加龙骨牡蛎汤加减为方而取效者，就在于此。否则见病治病，见症治症，愈治愈坏，难于挽回也。

面神经炎

1.不审病因，不察脉证，但求验方，其病难治

苗××，男，54岁。

左侧口眼㖞斜3个多月。医诊面神经炎。先用西药、理疗治疗1个多月不效，后又配合针灸、中药牵正散等治疗1个多月效果亦不够显著。审其除左侧口眼㖞斜，左眼不能完全闭合，口不能鼓气，喝水吃饭从口角漏出外，并见舌苔薄白，脉浮弦紧而数。综合脉证，思之：脉浮紧者，风寒客表也；数者，热也；弦者，肝脉也。综合脉证，乃风寒客表，寒郁化热也。又思：其虽有化热之象，然紧浮之脉仍在，实风寒闭郁较甚之故也。正如仲景《伤寒论》所云："脉浮数者，法当汗出而愈。"当以辛温解表。处方：僵蚕10克，蝉蜕10克，菊花10克，川芎10克，荆芥10克，防风10克，细辛4克，白芷10克，薄荷6克，甘草6克，羌活10克。

某医云：牵正散亦辛温祛风之剂，为何不效？答曰：牵正散由全蝎、白附子、僵蚕三药所组成，从其组成药物的性味功用来看，的确如你所说是一个辛温之剂，祛风之剂，但是这种说法颇有些勉强，因为严格来讲，全蝎、僵蚕主要是熄风而不是祛风，也就是说牵正散疏散之力很小，若风寒闭郁于表者实难有效；而芎菊茶调散者，川芎、防风、细辛、羌活、白芷均辛散疏解表邪之药，故风寒闭郁者尤宜用之。正如《素问·至真要大论》所说，不但要善于"寒者热之，热者寒之，微者逆之，甚者从之，坚者削之，客者除之，劳者温之，结者散之，留者攻之，燥者濡之，急者缓之，散者收之，损者温之，

逸者行之，惊者平之，上之，下之，摩之，浴之，薄之，劫之，开之，发之。"而且要"适事为故。"芎菊茶调散之用之者，就在于适于风寒客表也。

服药 1 剂，面颊、口角、眼睑发僵发紧之状大减；继服 3 剂，口眼㖞斜之状消失，愈。

2. 但求验方，不审脉证，不知随证，治之乏效

贺 ××，男，40 岁。

右侧口眼㖞斜 5 个多月。医诊面神经炎。先用西药、理疗治疗 3 个多月，不但不效，反见加重，后又配合中药牵正散、乌药顺气汤加减、针灸 2 个多月，亦无明显改善。细审其证，除口眼㖞斜之外，并见经常口苦口干，舌苔黄白，脉弦滑，寸脉尤甚。综合脉证，思之：脉弦者，寒也，肝也；滑者，痰也，热也。合之与证，乃痰火内扰为本，风寒外客为标也。治宜化痰泻火以治本，疏风散寒以治标。处方：黄柏 10 克，苍术 10 克，制南星 10 克，桂枝 10 克，防己 10 克，威灵仙 10 克，桃仁 10 克，红花 10 克，龙胆草 10 克，羌活 10 克，白芷 10 克，川芎 10 克，神曲 10 克。

某医云：此方乃丹溪先生之上中下痛风方也，吾未闻其能治偏风也？答曰：此方确系丹溪为湿热痹证所设之方。然余观其药味，一方面有除湿热之二妙散；二有化痰泻火之南星、龙胆草、黄柏；三有活血通络之桃仁、红花、桂枝；四有祛风散寒之羌活、威灵仙、白芷、桂枝。综合诸药观之，本方泻火而不甚凉，疏风而不甚散，实有祛邪之中，寓有调其气之意，故用于寒热、表里夹杂之证尤宜。今本病脉证合参，实属痼疾与新感同存，寒热与表里同在之证，故采本方予之。

又牵正散、乌药顺气汤主为风寒外客而设，不可用于夹杂之证，故投本方也。

服药4剂，口眼㖞斜明显好转，眼、口均亦能闭合。再审其脉弦大紧数。综合脉证，思之：脉弦大紧数者，气阴两虚，风邪郁表之脉也。治宜补气养阴，疏风解表。处方：党参10克，甘草6克，黄芪15克，当归6克，麦冬10克，五味子10克，青皮10克，陈皮10克，神曲10克，黄柏10克，葛根15克，苍术15克，白术10克，升麻10克，泽泻10克，服药6剂，愈。

某医云：此东垣清暑益气汤也。清暑益气汤者，东垣用于伤暑，鞠通之用于暑温，未闻其能治口眼㖞斜也，为何先生用于口眼㖞斜？答曰：本病之发生于夏季微感风寒之后，故前用上中下痛风方，今风寒与痰热均已蠲除，而气阴两虚之脉已显露于外，清暑益气汤者，既补气阴，又祛暑邪，故采用之。此即仲景"观其脉证，知犯何逆，随证治之"之义也。

3. 固于验方，不求脉证，不审病机，延误病期

苏××，女，35岁。

右侧口眼㖞斜3年多。医诊面神经炎。先以西药、理疗治疗半年不效，继又配合中药牵正散、乌药顺气汤、补阳还五汤、再造丸、大活络丹、针灸等治疗数年，亦无明显效果。细审其证，除右侧口眼㖞斜，右眼不能闭合，右侧口角不能鼓颔，吃饭、喝水外漏外，并见头晕头痛，心烦失眠，舌苔薄白，脉弦细。综合脉证，思之：脉弦细者，血虚也。合之于证，乃血虚生风，筋脉失养也。治宜养血润筋，柔肝熄风。处方：天麻10克，菊花10克，钩藤15克，龙骨15克，牡蛎15克，当归10克，川芎10克，白芍10克，熟地15克，薄荷3克。

服药 10 剂，口眼㖞斜大减，审其右眼已能闭合，右口角已不流饭、漏水；继服 40 剂，愈。

某医云：补阳还五汤、牵正散、再造丸、大活络丹均为治疗口眼㖞斜的名方、名药，针灸亦被诸医称为治疗口眼㖞斜之妙法，然余用之却不效，其故何也？答曰：补阳还五汤为补气活血之方，牵正散为祛风化痰之方，针灸为活络之法，这些方法都各有其各自的适应证，今本证脉弦细，为血虚不能养肝之证，故只可养血，不可补气，不可温经，不可太活血，否则不效也。今重用四物汤之养血柔肝，再佐平降熄风之品，即在于养血也。

4.胶执验方，不察脉证，不审病机，不知随证，延误病期

赵××，女，33 岁。

左侧口眼㖞斜 8 个多月。医诊面神经炎。先予西药、理疗治疗 3 个多月不效，后又配合针灸、按摩、中药牵正散、补阳还五汤、再造丸等治疗半年多，亦不见好转。细审其证，除左侧口眼㖞斜，不能鼓颔，不能闭眼，吃饭、饮水均外漏外，并见头晕头痛，心烦失眠，时或心悸，烦热上冲，冲则汗出，口苦口干，左臂憋胀，舌苔黄白，脉弦紧。综合脉证，思之：脉弦者，肝脉也；紧者，寒也，结滞不化也。合之于证，此乃肝郁气结也，寒饮内郁，郁而化热，上热下寒，心肾失交之证也。治拟疏肝理气，辛升苦降，交通心肾。处方：柴胡 10 克，半夏 10 克，党参 10 克，黄芩 10 克，甘草 6 克，生姜 3 片，大枣 5 个，桂枝 10 克，茯苓 15 克，大黄 3 克，龙骨 15 克，牡蛎 15 克。

服药 6 剂，左侧面颊发紧感好转，继服 10 剂，口眼㖞斜明显改善，眼可闭合，咀嚼食物正常，口角已不漏饭、漏水，继服 20 剂，愈。

某医问：用验方而不验，用不治此证之方而反愈，其何故也？答曰：面瘫者，筋脉弛缓不收所致也，筋者，肝之所主也，今柴胡加龙骨牡蛎汤者，乃以治肝胆之方治肝胆所致之病也，实属正治，非不治此病之方治本证也。至于为什么验方不验，依余之见，乃药不对证所致耳。

5. 但求验方，不分寒热，证药不符，久久不效

张××，女，29岁。

左侧口眼㖞斜 3 个多月。医诊面神经炎。先用针法、中药牵正散加减不效，后又用灸法、乌药顺气汤加减而更甚。审其证见左侧口眼㖞斜，眼不能闭合，口不能鼓额，吃饭、喝水即从口角流出，头晕头痛，口干咽燥，舌苔薄白，脉浮数。综合脉证，思之：脉浮者，病在表也；数者，热也。合之于证，乃风热客于表也。拟用疏散风热为方。蝉蜕 10 克，僵蚕 10 克，片姜黄 10 克，大黄 3 克，防风 10 克。

服药 2 剂，诸症大减；继服 10 剂，诸症消失，愈。

某医云：牵正散、乌药顺气汤治口眼㖞斜，我久已知也，然用之却不效，而升降散用于口眼㖞斜吾未闻也，请师明示。答曰：升降散用于治疗口眼㖞斜吾亦闻所未闻也，而桑菊饮用于口眼㖞斜却有明示耳。已故名老中医秦伯未先生在给我们讲课时即曾介绍此种经验。其后又经数十年的临床探索才知其要点耳。经验证明，口眼㖞斜之病主要分两大类，其一为风寒型，此类较多，可根据情况分别采用牵正散、乌药顺

气汤、川芎茶调散。其二为风热型，此类较少，可根据情况分别采用桑菊饮、升降散。两型病久者可形成传经，风寒型者常向少阳经发展形成柴胡加龙骨牡蛎汤证，而风热型者则多向伤阴伤血发展形成血虚风动的麻菊散证、阴虚风动的镇肝熄风汤证、羚羊钩藤汤证、杞菊地黄丸证。本病之用升降散者即因其为风热外客耳。

内耳眩晕病

1. 不审脉证，胶于平降，阳气下陷，痰湿内阻，眩晕更甚

张××，女，29 岁。

头晕头旋阵发性加剧 3 年多。医诊内耳眩晕病。医始予西药治之不效，继又配合中药化痰熄风、养阴平肝、平肝潜阳、养心安神平肝等治疗亦无效。细审其证，从产后至今已经 3 年有余，头晕头旋一直不断，整天都有要摔倒的感觉，严重时即感天旋地转，不敢睁眼，不敢翻身，恶心呕吐不止，并时时左耳鸣响不止，疲乏无力，食欲不振，口干心烦，舌苔薄白，面色㿠白，脉虚大弦滑数。综合脉证，思之：脉虚大者，气血或气阴俱虚也；弦脉者，肝脉也，寒湿也，阳气不升也；滑数者，痰热也。合之于证、色，知其乃气阴俱虚，痰湿郁滞，清气不升，浊气不降耳。又思黄芪、当归补气生血，人参、麦冬、五味子补气养阴，苍术、白术、青皮、陈皮、神曲、泽泻除湿化痰，调理肝脾，以助中焦轮轴之斡旋，黄柏、泽泻清泻相火，以降浊阴，升麻、葛根升肝脾之清阳，破浊阴之蒙蔽。诸药合用，补气养阴，化痰除湿，升清降浊。处方：人参 10 克，

甘草6克，黄芪15克，当归6克，麦冬10克，五味子10克，青皮10克，陈皮10克，神曲10克，黄柏10克，葛根15克，苍术10克，白术10克，升麻10克，泽泻10克。

服药3剂，头晕脑涨，站立不稳之状大减。继服20剂，头晕脑涨之状几乎消减80%，但又服10剂之后，头晕脑涨之状又见增加。细询其证，除头晕之外，并见心烦心悸，舌苔白，脉弦紧而数。综合脉证，思之：脉弦紧而数者，肝胆气郁，痰饮内阻，胶结难化也。治从柴胡加龙骨牡蛎汤加减。处方：柴胡10克，半夏10克，人参10克，黄芩10克，生姜3片，大枣5个，桂枝10克，茯苓15克，熟军3克，龙骨15克，牡蛎15克。

服药10剂，愈。

某医云：何数年之疾诸药不效，而易方之后数十剂愈，其故何也？答曰：升降之法异耳，前用诸方均属降沉，清气不升者岂能降之又降，此治病之关键也。

2. 不审逆从，不审适事，治此忽彼，治彼忽此，久治不效

张××，男，56岁。

过度劳累后，头晕不能站立，甚或恶心呕吐5年多。医诊梅尼埃病。先用西药治疗半年，头晕稍有好转，但阵发性眩晕，恶心呕吐仍时时发作，其后又配合中药半夏天麻白术汤、杞菊地黄丸等治疗数年，症状虽稍有进步，但仍不解决根本问题，而且近半年来似有加重之势。细审其证，除阵发性眩晕，恶心呕吐，不敢翻身，不敢走路外，就是平时亦感头晕乏力，失眠心烦，左耳听力丧失，右耳听力明显下降，且时

时脑鸣耳鸣不止，舌苔薄白，脉濡缓，右脉大于左脉。综合脉证，思之：脉濡缓者，气阴俱虚，痰湿内郁也。治宜补气养阴，理气化痰。处方：黄芪15克，当归6克，人参10克，麦冬10克，五味子10克，竹茹10克，枳实10克，半夏10克，陈皮10克，茯苓10克，甘草10克，菖蒲10克，远志10克，生地10克。

服药3剂，诸症俱减，继服上药20剂，头晕恶心几减七八，耳聋耳鸣亦明显改善，左耳已能听见说话的声音，右耳听力已近正常。但又服7剂时，不但以上诸症不再改善，而且心烦乏力有所加重。细审其脉右侧弦大而紧，左侧弦紧稍滑。综合脉证，思之：右脉大于左脉者，气血或气阴俱虚也；弦大而紧者，气血俱虚也；弦脉者，肝脉也；紧脉者，寒也，结也；滑者，痰也。合之于证，乃气阴俱虚为本，痰湿郁滞，清升浊降失职为标。拟用补气养阴，燥湿清热，升清降浊。处方：党参10克，甘草6克，黄芪15克，当归6克，麦冬10克，五味子10克，青皮10克，陈皮10克，神曲10克，黄柏10克，葛根15克，苍术15克，白术10克，升麻10克，泽泻10克。

服药12剂，耳鸣耳聋消失，头晕未见发作，惟偶有失眠乏力。舌苔白，脉濡缓。综合脉证，思之：此气阴两虚，痰郁气结也。治宜改予补气养阴，理气化痰为方。处方：黄芪15克，当归6克，麦冬10克，党参10克，五味子10克，青皮10克，竹茹10克，枳实10克，半夏10克，陈皮10克，茯苓10克，甘草10克，菖蒲10克，远志10克，生地10克。

服药10剂，诸症消失，愈。

某医云：这位患者前医已屡用理气化痰，益气养阴，滋阴泻火者矣，然何故不效也？《素问·至真要大论》指出："主病之谓君，佐君之谓臣，应臣之谓使……所以明善恶之殊贯也……调气之方，必别阴阳，定其中外，各守其乡，内者内治，外者外治，微者调之，其次平之，盛者夺之，汗之下之。寒热温凉，衰之以属，随其攸利，谨道如法，万举万全，气血正平，长有天命。"就是说治疗复杂疾病，不但要注意大的原则，而且要注意方法。前用诸方之所以不效，就在于未在抓主证的同时兼顾其他方面，在于处方上缺乏所谓的节奏，缺乏君臣佐使的配合。

3.胶于补益，不知逆从，郁证不解，清气不升

贺××，女，56岁。

头晕耳鸣4年多。医诊梅尼埃病。先用西药治疗2年多，效果不著，继用中药滋阴平肝，养心安神，化痰熄风等治疗一年多亦无明显改善。细审其证，除头晕恶心，耳鸣耳聋阵发性加剧外，并见心烦心悸，胸满纳差，舌苔薄白，脉弦紧。综合脉证，思之：脉弦者，肝脉也；紧脉者，寒也，结也，饮也；弦紧相合，寒饮结滞郁于肝胆之经也。合之于证，乃肝郁气结，寒饮内郁，清升浊降失职耳。治拟疏肝解郁，化饮散结，升清降浊。处方：柴胡10克，半夏10克，人参10克，黄芩10克，生姜3片，大枣5个，甘草10克，桂枝10克，茯苓15克，熟军3克，龙骨15克，牡蛎15克。

服药3剂，诸症好转，继服30剂，诸症消失，愈。

某医云：师用之药几乎余均用过耳，然其不效者何也？

答曰：从经验来看，我所采用之药前人肯定都已用过，因为诸医每剂少则20，多则40余味药物，既然所用之方如此庞大，

岂能不包括余所应用之药物乎！然余用药特别注意组合，此恐你所不注意。今余所处方，一者有小柴胡汤之疏理肝胆；二者有半夏、桂枝、甘草之半夏散方涤痰开结；三者有桂枝去芍药汤之强心阳；四者有桂枝加龙骨牡蛎汤之镇惊安神；五者有茯苓甘草汤之温阳化水。而侧重者在疏理、调和。至若为什么用养阴平肝而不效，依余之见，一者助痰，二者过降而郁其气，故尔。

4.胶于平降，不审郁滞，清阳失升，高巅雾阻

何××，男，48岁。

头晕头胀，恶心呕吐1年多。医诊内耳眩晕病。先以西药治疗半年多无明显效果，后又配合中药平肝熄风、养阴平肝、化痰熄风等仍无明显改善。细审其证，除经常头晕脑涨，早晨尤甚，时或阵发性天旋地转，恶心呕吐外，并见耳鸣耳聋，失眠，有时整夜整夜的难于入睡，舌苔白，脉虚大尺脉尤甚。综合脉证，思之：脉虚大者，气阴两虚，气血两虚也；尺大于寸关者，肾虚也。早晨头晕更甚者，气虚清阳失升也。证脉合参，乃脾肾俱虚，气阴不足，清阳失升也。治宜拟补阴益气，升举清阳。处方：黄芪15克，白术10克，人参10克，当归10克，陈皮10克，甘草10克，升麻10克，柴胡10克，生地15克，山药10克，五味子10克，茯苓10克，泽泻10克，丹皮10克。

服药2剂,头晕不能站立、行走、翻身之状消失,继服50剂,诸症消失，愈。

某医云：此病头晕之剧，病程之长，少见也，然服药之效亦少见也，其理安在？答曰：此病之晕甚为清阳不升所致，

故治疗尤宜升阳益气，而前用诸药则多平降用事，故误也，今从升阳为法，阳升阴长，故愈也。

5.胶于阴虚，反助其痰，痰火化风，头转而动

那××，男，59岁。

眩晕，阵发性加剧3年多。医诊内耳眩晕病。医先以西药治之而不效，继又配以中药滋阴平肝之剂而仍无功。特别是近8个月以来，头晕脑涨，阵发性剧作，恶心呕吐更加严重。细审其证，除头晕脑涨，每2~3天即眩晕大发作，发时头晕不敢站立，自感自身及周围景物均颠倒旋转，剧烈的恶心呕吐外，近一个月来，几乎整天都感疲乏无力，头晕得不能走路，纳呆，面色青黄秽暗如烟尘涂脸状，舌苔黄白，脉濡缓。综合脉证，思之：面如烟尘而青黄者，湿热郁滞也；脉濡缓者，痰湿郁滞也。合之于证，乃湿热郁滞，痰火化风也。治拟化痰除湿，熄风泻火。处方：石决明15克，菊花10克，防风4克，薄荷3克，钩藤10克，半夏10克，陈皮10克，茯苓10克，甘草6克，生白术10克，玉竹6克，黄芩10克。

服药1剂，眩晕大减，继服5剂，眩晕减轻竟近80%，又服6剂，诸症全失。1个月后，眩晕又作，但较前明显为轻，患者又服上方3剂，全然不效。细察其证见：眩晕恶心欲吐，别无所苦，舌苔白，脉弦稍紧。综合脉证，思之：脉弦者，肝也；紧者，寒也。弦紧相合，乃寒饮阻郁，蒙蔽清阳也。治宜温阳化饮降冲。处方：茯苓10克，泽泻10克，白术10克，桂枝10克，生姜3片，酒黄芩4克，薄荷1克，防风3克。

服药1剂，诸症全失。再以上方5日1剂服之，共服8剂，愈。

多发性神经炎

1.病在肺胃，痰热不化，灼伤阴液，治从肺胃，化痰养阴，清热而痊

苏××，男，60岁。

发热、瘫痪1个多月。医诊多发性神经炎。始予西药效果不著。审其除四肢瘫痪不能活动之外，并见身热，汗多，咳嗽多痰，咽干口燥，烦渴多饮，舌质红，苔黄而干，脉浮滑数。综合脉证，思之：脉浮者，表也，邪在肺也；滑数者，痰热也，肺胃俱热也。合之于证，乃肺胃俱热，痰火阻滞，热灼阴液也。治宜清热养阴，化痰振痿。处方：党参10克，沙参15克，甘草6克，炙杷叶10克，生石膏30克，阿胶10克（烊化），杏仁10克，麦冬10克，黑芝麻10克，桑叶10克。

服药2剂，身热咳嗽，汗多口渴俱减，四肢稍有活动，继服10剂，诸症大减，在他人扶持下可走十几步，并开始能自主翻身、起坐，又服上药60剂，诸症消失，愈。

某医云：余听老师讲课时说清燥救肺汤有治多发性神经炎之效，甚表怀疑，所以邀老师诊治之。结果服药后效果甚佳，始坚定学习中医之信心。

2.久病从脉，参之色证，疗效提高

童××，男，32岁。

四肢瘫痪9个多月。医诊多发性神经炎。先用西药治疗半年多不见改善，后又配合中药养阴清肺等治疗3个多月亦无明显好转。细审其证，除四肢瘫痪不能翻身起坐外，并见身热汗出，心悸气短，烦躁失眠，面色㿠白，舌苔黄白而腻，

脉虚大滑数。综合脉证，思之：脉虚大者，气阴两虚也；滑数者，热也。合之于证，乃气阴两虚，湿热内郁也。治宜益气养阴，燥湿清热。处方：黄芪 15 克，当归 10 克，党参 10 克，麦冬 10 克，五味子 10 克，黄柏 10 克，苍术 10 克，怀牛膝 10 克，石斛 10 克，桑枝 30 克。

服药 20 剂，四肢开始稍能自主地活动，并能自由地翻身，坐着，且身热、乏力、汗出、心悸、气短亦减，继服 60 剂，诸症大减，在他人扶持保护下可以自由活动 1 个小时而不感到疲乏，身热、汗出、心悸、气短消失，但仍有全身筋骨发僵不适，加木瓜 10 克。炼蜜为丸，每丸 9 克。每日 3 次，每次 2 丸。服药 2 月，愈。

3.细审脉证，精于处方，祛邪务缓，扶正勿急，始可取效

张××，男，19 岁。

四肢瘫痪 2 个多月。医诊多发性神经炎。先以西药治疗 1 个多月，不但无效，反见加重，后又配用中药补气养阴之剂，不但症状不减，反见食欲更差。细审其证，除四肢瘫痪，不能活动，不能翻身，又见躯干、大腿、前后臂肌肉明显萎缩，并见四肢厥冷，舌苔薄白，脉沉细缓。综合脉证，思之：脉沉缓者，寒湿郁滞也。合之于证，乃风暑寒湿杂感，气不主宣也，正如吴鞠通《温病条辨》云："风暑寒湿，杂感混淆，气不主宣，咳嗽头胀，不饥舌白，肢体若废，杏仁薏苡汤主之。""故以宣气之药为君。既兼雨湿中寒邪，自当变辛凉为辛温。"处方：杏仁 9 克，薏米 9 克，桂枝 1.5 克，生姜 3 片，厚朴 3 克，半夏 4.5 克，防己 35 克，白蒺藜 6 克。

服药 10 剂，患者不但能自由得翻身，而且可以走路 100 米左右，四肢、躯干肌肉亦较前丰满；继服 100 剂，诸症竟消失，而愈。

坐骨神经痛

1. 审季节，察病因，合脉象，始知证

张 ××，男，40 岁。

腰腿疼痛，翻身活动均感困难 3 个多月。医诊坐骨神经痛。先用西药内服、封闭有所好转，但稍停药即疼痛又剧，后又改用中药活血止痛、针灸配合治疗，开始时似有好转，但继续治疗则无效。细审其证，本病乃突然而发，发病之始，先感腰部酸痛僵直，继而大腿、小腿沿膀胱经持续不断地剧烈疼痛，翻身、起坐十分困难，舌苔白，脉弦紧。因思脉弦紧者，寒也。病始于冬季，且为突然发病，亦寒也。脉证合参，乃风寒湿邪外客所致也。拟祛风除湿，散寒蠲痹。处方：独活 10 克，桑寄生 15 克，秦艽 10 克，防风 10 克，细辛 3 克，川芎 10 克，当归 10 克，熟地 10 克，白芍 10 克，肉桂 10 克，茯苓 10 克，杜仲 10 克，川牛膝 10 克，党参 10 克，甘草 10 克。

服药 1 剂，疼痛大减，已可以自由地翻身活动，继服 10 剂，愈。

某医云：如此之痛，前用诸药与针灸、封闭均不效，而独活寄生却 1 剂知，数剂已，余真不曾予知也。答曰：此病发于感受风寒之后，寒痛之疾其痛尤烈，若以温热之剂治之则往往有立止之效，正如《素问·举痛论篇》所云："寒气客于脉外，则脉寒，脉寒则缩蜷，缩蜷则脉绌急，则外引小络，故卒然而痛，得炅则立止。"其若以活血治之，则非其治也，故其效亦差。

2.寒湿外客，肝木失达，不理其肝，柔其筋，反以散风损筋，治之不愈

张××，男，40岁。

腰腿疼痛5个多月。医诊坐骨神经痛。先以西药、理疗、按摩、针灸治疗有所好转，但憋痛一直存在，后又配合中药活血养血、祛风散寒、培补肾气等疗效亦不显著。细审其证，除腰腿憋痛之外，并见头晕心烦，舌苔薄白，脉沉弦细涩。综合脉证，思之：脉沉弦细者，血虚肝郁也；涩脉者，寒也。合之于证，乃肝郁血虚，寒湿伤筋也。治拟疏肝养血，温经除湿。处方：柴胡10克，当归10克，白芍10克，白术10克，茯苓10克，干姜3克，薄荷3克，甘草10克，狗脊30克。

某医云：应用逍遥散治坐骨神经痛吾未闻之也，请述其理？答曰：从经验来看，坐骨神经痛常见者有三型。一者风寒湿，二者瘀血，三者肾虚。而本病前医均已用过，然其不效也，何故？筋挛也。筋挛者，常见者有四因。一者寒湿，二者瘀血，三者血虚，四者肝郁。本病从脉证来看乃血虚、肝郁、寒湿三邪合至，故以逍遥散合肾着汤为方治之。

服药4剂，疼痛好转，继服20剂，疼痛全失，行走如常。

3.肾阳亏损，血络瘀滞，但以活血，其病不治

于××，男，35岁。

腰腿疼痛3个多月。医诊坐骨神经痛。先用理疗、按摩、针灸、西药治疗剧痛消退，但从左侧腰部至左腿循膀胱经憋痛一直不见改善。后又配合中药活血逐瘀止痛之剂，诸症亦

不见改善。细审其证，除左侧腰、腿循膀胱经至小腿、足部疼痛之外，别无所苦，舌苔白，脉弦紧，尺大。综合脉证，思之：脉弦紧者，寒也；尺脉大者，肾阳亏损也。合之于证，乃肾气亏损，寒湿不化，血络瘀滞也。治宜培补肾气、温阳散寒，佐以活血。处方：熟地20克，山药10克，肉苁蓉15克，茯苓10克，泽泻10克，丹皮10克，附子10克，肉桂10克，五味子10克，怀牛膝10克，车前子10克，乳香10克，没药10克，蜂房10克。

服药7剂，疼痛明显好转，宗效不更方之旨，继服30剂，疼痛消失。

某医云：本病是一个椎间盘突出症，椎间盘突出诸医均推崇按摩合并活血药，今师反用补肾者何也？答曰：椎间盘突出以按摩为第一可信方法，此余亦信之不疑也。然本病已用此法治之而不愈，此必但用活血之法不能痊之证，其因为何？肾虚也。肾虚当补，故以上法治之。

4. 死于病名，不知辨证，胶于病灶，不知气郁，焉能取效

朱××，女，55岁。

腿痛4个多月。医诊椎间盘突出。予牵引、按摩、针灸、西药、中药等治之均不效。细审其证，左腿疼痛难忍，每次翻身都需他人帮助才能翻转，且见经常胸满叹气，食欲不振，严重失眠，消瘦乏力，舌苔薄白，脉沉而弦。再询其发病的诱因。云：由于受人迫害，心理受到了极大的伤害，再加以强迫劳动感受风寒而发此病。再察其所用药物除西药外，中药大都是祛风散寒除湿、活血止痛、补益肝肾的药物。综合脉证，思之：

此乃肝郁血滞，复感寒湿之证也。治宜养血疏肝，温阳化湿。处方：柴胡10克，白芍10克，当归10克，白术10克，甘草10克，生姜3片，干姜4克，薄荷3克，白芥子3克。

服药2剂，疼痛大减，食欲增加，睡眠已可睡5小时。继服6剂，疼痛消减大半。但当又服2剂时，疼痛不但不减，反见加重。因思肝者肾之子也，肝病及肾，子盗母气所致耳。乃于上方加狗脊30克，服药20剂，愈。

某医云：用逍遥散治坐骨神经痛吾未闻也，然此方用之神效，何故也？答曰：《素问》在说明为什么有的病治疗措施正确而却无效的问题时，明确说明是精神因素作祟之故。《素问·疏五过论》曰："凡未诊病者，必问尝贵后贱，虽不中邪，病从内生。"所以治以解郁之法而愈也。

5. 肝郁血虚，郁而化火者，非解其郁而不得除其邪

白××，女，44岁。

右腿疼痛3个月。医诊坐骨神经痛。予按摩、理疗、针灸及中药独活寄生汤加减方无效。细审其证，右腿外侧腓肠肌部疼痛难忍，既不敢翻身，也不敢走路，且头晕头痛，胸满心烦，食欲不振，月经失调，月经前1天腿痛更重，手心烦热，舌苔白，脉沉弦。综合脉证，诊为肝郁血虚，郁而化火。因拟养血疏肝，解郁泻火。处方：柴胡10克，当归10克，白芍10克，白术10克，茯苓10克，甘草10克，干姜6克，薄荷3克，丹皮10克，栀子10克，生地10克。

服药2剂，疼痛大减，继服8剂愈。

6. 病机改变，治当随证，泥于经验，固于效方，久治难效

郜××，男，46岁。

在前两年的时候，因腰腿剧烈疼痛，服独活寄生汤10剂，即愈。去年夏天生气后又发现腰腿疼痛，予逍遥散加减6剂，愈。今年又因搬动东西而突然腰部剧烈疼痛，再以独活寄生汤、逍遥散加减治之却无寸效。后经多次拍片检查诊为腰椎间盘突出。予按摩牵引治疗半月不见效果，不得不靠吗啡、度冷丁度日。细审其证，痛甚于夜，且疼痛之时小腿呈挛缩状，舌苔白，脉沉弦。综合脉证，诊为阴虚血滞，筋脉失养。为拟养阴活血。处方：丹参30克，当归15克，白芍15克，乳香10克，没药10克，狗脊30克，鹿角胶10克。

服药1剂，疼痛大减，继服16剂，疼痛全失。

7. 风寒湿痹，不予祛风散寒除湿，反予活血补益，祛邪扶正本末倒置，其何能愈？

张××，男，56岁。

腰腿疼痛半年多。医诊坐骨神经痛。始用西药、理疗不效，继请中医以补肾活血止痛之剂20多剂不见好转。细审其证，见腰酸腿痛，左腿循膀胱经至足疼痛，舌苔白，脉浮弦紧。因思久病者尤当宗脉也。脉弦紧者寒也，浮者风邪在表也。寒风湿痹阻于筋脉者，宜祛风散寒，除湿行痹。拟独活寄生汤加减。处方：独活10克，桑寄生15克，秦艽10克，防风10克，细辛4克，川芎10克，当归10克，白芍10克，肉桂10克，茯苓10克，杜仲10克，川牛膝10克，党参10克，甘草6克。

服药4剂，腰痛腿痛顿消八九；继服4剂，竟愈。

某医云：为什么用乳香、没药、元胡等止痛药不能止痛？

为什么用杜仲、川断、熟地等腰腿疼痛不减？答曰：风寒湿者外邪也，必去风寒湿邪而始解，若风寒湿不除，而徒用活血、补肾以止腰腿疼痛则不可也。

8.寒湿者，不去温阳除湿；肝郁者，不去理肝，其病难解

欧××，女，55岁。

左腿疼痛难忍4个多月。医诊椎间盘突出。医予牵引、西药治疗一直不效。审其左腿疼痛难忍，每次翻身均需他人帮助才能翻转，且时时唉声叹气，神情呈抑郁状，食欲不振，严重失眠，消瘦乏力。再询其发病原因，答曰：因劳动时受寒而突发此病。再审所用中药除活血化瘀外，并有独活寄生汤等方。细察其脉见沉弦，舌苔薄白。综合脉证，思之：脉沉者郁也，弦者肝也，此必肝郁血滞筋脉失养，复感寒湿所致也。治宜疏肝养血舒筋以培本，温经散寒除湿以治标。处方：柴胡10克，白芍10克，当归10克，白术10克，甘草10克，干姜4克，薄荷3克，狗脊30克。

服药4剂后，疼痛大减，并能在他人不帮忙的情况下翻身，继服10剂，果愈。

9.知其病因，不辨病位，不识归经，投药不效

乔××，女，51岁。

右腿疼痛酸重1年多。医诊坐骨神经痛。前后以针灸、按摩、理疗、西药、中药治疗效果不明显。细审其痛从腰髋起至小腿沿膀胱经而下，每至阴天则疼痛加重，舌苔白，脉浮弦紧。综合脉证思之：此必风寒湿痹所致也。拟用独活寄生汤加减。处方：独活10克，桑寄生15克，秦艽10克，防风10克，

细辛 4 克，川芎 10 克，当归 10 克，生地 10 克，白芍 10 克，肉桂 10 克，茯苓 10 克，杜仲 10 克，川牛膝 10 克，党参 10 克，甘草 10 克。

服药 4 剂，腰腿酸痛好转。患者因见其已效，又急欲求余再诊，然因余恰恰外出，不能再诊。患者亦知医。急察原方出处，《备急千金要方》云："治腰背痛，独活寄生汤。夫腰背痛者，皆由肾气虚弱，卧冷湿地当风所得也，不时速治，喜流入脚膝，为偏枯冷痹缓弱疼重或腰痛挛脚重痹，宜急服此方。"自思方证合拍，但祛风湿之力不足，乃于方中加入了羌活 10 克以增祛风除湿之力。

服药 4 剂，腰腿疼痛酸重较前加重。患者反复思考不得其解，乃再邀余诊治。诊其脉仍浮紧。乃云：此证仍为风寒湿痹。宜去羌活再服之。

服药 4 剂，疼痛又减。患者乃求余论其缘故。答曰："嘉言《医门法律》云："凡治病不明脏腑经络，开口动手便错。"前方之加羌活者，因其羌活入太阳膀胱之上而不入下也，不入下则治腰、膝、下肢之力减，故效反减也。继服 10 剂，愈。

尺神经麻痹

不审其脉，但知活血，本为阴虚，反予补气，久延病期

申 ××，女，48 岁。

左手拇、食二指麻木，手指屈伸困难，小鱼际、部分大鱼际和骨间肌萎缩，手掌凹陷 5 年多。医诊尺神经麻痹。医以针灸、西药、中药益气活血等均无效。2 年前，又突然左半身不遂。医诊脑血栓形成。经用针灸、西药、中药益气活血、

活血通络之剂与人参再造丸等治疗半年后，左下肢活动虽已基本恢复，但左上肢仍活动不便。细审其证，左上肢酸困不适，手腕不能抬起，手指不能屈伸，手部肌肉明显萎缩，手指呈爪形，神疲乏力，舌謇，面色㿠白，舌质红，少苔，脉弦大。综合脉证，思之：脉弦大者，气阴两虚也。治宜补阴益气。处方：炙甘草 10 克，党参 10 克，麦冬 10 克，白芍 12 克，阿胶 10 克（烊化），生地 15 克，桑枝 30 克。

服药 10 剂，上肢活动度较前明显增大，可由原上抬 30 度增至 90 度，手腕稍能抬起，手指稍能屈伸。但出现头晕头胀，失眠。思之：此阴虚阳亢所致。酌加龟甲、龙骨、牡蛎各 15 克、五味子 10 克。

服药 2 周，精神大增，头晕消失，手腕能抬起，手指能屈伸，并能从地上拾起钱币。宗效不更方之旨，继服 30 剂，诸症消失，肌肉萎缩大部恢复。

运动神经元疾病

1. 固胶西医之名，不敢知难而上，不审时令，不审脉象，何者能治？

孙××，男，40 岁。

2 年多以前的夏天在地中劳动时，突然感到两下肢发僵，步行困难，但并没有引起注意，但其后日渐感到走路不稳，走路时足尖着地，跌跤，且四肢亦感发僵。乃至某院检查治疗，诊为侧索硬化。先以西药治疗近一年不效，后又配合养阴补肾之剂近 7 个月亦无明显效果。特别是近 4 个月来，不但四肢僵硬，活动困难，而且日渐感到吞咽不利，言语不清，经常出现强哭强笑的情绪变化。察其两下肢不能走路迈步，但能屈伸，两足瘫软。两上肢能上抬10度，两手十指均不能活动，言语不清，强哭强笑，纳呆食减，舌苔薄白，脉濡缓。因思病起暑湿之季，且脉见濡缓，必为湿热伤筋所致。乃予宣气通阳除湿。处方：半夏15克，杏仁10克，薏米15克，桂枝10克，厚朴10克，通草10克，五加皮10克。

某医云：此非鞠通《温病条辨》杏仁薏苡汤乎？《温病条辨》云："风暑寒湿，杂感混淆，气不主宣，咳嗽头胀，不饥舌白，肢体若废，杏仁薏苡汤主之。"又云："杂感混淆，病非一端，乃以气不主宣四字为扼要，故以宣气之药为君。既兼雨湿中寒邪，自当变辛凉为辛温。"即统而言之此方乃治风暑寒湿，杂感混淆之瘫，而其何能治运动神经元病？运动神经元病乃选择性损害脊髓前角、脑干运动神经元和锥体束的慢性疾病，也就是说其主要损害的部位在脊髓和脑，中医均称由肾所主，然先生何不用补肾，而反施宣气除湿之药乎？答曰：辨证论治的一个重要内容是标本的问题，这个问题在《素问·标本病传论》中有较详细的论述。本病究竟何者为本？何者为标？标本不明，治必大错。若从起病时的季节和脉象来看，应为湿邪是主，而其他诸症均是衍化发展而来的问题，所以仍应以宣气除湿为主要治法。至于为什么采用《温病条辨》之方，我认为还是注意它的实质为好，而不要管它的出处。至于为什么不用补肾之法，我有两点想法：一是不要以西医的理论推导中医的理论，因为中、西医理论是两种概念不同的理论，如果强拉在一起进行讨论，常常铸成大错。二是前医的实践已经证明了采用补肾法是行不通的，实践是检验正确、错误的标准。

服药 20 剂后，精神、食欲明显好转，两臂、两腿活动较前有力，且偶而在他人的搀扶下能走 10 步左右，言语也较前稍清楚。舌苔白，脉濡缓。处方：半夏 10 克，厚朴 10 克，桂枝 10 克，通草 6 克，白蒺藜 6 克，薏米 15 克，晚蚕沙 10 克。

某医云：如此小方微剂，岂能挽此危疾重症？答曰：君不知少火生气，壮火食气之训乎？此病正衰邪实，祛邪则易伤正，补正则容易留邪，才以小方小剂以除邪，恐其过用伤正耳。其后，服药近一年，果愈。

2. 先后不分，标本不清，徒施补肾，反壅其邪

贺××，男，24 岁。

腰腿困僵而冷，站立、行走均感困难 7~8 年。医诊侧索硬化症。先用西药治疗数年，不但效果不显，反见日益加重，后又配合中药补肾之剂、针灸按摩治疗 2 年多，诸症亦不见改善。细审其证，除腰腿困重冷僵，走路、站立困难，在别人搀扶下才能走路 100 米左右外，并见面色萎黄，神疲纳呆，头晕头胀，咳嗽，舌苔白，脉沉弦细缓。思之：脉弦细缓者，寒湿郁阻经络，筋脉失养也。治宜宣肺除湿通阳。处方：杏仁 10 克，薏米 10 克，桂枝 1.5 克，生姜 3 片，厚朴 3 克，半夏 4.5 克，防己 5 克，白蒺藜 6 克，木瓜 9 克，淫羊藿 3 克。

服药 8 剂后，神疲纳呆，头晕头胀，腰腿困僵好转。继服 28 剂，两腿走路较前明显有力，在别人的搀扶下可走路 200 米左右，自己走路亦可走 50 多米，体重增加 4 千克。再审其脉弦细而尺大。因思两尺脉者，肾与命门也，尺脉大者，肾与命门虚衰也。治宜补肾益肝，强筋壮骨。处方：生地 15 克，

山萸肉 10 克,石斛 10 克,麦冬 10 克,五味子 10 克,菖蒲 10 克,远志 10 克,茯苓 10 克,肉苁蓉 12 克,附子 6 克,肉桂 6 克,巴戟天 10 克,薄荷 3 克。

某医云：此刘完素《医学六书》治喑痱方也。余曾以此方 80 剂不效,老师何以再用?余思吾久用地黄饮子治之不效,乃误用之也,及至老师用鞠通杏仁薏苡汤而取效,余更坚信不移也,今老师又突改地黄饮子为方,实有不解?请明示之。答曰：你前用地黄饮子而不效乃因湿邪阻滞也,今所以用地黄饮子者,乃湿邪已除,尺脉大而肾虚也。仲景著《金匮要略》列先后为诸章之首,乃言杂病先后治法之重要也,今先用宣肺通阳除湿,邪气已除,当治其本耳。故治从补肾为主之地黄饮子。然患者仍疑信参半。

服药 50 剂,走路较前明显稳健,言语近于正常。再服 30 剂,诸症消失,愈。

3. 不分主次,或求补而助邪,或治邪而忽补,方不合拍,徒施不效

赵××,男,40 岁。

两腿发僵,日渐加重 6 年多。医诊侧索硬化。先以西药治疗 3 年多,不但不效,反见加重,后又配合中药杏仁薏苡汤、地黄饮子加减、针灸等治疗 2 年多亦无明显效果。审其除两腿发僵,走路困难之外,并见其疲乏无力,自汗盗汗,面色㿠白而两颊微嫩红,舌苔白,舌质嫩红,脉虚大弦滑。因思脉虚大者气阴俱虚也；舌质嫩红,阴虚有热也；弦滑脉者,痰湿郁热也。综而论之,乃气阴两虚,湿热蕴结也。治宜补气养阴,除湿清热。处方：黄芪 15 克,当归 6 克,党参 10 克,

麦冬 10 克，五味子 10 克，生地 15 克，苍术 10 克，茯苓 10 克，泽泻 10 克，丹皮 10 克，石斛 10 克。

某医云：老师见此证多用杏仁薏苡汤、地黄饮子为方，其取效者甚多，然本例却用之而不效，其故何也？答曰：杏仁薏苡汤主用于脉濡缓模糊者，即所谓湿郁证；地黄饮子主用于脉弦细尺脉大者，即所谓肝肾俱虚证。今本证脉虚大弦滑，两方均不可用，只可补气养阴为主，佐以除湿清热为方，故今以芪麦地黄汤法治之。

服药 30 剂，精神倍增，走路较前有力；继服 60 剂，愈。

4. 知其筋病，治从养阴除湿舒筋得愈

弓××，女，40 岁。

右腿酸困六七年，右膝抽筋，肌肉萎缩 3 年多。医诊侧索硬化。先以针灸、按摩、西药、中药等久治不效。细审其证，右腿酸困，右侧膝后肌腱时而突然抽动而从自行车上摔到地下，小腿肌肉稍见萎缩，精神、食欲正常，舌苔白，脉弦缓。综合脉证，思之：筋者，肝之所主，宜柔忌刚；弦缓脉者，肝阴不足，湿邪复伤。治宜养肝阴，除湿舒筋。处方：白芍 10 克，赤芍 10 克，五加皮 9 克，晚蚕沙 9 克，木瓜 15 克，甘草 9 克。

服药 12 剂，下肢酸困明显好转，且 1 月来没有出现抽筋现象，继服上方 30 剂，追访半年，未见任何症状出现，愈。

脊柱裂

1. 不审脉证，胶于活血，思想僵化，不知辨证，久施药饵，反见不效欧××，男，12 岁。

小便失禁或遗尿 7 年多。医诊脊柱裂。先以西药治疗数年不效，后又以中药活血逐瘀和针灸配合仍无效果。审其除小便失禁或遗尿外，并见右腿疼痛，肌肉萎缩，走路困难拖拉有时跌跤，右足不能上举，纳呆食减，趾指厥冷，舌苔薄白，脉沉细弦。证脉合参，诊为肝肾阴阳俱虚。治拟培补肝肾。处方：生地 10 克，石斛 10 克，麦冬 6 克，肉苁蓉 6 克，肉桂 2 克，附子 2 克，木瓜 6 克。

其父知医，乃云：患者腿痛肌痿非瘀血乎？然何用活血逐瘀而不效？答曰：疼痛自有瘀血所致者，故临床上常用活血药以止痛。然疼痛并不是都由瘀血所致，故中医止痛有祛风止痛者，有理气止痛者，有温经止痛者，有补气止痛者，有补血止痛者。此证所以用活血而不能止痛者，乃因本证之痛非瘀血所致耳。又问：医家多云小儿乃纯阳之体，而先生却用附子、肉桂纯阳之品，何谓也？答曰：小儿纯阳之见，后人多纠正之曰：稚阴稚阳之体，稚者，幼稚也，随拨随应也，易虚易实也，非不可用温热之药也。本病腿痛、肌痿、遗溺显系肾之阴阳俱虚，故以上方治之。然用药稍久恐阳热浮动，故不用熟地之温，而用生地之凉以佐治之。

服药 6 剂，腿痛好转，走路亦较前有力。继服上方 40 剂，腿痛尽失，肌肉亦较前丰满，且一个月未见遗尿，又服 60 剂，诸症消失，果愈。

2.正气亏损，阴阳乖违，徒施补益，不调阴阳，精气不固

何××，男，10 岁。

夜间遗尿，白天失禁近 10 年。医诊隐性脊柱裂。先以西药治之不效，后以针灸、按摩及中药缩尿止遗之剂仍无功。审其精神、食欲、体力、智力发育均正常。舌苔薄白，脉弦缓。思之：证少而脉缓必阴阳荣卫失调所致。治宜调和营卫阴阳，敛摄脬气。处方：桂枝 6 克，白芍 6 克，生姜 3 片，甘草 6 克，大枣 7 个，龙骨 10 克，牡蛎 10 克，益智仁 3 克。

某医曰：尿失禁，非虚乎？何不用补？尿失禁者，脬气不能固摄也，自应属虚，虚者，自当用补，然补之不效者何？答曰：阴阳失调也，失调者当调其阴阳，不可用补以助其失调之阴阳再失调也，故《内经》称"因而和之，是为圣度。"仲景于《金匮要略》虚劳篇诸虚极之遗精用桂枝加龙骨牡蛎汤者，就在于调之也。本病之虚证少而遗尿却甚，必因阴阳失调所致，故以桂枝汤调阴阳，加龙骨、牡蛎以敛之而效如神也。

服药 3 剂，一周未遗，继服 4 剂，愈。

血管性头痛

1.不审方病之因，不察脉象之见，但凭武断臆测，徒施药饵，怎能取效？

章××，男，30 岁。

头痛 3 个月来昼夜不止。医诊血管性头痛。先以西药治疗 1 个多月不效，继又以中药清热泻火、活血通络、滋阴平肝等剂，并配合针灸等治疗 2 个月，仍不效。审其病之始于冬季装卸货物汗出之后，舌苔白，脉浮弦紧，左脉大于右脉。综合脉证，思之：东垣于内伤、外感之辨在脉之左大于右者外感也，右大于左者内伤也。今脉左大于右，且脉浮弦紧，必风寒外感也。治宜疏风散寒。处方：蝉蜕 10 克,僵蚕 10 克,川芎 10 克,荆芥 10 克,防风 10 克,细辛 4 克,白芷 10 克,薄荷 1 克,甘草 6 克,羌活 10 克。

服药 2 剂,头痛减半,继服 4 剂,头痛尽失。

某医云：前用诸药 50 余剂不效,今用 4 剂而愈,其故何也?答曰：药、证相符也。今脉证皆寒而反用寒凉、活血,此误也,何以故? 不察因与脉也。

2. 知天人相应,辨脏腑,知虚实,病始治愈

苏 ××,女,30 岁。

左侧偏头痛 3 年多。医诊血管性头痛。先予西药治之不效,后又予中药平肝泻火、祛风散寒、养血活血、针灸治之,亦无功。审其头痛呈阵发性, 发时或为撕裂, 或为锥刺, 并同时伴作恶心呕吐, 或吐泻并作。再询其头痛有明显的时间性, 每次发病均发生于早晨起床之后, 至上午 10 时左右才开始缓解,这种情况连续发生 3 天后, 逐渐感到极度的疲乏嗜睡, 有时甚至连续睡眠 4 天, 既不想吃, 也不想喝, 至嗜睡好转之后,又开始转为持续不断的隐痛 3 天, 再突然剧痛几下, 头痛才真正消失。这种发作, 开始时半年发作一次, 近半年来, 几乎平均一个月发作一次, 每次少则 7 天, 多则半月。此次发病与上次发病仅相隔了一周, 为此半年来, 根本不能再坚持工作。舌苔白, 脉弦大而紧, 右大于左。综合脉证, 诊为气血俱虚为本, 风寒外客为标。治拟益气养血, 疏风散寒。处方：升麻 10 克, 柴胡 10 克, 黄芪 15 克, 白术 10 克, 人参 10 克,甘草 6 克, 当归 10 克, 羌活 10 克。

某医云：此病如此之剧, 何仅用补中益气汤以治之? 答

曰：此病发于每日之早晨，早晨，《内经》称为朝，即约为卯辰时，此时为阳气初生之时，阳虚挟郁者，升发不利，故疼痛大作，至午时阳气盛而痛减，乃阴阳相对平衡之所为，此证非但补之所能解，必须补中佐升佐散方为正事，故以补中益气治之。又云：疼痛如此之剧，何不用蜈蚣、全蝎？答曰：风寒闭郁，阳气闭郁者，还是以散风升阳之味较好，故加羌活、而不用蜈蚣、全蝎。君请看东垣之著，用羌活、防风、白芷、细辛、独活，而不用蜈蚣、全蝎者，亦在此耳。

服药 4 剂，头痛顿失，其后又服 40 剂，果愈。

3. 察脉验证，两相比较，知比例之多少，始得全功

张 ××，男，40 岁。

头晕头痛，时轻时重 5 年多。医诊血管性头痛。先以西药治疗 2 年多不效，后又配合中药平肝泻火、滋阴平肝、疏风散寒，以及蜈蚣、全蝎、蜂房之属与针灸等治之 2 年多仍不效。审其头痛之状，均呈阵发性，每次发病之前，先发现昼夜不能入睡 2～3 天，接着突然感到头胀头痛，进而剧烈发作，头痛如裂，恶心呕吐，心烦意乱，时时烦热向上冲逆，胃脘悸动不已，胃脘满胀，一天后头痛开始减轻，并感到特别疲乏思睡，头脑不清，思维和记忆力几乎全部丧失，这种情况 2 天左右，诸症逐渐消失，并感几乎和无病一样。这种情况，开始时，3～4 个月 1 次，最近 3 个月来几乎每月都发。舌苔白，脉弦紧而数。综合脉证，诊为痰饮蕴伏，肝木失达。治拟化饮理肝。处方：柴胡 10 克，半夏 10 克，黄芩 10 克，党参 10 克，甘草 6 克，生姜 3 片，大枣 5 个，桂枝 10 克，茯苓 15 克，熟军 4 克，龙骨 15 克，牡蛎 15 克。

服药3剂,头痛顿止,继服7剂,他证未作。其后又服30剂,停药观察半年,愈。

某医云:前用诸方之不效者,何故也?答曰:痰饮不化反用阴药之胶固也。徐灵胎清代之大医家也,在评仲景立方,天士立法时,特别称道苦辛通降法为治胶结痰饮之大法,而前用诸药恰巧违反此一立法。今柴胡加龙骨牡蛎汤者,既有苓桂剂之化饮,又有黄芩入肺之上苦,大黄入大肠之下苦,既有生姜之辛散,又有桂枝之辛通,且有柴胡之理肝胆,故郁结之痰饮可一举而消也。所以头痛可迅速消解也。又问:余亦曾用柴胡加龙骨牡蛎治之,然其不效者,何也?答曰:大法、方剂均同而不效者,恐药物之间的比例有别也?云:其他药味药量均同,而仅大黄用量有别也。答曰:你用大黄10克、我用熟军4克,其因恐就在此耳。大黄10克重在泻下,熟军4克仅用其苦降,而不用其泻下也,如此可辛通有余而苦降不足,痰饮易化也。若用大黄10克则苦降有余,辛通不足,解郁火有余,而化饮不足,此仲景柴胡加龙骨牡蛎汤意也。

4.**虚实并见,寒热共存,不审脉象,不察转变,治之不效**

郑××,男,48岁。

头痛牙痛8年多。医诊血管性头痛、三叉神经痛。先以西药治疗数年效果不明显,继又配合中药龙胆泻肝、川芎茶调、归脾、补心等剂及针灸治疗数年亦无微功。审其头、眼眶、面颊、牙龈均痛,其痛时为钝痛,时为闪电样剧痛,且视物昏花,头晕耳鸣,心烦心悸,纳呆食减,口苦咽干,舌苔白,指趾厥冷,而手心反热,脉沉弦而涩。综合脉证,诊为肝郁气结,寒饮内郁，郁而化火，上热下寒证。治用疏肝理气，温阳化饮，清上温下。处方：柴胡10克，半夏10克，黄芩10克，甘草6克，生姜3片，大枣5个，桂枝15克，酒军3克，龙骨15克，牡蛎15克。

服药4剂，头痛、牙痛、头晕耳鸣俱减，继服4剂后，诸症不但不减，反有加重之势。再审其脉虚弦而滑。思之：脉虚者，气阴俱虚也；滑者，痰热也。合之于证，乃气阴两虚，痰热内郁也。治拟补气养阴，理气化痰。处方：黄芪15克，当归10克，麦冬10克，党参10克，五味子10克，竹茹10克，枳实10克，半夏10克，陈皮10克，茯苓10克，甘草6克，菖蒲10克，远志10克，川芎10克，知母10克。

服药6剂后，头痛消失，他证亦减；继服40剂，诸症尽失，愈。

某医云：余治此病人常常是初药有效，继服无功，此何故也？答：这种情况在疑难复杂疾病中非常多见，这主要是本病大都虚实并见，寒热共存之故，如何治？我认为一注意先后，二注意随证。怎么注意？宗脉即可。

5. 寒热当分，经络当明，本末当清

徐××，女，62岁。

反复发作性剧烈头痛呕吐40年。医诊血管性头痛。先以西药久治不效，后又以中药补气养血、和胃降逆、平肝潜阳、疏风散寒等剂，以及针灸、按摩、气功等亦无功。细询其证，结婚以后，性欲要求比较旺盛，但不久即发现每次性交之后，即感头胀隐痛，至30多岁时，每次性交之后，即头痛纳呆，甚至几天头痛得不能坚持工作，头痛停止后，又有性欲要求迫切的感觉，但一性交又头痛几天不能工作。至 40 岁左右时，性欲要求不如以前那样迫切，头痛也渐减少。但头痛的剧烈程度和时间却较前更加严重，每次同房发生快感时，即突然感到头顶灼热，迅即剧痛，恶心呕吐，滴水不入，接着连续头痛、呕吐，烦躁不安，难于入睡十几天。最近数年以来，以上症状持续的时间更加延长。近两年来，由于忙碌，经常出差不在，夫妇未曾同居，所以一直没有发生头痛。在两个多月前，由于工作已告一段落，而性交一次，在此次性交达于兴奋高潮时，突然感到头顶灼热，迅即转为头痛呕吐不止，立即请本单位医生救治，不效，又转至某院进行治疗。先以西药、支持疗法治疗一个多月不效，又请中医以川芎茶调散、二陈汤等加减治疗 20 多天仍不效。再邀余前往会诊治疗。察其除头顶灼痛，频繁的呕吐外，并见其烦躁不安，舌苔薄白，脉弦紧。综合脉证，思之：巅顶头痛者，肝也；弦紧之脉者寒也。合而论之，乃肝寒厥逆头痛之疾。治宜温肝降逆。处方：吴茱萸 10 克，人参 10 克，当归 10 克，白芍 10 克，生姜 4 片，大枣 7 个。

服药 4 剂后，头痛大减，呕吐停止，食欲增进，又服上药 6 剂，痛减八九，食欲、睡眠恢复正常。3 个月后，又因再次性交，头痛又发，但较上次头痛明显为轻，且未发现呕吐，复与上方 10 剂服之，诸症不减。再察其证，除头痛、失眠之外，并见两脉尺弱寸盛而弦细。因思尺脉者，肾脉也，且见足冷，必肾阳亏损，厥气上逆所为耳。因拟温肾纳气。处方：沉香 10 克，补骨脂 10 克，骨碎补 10 克，硫黄 1 克，肉苁蓉 15 克，吴茱萸 10 克，当归 10 克。

服药 10 剂,头痛消失。继以上方为丸,每次 3 克,每日 2 次,服药 3 个月,果愈。

某医云:余亦曾用温胃降逆,然其不效者何也?答曰:本证之始确为肝胃之证俱见证,故以肝胃之方治之而取效,然其用温胃降逆何其反不效也?经络不同耳。喻嘉言云:不明脏腑经络,开口动手便错,意即此耳。仲景《金匮要略》云:"干呕,吐涎沫,头痛者,吴茱萸汤主之。"在《伤寒论》一书中列于厥阴篇,即指能治厥阴头痛也。然本病病程甚长,且肾气亦衰,故寒厥上逆而头痛,因此改用温肾降逆治之。

6.治病宗法,而不可泥方,此中医之大法也

邵××,女,48 岁。

头痛头闷时或剧痛难忍 3 年多。医诊血管性头痛。先用西药治疗年余不效,继又以中药补气养血、活血通络、清肝泻火、虫药止痛,针灸、按摩等亦不功。细审其除头闷头痛,时见剧痛外,并见面色虚浮㿠白,神疲乏力,白带增多,月经失调,舌苔薄白,脉濡缓。综合脉证,诊为脾虚湿盛,肝木失达,清阳失升。治拟健脾除湿,理肝升阳。处方:白术 50 克,山药 50 克,党参 10 克,白芍 10 克,车前子 10 克,苍术 9 克,甘草 10 克,陈皮 10 克,柴胡 4 克,荆芥 4 克。

某医云:此乃傅氏女科第一方完带汤也。完带汤乃治白带之方,何先生用其治头痛之证?答曰:傅青主《女科》云:"夫白带乃湿盛而火衰,肝郁而气弱,则脾土受伤,湿土之气下陷,是以脾精不守,不能化荣血以为经水,反变成白滑之物,由阴门直下,欲自禁而不可得也。治法宜大补脾胃之气,稍佐以疏肝之品,使风木不闭塞于地中,则地气自升腾于天

上，脾气健而湿气消，自无白带之患矣。"完带汤者，"脾胃肝三经同治之法，寓补于散之中，寄消于升之内，升提肝木之气，则肝血不燥，何至下克脾土，补益脾土之元，则脾气不湿，何难分消水气，至于补脾而兼以补胃者，由里以及表也。脾非胃气之强，则脾之弱不能旺，是补胃正所以补脾耳。"本证虽非白带之病，而其病机亦与完带汤所治之证相同，故仍可以完带汤治之。此即所谓重法而不重方也。

服药6剂，精神、食欲好转，头闷头痛消减六七。继服4剂，诸症不减。再审其脉虚弦而滑，舌苔薄白。因思脉虚者，气血俱虚也；弦滑者，痰热郁于肝胆也。治宜补气养血，理气化痰。处方：黄芪15克，当归6克，党参10克，麦冬10克，五味子10克，竹茹10克，枳实10克，半夏10克，陈皮10克，茯苓10克，甘草10克，菖蒲10克，远志10克，生地10克。

服药10剂，诸症消失，后果愈。

某医云：完带汤、加减十味温胆汤两方均能除湿，然用完带汤不效，用加减十味温胆汤有效，其故何也？答曰：痰与湿虽属同类，然有其不同耳，故改用祛痰而取功耳。

7. 久用气药，阴液因伤，不知变化，病必延宕

续××，男，12岁。

头阳白穴附近约指头大一片疼痛，痛则恶心呕吐，视物昏花6年多。医诊神经血管性头痛。先用西药治疗1年多无明显效果，继又配中药祛风散寒，活血止痛之剂治疗2年多亦不见好转。最近半个多月以来，又以针灸治之，其痛更甚，特别是近1周来，几乎每天都剧痛3～4次，每次少则几秒，多则3分钟，且见一痛即剧烈呕吐，视物昏花，疼痛一止即

昏昏欲睡。细审其证，除头痛外，并时见心烦不安，舌苔白，脉弦紧。综合脉证，诊为肝郁气结，痰湿内蕴。治拟疏肝理气化痰。处方：柴胡 10 克，半夏 10 克，黄芩 10 克，党参 10 克，甘草 6 克，生姜 3 片，大枣 5 个，桂枝 10 克，茯苓 10 克，熟军 3 克，龙骨 15 克，牡蛎 15 克。

服药 6 剂，头痛大减，由每日头痛 3～4 次，减为每周仅发 2 次，而且发作的时间亦明显减少，但继服至第 10 剂时疼痛不但不再继续减轻，而且反有加重之势，仅近 2 天即头痛发作 3 次。再审其证，舌苔薄白，舌尖稍红，脉弦小数。综合脉证，思之：此乃少年稚阴稚阳之躯，久久必然阴津亏损，风邪乘虚而入。治宜养阴益血，佐以散风止痛。处方：川芎 6 克，防风 4 克，元参 30 克，当归 10 克，白芍 12 克。

服药 10 剂，头痛消失，继服 10 剂，果愈。

某医云：川芎、防风均止痛之品，今头痛甚剧，反以微量治之，吾甚不解也？答曰：本证阴血不足，若以大剂风药以耗血散血则病必剧，故只可以量少之风药内服，因恐其伤血也。

8. 郁火当散，实火当泻，泻散不当，其病难瘳

钱××，女，58 岁。

左侧头部、上牙、耳、颧、鼻孔疼痛 15 年多。医诊三叉神经痛、血管性头痛。先用西药与酒精封闭，曾经有一度有所减轻，但不久疼痛更加严重，后又配合针灸、散寒止痛之剂，亦是开始减轻，其后更剧，特别是近 3 个月来，疼痛一直持续不止。细审其证，疼痛如绞，上下牙不敢闭合咀嚼，亦不敢用鼻大吸气，心烦不安，食欲不振，大便干，口干舌燥，

舌苔黄白，脉弦紧而数。综合脉证，思之：此乃肝胆相火内郁而外受风寒也。治宜拟清泻肝火，外散风寒。处方：防风10克，细辛3克，龙胆草10克，栀子10克，黄芩10克，柴胡10克，生地10克，车前子10克（布包），泽泻10克，木通10克，甘草10克，当归10克。

服药1剂，疼痛大减，但当服至第7剂时疼痛不再继续改善。综合脉证，反复思考：此乃久病由气及血，当在散寒、泻火的同时，酌加养血泻火之品。处方：川芎15克，生石膏40克，元参60克，龙胆草10克，当归15克，细辛3克。

服药6剂，其痛大减，继服50剂，愈。

9.元参养阴，善清浮火，量少力微，亦难奏效

吴××，女，成。

左偏头痛十几年。医诊血管性头痛。始用西药稍有缓解，继续用药则无效果，后配中药祛风散寒、补气养血、益血安神，亦只开始有效，继而无功。细审其证，头痛头闷，时而钝痛，时如锥刺，时或吐泻，痛止后则嗜睡乏力数天，其后又见失眠心烦，胸满心悸，月经失调，舌苔薄白，脉弦细。综合脉证，思之：此肝郁血虚为本，肝火为标也。治宜疏肝养血泻火。处方：柴胡10克，当归10克，白芍10克，白术10克，茯苓10克，生姜3片，薄荷3克，龙胆草10克，元参40克。

服药6剂，头痛头闷大减，继服30剂，愈。

某医云：本病余曾用丹栀逍遥散治之，然其不效者何也？

答曰：本病脉弦细，治宜养血泻火，丹栀逍遥散者，养血泻火之方也，临证用之尚称合拍，然用之何故不效？此因肝阴不足，养阴不足所致也。又曰：余亦曾加生地、元参以益阴，

然用之亦不效，其故何也？答曰：阴虚火炎于上者，当滋阴降火，元参者，不但滋阴，且善清上焦浮游之火，尤宜用之，然用元参何故不效？药量不足所致也。今火浮于上当滋阴降火，而柴胡者，不但疏肝，且能升阳以助火邪之上浮，故需大剂元参以佐制之，否则难于奏效也。

10. 气机郁滞，不予调气，反予止痛，寒气伤胃，其痛更剧

柳××，男，64岁。

持续性头痛，时轻时重30多年。医诊血管神经性头痛。胃脘满胀，隐隐作痛，频繁嗳气40多年。医诊慢性胃炎。胸痛心悸消瘦5年多。医诊冠状动脉硬化性心脏病、心房纤颤、糖尿病。医先用西药治此害彼，治彼害此，而病情日渐加重，后又请中医或治头而胃伤，或治胃而头痛加剧，或治心而诸症更甚。细审诸症，胃脘满胀，隐隐作痛，不断嗳气，按压之则痛胀更甚，头痛头胀，口苦口干，疲乏思睡，阳痿，腰困腰酸，目视昏花，舌苔白，脉沉弦缓。综合脉证，思之：此气阴两虚为本，脾湿不化，食滞中焦，肝木失达为标。治拟补气养阴，燥湿健脾，理气活血，消积导滞。处方：党参30克，麦冬10克，生地30克，苍术10克，白术10克，青皮10克，陈皮10克，三棱10克，莪术10克，薄荷4克，神曲12克。

服药6剂，头痛、胸满、脘腹胀痛、嗳气均大减，继服12剂，诸症大部消失。

某医云：本病证情极杂，诸方用之均无效果，且其止痛仅用蜈蚣即达千条，全蝎亦达10斤，然其微效俱不得见，今

用此方未见一味止痛之药，然其效甚佳，其故何也？答曰：东垣《脾胃论》云："《阴阳应象大论》云：谷气通于脾，六经为川，肠胃为海，九窍为水注之气。九窍者，五脏主之。五脏皆得胃气乃能通利。《通评虚实论》云：头痛耳鸣，九窍不利，肠胃之所生也，胃气一虚，耳目口鼻，俱为之病……谓人以胃土为本……胆者，少阳春升之气，春气升则万化安，故胆气春升则余脏从之。"今之以加味一贯煎治愈者，一者调脾胃也，二者调肝胆也，故一方而诸症俱愈。至于蜈蚣、全蝎者，一熄风也，二活络也，然其均无调肝脾之效，故用之无功也。

外伤性头痛

1.胶执瘀阻，不辨脉证，气滞活血，疗效不明

郜××，女，成。

头部被木棒击伤后3个多月来，一直头痛头晕，心烦失眠。医诊外伤性头痛。先用西药治疗1个多月不效，继用中药活血化瘀之剂近2个月仍无功。细审其证，除头痛头晕之外，并见心烦失眠，舌苔薄白，脉沉弦而涩。综合脉证，诊为气滞血瘀，治拟理气活血。处方：柴胡15克，赤芍10克，枳实10克，炮甲珠10克，桃仁10克，红花10克，熟军10克，甘草10克。

服药3剂，头痛稍减，继服15剂，头痛消失，愈。

某医云：为何余久用活血逐瘀而不效，而老师应用活血逐瘀之剂反效耶？答曰：外伤后头痛大部是与瘀血有关，因此多用活血逐瘀法进行治疗，但是本病脉沉弦而涩，不但有

瘀血而且有气滞。气滞血瘀者，治当理气活血，而你的治法中恰恰缺少理气这一项，故而不愈。

2. 泥于瘀血，频施逐瘀，虚证已具，反予攻邪，久久不愈

郝××，男，43岁。

车祸外伤昏迷经过抢救虽然已经恢复，但其后4个多月来，一直头晕头痛，失眠健忘，疲乏无力。为此先用西药治疗2个多月不见好转，继又用中药活血逐瘀之剂仍不见效。细审其证，除头晕头痛，失眠健忘，疲乏无力之外，并见舌苔薄白，脉虚大而弦。综合脉证，诊为气阴两虚证，拟用补气养阴之剂治之。处方：黄芪15克，白术10克，人参10克，当归10克，升麻10克，柴胡10克，陈皮10克，甘草10克，生地15克，山药10克，山茱萸10克，五味子10克，茯苓10克，泽泻10克，丹皮10克。

服药3剂，头晕头痛，失眠健忘等症好转；继服30剂，愈。

某医云：脑震荡诸医均云瘀血所致，而本证反用活血不效，其故何也？答曰：瘀血者，脉见沉涩也，今脉反见虚大而弦，虚大而弦者，乃气阴俱虚之脉也。仲景在《伤寒论》中，当论及误治坏证的治法时，曾谆谆告诫说："观其脉证，知犯何逆，随证治之。"即知何逆，当首观脉，次观症，而不是首观症，后观脉。本证既属久治不效者，必有误治在中也，怎么辨证？怎么论治？宗脉可也。今脉既为虚大而弦，其证自当以气阴两虚为主，所以治以补阴益气煎以补气养阴也。

3. 脑髓不足，气阴两虚者，当益气养阴，填精补髓

葛××，男，成。

砸伤头部后 3 年多来，头晕头痛一直不止。医诊外伤性头痛。先用西药治疗 1 年多不效，后又配合中药活血逐瘀、针灸仍不效。细审其证，除头痛头晕，失眠健忘之外，并见舌苔薄白，脉沉细弱。综合脉证，思之：脉沉细弱者，气血阴阳俱虚，髓海不足也。治宜大补阴阳气血，填精补髓。处方：龟甲 30 克，鹿角胶 10 克（烊化），人参 10 克，枸杞子 10 克，参茸卫生丸 2 丸。

服药 4 剂，头晕头痛，失眠健忘俱减，继服 40 剂，诸症消失，愈。

动脉硬化性脑梗死

1.神昏舌短，邪闭心包，内窍不通，但用开窍不愈者，必予通腑

关××，男，60 岁。

神昏，口㖞，半身不遂 4 天。医诊脑血栓形成。每日除予西药外，并鼻饲安宫牛黄丸 3 丸，然其效果始终不够显著。细审其证，除神昏、口眼㖞斜、半身不遂外，并见其脘腹胀满，大便 5 日未行，舌苔黄燥，脉沉滑数。综合脉证，思之：神昏者，心包之疾也，其痰火蒙蔽者，安宫牛黄丸为必用之药，然其已用 13 丸而尚不减，其故何也？又思鞠通《温病条辨》曰："阳明温病，下之不通，其证有五……邪闭心包，神昏舌短，内窍不通，饮不解渴者，牛黄承气汤主之。"此"其因邪闭心包，内窍不通……较前条仅仅谵语，则更急而又急，立刻有闭脱之虞，阳明大实不通，有消亡肾液之虞，其势不可少缓须臾，则以牛黄丸开手少阴之闭，以承气急泻阳明，救足少阴之消，

此两少阴合治法也。"本病非但神昏，亦且便秘，舌黄而燥，脉沉滑数，故非通腑不得解也。再思下法有二：一曰牛黄丸加大黄，二曰牛黄丸加小承气。若腹满便秘者宜小承气，仅口渴者宜大黄，今患者腹满、便秘、脉滑并见，自宜小承气也。因拟通腑泻热，开窍化痰。处方：大黄10克，枳实10克，厚朴10克，安宫牛黄丸2丸（另化开服）。

服药1剂，大便通，神稍清，继服1剂，神志全清。

2. 神昏之因气郁者，必予理气方效

由××，男，68岁。

在睡眠的过程中突然神志昏迷。医诊脑血栓形成。先用西药治疗2周不效，继又配合中药安宫牛黄丸、苏合香丸治疗2周亦不效。细审其证，除神志昏迷外，并见其痰涎壅盛，舌苔白腻，脉沉缓稍滑。询其发病之因，曰：近1个月连续不断地生气，为此长期唉声叹气，不食亦不能睡。综合脉证，思之：脉沉者，郁证也；缓而滑者，湿痰蕴郁不化也。痰湿上逆，上蒙心窍，故神昏也。因拟疏肝理气，化痰开窍。处方：柴胡10克，枳实10克，桔梗10克，陈皮10克，青皮10克，郁金10克，赤芍10克，杏仁10克，菖蒲10克，栀子10克，苏叶6克，瓜蒌15克，生姜4片，苏合香丸2丸（另溶化冲服）。

服药1剂，神志略清，继服4剂，神志全清。

某医云：开窍乃治昏迷之大法，而未闻其用疏肝始解者也？答曰：《内经》称木郁者达之，称因而和之是为圣度。此病既与肝之郁有关，且属不和所引起，岂能不与和之，达之乎！

3. 神昏之闭、脱并见者，必予祛邪扶正两施，才可挽生命于万一董××，男，70岁。

神昏不语3个多月。医诊脑血栓形成。先以西药治疗20天不效，继又配合中药安宫牛黄丸、至宝丹2个多月仍不效。细审其证，除神昏不语外，并见其眼合口张，鼻鼾，肢体软瘫，二便自遗，舌苔黄白厚腻，脉虚大弦滑。综合脉证，思之：目合口张，鼻鼾，二便自遗，脉虚大者，正气大虚也，五脏欲绝也。脉弦滑者，尚有阳气也，痰热蒙蔽也。综合脉证，论之乃五脏欲绝而尚有阳气之复也，痰湿邪气阻郁也。治宜大补气阴以扶正回元，稍佐化痰开窍以除其邪。处方：黄芪15克，当归10克，人参10克，麦冬10克，五味子10克，竹茹10克，枳壳10克，半夏10克，陈皮10克，茯苓10克，甘草10克，菖蒲10克，远志10克，知母6克。

并嘱除支持疗法外，停用任何药物。

连续服药15剂，神志稍清，并时有睁眼，开口及示意他人接大小便的动作。此时某医嫌药效过慢，乃加入安宫牛黄丸，每日2丸服之，两日后，神志更加不清，且大便转为失禁。再邀会诊。云：此五脏大衰之候，岂能容克伐之药进之乎。急去安宫牛黄丸、知母等药。服药15剂，神志果清。

4. 舌暗不语，风痰阻络者，必分阴阳寒热

赵××，男，54岁。

脑血栓形成后，经过中西药、针灸等治疗后，虽然神志、偏瘫已经基本恢复正常，但仍健忘、失语。细审其证，除言语不能，伸舌偏歪外，并见口涎不断地由口角流出，嘱其张口看舌则满口尽涎，舌苔白而水滑状，指冷，脉沉弦细涩。综合脉证，云：此风痰阻络证也。治宜熄风化痰，开窍通络。

余语刚停，某医云：余用解语丹、资寿解语汤加减已百余剂矣，然其不效也。余云：恐用方寒热有别也。为疏：羌活3克，竹沥15克（冲），生姜10克，天麻10克，附子10克，肉桂10克，茯苓10克，制南星10克，全蝎6克，菖蒲10克，远志10克。

针：通里、哑门、大陵

服药10剂，开始可以说一些简单的词语；继服40剂，言语基本恢复正常。

某医云：此证所处之方仅附子、肉桂不同，而再加羚羊角、钩藤、连翘也，何其效不同者若此？答曰：温化与冰固天壤之别也，岂可不注意也。

5. 偏瘫失语，正虚邪实者，非扶正祛邪而不解

苏××，男，60岁。

脑血栓形成后，经过中西药、针灸配合治疗，虽然神志已清，偏瘫稍解，但直至今天已1年多仍然不能说话。细审其证，除舌暗不语外，并见舌苔黄白厚腻，脉虚大弦滑。因思脉虚大者，气阴两虚也。弦滑者，痰热也。合之于证，乃气阴两虚为本，痰热不化为标也。拟用补气养阴，理气化痰。处方：黄芪15克，当归6克，麦冬10克，人参10克，五味子10克，竹茹10克，枳实10克，半夏10克，陈皮10克，茯苓10克，甘草10克，菖蒲10克，远志10克，元参15克。

针：哑门、涌泉、通里

连续服药70剂，言语恢复正常。

更多中医知识
眼扫码获取

高血压性脑出血

1. 阴脱宜固，不可祛邪，虚实不辨，治焉不错

栗××，男，75岁。

在一次会议的发言过程中，突然昏仆不省人事。医诊脑出血。先以西药治疗8天无效，继又配合中药化痰开窍，平肝熄风治之约2个月，不见好转。细审其证，除神昏不语外，并见右侧偏瘫，面赤如妆，鼻鼾遗尿，汗出，舌质红绛少苔，脉虚大而数。综合脉证，诊为阴脱之证。治拟养阴固脱。处方：龟甲30克，牡蛎15克，龙骨15克，鳖甲15克，甘草10克，白芍15克，五味子12克，阿胶10克，麦冬10克，生地15克。

某医云：脑出血证，中医之中风病也。张山雷《中风斠铨》云其为肝阳上亢血冲脑神经所致者也，故多以平肝潜阳为法，张锡纯著《医学衷中参西录》列镇肝熄风汤，治内中风证，其脉弦长有力，面色如醉，颠仆不知人，肢体痿废，而先生独不用其法、其方，其故何也？答曰：本证舌绛，汗出，面赤如妆，神昏，脉虚大而数，显系阴脱而非阳亢，脱者宜固宜敛，故重用益阴敛摄之龙、牡、五味、阿胶，而不用代赭、钩藤也。且前医已告知安宫牛黄、石决、钩藤、竹沥之属均不可再用也。

服药3剂，神志稍清，继服30剂，汗止，神清，且时有言语可以发出。

2. 虚实必辨，阴阳必分，证脉分清，始能判明

李××，男，77岁。

脑出血病，经过中西药的治疗，半年多来，神志虽然已

经恢复正常，偏瘫亦明显好转，但至今仍完全失语。细审其证，除仍偏瘫、失语外，尚见舌质红绛无苔，脉虚大而数。证脉合参，诊为阴虚金破。拟滋阴润肺，养心益肾。处方：龟甲 30 克，鳖甲 30 克，牡蛎 15 克，甘草 10 克，白芍 15 克，生地 15 克，麦冬 15 克，阿胶 10 克，元参 10 克，五味子 10 克。

针：哑门、涌泉、通里。

某医云：中风不语，医家多云为风痰阻络所致，故但见风痰上阻者用解语丹、资寿解语汤，若肾虚精亏者用地黄饮子，若肝阳上亢者用天麻钩藤，镇肝熄风加菖蒲、胆星、竺黄、全蝎，而先生却弃而不用，其故何也？答曰：中风不语确实以风痰阻络者为多见，故诸医多以化痰祛风治之，即如虚证之肾虚精亏证亦因其兼风痰而予菖蒲、远志，今本病久用除痰熄风而阴液大亏，即所谓金破不鸣之谓也，故必须但用养阴之品，且其脉虚大而数，只可用养阴敛摄不可用升散，以防厥脱而性命不保。

服药 70 剂，言语果然恢复如常。

蛛网膜下腔出血

1.胶于安宫，泥于再造，过用补阳还五，不审脉证而不愈

苏 ××，男，59 岁。

在讲课的过程中，突然感到全身不适，说话困难，继而昏迷，半身不遂。急至某院，诊为蛛网膜下腔出血。先以西药治疗 15 天，神志逐渐清醒，但右半身不遂，口眼㖞斜，言謇语涩不见改善，又配合中药安宫牛黄丸，一日 2 次，一次 1

丸；再造丸，一日 3 次，1 次 1 丸；补阳还五汤加减，1 日 1 剂；针灸等治疗 5 个多月，半身不遂明显好转。但右半身依然发僵，屈伸不利，口眼㖞斜，失语，伸舌偏歪，且饮水即呛而出，舌苔黄白厚腻，脉弦紧滑数。综合脉证，思之：前用补阳还五汤、安宫牛黄丸、再造丸均称合拍，然其不愈者何也？又思脉虽滑数而却兼弦紧，滑数之脉为痰热，其用安宫牛黄丸亦称合拍，然其又兼紧弦，紧弦之脉，当属寒属肝，自当温化寒痰相佐，而安宫牛黄者，但除热痰也，即如再造丸虽有祛痰之味，然其总为补益通络为主，补阳还五汤者亦补气活血之方，而化痰均有不足，终不合拍，故失语，饮水即呛而出。治宜疏风散寒，化痰通络。处方：黄柏 10 克，苍术 10 克，南星 10 克，桂枝 10 克，防己 10 克，威灵仙 10 克，桃仁 10 克，红花 10 克，龙胆草 10 克，羌活 10 克，白芷 10 克，川芎 10 克，神曲 10 克。

某医云：此乃丹溪上中下痛风方。上中下痛风方者，丹溪治痛风之方也，治痛痹之方也，今先生反用其治中风不语者何也？答曰：仲景《金匮要略》列中风、历节病于一篇，言其病因有相同者也，言其治法有相同者也。今从脉证来看，本证痰、风、瘀俱在也，故以祛风、化痰、活络三法于一炉而治此疾也。

服药 4 剂，口眼㖞斜竟几近恢复，说话有声音可以发出，肢体活动几近正常，继服 40 剂，诸症消失，愈。

2. 谨察舌色，脉证合参，虚实可辨，扶正始愈

李××，男，78 岁。

在一次开会发言的过程中，由于过度激动，突然昏仆不

省人事。急至某院，诊为蛛网膜下腔出血。先用西药抢救 10 天不效，后又配合中药化痰熄风开窍之剂治疗近 50 多天亦无明显效果。细审其证，除神志昏迷外，并见左侧偏瘫，面赤如妆，鼻鼾遗尿，汗出，舌质红绛无苔，脉虚大而数。综合脉证，思之：面赤如妆，鼻鼾遗尿，神昏，汗出，脉虚大而数者，阴液将脱证也。治宜滋阴敛阳固脱。处方：龟甲 30 克，鳖甲 15 克，牡蛎 15 克，龙骨 15 克，甘草 10 克，白芍 15 克，五味子 12 克，阿胶 10 克（烊化），生地 15 克，麦冬 10 克。

某医云：此吴塘《温病条辨》下焦方也。《温病条辨》者，吴塘论温病之大著也，何其方药反用于中风？答曰：上方确为《温病条辨》之下焦篇方，具体地说确为三甲复脉汤加减方。《温病条辨》云："风温、温热、温疫、温毒、冬温，邪在阳明久羁，或已下，或未下，身热面赤，口干舌燥，甚则齿黑唇裂……脉虚大，手足心热甚于手足背者，加减复脉汤主之。""温病误表，津液被劫，心中震震，舌强神昏，宜复脉法复其津液；舌上津回则生，汗自出，中无所主者，救逆汤主之。""温病已汗而不得汗，已下而热不退，六七日以外，脉尚躁盛者，重与复脉汤。""热邪深入，或在少阴，或在厥阴，均宜复脉。""热邪久羁，吸烁真阴，或因误表，或因妄攻，神倦瘈疭，脉气虚弱，舌绛苔少，时时欲脱者，大定风珠主之。"此病虽非温病之误表所致，然其所谓邪气已去八九，真阴仅存一二，时时阴液欲脱则相似也，故以大队浓浊填阴塞隙，介属潜阳镇定，使阴得安其位，阳可立根基。正如叶天士所云：阳气不交于阴，勿谓痰火，议与潜阳之义也。

服药 2 剂，神志稍清；继服 30 剂，神志全清，偏瘫、失语减。

良性颅内压增高症

1.察脉辨证，脉弦滑数，知其为痰火上扰，与疏肝泻火化痰得愈

朱××，女，45岁。

头脑胀痛，恶心呕吐，两眼失明3天。医诊良性颅内压增高症。先以腰穿放液、甘露醇静脉滴注诸症稍有好转，但一直不解决根本问题。细审其证，除头脑胀痛，恶心呕吐，两眼失明外，并见烦躁易怒，口苦而干，失眠，昼夜不能入睡片刻，舌苔黄白，脉弦滑而数。综合脉证，思之：脉弦数者，肝火上冲也；滑数者，痰热蕴结也。合之与证，乃肝胆实火，痰热内郁也。治从疏肝泻火，化痰安神。处方：柴胡10克，黄芩10克，龙胆草10克，竹茹10克，枳实10克，半夏10克，滑石10克，竹叶10克，夜交藤30克。

服药3剂，头痛顿减六七，恶心呕吐消失，视力增加，并能在1米内清楚地看见手指。继服10剂，诸症尽失，愈。追访10年，一直正常。

2.脉见弦紧而数，知其为肝郁气结，寒饮内郁，寒邪上冲，治以疏肝化饮，温肝降逆

和××，男，55岁。

头脑胀痛，恶心呕吐，视力突然下降8天。医诊良性颅内压增高症。先以腰穿放液、静脉滴注甘露醇等治疗，头痛曾一度好转，但不解决根本问题。细审其证，除头痛，两眼失明外，并见恶心呕吐，头晕耳鸣，心烦心悸，舌苔白，脉弦紧而数。综合脉证，思之：脉见弦紧而数者，肝郁气滞，

寒饮内郁，寒气上冲也。治拟疏肝理气，温肝化饮。处方：柴胡10克，半夏10克，人参10克，黄芩10克，生姜10克，大枣7个，桂枝10克，茯苓10克，吴茱萸10克，熟军3克，龙骨15克，牡蛎15克。

服药2剂，头痛大减，恶心呕吐，心烦失眠俱减，视力增加，并能在5米内清楚地看见人影，继服10剂，诸症几近消失，又服6剂，愈。

某医云：吴茱萸汤、柴胡加龙骨牡蛎汤均治头痛，余坚信不移也，然其能降低脑压未闻之也，请师明示之。答曰：中药方中哪个能降低颅内压吾亦未闻之也，今临床验之，颅内压增高以中药治之有效者甚多，当仔细研讨之。

3. 知经络，分寒热，其病始解

齐×，女，19岁。

剧烈头痛，恶心呕吐20多天。医诊良性颅内压增高症。医先以腰穿放液、降低颅压药及其他西药虽曾一时好转但不巩固，后又配合中药滋阴平肝、降逆止呕等亦无明显效果。细审其证，头部闷痛，视力减退已近半年，近20多天来，突然加重，并合并有恶心呕吐，复视，眩晕，耳鸣，心烦心悸，手足厥冷，舌苔白，脉弦紧而数。综合脉证，思之：脉弦紧而数者，寒饮停聚，肝寒上逆也。治宜疏肝化饮，温肝降逆。处方：柴胡10克，半夏10克，黄芩10克，人参10克，吴茱萸10克，生姜10克，大枣7个，桂枝10克，茯苓15克，熟军3克，龙骨15克，牡蛎15克。

服药1剂，头痛头晕，恶心呕吐大减，继服1剂，诸症消失。

某医云：如此之重证，应用腰穿屡次放液，并配合中西药物而不效，而用此方竟如此之神而速，吾不敢想也。请明示之。答曰：吴茱萸汤者，医家多云其常覆杯而效，我开始亦疑信参半也。其后验之临床果然如此也。医家称：吴茱萸厥阴专药也，专病专药，其效尤宏，不可不注意也。

小舞蹈病

1. 八纲不辨，脏腑不明，但从证治，胶于熄风，终非其治

索××，女，14岁。

手足乱动，挤眉弄眼，走路不稳6个月。医诊小舞蹈病。先予西药、针灸治疗2个多月不效，后又配合中药平肝熄风、养血化痰熄风治疗4个月仍不效。细审其证，病发于感冒生气之后，发病之始仅见烦躁，不久即见项强头摇，手足不断地乱动，挤眉弄眼，走路不稳，纳呆食减，烦躁易怒，舌苔白，脉弦紧。综合脉证，思之：弦脉者，少阳经脉也，胆脉也，肝脉也；紧者，寒也，结也，饮也；弦紧相合，寒饮凝结也，化风也。合之于证，乃少阳枢机不利，痰饮内结，郁而化风也。治拟和解少阳，调理枢机，化痰熄风。处方：柴胡3克，桂枝6克，白芍6克，黄芩6克，半夏6克，党参6克，茯苓6克，龙骨6克，牡蛎6克，甘草6克，生姜3片，大枣3个。

服药3剂，手足乱动，挤眉弄眼，走路不稳大见好转，继服30剂，愈。

某医云：余曾遍用熄风化痰之法治之而不效，先生用之反效者何也？答：寒热不同，经络有异，升降有别耳。细看你之所用方药虽为化痰熄风，然你方中全用寒凉，余佐桂枝，

此其一也；你方中全用熄风沉降，而余佐用升达之品，此其二也；你方中虽用化痰熄风而重用甘酸柔肝，而余则重用辛温而佐用酸甘之味，此其三也。三者不同，效自迥异。

2. 刚柔不分，升降不别，气血不清，胶于血分，固于平熄，久治不愈

惠××，女，55岁。

手足乱动，挤眉弄眼，项背僵硬3个多月。医诊脑动脉硬化、小舞蹈病。先以西药治疗1个多月无明显效果，继又配合中药平肝熄风、养血活血熄风，针灸等治疗1个多月仍无明显改变。细审其证，发病伊始，先见左半身拘急不适，次日即出现不由自主地手足乱动，项背发僵，挤眉弄眼，心烦易怒，耳鸣耳聋，口苦咽干，失眠心悸，舌苔黄白，脉弦紧。综合脉证，诊为少阳枢机不利，痰湿蕴结，郁而化风。治拟和解少阳，化痰熄风。处方：柴胡10克，半夏10克，黄芩10克，党参10克，甘草6克，生姜3片，大枣5个，桂枝10克，茯苓10克，酒军4克，龙骨15克，牡蛎15克。

某医云：柴胡加龙骨牡蛎汤为仲景《伤寒论》方，其原用于"伤寒八九日，下之，胸满烦惊，小便不利，谵语，一身尽重，不可转侧。"今先生反用于脑动脉硬化、小舞蹈病者，何也？答曰：柴胡加龙骨牡蛎汤者，为邪热内陷，弥漫全身，表里俱病，虚实互见证方也。今本病虽非伤寒误治之疾，而其病机却系邪热内郁，表里俱病，虚实互见，故以柴胡加龙骨牡蛎汤治之也。又问：余用熄风之药而风证不熄者，何也？答曰：风证应熄风，此治法之常也。然风之起有种种，若血虚风动者必予养血熄风，若阴虚风动者必养阴平肝熄风方可，

若痰火化风者必化痰熄风方可，若脾虚风动之慢脾风则必予健脾才能熄风，其如逐寒荡惊汤治风即此意耳。今本证之风既有痰，又有寒，故以桂枝配龙骨、牡蛎以治风也。本病者，郁证也，寒痰也，湿证也，郁证当舒，不可抑郁；寒证当温，不可过凉；湿证当燥，不可柔润，此即刚柔必分，升降必别，气血必分也。

服药 7 剂，手足乱动，挤眉弄眼等大见好转，继服 30 剂，诸症均失。后果愈。

痉挛性斜颈

1. 寒热不分，气血不明，胶滞熄风，终无效应

柴××，男，48 岁。

左侧颈肌阵发性地不自主收缩，引起头向左侧扭转或阵挛性倾斜 2 年。医诊痉挛性斜颈。先以西药治疗半年多不见好转，后又配合中药养血平肝熄风、养阴熄风，针灸等治疗 1 年多亦不见改善。细审其左侧颈肌不自主的收缩，引起头向左侧扭转，并阵挛性倾斜，张口咀嚼亦感困难，精神紧张时更加严重，说话亦感费力，但睡眠后诸症均消失，心烦易怒，头晕脑涨，口干口苦，舌苔黄白，脉弦紧。综合脉证，诊为肝郁气结，痰湿不化，郁而化风证。治拟疏肝理气，化痰熄风。处方：柴胡 10 克，半夏 10 克，党参 10 克，桂枝 10 克，黄芩 10 克，生姜 3 片，大枣 5 个，茯苓 15 克，熟军 4 克，甘草 10 克，龙骨 15 克，牡蛎 15 克。

服药 30 剂，诸症大减。某医云：此方熄风之力不足也，宜加蜈蚣、全蝎。服药 10 剂，诸症加剧。再邀余诊。云：本

证虽风证较多，但从脉看以寒证为主，饮证为主，故应重在化痰温经，不可重予熄风也。去蜈蚣、全蝎，加人参 10 克。服药 60 剂，诸症果失，愈。

2. 肝胃同病，复夹内风，调其肝胃，佐以熄风，其证果瘥

何 ××，女，60 岁。

胃脘满胀、嗳气频作 3 年，扭颈咬牙 2 年。医诊慢性浅表性胃炎、痉挛性斜颈。先以西药久治不效，后又配合中药熄风解痉等治疗亦无功。细审其证，头晕脑涨，失眠心烦，胸满背痛，右侧颈肌阵发性不自主地收缩，头向左侧扭转，不断地咬牙而喀喀有声、张口困难，特别是越想张口说话时牙咬得更为严重，为此，经常影响咀嚼吃饭，且纳呆食减，胃脘胀满，口苦咽干，消瘦乏力，常因疲乏无力和颈部痉挛而影响走路，为此不得不靠他人搀扶才能走路，舌苔黄白厚腻，脉弦紧。综合脉证，思之：此病虚实并见，寒热并存，且治法往往相互抵触，实难措手。又思：仲景、丹溪在复杂证候的分析上尤重脉象，东垣在治法上尤重升降，在具体措施上尤重脾胃。今脉弦紧，尤当先从肝胃论治。处方：柴胡 10 克，半夏 10 克，人参 10 克，黄芩 10 克，生姜 3 片，大枣 5 个，甘草 6 克，苍术 10 克，厚朴 10 克，陈皮 10 克，桂枝 10 克，茯苓 10 克。

服药 6 剂，胸脘胀痛好转，食欲好转，每日可进食约 250 克左右。但左颈肌收缩、咬牙、心烦失眠不见改善。细审其脉仍弦紧。因思脉弦紧，痉抽者，痰饮内郁，郁而化风者。治拟疏肝理气，化痰熄风。处方：柴胡 10 克，半夏 10 克，

人参 10 克，甘草 10 克，生姜 3 片，大枣 5 枚，黄芩 10 克，桂枝 10 克，茯苓 15 克，大黄 3 克，龙骨 15 克，牡蛎 15 克。

服药 4 剂，颈肌收缩，咬牙减少，且入睡后已不咬牙。但食欲、脘腹胀满较前加重。再予柴平汤加减为方 4 剂，复改柴胡加龙骨牡蛎汤 4 剂，交替用方。2 月之后，诸症消失，愈。

某医云：为何交替用方？答曰：本病有两个不相干的病证，主治此证时对另一证不太有利，主治彼证时对此证不太有利，如采用诸症均治之法，常常延误病情，故采用此法治之。

重症肌无力

1. 知其兼挟，佐以除湿，其病始解

史××，男，34 岁。

两眼睑下垂不能抬起 8 个多月。医诊重症肌无力。先以西药治疗曾一度好转，但一停药就又不能抬起，续又配合中药补中益气汤加减为方治疗 5 个多月，症状亦未明显改善。细询其证，除两眼睑下垂影响视力外，并感头身困重，疲乏思睡，舌苔黄白稍腻，脉濡缓。综合脉证，思之：全身困重，眼睑不能抬起者，脾湿为标，气虚为本也。治宜益气升阳，除湿清热。处方：蔓荆子 10 克，升麻 10 克，葛根 15 克，党参 10 克，黄芪 15 克，黄柏 10 克，白芍 10 克，炙甘草 10 克。

服药 10 剂，愈。

某医云：既云气虚，为何用补中益气汤不效？答曰：本证非但气虚，亦挟湿热，故但用补中益气之补气无功耳。又问：益气聪明汤者，东垣聪耳明目方也，其为何用于重症肌无力？答曰：眼睑者，脾之所主也，益气聪明汤者，既益气，又升阳，又除湿，故可用之也。

2.气阴两虚，痰热阻滞者，不但要补其气阴，而且要化其痰湿

闻××，女，成。

吞咽、咀嚼困难,语言无力,时或饮水从鼻孔中呛出2年多。医诊重症肌无力。先以西药治疗稍效，但不能控制其发展，后又配合中药补气养阴之剂，仍然日甚一日。细审其证，说话、咀嚼无力，饮水即从鼻孔呛出，吞咽困难，面部表情淡漠，下颌下垂不能闭合，头不能抬起，眼睑下垂不能睁眼，疲乏无力，饮食乏味，舌苔白，脉濡缓。综合脉证，思之：此乃气阴两虚，痰湿阻滞所致。治宜拟补气养阴，理气化痰。处方：黄芪15克，当归6克，人参10克，麦冬10克，五味子10克，竹茹10克，枳实10克，半夏10克，陈皮10克，茯苓10克，甘草10克，菖蒲10克，远志10克，生地10克。

服药6剂,呼吸、说话、咀嚼、吞咽均较前有力,饮水已不呛。继服药4月，诸症消失，愈。

某医问：本证曾用补中益气、六味地黄治之，然其不效者何也？答曰：补有余而化痰之力不足耳。痰不除则诸症不减，故必予养阴益气，化痰理气同施。

3.气血两虚，心脾不足者，必予补气养血，养心安神

国××，女，成。

全身肌肉极度疲乏，进食、吞咽、呼吸、翻身困难2年多。医诊重症肌无力。先用西药有暂时减轻的作用，但停药数小时后，诸症又见加重，继又配合中药补中益气汤亦无明显效果。细审其证，除全身极度疲乏无力，进食、吞咽、咀嚼均困难

外，并见纳呆食减，心烦失眠，心悸，舌苔薄白，脉细弱而缓。综合脉证，诊为气血俱虚，心脾不足。治以补气养血，养心安神。处方：人参 10 克，白术 10 克，黄芪 15 克，当归 6 克，茯苓 10 克，远志 10 克，炒枣仁 10 克，木香 6 克，龙眼肉 10 克，生姜 3 片，大枣 5 个。

服药 4 剂，诸症俱减，饮食、睡眠增加，继服 100 剂，诸症消失。

某医云：余亦应用归脾汤治疗，然其效果不著者何也？答曰：你用党参，余用人参有别耳。人参者大补元气，益气养阴，养心助脾，而党参则仅补脾肺之气耳。

周期性麻痹

1. 以脉审辨，佐以色症，立方遣药，坚持始愈

周 ×× ，女，36 岁。

发作性瘫痪 5 年多。医诊周期性麻痹。每次发病一用氯化钾等治疗，即可很快恢复，但就是不能彻底治愈，为此不得不配合中药治之，然而效果仍不明显。特别是近 1 年来，不但不见好转，反见日渐发作频繁，仅只近 3 个月即发病达 14 次之多。细审其证，除全身肢体软弱无力，活动极端困难外，并见口干咽燥，烦渴多饮，心烦失眠，咽喉不利，汗多气短。再询其发病过程，云：发病之始，先是突然感到烦渴多饮，肢体酸痛，接着不久即出现咽喉发憋，疲乏无力，下肢行动困难，终至全身瘫痪。舌苔白，脉濡缓。综合脉证，思之：脉濡缓者，气阴两虚，痰郁气结之证也。且夫全身软弱沉重亦为脾湿，阵发自属肝胆。故治拟益气养阴，理气化痰。处方：

黄芪 15 克，当归 6 克，党参 10 克，麦冬 10 克，五味子 10 克，竹茹 10 克，枳实 10 克，半夏 10 克，茯苓 10 克，陈皮 10 克，甘草 6 克，菖蒲 10 克，远志 10 克，生地 10 克。

服药 6 剂，精神倍增，汗多烦渴，疲乏无力，咽喉不利均减，继服 6 剂，诸症消失。为巩固疗效，改用 3 日 1 剂，服药 3 个月，停药，观察 4 年，未见复发。

2.谨察诸脉，详予辨证，色脉合参，审慎方药，终获痊愈

龚××，男，23 岁。

发作性四肢瘫痪,疲乏无力。医诊周期性麻痹。发病开始，只要休息一天即可缓解，后来，每次发病非用氯化钾不能缓解，但最近一年虽用氯化钾也不像从前那样很快缓解，为此又加用中药补肾强筋壮骨之剂配合治疗，至今无明显效果。近一月来，症状一直不见改善，为此不得不每天输钾以减轻症状。细询其证，除四肢瘫痪,疲乏无力外，并见烦渴多饮，自汗盗汗，心烦心悸,舌苔薄白,脉弦大而数。综合脉证,思之：舌苔薄白，脉弦大而数者，气血俱虚也；弦数者，湿热郁结，清升浊降失职也；口渴喜饮，汗多者，里热而津伤复耗于气也。治宜补气养阴,燥湿清热,升清降浊。处方：人参 10 克，甘草 6 克，黄芪 15 克，当归 6 克，麦冬 10 克，五味子 10 克，青皮 10 克，陈皮 10 克，神曲 10 克，黄柏 10 克，葛根 10 克，苍术 10 克，白术 10 克，升麻 10 克，泽泻 10 克。

服药 4 剂，精神倍增，口渴喜饮，汗出乏力消失，四肢活动正常。其后又间断服药 3 个月，追访 7 年，未见复发。

3.谨察其脉，随证施治，前后分明，毫不混淆，终获奇效

文××，男，30岁。

体育运动后即全身软弱，瘫痪8年。医诊正常血钾性周期性麻痹。发病开始，先感突然全身特别软弱，迅即四肢全瘫而不能活动，至6个小时后逐渐恢复，1天之后即恢复正常。为此先后应用中西药治疗5~6年，但至今不见一点进展。特别是最近1年多以来，常常稍劳即突然发病。细审其证，除四肢瘫痪，疲乏无力，不能稍许活动外，并见其心烦失眠，或失眠与嗜眠交替出现，气短口干，舌苔白，脉沉弦稍滑。综合脉证，思之：脉沉者，郁证也；沉弦者，肝气郁滞也；滑者，痰火也。合之于证，乃肝郁气结，痰热不化也。治拟疏肝理气，化痰泻火。处方：柴胡10克，枳壳10克，半夏10克，瓜蒌15克，青皮10克，郁金10克，黄芩10克，甘草6克。

服药6剂，精神好转，四肢活动较前有力，继服15剂后，不但诸症不减，反见发作次数又有增加。舌苔薄白，脉濡缓。综合脉证，思之：脉濡缓者，气阴两虚，痰气郁结也。治宜补气养阴，理气化痰。处方：黄芪15克，当归6克，竹茹10克，枳实10克，半夏10克，陈皮10克，茯苓10克，甘草6克，菖蒲10克，远志10克，生地10克。

服药14剂，诸症大减，且在服第8剂后有过一次较重的体力劳动，仅曾出现一时性的疲乏无力；在服至30剂时，虽因过劳出现了一次全身瘫痪，但时间也很短；7天之后，又连续瘫痪4天，服用上方则无明显改善。细审其脉濡而稍数。思之：痰热之邪较甚也，不宜再加补益。处方：白蔻仁10克，藿香10克，茵陈15克，滑石10克，木通10克，菖蒲10克，黄芩 10 克，连翘 10 克，川贝母 10 克，射干 10 克，薄荷 1 克。

服药 10 剂，诸症消失。后追访 10 年，未见复发。

肌强直综合征

谨察色脉，随证治之，实为上策

韩××，男，45 岁。

眼、颊、颈、臂、咽喉肌肉僵硬，活动困难 1 年多。医诊肌强直综合征。先用西药治疗半年效不明显，继用中药养血柔肝、熄风解痉之剂配合亦无效验。细审其证，两眼球、眼睑经常痉挛发僵不能随意活动，两颊、咽喉肌肉发紧不能随意张口、说话、吞咽，并感到阵阵呼吸困难，颈项发紧发硬不能随意扭转头部，两臂发僵发紧不能随意活动上肢，头晕失眠，烦躁易怒，舌苔白，脉弦紧而数。综合脉证，思之：弦脉者，肝脉也；紧脉者，寒脉也；数脉者，热脉也。然弦紧数相兼者，为寒、饮、气胶结不化，郁而化风。故拟疏肝化饮，平肝理筋。处方：柴胡 10 克，半夏 10 克，党参 10 克，黄芩 10 克，甘草 6 克，生姜 3 片，大枣 5 个，桂枝 10 克，茯苓 15 克，熟军 3 克，龙骨 15 克，牡蛎 15 克。

服药 4 剂，面颊肌肉紧僵好转，呼吸、吞咽困难稍有改善。继服 2 剂，诸症非但不减，且感有所加重。细审其脉舌，苔薄白，脉濡缓。综合脉色思之：脉濡缓者，气阴两虚，痰郁气结也。治拟补气养阴，理气化痰。处方：黄芪 15 克，当归 6 克，党参 10 克，麦冬 10 克，五味子 10 克，竹茹 10 克，枳实 10 克，半夏 10 克，陈皮 10 克，茯苓 10 克，甘草 10 克，菖蒲 10 克，远志 10 克，生地 10 克。

服药 4 剂，呼吸、吞咽、说话均较前畅利。继服 2 剂，上证不再改善，且面颊、颈项肌肉发僵发紧的感觉又恢复至未用中药以前。细审其脉弦紧而涩。思之：弦紧之脉者，肝郁气结，寒饮内郁之脉也；涩脉者，寒湿结滞也。治宜疏肝化饮，温经平肝。处方：柴胡 10 克，半夏 10 克，黄芩 10 克，党参 10 克，甘草 10 克，生姜 3 片，大枣 5 个，桂枝 10 克，茯苓 15 克，熟军 3 克，龙骨 15 克，牡蛎 15 克，白术 10 克。

服药 8 剂，面颊、咽喉、颈项、两眼周围发紧发僵的情况明显改善，有时 1～2 个小时不紧不僵不抽。又服 2 剂，诸症不但不减，且又有所加重。细审脉舌，苔白，脉濡缓。思之：脉濡缓者，气阴两虚，痰郁气结也。治拟补气养阴，理气化痰。处方：黄芪 15 克，当归 6 克，人参 10 克，麦冬 10 克，五味子 10 克，竹茹 10 克，枳实 10 克，半夏 10 克，茯苓 10 克，甘草 6 克，远志 10 克，菖蒲 10 克，生地 10 克。

其后但见脉濡缓即予补气养阴，理气化痰；但见弦紧即予疏肝化饮，平肝理筋。前后共服药近 4 个月，达 100 余剂，愈。

僵人征群

1. 谨察其脉，验之与证，随证治之，终获缓解

郝××，男，45 岁。

全身肌肉僵直、痛性痉挛 1 年多。医诊僵人征群。先用西药治疗不效，继又以中药活血通络、熄风解痉之剂与针灸相配合亦无功。细询其证，两眼肌肉痉挛抽搐不能随意睁眼，两颊、咽喉肌肉发紧发僵不能随意张口、咀嚼、吞咽、说话，并且感到一阵阵的气短而呼吸困难，颈项发紧发硬不能随意

扭转头项，两臂发僵发紧不能随意运动，舌苔薄白，心烦失眠，脉弦紧而数。综合脉证，思之：弦脉者、肝脉也；紧脉者，寒脉也；弦紧相兼者，寒饮凝结，郁于肝胆之经也；弦紧数脉并见者，寒痰凝结，郁于胆肝，久郁化风也。治拟疏肝化饮，平肝理筋。处方：柴胡10克，半夏10克，党参10克，黄芩10克，甘草6克，生姜3片，大枣5个，桂枝10克，茯苓15克，熟军3克，龙骨15克，牡蛎15克。

服药6剂，眼、面颊肌肉僵紧好转，呼吸困难，吞咽困难稍有改善。继服6剂，诸症非但不减，亦且有较上次就诊时加重的感觉。再审其脉，两脉由弦紧而数转为濡缓，舌苔白。因思脉濡缓者，气阴两虚，痰郁气结也。治宜补气养阴，理气化痰。处方：黄芪15克，当归6克，党参10克，麦冬10克，五味子10克，竹茹10克，枳实10克，半夏10克，陈皮10克，茯苓10克，甘草10克，菖蒲10克，远志10克，生地10克。

服药4剂，呼吸困难、吞咽困难、发音困难均好转，但继服2剂后，非但呼吸困难、吞咽困难、发音困难不再继续好转，而且眼、颊颈部肌肉发僵发紧的感觉有些加重。再审其脉弦紧而涩。因思涩脉者滞也，因拟疏肝化饮，温经平肝。处方：柴胡10克，半夏10克，黄芩10克，人参10克，甘草10克，生姜10克，大枣5个，桂枝10克，茯苓15克，熟军3克，龙骨15克，牡蛎15克，白术10克。

服药8剂，眼、面颊、颈项、咽喉、腹部发紧发僵的情况明显好转，有时2～3个小时几乎与常人无有不同。再服2剂，诸症非但不减，且有轻度反复之状。察其脉转濡缓，舌苔白，再予补气养阴，理气化痰治之。处方：黄芪15克，当归6克，麦冬 10 克，党参 10 克，五味子 10 克，竹茹 10 克，枳实 10 克，半夏 10 克，陈皮 10 克，茯苓 10 克，甘草 10 克，菖蒲 10 克，远志 10 克，生地 10 克。

其后，但见脉濡缓，即予补气养阴，理气化痰方；但见弦紧，即予疏肝化饮，平肝理筋方，如此治疗 3 个多月，服药 87 剂，诸症消失，愈。

2. 难证审脉，辨脉论治，随脉用方，不可拘泥

贺 × ×，男，60 岁。

肌肉僵直、痉挛抽搐 2 年多。医诊僵人征群。先用西药治疗 7 个多月不效，后又配合针灸、按摩、中药活血通络、熄风解痉等治疗亦不见改善。细审其证，头、脸、颈项发僵发紧，呼吸、发音、吞咽、睁眼、张嘴均感困难，头项不能随意活动，两臂、两手发僵发抽，时时全身抽痛，头脑烦乱不安，失眠健忘，两耳鸣响，听力下降，舌苔白，脉弦紧数。综合脉证，思之：脉弦紧而数者，肝郁气结，寒饮内郁，郁而化风也。治宜疏肝解郁，化痰熄风。处方：柴胡 10 克，半夏 10 克，黄芩 10 克，人参 10 克，甘草 10 克，生姜 3 片，大枣 7 个，桂枝 10 克，茯苓 15 克，熟军 3 克，龙骨 15 克，牡蛎 15 克。

服药 10 剂，诸症不见进退。再审其脉虚大弦紧。综合脉证，思之：脉虚大弦紧者，气阴两虚，湿热不化，清升浊降失职耳。治拟益气养阴，燥湿清热，升清降浊。处方：人参 10 克，甘草 6 克，黄芪 15 克，当归 6 克，麦冬 10 克，五味子 10 克，青皮 10 克，陈皮 10 克，神曲 10 克，黄柏 10 克，葛根 15 克，苍术 10 克，白术 10 克，升麻 10 克，泽泻 10 克。

服药 10 剂，除精神稍有好转外，他证均无改变。察其脉

弦滑而数,舌苔白。思之:脉滑数者,痰火也;弦数者,肝火也。综而论之,乃痰火郁结在肝胆也。治宜疏肝解郁,化痰泻火。

处方:柴胡 10 克,半夏 10 克,竹茹 10 克,枳实 10 克,滑石 15 克,竹叶 10 克,龙胆草 10 克,黄芩 10 克,夜交藤 30 克。

服药 6 剂,诸症大减,继服 20 剂,诸症尽失,愈。

某医云:既然前用诸方无效,何不径直用柴芩温胆汤治之?答曰:柴芩温胆汤者,疏肝解郁,化痰泻火之方也,只可用于证见脉弦滑而数之证,不可用于他证也,故不能径直应用柴芩温胆汤进行治疗,此其原因之一也。本病之始见脉弦紧而数,弦紧而数之脉乃肝郁气结、寒饮内郁之脉,寒者当温热,今虽用柴胡加龙骨牡蛎汤而证未见减,而脉却转为虚大弦紧,说明寒饮已微除也,不除邪焉能扶正,此其原因之二也。本病应用柴胡加龙骨牡蛎汤后,邪微除,而正见大虚,故以扶正为主以治之,致正稍复而后始能驱邪,此其原因之三也。

原发性直立性低血压

1.察脉沉弦细涩,知其为肝郁气结,寒饮阻滞,予疏肝理气,温阳化饮而愈

李××,男,45 岁。

头晕,阵发性晕厥 1 年多。医诊原发性直立性低血压。先以西药治之不效,后又配合中药补中益气汤治之,不但血压不见上升,反而头晕更加严重。特别是最近半年多以来,经常感到头重脚轻,疲乏无力,有时一站立即突然面色苍白,汗出恶心,继而突然晕厥,血压下降至 68 / 45mmHg。尤其

是最近一周以来，头晕乏力特别严重，并曾在站立的一瞬间晕厥过2次。细审其证,除眩晕,疲乏无力之外,并见心悸心烦,时或逆气上冲，纳呆食减，胸胁苦满，口苦咽干。舌苔薄白,脉沉弦细涩。综合脉证，思之：脉沉者，气郁也；弦脉者，肝脉也；细涩者，阳气不足，寒饮内停也。合之于证，知其乃肝郁气结，寒饮内停，郁而化热，上热下寒之证也。治拟疏肝理气，温阳化饮，清上温下。处方：柴胡10克，半夏10克，黄芩10克，人参10克，甘草10克，生姜3片，大枣5个，桂枝10克，茯苓15克。

服药3剂，头晕，心烦心悸，胸胁苦满等证均减，且6日内未见晕厥现象发生，继服20剂，诸症消失，站立时血压不见降低，愈。

某医云：诸家之报道和部分中医教材均云：低血压用补中益气汤进行治疗，何本病用之非但不效，而反剧也？诸家未见其有用疏肝理气治低血压病，而用之反倒显效者又何也？答曰：作为一个科学工作者，最重要的莫过于实事求是，最重要的莫过于紧紧抓住实践是检验真理的原则不放。中医、西医两条理论体系怎么结合？我认为我们考虑问题时也应按照以上两条原则去考虑。对于应用中医理论容易说明，而在实践中又有卓越疗效，但用西医理论不能解释的，我们只能在发展中去认识，去发现其未发现的机制。对于应用西医理论容易解释，而在实践中却无效果，但用中医理论不能够解释的，也应在科学研究中逐步发现其真正的科学原理。我认为在科学的研究中，切切需要忌讳的一条是单纯地凭想象和推理去处理问题。本病患者，从诸医书的病例来看，都说是脉沉弦细涩。沉脉诸代脉书均云为气郁之脉，这也是每个医生都承认的。可是治疗用方时偏偏还用补中益气汤，郁证用补，岂能不郁，因此血压不但不见上升，而反下降。

2. 肝郁血虚，郁而化火，治宜疏肝，养血泻火

黎××，男，50岁。

头晕目眩，不能站立，甚或晕厥2个多月。医诊原发性直立性低血压。始以西药治疗不效，继又配用中药补中益气汤加减而更甚。察其头晕目眩，不能坐立，坐立时非但头晕，而且血压下降至60／38mmHg，有时一从沙发上站立于地即突然面色苍白，汗出恶心，而晕倒在地，且见胸满心烦，纳呆食减，舌苔白，脉沉弦细数。综合脉证，思之：脉沉者，郁证也；脉细者，血虚也；数者，热也，火也。合之与证，乃肝郁血虚，郁而化火也。治拟疏肝理气，养血泻火。处方：柴胡10克，当归10克，枳实10克，白芍10克，郁金10克，青皮10克，薄荷6克，栀子10克，甘草6克。

服药4剂，头晕大减，食纳，精神倍增，继服10剂，诸症消失，血压正常，愈。

3. 脉弦而数，知其为肝胆实火，予清肝泻火，愈

郝××，女，45岁。

头晕乏力，不敢站立半年多。医诊原发性直立性低血压。先予西药治疗3个多月不效，后又配合中药补中益气汤加减而头晕更甚。察其头晕不敢站立，血压坐位时45／30mmHg，平卧位时56／38mmHg，胸满心烦，时或头脑胀痛，舌苔黄白。脉弦数。综合脉证思之，脉弦而数者，肝胆实火也。合之与证，乃肝胆实火夹湿所致。拟用泻肝胆实火，清三焦湿热。处方：

龙胆草 10 克，柴胡 10 克，泽泻 10 克，车前子（布包）10 克，木通 10 克，生地 10 克，当归 10 克，栀子 10 克，黄芩 10 克，甘草 10 克。

服药 2 剂，头晕大减，继服 6 剂，诸症消失，愈。

某医云：血压低乃中气下陷不升所致，何先生反用龙胆泻肝汤之苦降泻火？答曰：血压低就是气虚清阳不升所致的论点，不但论据不足，而且与事实不符，所以以推理、想象为基础的结论也是不正确的。本证从脉证来看均是肝胆实火证，故以龙胆泻肝汤治之而获效。

4.脉见弦滑而数，知其为痰火郁于肝胆，予疏肝、化痰、泻火而愈

周××，女，35 岁。

头晕乏力，不敢站立 1 年多。医诊原发性直立性低血压。先予西药治疗不效，后又配合中药补中益气汤加减而症状反见加重。细审其证，除头晕乏力，不敢站立外，并见失眠心烦，口苦口黏，舌苔白，脉弦滑而数。综合脉证，思之：脉弦数者，肝胆实火也；滑数者，痰火也。合之与证，乃肝胆实火，痰火相合之证也。治拟化痰、理肝、泻火。处方：柴胡 10 克，黄芩 10 克，龙胆草 10 克，竹茹 10 克，枳实 10 克，半夏 10 克，滑石 10 克，竹叶 10 克，夜交藤 30 克。

服药 4 剂，头晕乏力，失眠心烦诸症均减，且血压亦由 70 / 50mmHg 升至 120 / 80mmHg，继服 6 剂，诸症消失，愈。

某医云：本例曾久用补中益气而血压反见下降者何也？答曰：低血压病之因于气虚清阳失升者，补中益气汤自为最佳处方，然因痰火所致者，非但用补中益气汤不效，亦且会

使其加剧也。

自发性多汗症

1. 胶着补益，湿热反盛，耗气伤阴，汗出溱溱

曹××，男，43岁。

下肢沉重乏力7～8年，经常汗出5～6年。医诊自发性多汗症。先予西药治疗3年多不效，后又配合中药敛汗固表之剂，而汗出更甚。细询其证，从腰以下至足特别沉重乏力，甚至感到难于抬腿，汗出溱溱，甚或汗出如豆，而上半身却不汗出，纳呆食减，口干不欲饮，或见烦渴多饮，虽饮2～3暖瓶水亦难解渴，胃脘痞满，舌苔黄白而腻，脉濡缓。因思脉濡缓而下肢沉重者湿热蕴结也。合之与证，乃湿热郁滞，清升浊降失职耳。因拟：防己10克，桂枝10克，党参10克，生石膏15克，生薏米15克，木瓜10克，滑石10克。

服药4剂，汗出大减，下肢沉重明显减轻。继服10剂，汗出得止，下肢沉重亦随之消失。

某医云：前用敛汗固表而汗出反甚，后用除湿清热而汗出反愈者，何也？答曰：自汗盗汗者固以虚证者为多，因此多用敛汗固表法进行治疗。但本证之自汗却非虚证之自汗，而是蕴热之蒸汗，故当治湿热之蕴蒸，湿热除则汗自止。至于为什么用敛汗固表法而反剧，实因敛汗固表以助邪气之蕴热耳。

2. 不遵脉证，但守补益，郁火反炽，汗出更剧

靳××，女，49岁。

阵发性汗出5年。医诊自发性多汗症。先予西药治疗2

年多不效，后予中药敛汗固表之剂治疗 3 年仍不效。且近年来汗出较前更加频繁，为此经常影响工作和生活。细询其证，汗出多发生在白天，每次发病，先感腹部有股热气上冲，冲至胸头则感全身烦热，继而全身大汗，1 ~ 2 秒钟后，即烦热消失，汗出亦止，且时时头晕头痛，胸满心烦，舌苔白，脉弦而滑。综合脉证，思之：脉弦者，肝病也；滑者，痰火也。合之于证，乃痰火郁结在肝胆也。治拟疏肝泻火，化痰解郁。处方：柴胡 6 克，当归 9 克，白芍 15 克，白术 9 克，茯苓 9 克，甘草 6 克，薄荷 4 克，栀子 10 克，生姜 3 片，龙胆草 10 克，元参 15 克，丹皮 9 克，黄芩 9 克，瓜蒌 15 克，丝瓜络 9 克。

某医云：如此汗出之重证，岂可不用敛汗固表者也？答曰：敛汗固表实为治疗汗证之第一大法，故诸医都遵之。然本证虽遍用固表止汗之剂，却由一日汗出一次增至每日汗出十余次，这种事实说明敛汗固表之剂不可予也。张景岳《景岳全书》云："汗由血液本乎阴也，《经》曰：阳之汗以天地之雨名之。其义可知。然汗发于阴而出于阳，此其根本则由阴中之营气，而其启闭则由阳中之卫气，故凡欲疏汗而不知营卫之盛衰，欲禁汗而不知囊龠之牝牡，亦犹荡舟于陆而驾车于海耳，吾知其不败不已也。"汗既为发于阴而出于阳，那么影响发于阴而出于阳的因素是什么呢？今从其脉证来看，为痰火郁结在肝胆，而非卫气之不固，故治宜疏肝解郁，化痰泻火，而不可予补益敛汗以助火邪。

服药 4 剂，汗出减少，继服 6 剂，汗出消失，他证亦减七八。

3. 半身汗出，非瘀则郁，反与补益，壅其气血，汗出

必剧

康××，男，40岁。

阵发性半身汗出半个多月。医诊自发性多汗症。先予西药治之不效，后以中药敛汗固表仍不效。细询其汗出之状，发病伊始先感全身一阵烦热，继而瞬间左半身汗出如珠，2～3秒钟后瞬间即热止汗消。1日数次，别无所苦。舌苔薄白，脉弦涩不调。综合脉证，思之：脉弦者，肝脉也；涩者，滞也、瘀也、寒也；弦涩并见者，寒饮内郁，肝木失达也。合之于证，乃寒饮内郁，肝木失达，水逆上冲也。治拟温阳化饮，疏肝降逆。处方：柴胡10克，半夏9克，黄芩9克，党参9克，生姜3片，大枣5个，桂枝9克，茯苓15克，甘草6克，龙骨15克，牡蛎15克，熟军3克。

服药2剂，烦热上冲、汗出的次数明显减少，继服8剂，诸症尽失，愈。

某医云：本例患者为何先用敛汗固表之剂不但汗出不减，而反全身憋胀僵抽？答曰：本证之汗首在于郁，而不在于虚，郁者当疏当散，今反用敛用固，致使气血、水饮更加壅滞而难解，故而汗不减而全身憋胀僵抽。

孙××，男，成。

左侧半脸汗出1年多。医诊自发性多汗症。先用西药治之不效，继又配用益气固表敛汗之中药亦不效。细审其证，除半脸汗出如珠外，并见全身拘急不适，舌苔白，脉弦。综合脉证，诊为肝郁气滞，寒饮不化。拟予柴胡加龙骨牡蛎汤去铅丹法，7剂，获愈。

4.正虚邪实，寒热并见，补虚泻实，调之可愈姚××，女，52岁。

阵发性汗出3年多。医诊自发性多汗症。先予西药治疗1年多不效，后又配合中药敛汗固表、益气固表、调和营卫、疏肝解郁等亦不效。细审其证，每次汗出之前先感心烦心悸，继而烦热上冲，冲至头项则汗出，其汗或仅出于左，或仅出于右，很少出现全身汗出，此外尚见下肢轻度浮肿，失眠，舌苔薄白，脉虚而弦细。综合脉证，思之：脉虚者，气血俱虚也；弦者，肝脉也，寒也；细者，血虚也。合之于证，乃气血俱虚为本，气滞血瘀，湿郁不化为标。治拟补气养血以培本，理气活血，燥湿化痰以治标。处方：黄芪30克，党参10克，丹参30克，当归10克，黄精10克，生地10克，柴胡10克，苍术15克，白术10克，青皮10克，陈皮10克，三棱10克，莪术10克，薄荷3克，夜交藤30克。

服药2剂，汗出减少，继服10剂，汗出消失，失眠、浮肿俱解。

5.胶于正虚，过施补益，郁火炽盛，迫津外出

苏××，女，28岁。

五六年来，经常汗出。医诊自发性多汗症。先以西药治疗数年不效，后又以固表止汗之剂数百剂仍无效。细询其证，见经常一阵一阵地出汗，有时坐着不动即突然感到心烦心悸，继而全身一阵发热而汗出全身，有时因着急而突然感到一阵心烦，热气从心胸上冲，冲至头后即突然汗出；有时一到新的工作场所，即突然感到心烦热，全身烘热一阵即全身汗出。这种情况在月经期间特别严重。若服中药固表止汗之剂，不是不效，就是感到心烦心悸，全身憋胀，有时因全身憋胀难受，

每天必须让人不断地捶打，舌苔黄白，脉弦稍数。综合脉证，思之：汗出全身有气虚不固之自汗，亡阴亡阳之绝汗，阴虚火旺之盗汗，然气虚自汗多因劳动而发，阴虚盗汗多睡眠中出，绝汗则必有绝证，此证皆不具备。此证之汗发于烦乱之后，医之称为躁汗者也。此乃肝郁血虚，郁而化火，火邪欲伸，迫津外出所致。故治宜养血疏肝，化痰泻火。处方：川芎10克，当归10克，黄芩10克，白芍10克，葛根15克，半夏10克，桑皮15克，甘草10克。

服药1剂，汗出即减，继服4剂，诸症大减，共服30剂，愈。

某医云：此证余久用敛汗固表之剂，非但汗出不减，亦且全身憋胀难忍，其故何也？答曰：汗与血者同源也，肝者藏血之脏也，肝经郁火欲伸之而不能则迫津外出而为汗也，今肝经郁火非达之不得伸，故只可以解郁泻火之法治之，若以敛摄之剂抑其条畅之性则郁者更郁，故全身憋胀难忍而汗出不止，此所以以解郁之法而效，以摄敛之法不愈之理也。

6. 郁火迫津，反予敛摄，郁者更郁，火者更火

郝××，男，40岁。

左前额约鸡蛋大一片汗出一年。前后经数十医诊治未确诊。医先予西药治之不效，继又以中药敛汗固涩之剂近百帖而未功。细审其证，左前额约鸡蛋大一片汗出，有时汗出如珠，有时仅微似有汗，每日少则三四次，多则七八次，且往往在精神紧张的一刹那间出现，而其他部位却点滴不出，胸满心烦，舌苔白，脉弦细。综合脉证，思之：虚证之汗为全身汗出，而此汗出则仅见局部，必非虚证。且脉弦细而胸满心烦，必肝肾不足，郁火所为，故治以养阴疏肝，解郁泻火。处方：

柴胡 10 克，当归 10 克，白芍 10 克，生地 18 克，山药 12 克，山萸肉 10 克，茯苓 10 克，泽泻 10 克，丹皮 10 克，栀子 10 克，薄荷 3 克，炒枣仁 15 克。

服药 3 剂，汗出减少，继服 24 剂，竟愈。

一氧化碳中毒性精神病

1. 知其脏腑，明其气血，分其寒热，其病获愈

周 ××，男，56 岁。

在菜窖中劳动时，不慎煤气中毒，神志昏迷 2 个多月，经过抢救虽然神志已经清醒，但 1 年多来，神情一直呆痴，不知饥饱，不知二便，不知亲友，且步态不稳。医诊一氧化碳中毒性精神病。先以西药治疗半年多不效。后又服用中药清心开窍之剂 4 个多月，仍无明显改变。细审其证，除上述者外，并见舌质红绛少苔，脉沉数而涩，寸滑。综合脉证，思之：脉沉数者，里热也；涩者，瘀血阻滞也；寸滑者，痰火阻于上焦也。舌质红绛者，营血热炽也。脉舌相参，诊为营血热炽，血络瘀滞，痰火蒙窍也。仿吴鞠通温病热入心包、血分意。拟凉血活血，化痰开窍。处方：丹参 30 克，当归 10 克，乳香 6 克，没药 6 克，连翘 10 克，至宝丹 2 丸（另服）。

服药 3 剂，神情呆痴之状明显好转，当别人问其饥饱时已能明确回答，并能自动去厕所大小便，继服 20 剂，神情呆痴之状消失，并能作其力所能及的体力与脑力劳动。

某医云：为什么前用西药，并配合安宫牛黄丸近百丸而不效？答曰：热入营血而以瘀血为主者应主以活血逐瘀治之，今先医重用凉血而轻活血则心血涩滞不通，此其所以无效者

一也。神情呆痴为窍闭为主，应以开窍为主治之，今先医反重用清凉，此其所以无效者二也。

2.谨守病机，各司其属，法同药异，疗效相同

和××，男，39岁。

煤气中毒抢救脱险后，10个多月来，神识一直呆痴，不知二便，不知饥渴，时或自吃其二便，或将锅盆作便盆用，或将其妻子作父母，或将子女作妻子，走路不稳。医诊一氧化碳中毒性精神病。先予西药治疗7个月不效，后又配合中药安宫牛黄丸，每日3丸，治疗3个多月亦无效。细审其证，除上述者外，并见其四肢僵硬屈伸不利，舌质红绛，舌苔黄白厚腻，脉弦滑数。综合脉证，思之：舌质红绛者，热入血分也；舌苔黄白厚腻者，痰热阻滞也。脉弦者，肝火也；滑数者，痰火阻滞也。脉舌相参，痰热内阻，血络瘀滞也。治宜活血通络，清热化痰。处方：黄柏10克，苍术10克，南星10克，防己10克，桃仁10克，红花10克，龙胆草10克，丹参15克。

服药6剂，神情呆痴之状明显好转，能分清部分朋友、同事及家属，且能自动去厕所大小便，饥饿时已知索要食物，继服40剂，诸症消失。

某医问：何不用安宫牛黄、至宝丹？答曰：其一实践证明不效者一也，其二舌苔黄白厚腻者，二也。其所以舌苔黄白厚腻不过用安宫牛黄者，因其过凉不利于化痰开窍而有碍开窍也，故减寒凉而增化痰之力，以助开窍也。

3.谨察其脉，审其病因，随证加减，病始得治

黑××，男，50岁。

在昼夜连续开会 3 天，并煤气中毒以后，突然精神失常 7 个多月。医诊一氧化碳中毒性精神病。先用西药治疗 4 个多月不效，后又用中药安宫牛黄丸、至宝丹、针灸相配合治疗 3 个多月，亦无明显效果。细审其证，两眼瞪目直视，不断地自言自语，问其所苦时概不回答，若予饮水则饮之不止，不予水喝从不索要，与其饭吃即一直张口，不与饭吃从不索要，有时主动要求去厕所大小便而却不便，有时拒绝大小便而却经常排便于衣被之中，舌苔黄白，脉沉弦滑数。综合脉证，思之：病发于开会激烈争论之后，脉且见沉弦，沉脉者，郁证也；弦者，肝脉也；滑脉者，痰热也，且病已入血分。因拟活血化瘀，理气疏肝，化痰泻火。处方：南星 10 克，防己 10 克，桃仁 10 克，红花 10 克，龙胆草 10 克，青皮 10 克，郁金 10 克，丹参 15 克。

服药 6 剂，精神、智力均明显改善，已知饥渴二便，且能辨认出妻子儿女及部分亲友。继服上方 58 剂，智力、精神基本恢复，并开始处理工作中的部分问题。

某医云：先生治疗一氧化碳中毒性精神病，有重用活血泻火开窍者，有重用活血化痰除湿泻火者，有重用活血化痰，理气泻火者，其治如何鉴别？答曰：重点在审其脉、舌耳。若脉弦者必理肝，脉滑者必化痰，脉数者必泻火，舌红者必凉血，苔腻者必除湿，脉沉者必理气，不可本末倒置，乱施药物。

老年性和早老性痴呆

谨遵脉舌，不从症论，处方用药，坚持一贯

周××，男，59岁。

性格改变，健忘失眠，烦躁易怒2年。医诊脑动脉硬化、老年性痴呆。先予西药治疗1年多不效，继又配合中药益气补肾宁心之剂1年多仍无效。细审其证，两眼有时凝视如呆痴状，有时无神，性格异常，常因一些小事而勃然大怒，与人吵闹不已，夜不能眠，昼则嗜睡，记忆力极差，常常前说后忘，丢东忘西，有时没有吃饭而偏说已经吃过，有时已经吃饭而反说没有进食，有时称其妻为姐姐，有时称其儿子为爸爸，当别人纠正其言语差误时即大笑不已，有时又勃然大怒。舌苔黄白而腻，脉弦滑。推拉其上、下肢时均僵硬不变。综合脉证，思之：舌苔黄白而腻者，湿热蕴郁也。四肢僵硬者，瘀血阻滞脉络也。脉弦滑者，痰热蕴结也。合而论之，乃痰热、瘀血相结于心肝二经也。治宜化痰除湿，活血开窍。处方：黄柏10克，苍术10克，南星10克，桂枝10克，防己10克，威灵仙3克，桃仁10克，红花10克，龙胆草10克，白芷3克，郁金10克，桑枝30克。

服药4剂，两眼凝视，对周围事物反应的能力较前好转，记忆力亦稍见恢复。继服上药近2个月，诸症明显好转，至服药5个月时，诸症基本恢复正常，但握笔写字仍有点不太灵活。

某医云：《实用内科学》云："中药益气补肾宁心的方剂，如六味地黄丸、附桂八味丸等，或能有所裨益。"然本例久用此类方剂无效者何也？答曰：中医治病的主要原则是"观其脉证，知犯何逆，随证治之。"今脉证既然表现为痰热与瘀血相结，那么自当给予化痰除湿，活血开窍进行治疗。至于此证为什么用益气补肾宁心之剂无效，恐亦在于此耳。

精神分裂症

审其脉沉，知其为郁，予疏肝理气，化痰泻火始安

阎××，女，25岁。

婚姻破裂后突然精神失常2个多月。医诊精神分裂症。先以西药治疗狂躁不安之状似有好转，但痴呆不语之状反见增加，后又以中药安宫牛黄丸与泻下逐痰之剂治疗1个月，亦无明显改善。细审其证，行为被动，不言不动，不吃不喝，不眠不便，对任何外界事物均缺乏反应，但有时自言自语，口唇周围大量疱疹，舌苔白，脉沉。综合脉证，思之：脉沉者，肝郁也。心神呆痴者，痰火蒙蔽心窍也。治宜疏肝理气，化痰开窍，醒神。处方：柴胡10克，枳实10克，白芍10克，甘草10克，郁金10克，桔梗10克，杏仁10克，瓜蒌15克，菖蒲10克，苏叶6克，栀子10克。

针：中脘。

服药2剂，针中脘2次，精神、食欲均好转，并能回答医生所提出的问题，继服20剂，诸症消失，愈。

神经官能症

1. 谨遵其脉，勿胶于方，坚持下去，自然效宏

彭××，女，35岁。

易惊易恐1年多。医诊焦虑症。先以西药治之半年多不效，后又配合中药疏肝理气、安神镇静等治之亦无功。细审其证，有时突然感到马上要死亡，有时突然感到发生了什么事情，

有时心悸气短，有时胸满胸痛，头晕手麻，有时突然昏厥而人事不知，舌苔薄白，脉濡缓。综合脉证，思之：病久而脉濡缓者，气阴俱虚，痰气郁结之证也。治宜补气养阴以扶正，理气化痰以除邪。处方：黄芪 15 克，当归 6 克，党参 10 克，麦冬 10 克，五味子 10 克，竹茹 10 克，枳实 10 克，半夏 10 克，陈皮 10 克，茯苓 10 克，甘草 10 克，菖蒲 10 克，远志 10 克，生地 10 克。

服药 4 剂，1 周内易惊易恐之状未作，心悸气短，胸满胸痛好转。继服 4 剂，易惊易恐 40 多天未作，其他诸症消失。又服 12 剂，诸症消失，愈。

某医云：既见脉濡缓，何不用归脾汤治之？答曰：易惊易恐之症为胆之病，自应以温胆汤，而不可主治心脾也。归脾汤者，心脾药也，故不与之。

2. 脉变药变，随证用药，病始得痊

商××，女，35 岁。

恐惧不安，如将被捕之状 3 年多。医诊焦虑症。先以西药治疗 1 年无甚效果，继又配合中药养心安神之剂 200 余剂亦无明显改善。细询其证，整日惊恐不安，如人将捕之，心悸频作，每日 3～5 次不等，头晕失眠，疲乏无力，阵阵烦热上冲，一谈工作即心烦意乱，舌苔白，脉濡缓。综合脉证，思之：此气阴俱虚，痰郁气结之症耳。治宜补气养阴，理气化痰。处方：黄芪 15 克，当归 6 克，党参 10 克，麦冬 10 克，五味子 10 克，竹茹 10 克，枳实 10 克，半夏 10 克，陈皮 10 克，茯苓 10 克，甘草 10 克，菖蒲 10 克，远志 10 克，生地 10 克。服药 6 剂，诸症突然全部消失。为巩固疗效，又服 40 剂，但服至 40 剂时，上证又突然发作，但较服药之始症状要轻。舌苔白，脉弦紧而数。综合脉证，思之：此病乃肝胆之证，非补气养阴之剂所能治，宜疏肝理气，化饮降冲。处方：柴胡10 克，半夏 10 克，黄芩 10 克，党参 10 克，生姜 3 片，大枣5 个，甘草 6 克，桂枝 10 克，茯苓 15 克，熟军 3 克，龙骨 15 克，牡蛎 15 克。

服药 1 剂，诸症全失，继服 20 剂，观察 2 年，愈。

某医云：何转方而治之？答曰：《伤寒论》云："观其脉证，知犯何逆，随证治之。"今脉已变，故治法亦应改变也。

3. 证情繁杂，尤宜和调，调其肝胆，理其枢机

席××，女，29 岁。

人工流产后，心情慌恐 7 个多月。医诊神经官能症。先以西药治疗 4 个多月不效，继又配合中药养血安神、安神镇惊之剂 3 个多月亦无功。细审其证，心悸不安，腹中空虚，脘腹悸动灼热，逆气上冲，冲则寒热往来，时或抽搐，四肢厥冷，易惊易恐，舌苔白，脉弦紧。综合脉证，思之：弦紧之脉者，少阳枢机不利，寒饮内郁，郁而化风也。治宜和解少阳，化饮熄风。处方：柴胡 10 克，半夏 10 克，黄芩 10 克，党参 10克，甘草 6 克，生姜 4 片，大枣 5 枚，桂枝 15 克，茯苓 15 克，酒军 2 克，龙骨 15 克，牡蛎 15 克。

服药 4 剂，寒热搐搦，心悸，易惊易恐，逆气上冲大减，继服 10 剂，诸症消失。

某医云：如此复杂之疾，竟得柴胡加龙骨牡蛎汤数剂而愈，其故何也？答曰：《内经》论治病，一者攻邪，一者调和，并称调和之法为促进阴平阳密之最神圣之法。而调和之法，

在于调气，在于调气之升降，今本病诸症俱见，非调之不得以除诸疾，非调之不得以助气之升降，而促病得愈也。

4. 胶于成方，泥于镇静，不审脉证，久治不效

苏××，女，50岁。

阵发性连续昼夜哭泣20多年。医诊癔证。先以西药治疗十几年不效，后又配合中药甘麦大枣汤加减数年亦不效。细审其证，自从22岁分娩一女婴时，因心情不愉快而发本病以来，每至冬季即必发生本病，轻则连续昼夜哭泣十几天，重则1个多月，有时因哭泣不止而连续昏厥，至夏则全然不作，此次发病既重且长，已连续哭泣75天未止，并曾哭泣昏厥4次，每次少则3秒，多则10分钟才清醒，舌苔薄白，脉弦涩不调。综合脉证，思之：涩脉者，寒也，滞也，瘀也。冬季发而夏季瘥者，阳气闭郁于外也。喜悲而不喜笑者，肺强而心弱也，痰浊内郁也。治宜清化热痰，通阳散结。处方：竹茹20克，生石膏20克，桂枝10克，甘草20克，白薇10克。

服药6剂，悲伤哭泣之状顿止。继服20剂，追访6年，未见复发。

某医云：本病前后住院达6年，除中西药外，还遍请巫者以神灵法治之，然均无效，而老师仅用竹皮大丸法数十剂而愈，其故何也？答曰：竹皮大丸者，《金匮要略》之方也。其原为"妇人乳中虚，烦乱呕逆"而设，因其有"安中益气"之效耳。今本病虚者有之，热者有之，寒者有之，急需安中益气，故以此方治之。今本方有石膏之清肺热，桂枝、甘草之养心阳，竹茹、甘草、白薇之和肝胆，故以此方治之而获效如神也。

5. 不审病因，不察其脉，胶于验方，久治延宕

贺××，男，成。

生气后完全失语 3 个多月。医诊癔病。先以针灸治疗 3 天病情一度好转，但其后又完全说话不能，又以西药、理疗治疗 2 个月，中药养阴开窍之剂治疗 1 月，至今仍然不见改善。细审其证，除完全不能说话外，并见其面色呈忧郁状，舌苔白，脉沉滑。综合脉证，思之：脉沉者，郁证也；脉滑者，痰热也。合而论之，乃肝肺气郁，痰热不化之证也。治宜疏肝理气，宣肺化痰。处方：柴胡 10 克，枳壳 10 克，白芍 10 克，桔梗 10 克，杏仁 10 克，苏叶 10 克，郁金 10 克，陈皮 10 克，薄荷 6 克，黄芩 10 克，元参 10 克。

服药 2 剂，说话增多，继服 10 剂，说话完全恢复。

阮××，女，成。

生气后失语 2 个多月。医诊癔病。先以针灸，西药、中药金嗓丸、清音丸等治疗不效。细审其证，完全不能说话，咽喉窒塞不适，舌苔黄白而腻，脉沉弦滑。综合脉证，诊为肝郁气结，湿滞不化。治拟疏肝理气，化湿祛痰。处方：柴胡 10 克，枳壳 10 克，白芍 10 克，甘草 6 克，香橼 10 克，佛手 10 克，玫瑰花 10 克，代代花 10 克，黄芩 4 克，元参 6 克。

服药 2 剂，咽喉窒塞感减轻，并开始能说一些简短的语言，继服 20 剂，诸症消失，愈。

某医云：同病而异方，其治均愈者何也？答曰：两病均为气滞所为，故均取理气疏肝法治之，然贺姓者脉见沉滑，滑者，痰热也，故重于化痰；阮姓者脉见沉弦滑，苔且见腻，乃湿为甚，故重在化湿，故用方不同也。

干燥综合征

但宗养阴，不求病因，实以虚治，津反不生

邹 ×，男，50岁。

口、鼻、眼、咽喉干燥疼痛3年多，口、鼻、眼、咽、关节肿痛干燥1年多。医诊口眼干燥、关节炎综合征。先以西药治疗近2年不效，继又配合中药养阴生津泻火之剂近1年亦无功。细察其证，除口、鼻、咽干燥外，并见两眼干痛微红，全身关节肿痛，手指关节发僵，胸满心烦，胃脘满胀，舌苔白，脉虚弦滑。综合脉证，诊为气阴两虚为本，气滞血瘀，湿郁不化为标。治拟补气养阴以培本，理气活血，燥湿化痰以治标。处方：党参30克，麦冬15克，生地30克，苍术15克，白术10克，陈皮10克，青皮10克，柴胡10克，郁金10克，姜黄10克，薄荷3克，夜交藤30克。

服药6剂，眼、口、鼻、咽喉干燥，胸满心烦，关节肿痛均减，继服20剂，诸症竟失，后果愈。

某医云：本证既为阴虚，为何养阴之剂反不效？答曰：干燥之证本为津虚，故治疗者尤重养阴生津。然局部津虚有阴津亏损所致者，有瘀血阻滞所致者，有痰湿不化所致者，其若痰湿不化者，必须燥湿除湿，若但予养阴生津，非但津不得生，亦且助其痰湿耳。今本证既有气虚、阴虚，又有痰、瘀阻滞，故但予养阴生津则不效，今所以用加味一贯煎取效者，就在于其既能补气养阴，又能燥湿活血耳。又问：本方本无治关节肿痛之药，为何关节肿痛反愈？答曰：关节者，诸筋之会也；筋者，肝之所主也。今用加味一贯煎理肝木，养肝阴，故关节肿痛得愈。

脂 膜 炎

1. 仅遵经训，以脉论证，处方论治，始获奇效

雷××，女，38岁。

两肩臂结节疼痛，疲乏无力半年多。医诊脂膜炎。先以西药治疗4个多月不效，后以中药养阴清热、活血凉血之剂治疗2个多月亦无功。细审其证，在两臂有20多个皮色不变如黄豆大的结节，按之稍痛，身热乏力，舌苔白，脉弦滑。综合脉证，思之：脉弦滑者，痰热凝结于肌与筋也。治宜化痰通络，清热散结。处方：钩藤15克，地龙12克，香橼10克，佛手10克，枳壳10克，木瓜10克，连翘10克，赤芍10克，丝瓜络10克，桑枝30克。

服药4剂，身热乏力好转，结节有的消失，有的开始缩小，继服40剂，诸症全失，愈。

某医云：前用诸药数月而无功，今用上药不久即获愈，其故何也？答曰：喻嘉言云："不明脏腑经络，开口动手便错。"前药之治一未通络而治脏腑者一也，治血而不治气二也，养血而不消痰者三也，三者俱误，故不效也。

2. 谨察脉舌，注意兼证，治之果愈

周××，男，18岁。

身热乏力，皮下结节1年多。医诊脂膜炎、皮肤结核。先以西药治疗半年不效，继以中药清热解毒，清热养阴之剂配合治疗7个来月仍无功。细察其证，身热乏力，体温38.8℃，两臂、两腿酸痛，两臂、上腹部有30多个皮色不变的黄豆大

小的结节,两腿有 12 个紫红色的结节,舌苔薄白,脉虚大紧数。综合脉证,思之:脉虚大者,气血俱虚也;紧数相合者,寒湿郁久化热也。脉证合参,乃气阴两虚为本,湿热内郁,表寒闭郁为标。治宜补气养阴以培本,除湿清热,散寒解表以治标。处方:人参 10 克,甘草 6 克,黄芪 15 克,当归 6 克,麦冬 10 克,五味子 10 克,青皮 10 克,陈皮 10 克,神曲 10 克,黄柏 10 克,葛根 15 克,苍术 15 克,白术 10 克,升麻 10 克,泽泻 10 克,生姜 3 片,大枣 5 个。

服药 4 剂,精神好转;继服 10 剂,发热消失,结节消失。停药 1 个月后,诸症又复出现,但很轻微,又服上药 1 个月,愈。

某医问:同是脂膜炎何用药不同也?答曰:脉证有异也。前证之重用化痰通络因其为实证,后证之用清热燥湿,补气养阴,散寒解表,因其主要为虚证,故用法迥异也。

第二节　外、皮、骨伤、肛门大肠病

疖

1. 不审季节,不审上下,但予解毒,其病缠绵

刘 × ×,男,18 岁。

颈项部疖肿此起彼伏 2 个月,少时 4～5 个,多时 7～8 个,上有黄白色脓头,基底为硬结。前医屡用青霉素、磺胺类药物与中药清热解毒之剂,疗效一直不够显著。细审脉证,无甚特殊。因思《难经》有云:"春夏刺浅,秋冬刺深者,何谓也?然,春夏者阳气在上,人气亦在上,故当浅取之。秋冬者,

阳气在下，人气亦在下，故当深取之。"太阳经者，为人身之大表，其经络于项，宜取太阳经穴之血。急取委中放血治之，一次愈。

某医云：取委中放血治疖肿何故如此之效耶？答曰：春夏者阳气在上在表，前用之药多为治里治下，病非所在，故治之不愈也。委中之穴者，既为太阳经之合穴能主表主上，又能凉血泻热，活血逐瘀，故取其穴位以放血也。

2. 能合脉象，非仅解毒，始得治愈

文××，男，55岁。

头项部疖肿，此起彼伏，少则3～4个，多则7～8个已2年多。医诊疖病。先用西药间断治疗1年多不效，后又配合中药清热解毒之剂近8个月亦不效。细审其证，除项部疖肿之外，并见头晕头重，有时眩晕得不敢站立，恶心呕吐，且日渐健忘乏力，神情呆痴，纳呆食减，舌苔白，脉濡缓。综合脉证，思之：脉濡缓，且久病不愈者，气阴两虚，痰郁气结，郁而化火也。治宜补气养阴，理气化痰。处方：黄芪15克，当归10克，麦冬10克，党参10克，五味子10克，竹茹10克，枳实10克，半夏10克，陈皮10克，茯苓10克，甘草10克，菖蒲10克，远志10克，生地10克。

服药4剂，不但头晕头重，神疲乏力，健忘失眠，纳呆食减俱减，且疖肿亦明显改善，继服10剂，疖肿全部消失，他症亦减七八，又服25剂，诸症全失。

某医云：疖肿诸书均云其属火毒，若病久不愈者多云气血俱虚为本，热毒为标。然其何先用抗生素、清热解毒方药，后用补气养血方药均无效耶？答曰：本病从脉证来看，此病一方面有气阴俱虚，一方面有痰郁火毒，前用诸方治火者未化痰理气，补气养阴；治气阴俱虚者，未予理气化痰，郁火不解，但用清降，其何能散？故治之不愈也。

3. 实火当泻，尤当看下，参之与脉，其病得治

郑××，男，25岁。

面、颈、肩、臂疖肿，此起彼伏 2 个多月。医诊为疖病。先用西药治疗 11 个多月不效，后又配合中药清热解毒之剂近 1 个月，仍然此起彼伏。细审其证，面、额、颈、项有数个如红枣大的疖肿，其中前额之两个已破溃出脓，其他疖肿均红肿疼痛，且头晕头痛，烦躁易怒，小便黄，大便干，舌苔黄干，脉弦数。综其脉证，思之：弦数者，肝胆实火也；舌苔黄干，大便秘结者，阳明实热也。合而论之，乃心肝胃火所致也。治宜清肝泻火。处方：川芎 10 克，当归 10 克，防风 10 克，龙胆草 10 克，大黄 10 克，元参 15 克，羌活 6 克。又：牛黄解毒丸，凉水化开，涂局部。

药进 6 天，疖肿消失，愈。

某医云：余久用抗生素与中药清热解毒之剂不效，先生仅用少量清热泻火之药反愈者何也？答曰：清热解毒之剂为治疖肿之有效方法之一，然疖大都属火，火邪当泻，此之但予解毒不愈者一也；火有脏腑经络之异，若妄施泻火，不分脏腑，此之但予解毒不愈者二也；治火不看其下，不予通便泻火，此之但予解毒不愈者三也。三者俱备，何能效？今余用少量解毒之药而效者，一者有泻火，二者分经络脏腑，三者通下大便也。

丹 毒

1. 火郁三焦，表里俱热，但予解毒，火郁不散，其病不愈

弓××，男，30岁。

两足、两膝红肿热痛，其色如丹，发热恶寒25天。医诊丹毒。先予清热解毒之剂不效，继又配合西药治之亦无功。细审其证，体温39.3℃，两膝、两足红肿疼痛，并见大量不高出皮肤之皮疹，按之疼痛，舌苔黄白，脉浮弦数。综合脉证，思之：脉浮者，病在表，在上也；弦者，在三焦也，在半表半里之间也；舌苔黄者，病在里也。皮损红赤如丹，火也，火邪及于阴分也。治宜解表清里，清泄三焦。处方：板蓝根30克，升麻10克，马勃10克，僵蚕10克，蝉蜕10克，大黄10克，薄荷10克，牛蒡子10克，元参30克。

服药3剂，体温下降至37.5℃，膝、足红肿热痛明显改善，继服6剂，诸症俱失，愈。

某医云：何大剂抗生素，清热解毒之剂不效，而本方2剂即体温下降，3剂肿痛大部消失耶？答曰：郁火于表者必散之，郁火于里者必下之，此病表里皆郁，必须解表、攻里同施。今本证虽用大剂清热解毒，但未予解表，未予攻里，致郁者更郁而火邪不解，而上方所以取效者，乃一散，二下俱备也。

2. 但宗解毒，不辨色脉，其病延期

郑××，女，29岁。

10天前，突然出现两足大趾、小趾红肿热痛，急至某院

外科诊治，诊为丹毒。予青霉素等治疗后，非但大趾、小趾肿痛不见好转，亦且发现两个足背均红肿疼痛。乃自动出院求中医诊治。医诊流火。急予清热解毒之剂普济消毒饮治之，3剂后仍然效果不够明显。又转邀余诊治。审其两足趾与足背均红肿热痛，按之有可凹性浮肿，身热，全身酸痛，舌苔白，脉滑数。综合脉证论之：此痰湿挟风热为患也。治宜疏风清热，化痰除湿。处方：黄柏10克，苍术10克，胆南星10克，桂枝10克，防己10克，威灵仙10克，桃仁10克，红花10克，龙胆草10克，羌活10克，白芷10克，川芎10克。同时配用：牛黄解毒丸，冷水调化涂局部。

　　服药3剂后，两足肿痛明显好转，体温亦降至正常。继服10剂，愈。

　　某医问：丹毒用普济消毒饮加减多称有效，而本例何故不效也？答曰：丹毒虽本属火热，然有干湿之分，其干者治宜清热解毒，尤多见于上焦，其湿者治宜除湿清热，尤多见于下焦。正如陈实功《外科正宗》云："火丹者，心火妄动，三焦风热乘之，故发于肌肤之表。有干湿不同，红白之异。干者，色红形如云片，上起风粟作痒，发热，此属心肝二经之火，治以凉心泻肝，化斑解毒汤是也；湿者，色多黄白，大小不等，流水作烂，又且多疼，此属肺脾二经湿热，宜清肺泻脾，除湿胃苓汤是也。"本证虽非湿热之典型者，然其病在下肢，且见浮肿，故其亦为湿热为主之证，因此用疏风清热，化痰除湿进行治疗。又问：牛黄解毒丸本为清热解毒，用于火热内盛，咽喉肿痛，牙龈肿痛，口舌生疮，目赤肿痛的口服药，今先生何用其治丹毒也？答曰：牛黄解毒丸者，非仅清热解毒，亦且能除湿耳，故非但实火所致之疾可用，亦且可用于湿热之疾耳。至于为何外用治疗丹毒，因其组成药味牛黄、雄黄、石膏、大黄、黄芩、桔梗、冰片、甘草均系外用解毒、清热、除湿之品，故用之也。

3.冷敷热敷，不分寒热，病势加剧

李××，女，48岁。

3天前，突然右足中趾、无名趾红肿热痛。某医诊为炎症，嘱其内服磺胺、注射青霉素进行治疗，并嘱其用热毛巾不断热敷以助其消散。患者为求其速效，改用热水浸足法进行治疗。1个小时后红肿热痛迅速殃及右足，并出现全身寒战高热，体温38.8℃，且又见左足中趾、无名趾亦微红肿。此时患者仍不醒悟，继续以热水浸泡两足，并以热水毛巾湿敷两足，至夜间8时左右，两腿均出现红赤如丹，肿胀疼痛，体温39.8℃。患者迫于西药不能速效，且急剧恶化。乃邀中医诊治，云：此丹毒也。急宜清热解毒大剂予之。处方：生地15克，黄连6克，黄芩10克，丹皮10克，生石膏40克，栀子10克，竹叶10克，犀角10克，元参30克，连翘30克，银花30克，板蓝根30克，赤芍10克，甘草10克。

患者家属于夜间1时邀余会诊。云：虽用大剂青霉素及中药1剂，病证不但不减，反更加剧。现红肿之势已及小腹，且高热，神志时昧时清。审之，从少腹至两足赤肿如丹，按之烙手，脉洪大滑数。综合脉证，思之：药证合拍，何用药反不效也？久久不解。再查其患处均盖有热水毛巾。顿悟，乃云：此热敷之弊也，急宜去热改冷，用冷水泡牛黄解毒丸淋洗。1小时后，痛、热俱减，查体温已由39.9℃降至

38.9℃，继以上法淋洗 2 小时，从小腿至小腹红肿之状全部消退，体温亦降至 37.3℃，仍以原方治之，愈。

患者问：所用药物前后相同，何你看后陡然大效，而前医用之反剧也？答曰：外敷之法不同耳。又问：冷水、热水均无杀菌之药，何杀菌之速也？答曰：本证乃热毒炽盛之证，稍予火邪则如《伤寒论》所说："火邪虽微，内攻有力，焦骨伤筋。"故予热水而加剧，及至冷水淋洗而解者，乃热者寒之之故也。所以热敷、冷敷均当宗《经》所训，否则不可也。

纤 维 瘤

1. 谨察其脉，思其病因，化痰散结始愈

文××，男，12 岁。

右锁骨下肿瘤如鹅蛋大 3 年多。医诊侵袭性纤维瘤。细审其证，3 年前，始见右锁骨下有一鸡蛋大，质地较硬之肿块。乃至某肿瘤医院行第 1 次手术。1 年后，又在原来的部位生长出如鸭蛋大小的肿块 1 个，乃再至某肿瘤医院行第 2 次手术，术后病理学诊断仍为纤维瘤，并发现增生活跃。术后半年多，在原发部位又长出一鹅蛋大的肿块，右臂肌肉明显萎缩，活动受限，既不能上抬至头，亦不能握笔写字。为此不得不改请中医以活血散结之剂治之，半年后，非但未见缩小，亦且日渐纳呆乏力，不得已，乃再易医治之。细审其脉证，除右侧锁骨下有一比鹅蛋还大的肿块，不红不肿，不痛，右臂肌肉萎缩外，并见舌苔白，脉滑数。综合脉证，思之：古代医家论瘤之病因有痰、瘀、郁三种，今脉滑数，滑数之脉者，痰热互结也。治宜化痰清热，佐以活血。处方：瓜蒌 30 克，桔梗 10 克，半夏 12 克，赤芍 12 克，橘叶 10 克，青皮 10 克，枳实 10 克，葱白 4 克。

服药 4 剂，精神、食欲大增，肿块缩小；继服 60 剂，肿块消失，食欲正常。

2. 谨察色脉，知其为瘀，活血化瘀，软坚散结，始愈

何 ××，女，45 岁。

4 年前，一次偶然的机会，发现左下腹部有一如核桃大的肿块，经某院外科检查诊断为纤维瘤，并进行第 1 次手术，术后很快恢复了健康。1 年之后，在原来的部位又长出 2 个如核桃大的肿块，又进行了第 2 次手术切除，术后，经病理学检查仍诊为纤维瘤，术后又很快恢复了健康。1 年后，在原来发病的部位又长出如鸡蛋大的 4 个肿块，乃进行第 3 次手术切除，术后病理学检查仍为纤维瘤。半年后，在原发部位，又长出 6 个如核桃大的肿块。再经数个医院检查诊断，一致认为系纤维瘤，并都主张手术切除。但患者考虑每次手术后均复发，且复发一次增多一次，乃改请中医治之。细审其除上证外，并见下腹疼痛，阴天时疼痛加重，疲乏无力，面色微青，舌苔白，舌质稍暗，脉沉涩。综合脉证，思之：脉沉涩者，寒凝血滞也。治宜温经活血散结。处方：丹参 30 克，当归 10 克，赤芍 10 克，乳香 6 克，没药 6 克，三棱 3 克，莪术 3 克，肉桂 1 克。

服药 30 剂，腹痛减轻，肿块变软缩小；继服上药 1 年，获愈。

某医云：同是反复发作的纤维瘤，一用化痰清热，佐以活血，一用温经活血散结；一用大剂，一用小剂，其故何也？

答曰：一者因脉滑数故以化痰清热，一者因脉沉涩故以温经活血，因其病因有异者，至于为什么一者用大剂，一者用微量，乃因其一者脉滑数为热实，一者因其脉沉涩为正虚邪实，故以缓图之法治之，即仲景所倡导之缓中补虚法也。

淋巴结炎

谨遵其脉，稍兼其症，主次分明，病始得解

刁××，女，20岁。

颈部淋巴结肿大半年多。医诊慢性淋巴结炎。始予西药抗结核药、抗生素治疗4个多月不效，继又配合中药软坚散结消瘰之剂2个多月仍不效。细审其证，颈部淋巴结肿大，小者如豆，大者如杏者18个，不红，不痛，舌苔白，脉沉弦。综合脉证，思之：沉脉者，气郁也；弦脉者，肝脉也；结核皮色不变者，痰核也。治宜疏肝理气，化痰散结。处方：柴胡10克，赤芍10克，青皮10克，瓜蒌15克，橘叶10克，甘草6克，当归6克。

服药6剂，有的淋巴结肿大者消失，有的淋巴结明显缩小；继服20剂，肿大之淋巴结全部消失。

某医云：何用软坚散结者不效，而不用软坚散结者反效？

答曰：软坚散结乃治结核的一种有效方法，故诸医多宗之。然本证脉不但不滑而且沉弦，说明当前本证乃气郁为主，既然气郁为主，就当以理气为先，故前以软坚散结不效，而今用疏肝理气，化痰散结而瘳。

淋巴管炎

但予解毒，不察其脉，痰滞血瘀，病延时日

索××，女，60岁。

左上肢内侧输液感染后发现一条红线1个月。医诊淋巴管炎。先以西药治之效果不著，继以中药清热解毒之剂治之，亦无明显效果。细审其证，除原有的糖尿病、结节病外，并见左前臂内侧约如苹果大一片红肿疼痛，从腕至腋一条红线，按之痛，身微热，腋下、肘窝、颈部、腹股沟淋巴结肿大，口干口苦，咳嗽，舌苔白，脉滑。综合脉证，思之：脉滑者，痰火也。有红线久久不愈者，瘀血也。治宜除湿化痰，活血清热。处方：黄柏10克，苍术10克，制南星10克，桂枝10克，防己10克，威灵仙10克，桃仁10克，红花10克，龙胆草10克，川芎10克。

服药4剂，前臂肿痛明显好转，红线明显消退，其他诸症亦减，继服6剂，愈。

某医云：急性淋巴管炎诸医均主张清热解毒、活血消肿、清热利湿，而前已久用不效者何也？答曰：急性淋巴管炎中医称为红丝疔，多主张应用清热解毒、活血消肿、清热利湿进行治疗，这无疑是十分正确的。但是，本例患者，正虚邪实，突予冰雪，凝固气血，聚湿生痰，胶固难解，非予温化不能消，故今反用佐以温化而解。

淋巴结结核

察其病证，审其病位，参之脉象，知其为气郁痰凝，治

用理气化痰得愈

弓××，男，成。

颈项、耳下、两腋结块，大者如杏，小者如豆者1年多。医诊淋巴结结核。先用西药治疗3个多月无效，后又配合中药猫爪草、消瘰丸等治疗2个多月亦无明显效果。细审其证，颈项两侧、耳下、腋下有结核30多个，大者如杏枣，小者如豆，不红，不热，不痛，推之可动，舌苔白，脉沉。综合脉证，思之：核者，痰核也；脉沉者，肝郁气结也。治宜疏肝理气，化痰散结。处方：夏枯草30克，白蒺藜9克，赤芍9克，橘叶9克，青皮9克，连翘9克，牡蛎9克，瓜蒌15克。

服药24剂，颈项、耳下、腋下结核大部消失；又连续服药1个月，结核全部消失。胸X片：未见异常，愈。

某医云：为什么原用软坚散结的消瘰丸无效？答曰：本病脉沉，乃以气郁为主的疾病，气郁者，当以理气为主要治法，然而消瘰丸是一个以软坚散结为主的方药，所以治之不效，其后经过反复考虑，改予以理气为主，所以才取得了较好的效果。

急性乳腺炎

1. 不审其脉，但予解毒，气血壅郁，其病不解

邹××，女，成。

乳房肿痛，发热15天。医诊急性乳腺炎。先用西药、热敷治疗1周不效，后又配合大剂清热解毒，活血消痈之剂，昼夜连进1周亦不见改善。细审其证，右侧乳房红肿热痛，肿痛部的中心微软，按之有波动感，寒热，体温39.8℃，烦

躁喜哭，恶心呕吐，食欲不振，舌苔白，脉沉弦滑数。综合脉证，思之：脉沉弦者，肝胆郁结也；滑数者，痰热也。脉证相参，乃肝郁气结，郁而化火，热毒壅郁，化而为脓。治宜疏肝解郁，化痰散结，清热解毒。处方：柴胡15克，赤芍12克，当归12克，青皮12克，橘叶12克，瓜蒌60克，桔梗30克，蒲公英30克，银花15克。

服药1剂，乳房肿痛好转，体温38.8℃；继服7剂，诸症消失，愈。

某医云：乳痈者乃热毒壅郁所致，为什么前用大剂清热解毒，活血消痈剂不效？而先生仅用蒲公英、银花等的1/4量却霍然而愈？答曰：本证脉沉弦滑数，说明郁乃是本病的主要问题，故急需理气、化痰稍佐清热解毒之品即可，此时若过于冰郁其气，则气血愈壅，而病邪难解，所以但用解毒活血而不解。

2.冷热不同，效果迥异

商××，女，28岁。

左乳房红肿疼痛，发热10天。医诊急性乳腺炎。先以不断地热敷、西药治疗10天而加重，后以配合中药清热解毒剂而更甚。细审其证，左乳房红肿疼痛，高热，体温39.9℃，舌苔黄白，脉滑数。综合脉证，思之：药证合拍，何故不效？偶读《理瀹骈文》"外治之理，即内治之理，外治之药，亦即内治之药，所异者，法"，《素问·至真要大论》"热者寒之，寒者热之"语，乃悟：此久用热敷之误耳。乃急令患者去热敷改为冷水毛巾频频敷之，1小时后，热退，肿减。5日后，肿消，热退，愈。

某医云：诸医均强调热敷而先生独主张冷敷其故何也？答曰：乳痈初起无身热者可用热敷以助消散，若红肿，甚或已化脓者应冷敷以使其局限，若再身热炽盛者必须冷敷，否则使热入营血或热入心包而成危证矣。某医又云：冷敷、热敷尚有如此之不同？答曰：健康之人，冷热无甚差异，若正虚火炽者，治法稍有差异，则会立刻有变，正如仲景所说："火邪虽微，内攻有力，焦骨伤筋，血难复也。"

男性乳房发育症

察其病位，参之于脉，知其病机，予理气疏肝，化痰散结，愈

李××，男，20岁。

乳房肿大，隐隐作痛2个多月。医诊男性乳房发育症。先以西药治之不效，后以中药软坚散结之剂治之亦无功。细审其证，两个乳房均肿大如核桃，用手触摸或衣服碰触时疼痛，不红，不热，舌苔白，脉沉。综合脉证，思之：脉沉者，肝郁也。肿核而皮色不变者，痰凝也。治宜疏肝理气，化痰散结。处方：柴胡10克，赤芍10克，当归10克，青皮10克，橘叶10克，瓜蒌15克。

服药3剂,肿块缩小,疼痛减轻；继服10剂,诸症俱失,愈。

某医问：为什么前医用软坚散结之剂不效，今却用此法而取效？答曰：《素问·至真要大论》曾说："坚者削之……结者散之……适事为故。""逆者正治，从者反治，从少从多，观其事也……逆之，从之，逆而从之，从而逆之，疏令气调，则其道也。"也就是说制方之法，非但要注意大的原则，亦且

应该注意治法中的从逆多少，只有这样才能恰到好处，才能真正地疏令气调。前用诸方重用化痰散结，而缺理气疏肝，而本证却是一个脉沉气郁为主的证候，所以前方重用化痰散结而不效，今方重用疏肝理气而得愈。

胸壁结核

正虚邪实，补之小应，治从缓中补虚，其病始愈

柯××，女，35岁。

左侧胸部腋下与乳房之间有一小指大的溃破口，反复流脓6年多。医诊胸壁结核。先用西药、理疗治疗1年多不效，继又配合中药阳和汤、托里透脓汤等药加减3年多，亦不见明显改善。细察其证，在左侧腋前第三肋间有一豆大的溃破口，时时流出稀而白的脓汁，不痛，局部皮色微见紫黯色，平坦而不肿胀。一般深吸气时脓汁即出，呼气时脓汁即无，咳嗽严重时即有气泡不断从破口处溢出，消瘦乏力，皮肤干燥，纳呆食减，舌苔白，脉沉弦。综合脉证，思之：沉脉者，气郁也；弦脉者，肝也。局部紫黯者，寒也，瘀也。流稀脓者，痰也。治宜理气疏肝，活血化痰。处方：柴胡6克，枳壳6克，白芍6克，橘叶7克，白芥子3克，当归6克，青皮6克，远志4克。

服药40剂，精神、食欲好转，脓汁减少；继服100剂，共计5个月，诸症消失，体重增加10千克，愈。

某医问：胸壁结核已经化脓者，诸家多主张补益之法进行治疗，然而本证却久治不效，其故何也？答曰：正如你所说的胸壁结核已经化脓者一般均应采用补益之法，以使其托

疮生肌得愈。然而本病脉见沉弦，沉弦之脉者为以肝郁气滞为主之脉，即所谓实邪为主之脉，所以只可以祛邪之法进行治疗。又问：如此久病竟用此小方小剂治之，不解也？答曰：仲景在《金匮要略》一书中曾阐明了一个重要原则，若虚极而脉证俱实者，治疗之时只可采用缓去其邪的方法，即所谓"缓中补虚""安中益气"法。否则很容易补正留邪，祛邪伤正，病情延宕而不愈。

深静脉血栓形成

察其脉证，知其瘀血痰热，治以活血化瘀，化痰清热，始愈

高××，男，55岁。

左下肢肿胀疼痛1个月。医诊髂股静脉血栓形成。先以西药治疗半月效果不著，继又配合中药清热利湿之剂亦无明显效果。细审其证，左下肢从腹股沟区至足部均肿胀疼痛，按压腹股沟至小腿的内侧均痛，左腿较右腿为热，且身热（体温38.4℃），舌苔白腻，脉弦紧滑数。综合脉证，思之：脉滑数者，痰热蕴结也；弦紧者，寒也，结也。肿胀者，湿热也。合而论之，乃瘀血阻滞，痰热不化也。治拟除湿化痰，清热活血，佐以温化。处方：黄柏10克，苍术10克，制南星10克，桂枝10克，防己10克，威灵仙6克，桃仁10克，红花10克，龙胆草10克，川芎10克，神曲10克。外涂：牛黄解毒丸，冷水化开，涂。

服药1周，肿痛消失，继服4剂，愈。

某医云：何以用清热解毒利湿之剂不效，而用上中下痛

风方而病解？答曰：前后之方，用药相同者有二：一者清热，二者除湿；不同者亦有二：一曰活血，二曰温化。因其病在血分，痰血凝滞，非通阳不得行痹，非活血不得通络，而前用诸方无有也，故今以上中下痛风方而愈。

血栓性浅静脉炎

1. 审其昼夜有别，知其阴虚相火，滋阴降火始愈

汪××，男，60岁。

右侧乳下有一索条状物，疼痛2个多月。医诊血栓性浅静脉炎。先予西药治疗40多天不见好转，继以中药清热解毒，利湿通络之剂20多天亦不见改善。细审其证，除右乳内侧有一索条状物约10厘米长、疼痛、发热外，并时见心烦，舌苔黄腻，脉弦滑。综合脉证，思之：胸胁者，肝肺所主之位也，脉弦滑者，痰火郁结于筋脉也。治拟疏肝理气，化痰泻火。处方：柴胡15克，半夏15克，瓜蒌40克，苏木6克，赤芍15克，黄芩10克，青皮10克，橘叶10克，夏枯草30克。

服药2剂，诸症不减，且出现夜间牙痛。思之：夜间牙痛者，阴虚相火炽盛也。加元参30克以滋阴降火。

服药6剂，肿痛大减，继服10剂，果愈。

2. 审病位，知所主，察脉象，知病性，予疏肝理气，化痰泻火而愈

于××，男，56岁。

左乳下至左上腹一条索状物，疼痛，发热1个多月。医诊血栓性浅静脉炎。先以西药治疗20天不见好转，继又以中药清热除湿，活血化瘀14天亦无效。细审其证，除左侧胸胁至上腹部有一索条状物、疼痛、发热外，并见心烦头晕，口苦咽干，舌苔白，脉弦滑。综合脉证，思之：脉弦滑者，痰郁气结也，胸胁之位者肝肺所主也。治宜疏肝、化痰、清热、散结。处方：柴胡10克，半夏10克，赤芍10克，青皮10克，橘叶10克，瓜蒌30克，黄芩10克，当归10克，夏枯草15克，连翘10克。同时外用：牛黄解毒丸，冷水化开，外涂。

服药4剂，肿痛大减，继服10剂，愈。

某医云：诸医多言急性期间，治宜清热利湿，活血化瘀，然本证用之无效，其故何也？答曰：喻昌《医门法律》曰："凡治病不明脏腑经络，开口动手便错，不学无术，急于求售，医之过也。"《素问·至真要大论》说："近者奇之，远者偶之，汗者不以奇，下者不以偶，补上治上制以缓，补下治下治以急。急者气味厚，缓则气味薄，适其至所，此之谓也。"言制方非得要法对，而且要适其至所，前方所用之法均正确无误，然未至其病所，今余用方取效者正在于此。

血栓闭塞性脉管炎

1. 泥于温阳，固于活血，胶于补益，不审其脉，不知随证，其病不解

畅××，女，35岁。

间歇性跛行，腿及两足疼痛5～6年。医诊血栓闭塞性脉管炎。先用西药、理疗治疗1年多不效，继又配合中药活血通经、温经通络、补气养血、温肾通阳等剂千余帖，不但疼痛不减，而且日渐加重。近半年来，两足颜色逐渐由苍白冰冷转为紫黯冰冷，两个月来，两足拇趾、食趾均由紫黯转

紫黑，且甲角已溃烂，疼痛昼夜不已。细审其证，除上述诸症之外，并见两足跗阳脉均不能测出，舌苔白，脉弦滑数。综合脉证，思之：弦脉者，肝胆之脉也；滑数者，痰火郁结也。合之与证，乃痰火郁结，三焦阳气不得外达。治拟理肝胆，调三焦，化痰火。处方：柴胡10克，黄芩10克，龙胆草10克，竹茹15克，枳实10克，半夏10克，陈皮10克，滑石15克，竹叶10克，夜交藤30克。

服药10剂，四肢转温，疼痛稍减；继服30剂，两足趾溃烂部已愈合，紫黑部转红润，几近正常之色，疼痛消失；又服20剂，果愈。

某医云：柴芩温胆汤治血栓闭塞性脉管炎，余从未闻之，然其效却甚著者何也？答曰：活血、温经、补益为诸医常用法也，然其不效者何也？未"观其脉证，知犯何逆，随证治之也。"又问：脱疽医家都介绍用四妙勇安汤，然本例余数用其方却无效者何也？答曰：脉弦滑数者，痰火郁于三焦、肝胆也，非用解毒养阴之法可治也，故不用四妙勇安汤而用柴芩温胆汤而愈也。

2. 不察脉证，不知变化，泥于成方，固于成法，久治不愈

郑××，男，40岁。

右足冷痛1年多，色紫变黑溃烂6个多月。医诊血栓闭塞性脉管炎坏死期。先用西药治疗3个月不效，继又用中药阳和汤、当归四逆汤，以及温阳益气活血之剂不效。半年前，因左足拇指冷痛，色变紫黑，疼痛难忍，昼夜不能入睡，行拇趾截除术，术后创面2个月不但没有新的肉芽生长，而且

发现足背及小腿更加疼痛难忍。细审其证，拇趾已截除，其创面无新的肉芽生出，足背微见肿胀，小腿疼痛，但不红肿，按其右足较左足为冷，头晕头痛，心烦心悸，纳呆食减，舌苔薄白，脉弦涩不调。综合脉证，思之：脉弦者，肝脉也；弦涩不调，寒滞肝脉也；心烦心悸，头晕头痛者，肝郁血虚，郁而化火也。治拟养血疏肝，活血泻火，佐以温化。处方：柴胡 10 克，当归 10 克，白芍 10 克，白术 10 克，茯苓 10 克，甘草 10 克，干姜 3 克，薄荷 3 克，丹皮 10 克，栀子 10 克，丹参 15 克。

服药 4 剂，头晕头痛，心烦心悸，纳呆食减，小腿疼痛均好转，但创面仍然不见新的肉芽生长；继服 4 剂，不但其他症状明显改善，亦且创面有新的肉芽生长；再服 40 剂，诸症消失愈。

某医云：本病诸医在未出现坏死现象之前，多主张温阳活血益气，坏死以后多主张用顾步汤、四妙勇安汤，然何久用之不效，而反剧？逍遥散本非治疗本病之药，然用之效果甚佳？答曰：中医治病的特点和优点是辨证论治，仲景在《伤寒论》《金匮要略》中强调的辨证论治依据是一脉象，二证候。而尤其重视的是脉象。今本病患者脉始终以弦涩不调为主，脉涩不调之脉为肝脉，为寒郁化热，而不是阳虚、气虚、瘀血、热毒，所以未坏死前用阳和汤、当归四逆汤等无效，坏死后用顾步汤、四妙勇安汤均无效。逍遥散者，养血疏肝之方，若再加干姜之温散，丹皮、丹参、栀子之泻火，则非但肝郁可解，亦且寒凝可散，郁热亦可得消。

急性阑尾炎

不审脉象，囿于成方，不予理气，反予寒下，治之不效

张××，男，24岁。

右下腹剧烈腹痛不止2天。医诊急性阑尾炎。先以抗生素、中药大黄牡丹汤加减治之不效，建议手术治疗。因患者拒绝手术，改请中医治疗。细审其证，右下腹剧痛，拒按，且有明显的反跳痛，舌苔白，脉沉。综合脉证，思之：脉沉者，气郁也；大肠与肺相表里。证脉合参，乃肺与大肠气郁不行所致。治宜拟理气为先。处方：桔梗30克，枳实30克，白芍15克，败酱草30克。

服药40分钟后，腹痛渐减，1小时后，矢气数次，腹痛顿失，又服1剂，愈。

某医云：大黄牡丹汤乃治阑尾炎之名方，今先生不用其方，却采用排脓散治之者何也？答曰：大黄牡丹汤乃《金匮要略》治肠痈方，《金匮要略》云："肠痈者，少腹肿痞，按之即痛如淋，小便自调，时时发热，自汗出，复恶寒，其脉迟紧者，脓未成，可下之，当有血。脉洪数者，脓已成，不可下也。大黄牡丹汤主之。"而前医已用之无效，故不可再予之。且其脉沉，沉为气郁，气郁者，当理气，故治宜排脓散加减治之。

慢性阑尾炎

不审经络，不察病位，不审其脉，但宗活血，治之不愈

申××，女，29岁。

右侧少腹疼痛，时轻时重4年多。医诊慢性阑尾炎。先

用西药治疗不效，继用中药活血化瘀止痛之剂亦无功。细审其证，除右少腹疼痛，按之更甚外，并时感心烦易怒，舌苔白，脉弦细涩。综合脉证，思之：脉沉弦者，肝郁气滞也；细涩者，气滞血瘀也，寒也。治宜疏肝理气，温经活血。处方：柴胡10克，当归10克，白芍10克，白术10克，茯苓10克，甘草6克，干姜4克，灵脂10克。

服药2剂，痛减七八，继服10剂，愈。

某医云：此病久予活络效灵丹而不效者何也？答曰：《内经》强调用药要适其至所，喻嘉言强调不明脏腑经络，开口动手便错。即是说若但予活血而不达其病位即疗效不佳，活络效灵丹与逍遥散加灵脂法不同者即在于此。

肠 梗 阻

1.寒热不分，但用攻下，其病不解

刘××，男，14岁。

腹部剧痛，包块起伏2天。医诊肠梗阻。先以复方大承气汤、萝卜芒硝汤昼夜连进各1剂，腹痛不见好转。因患者拒绝手术，邀余诊治。细审其证，病发于吃冰块之后，腹部胀大，疼痛拒按，时见包块起伏，舌苔白，脉弦紧。综合脉证，思之：脉弦紧者，寒也，结也；腹痛发于吃冰块之后，且包块起伏者，寒气凝结也。治宜温中散寒，理气导滞。处方：木香9克，肉桂9克，陈皮9克，香附9克，小茴香9克，槟榔9克。

服药1剂，矢气数次，腹胀腹痛大见好转，继服1剂，诸症全失，愈。

某医云：有报道说复方大承气汤、萝卜芒硝汤为治疗肠梗阻的有效方剂，然用之却不效者何也？答曰：寒、热未区分耳。此病得于吃冰块之后，脉见弦紧，明系寒证，却用寒药，何之能效。余用茴香、肉桂之属取效者，亦在寒者温之之意耳。

2. 正虚邪实，不予扶正，但予泻实，其何能愈

戈××，男，80岁。

腹部剧痛4天。医诊肠梗阻。4天前因小肠疝气嵌顿没有托回，突然腹痛不止，频繁呕吐，急用大承气汤、黑豆油内服，肥皂水灌肠，3天后，不但大便未行，腹大如鼓，且突见精神萎靡，血压下降（由160／100mmHg降至60／50mmHg），给服任何药物均呕吐而出，除予抗休克措施外，并邀中医会诊。细审其证，精神萎靡，腹部胀大膨隆，但按之尚柔软，前额、耳壳、四肢均冷，舌质淡，苔薄白而润，脉沉细弱几近于绝。综合脉证，思之：腹虽胀大而按之不硬，乃为虚中夹实；肢冷，脉微为阳气大虚。治宜补脾益气，行气散寒。处方：厚朴25克，人参10克，半夏15克，炙甘草9克，生姜10克。

服药1剂，8小时内，大便行，腹胀减，呕吐止，精神增，食纳稍进，血压100／80mmHg，继服3剂，愈。

某医云：此证为什么采用治肠梗阻方无效，而采用厚朴半夏生姜甘草人参汤却1剂即愈？答曰：本证患者年高气衰，又复寒气凝滞，治应补正为先，攻邪在后。然前医囿于肠梗阻为实证，实证当六腑宜通为用，致正虚不支，腑气不行，厚朴半夏生姜甘草人参汤补气、行气、散寒三者俱备，故一药而愈。

3. 不察虚实，不审寒热，屡用手术，但知通腑，其病不治

原××，男，40岁。

腹部胀大疼痛，不能排便矢气1个多月。医诊肠梗阻。在1个月前，先因突然剧烈腹痛，呕吐，腹部胀大，矢气排便不能，行手术第一次治疗。术后第一天疼痛稍减，其后胀痛更甚，频繁呕吐，矢气更不能，于第四天又行第二次手术，并禁食。但术后第五天，胀痛呕吐又剧，不得已，邀请某医以中药治之。医云：六腑以通为用，非急以通腑之法不能挽命于万一。处以厚朴三物汤、复方大柴胡汤等加味治疗10天，其病不但不减，反见腹部更加胀大，滴水难入。不得已，再次停用中药，但予胃肠减压、输液、输血维持。细察其证，腹胀大如鼓，叩之呈鼓音，胀痛，时而呕吐，纳食全废，大便不能，体瘦如柴，气短语微，腰背酸痛，舌苔白，脉弦紧而大。综合脉证，思之：尺大而弦紧者，肾阳虚也；弦紧之脉者，寒凝气滞也。治宜补肝肾以治本，理气散寒以治标。处方：枸杞子10克，熟地10克，巴戟天10克，当归10克，沉香10克，小茴香10克，肉桂10克。

服药4剂，腹胀全失，不便得行，食纳大增，继服6剂，诸症全失，愈。

某医云：肠梗阻诸医皆论非通不可，先生独不用之，何也？答曰：此病久用寒凉克伐之品所致，故不可再用。

急性胰腺炎

细察其脉，兼予诊腹，知为寒实，温下始愈

贺××，男，29岁。

胃脘疼痛3年，加重1周。医诊慢性胰腺炎急性发作。

先予西药治疗 3 天疼痛不减，后以中药复方大柴胡汤加减 2 剂疼痛更剧。细察其证，胃脘疼痛，痛彻腰背，不可触近，舌苔黄白，脉弦紧而数。综合脉证，思之：痛而拒按者实也，脉弦紧而数者，寒实凝结也。合而论之，乃寒实凝滞。治宜温中导滞。处方：大黄 3 克，附子 10 克，细辛 4 克，枳实 10 克，厚朴 10 克。

昼夜 24 小时连进 2 剂，痛减七八，继服 15 剂，愈。

某医云：胰腺炎诸医介绍宜用复方大柴胡汤、清胰汤，而先生独不用之，何也？答曰：前医已久用复方大柴胡汤、清胰汤而病情加剧也，怎敢再予投之。今查其脉、腹均为寒实之证，故改用温下之大黄附子汤。此所谓寒热不同也。

盆腔脓肿

结胸热实，不予通腑，但予解毒，其病不解

赵××，女，38 岁。

1 年来，从胃至小腹硬满而痛，不能俯仰，阴道、尿道不断流脓，寒热往来，恶心呕吐。医诊结核性盆腔脓肿合并金黄色葡萄球菌感染，阴道、膀胱瘘，慢性胰腺炎。先用西药治疗 5 个多月不见好转，后又配合中药清热解毒之剂治疗 1 个多月，仍无明显效果。细审其证，腹胀膨隆，从剑突下至小腹均极硬而痛，不可触近，不能俯仰，亦不能翻身，寒热往来，恶心呕吐，头晕头胀，面色萎黄，全身瘦削，言语无力，阴道与尿道中不断有脓流出，大小便不畅，身热如炭，体温 39.6℃，舌苔黄燥，脉滑数。综合脉证，思之：此虽正气大虚，然其脉滑数，而腹满硬痛，总以痰实为主，故治宜攻下痰实，正如仲景《伤寒论》所云："太阳病，重发汗而复下之，不大便五六日，舌上燥而温，从心下至少腹硬满而痛不可近者，大陷胸汤主之。"然而本证，还兼寒热往来，恶心呕吐，头晕头胀之少阳证，少阳证不可下，应治以和解少阳，正如《伤寒论》所云："伤寒十余日，热结在里，复往来寒热者，与大柴胡汤。"因拟和解攻里，化痰解毒。处方：柴胡 15 克，半夏 15 克，赤芍 15 克，枳实 15 克，白芥子 9 克，蒲公英 30 克，大黄 6 克，黄芩 12 克。

服药 2 剂，腹痛大减，寒热往来，头晕头痛，恶心呕吐亦减，已能稍进饮食，体温 38℃，舌苔黄，脉滑数。思之：生薏米、败酱草为腹部痛脓之要药，可加之。上方加生薏米 30 克、败酱草 30 克。

继服上药 8 剂，阴道、尿道流脓消失，腹痛消退近 2／3，恶心呕吐消失，寒热往来亦消退近 9／10 左右；又服 20 剂，诸症消失，体重亦由 30 千克增至 46 千克。为巩固效果，服用抗结核药半年，愈。

某医云：如此危重之证，先生竟敢单独施用中药以挽救之，吾实不敢也。云：余所主张之单独采用中药者，并不是排斥西药，因为前已久用西药不效，且常用西药有反应。在此情况下，为了排除各种不利因素，所以主张暂时仅仅采用吾所处方药服之。某医又云：中药不效怎么办？云：要胆大，心细，及时观察。某医再问：如此之危证，竟敢予攻下之剂，难道没有危险？答曰：仲景有少阴三急下以挽生命于万一的教导，实可宗也。但危重疾病的下法尤当慎之而慎。本证是一个典型的大结胸证，但因其有柴胡证，柴胡证有三禁，即一吐，二汗，三下，故不可用大陷胸汤，只可用大柴胡汤。正如《伤寒论》所说："伤寒十余日，热结在里，复往来寒热者，与大柴胡汤。但结胸，无大热者，此为水结在胸胁也，但头微汗出者，大陷胸汤主之。"

肝脓肿

不察脉证，仅凭病名，久施药饵，岂能收功

郭××，男，35岁。

高热不退，恶心呕吐，肝脏肿大半年多。医诊阿米巴肝脓肿合并金黄色葡萄球菌、副大肠杆菌感染。先用西药治疗1个多月不见好转，继用中药清热解毒之剂亦不明显改善。细察其证，寒热往来，体温40.2℃，恶心呕吐，肝肋下五指，疼痛，按之更甚，消瘦乏力，烦躁不安，食纳全废，口苦口干，舌苔黄白，脉弦滑数。综合脉证，思之：寒热往来，恶心呕吐，纳呆食减，口苦咽干者，少阳半表半里证也。脘痛拒按，脉滑数者，痰实热证也。合而论之，乃少阳阳明证，兼有痰积不化证。治宜和解攻里，化痰清热。处方：柴胡18克，半夏15克，黄芩15克，枳实15克，白芥子10克，白芍15克，大黄6克，连翘15克。

服药2剂，寒热往来，脘胁疼痛，恶心呕吐好转，体温37.5℃。继服6剂，肝区疼痛大减，肝肋下1指，精神、食欲大增，体温37.1℃。又服1月，诸症消失。

某医云：为什么先用治疗阿米巴原虫的鸭蛋子等不效，而采用不治阿米巴原虫的药却有效，其故何也？答曰：中医治病的主要特点是辨证论治，此病从患者表现的证候看是一个少阳阳明合病证，故采用和解攻里取得了效果。鸭蛋子虽能治血痢，但其不可用于少阳阳明证，故应用此药不效而病情反重。

肾 扭 转

脉弦细数，舌红无苔，舌脉相较，知为阴虚，予养阴疏肝，柔肝止痛，愈

赵××，男，51岁。

右胁下剧烈疼痛，痛彻少腹阴茎，尿频而数40天。医诊肾扭转。先以西药治疗不效，后以中药活血止痛、针灸等相配合，亦无明显效果。细审其证，除剧烈腹痛时轻时重，持续不止，小便频数之外，并见其烦躁不安，舌红无苔，脉弦细数。综合脉证，思之：腹虽剧痛，但不拒按，说明非实证也。舌红无苔者，阴虚有热也。脉弦者，肝脉也；细数者，阴虚有热也。合而论之，乃肝阴不足，肝脉拘挛也。治宜滋阴养肝，柔肝止痛。处方：生地15克，枸杞子10克，川楝子10克，当归10克，木瓜10克，麦冬10克，白芍10克，元胡10克。

服药1剂，其痛稍减，继进3剂，痛减六七，后改予滋水清肝饮加减10剂，愈。

某医云：肾扭转用什么办法可使其转为正常？答曰：扭转者，筋脉为病也，但取其舌、脉，知其病机、病位，而予中药治之，其筋可伸，疾病可愈也。

痤 疮

1.诸病多端，繁复多杂者，治宜宗脉

文××，男，24岁。

面部疙瘩，头痛，牙痛8年多。医诊痤疮、三叉神经痛。先予西药治疗2年多不效，继又予中药除湿清热、凉血解毒、清热泻火、活血逐瘀之剂近2年亦不见效。且近4年多以来，又发现两耳疼痛，咽喉肿痛。医诊慢性卡他性中耳炎、慢性咽炎、慢性扁桃体炎。虽遍用西药、中药均不见效果。细审其证，头痛牙痛，耳痛咽痛，心烦失眠，耳鸣耳聋，口燥咽干，疲乏无力，痤疮满面，疼痛流脓，舌苔薄白，脉弦大而紧，右脉大于左脉。综合脉证，思之：《难经》云："手太阴寸口者，五脏六腑之所终始。"何不从脉论治！因拟补气养阴，燥湿清热，升清降浊，解郁透邪。处方：黄芪15克，甘草6克，人参10克，当归6克，麦冬10克，五味子10克，青皮10克，陈皮10克，神曲10克，黄柏10克，葛根15克，苍术10克，白术10克，升麻10克，泽泻10克。

服药6剂，痤疮消减近半，心烦失眠，咽干咽痛好转；继服15剂，痤疮，咽喉疼痛，头痛牙痛，俱减八九；继服30剂，诸症尽失。

2.察其色脉，知其为肝郁气结，湿痰内生，复感风邪，予疏肝解郁，调理三焦，和其营卫，愈

国××，男，21岁。

面、颈、胸、背部粉刺，丘疹、脓疱、囊肿此起彼伏3年多。医诊痤疮。先用西药治疗1年不效，继又用中药清热解毒、除湿清热、凉血活血之剂近2年亦无效果。细审其证，除脸面，颈、前胸、后背有大量的密集或散在的丘疹，其色有的呈黑色，有的呈鲜红，有的呈暗紫，其形小者如针尖，大者如豌豆，

甚至如樱桃大，有的合并有白色脓点，有的数十个密集在一起，有的则比较散在，且面色红赤，头晕头痛，心烦口苦，舌苔白，脉弦紧。综合脉证，思之：青年之人生机旺盛，稍有抑郁，内燃中火，三焦不化，湿热内生，复感风寒，结于肌肤，则生痤痱。此与《素问》"汗出见湿，乃生痤痱"同一意也。处方：柴胡9克．半夏9克，黄芩9克，党参9克，桂枝9克，茯苓9克，大黄10克，甘草6克，大枣5个，龙骨15克，牡蛎15克。

服药3剂，面部丘疹、粉刺、脓疱减少；继服3剂，面部痤疮消失，胸、背、颈部痤疮稍减；又服12剂，痤疮消失，愈。

某医云：《内经》云："汗出见湿，乃生痤痱。"王冰言其"阳气发泄，寒水制之，热怫内余，郁于皮里，甚为痤疖，微为痱疮。"其用柴胡加龙骨牡蛎汤者，何者制其寒水，何者制其热怫内余？答曰：柴胡加龙骨牡蛎汤者，既理三焦以促水湿之郁解，又调荣卫以散表寒，除热怫之内余，因此可治痤疮之病。

传染性软疣

扫码获取
更多中医知识

察病位，合脉象，思病因，其病得治

冯××，男，成。

上肢、躯干、颈项大量赘疣2个多月。医诊传染性软疣。先用西药治疗十几天不效，继用中药薏米熬粥服1个多月仍不效。细审其证，见颈项、前胸、后臂、背部有大量高出皮肤的赘疣，微痒，赘疣小者如小米，大者如高粱，别无所苦，舌苔白，脉浮弦紧。综合脉证，思之：病发于肌表，其病位即在肌表，前但用薏米无效，乃治表之功不足。今脉又见弦紧，弦者，肝脉也；紧者，寒也。证脉合参，乃少阳枢机不利，寒湿郁表。治拟和解少阳，散寒除湿。处方：柴胡 15 克，半夏 10 克，黄芩 10 克，党参 10 克，甘草 10 克，生姜 3 片，大枣 5 枚，桂枝 10 克，白芍 10 克，生薏米 30 克。

服药 6 剂，赘疣全失，愈。

荨麻疹

1. 正虚邪实，微风可除，若施巨风，助邪伤正

岳××，女，35 岁。

大小不等的风团样损害，时发时止 8 年多。医诊荨麻疹。先以西药治疗 4～5 年无效，后以中药祛风散寒、燥湿活血、养血活血、清热凉血等剂治疗 4～5 年亦无效。细审其证，全身反复出现大小不等的风团样损害，搔抓时即片片出现，高出皮肤，奇痒，消退后不留任何痕迹，且时见胃脘满痛，舌苔白，脉浮紧。综合脉证，思之：脉浮紧者，风寒也；腹胀满者，寒湿也。表里俱病，治宜祛风散寒，理气温中同施。处方：羌活 3 克，防风 3 克，荆芥 3 克，川芎 10 克，厚朴 10 克，党参 10 克，茯苓 10 克，陈皮 10 克，甘草 6 克，僵蚕 10 克，蝉蜕 10 克，藿香 10 克，清茶 1 撮。

服药 4 剂，痒疹大减，由每日发病 1～2 次，减为一周发病 1 次，且痒疹明显减少；继服 10 剂。追访 2 年，未见复发，愈。

某医云：此病余久用消风散治之，然每次药后非但不减，而且更加严重者何也？答曰：羌活、防风、荆芥用量均在 10 克以上，余仅用 3 克以下。医云：何以知之？答曰：此病已患 8 年余，正虚邪实，稍予祛风则伤卫阳而风邪反入，稍多

补正则郁卫气，故余仅用羌活、防风、荆芥之微剂于补剂之中，使其祛邪而不伤正。今你用消风散而使病情加剧者，必重用祛风除湿之药，故知你必用羌活、防风、荆芥均在 10 克以上也。医云：果如是也。

2. 脉缓病脾，脾虚夹风，实邪内结，治其太阴

耿 × ×，男，成。

遇冷或食刺激性食物、饮酒后，即全身奇痒，起疹，消退后不留任何痕迹 6～7 年。医诊荨麻疹。先予西药治疗数年不效，继又予中药祛风散寒、养血祛风、散风除湿清热 2～3 年亦无明显改善。细审其证，除荨麻疹反复发作外，并偶见胃脘痞满不适，大便时干，舌苔薄黄，脉缓。综合脉证，思之：脉缓者，湿盛脾虚之脉也，脾虚、湿盛之脉又不见脾虚湿盛之内证，必所谓之太阴表证也，仲景于《伤寒论》太阴篇列桂枝大黄汤方以治太阴外感，何不予之。处方：桂枝 10 克，白芍 20 克，甘草 10 克，生姜 10 克，大枣 7 个，大黄 3 克。

服药 10 剂，愈。

3. 脾虚肝郁，清阳失升，风邪闭郁，寒热夹杂者，健脾疏肝，升阳益胃，疏风解郁始解

高 × ×，女，46 岁。

胃脘疼痛，荨麻疹反复发作 30 多年。医诊慢性胃炎、荨麻疹。先用西药久治不效，继又配合中药疏肝和胃、健脾温中、活血养血、疏风解表、燥湿清热、凉血活血等治疗亦无效果。最近 3 年以来，胃脘胀痛和荨麻疹的发作日渐严重，尤其是近 4 个月来，胃脘一直持续的胀痛不止，荨麻疹此起彼伏，从不彻底消退。细审其证，除胃脘胀痛、荨麻疹外，并见心

烦心悸，口苦咽干，全身俱痛，舌苔薄白，脉浮弦紧。综合脉证，思之：久病而脉浮者，气虚也；浮紧并见者，表寒也；弦者，肝脉也；弦紧并见者，滞也。综合脉证论之，乃脾虚肝郁，清阳失升，风寒闭郁所致也。治宜健脾疏肝，升阳益胃，疏风散寒。处方：黄芪15克，甘草10克，党参10克，黄连10克，半夏10克，陈皮10克，白术10克，茯苓10克，泽泻10克，防风6克，羌活6克，独活6克，柴胡10克，白芍10克，生姜3片，大枣5个。

服药1剂，症无进退，继服第2剂后约1小时胃脘疼痛加剧，2小时后，除胃脘仍持续疼痛外，并发现全身奇痒，稍一搔抓，即皮疹连片，但至2个半小时后，突然胃脘胀痛与全身皮疹均全部消失。为巩固效果，又以上方2剂内服，愈。

某医云：患者何以药后脘痛加剧而皮疹增多？答曰：此药后正复邪却之象也。本病久病正虚邪微，正不胜邪，稍得药力，正气稍复，欲驱病邪，正邪交争，欲作战疹，乃至正复邪却，皮疹突现，病即解矣。此与战汗之作同一意也。

4.湿郁夹风，散风湿存，其病加剧

呼××，男，成。

胃脘疼痛，全身荨麻疹反复发作5年多。医诊慢性胃炎、荨麻疹。先用西药久治不效，继又配用中药祛风散寒、温中健脾等剂病情日重。细审其证，胃脘痞满，隐隐作痛，全身皮疹散在不多，舌苔薄白，脉濡缓。综合脉证，思之：脉濡缓者，脾土不足，湿郁不化，清阳失升，风邪内扰也。治宜健脾除湿，理气和胃，散风升阳。处方：羌活3克，防风3克，荆芥3克，川芎10克，厚朴10克，党参10克，茯苓10克，陈皮 10 克，甘草 6 克，僵蚕 3 克，蝉蜕 3 克，藿香 10 克。

服药 4 剂，胃脘满痛，荨麻疹均明显好转，继服 20 剂，诸症消失，愈。

某医云：为什么你用消风散而治愈，我用消风散而加剧？答曰：本证是一个以脾气不足，湿郁不化，清阳不升，稍兼风邪的证候，治疗起来必须以健脾和胃，理气升阳为主要治法。至于风邪问题，也只能在健脾的基础上微去风邪，否则若过用风药必使正气更虚而风邪不除。加之本证内夹湿邪，前人虽有风能胜湿之论，但过用散风则必风气去而湿气在，使风邪加剧。你所用之消风散风药量大而除湿扶正量小，故使病反剧，今余用小量之风药微祛风邪，故正复邪却而愈也。

痒　疹

审其昼夜，察其抓痕，和之于脉，知其病性，治之始愈

甄××，女，35 岁。

全身奇痒，昼轻夜剧 3 年多。医诊为痒疹。先以西药治之不效，后配中药燥湿清热散风、清热解毒散风而痒疹更剧。细审其证，在躯干和四肢伸侧有大量密集的小红疹，间有小的水疱，剧烈瘙痒，昼轻夜剧，舌苔白，脉沉细弦。综合脉证，思之：瘙痒昼轻夜剧者，血中燥热生风也。疹间水疱者，热毒夹湿也。治宜养血润燥，除湿解毒。处方：生地 15 克，熟地 10 克，生首乌 10 克，当归 10 克，元参 20 克，白蒺藜 6 克，僵蚕 6 克，红花 10 克，甘草 6 克，苦参 15 克。

服药 4 剂，痒疹大减，继服 7 剂，诸症俱失，愈。

某医云：前用散风止痒反剧者何也？答曰：昼轻夜剧者，

血燥生风也，血燥生风者，自应养血润燥而风始熄也。然你之治法不去养血润燥而反予辛温散风以伤血，使血更燥热，故其痒更甚也。

头　癣

配入专病专药，疗效大大提高

凌××，女，42岁。

头顶圆形或不规则形白癣1年多。医诊头癣。先用西药治疗8个多月不效，继用中药芫花膏、川楝子膏外涂，内服防风通圣丸治疗5个多月亦无明显改善。细审其证，头顶发际内数片圆形及不规则形的皮损，中间之头发干枯脱落，极痒，咽喉干燥，舌苔薄白，脉沉而弦。综合脉证，诊为风邪入血分，络脉瘀滞，血燥生风。治拟养血润燥，活血散风。处方：桃仁9克，红花6克，当归12克，白芍15克，川芎6克，生地9克，蝉蜕6克，白蒺藜9克，防风9克，元参15克，秦艽10克，白头翁10克。

服药2剂，奇痒大减，白痂减，皮损缩小1／3左右。但近几天却发现在两肩臂上出现大量如小米大的红色皮疹，左耳耳鸣，舌苔白，脉浮。综合脉证，思之：此乃血中风热解而在表之风仍未除也。治宜疏风清热。处方：银花15克，连翘15克，竹叶9克，荆芥9克，牛蒡子9克，元参15克，芦根15克，薄荷6克，桔梗9克，豆豉9克，甘草6克，蝉蜕9克，黄芩9克。

服药6剂，上臂皮疹消失，头癣消退80%左右。加白头翁9克，服药10剂，愈。

某医云：头癣因何用白头翁？答曰：白头翁不但能治热痢便血，亦且能入血分，散头部、关节之风邪，故血分有热而兼风邪者多用之。

手 足 癣

1. 审其病位，知其脏腑，思其经络，养血润燥，散风止痒，始愈

黎××，男，30岁。

手掌干裂脱皮、皮肤增厚3年多。医诊为手癣。先用西药外涂5个多月无效，继又以中药谷糠油、红花油等外涂治疗5个多月仍无效。细审其证，两手的掌面及指缝间的皮肤有大量如小米大的水疱疹，呈半透明状，有的疱疹溃破后流出少量白水，有的溃后脱皮，奇痒大量疱疹簇拥处溃破，皮肤呈鲜红色，不脱皮处皮肤较他部皮肤明显增厚变硬，中间有的已干裂，有的部位干厚裂纹皮肤与鲜红而薄的皮肤相间存在，所有指缝皮肤均呈鲜红色，舌苔薄白，舌质嫩红，脉沉细。综合脉证，思之：手掌属脾心，心主血，脾统血，今脉沉细而手掌皲裂脱皮疱疹者，乃血虚燥热，风邪内动也。治宜养血润燥，散风止痒。处方：生地12克，熟地10克，白蒺藜9克，川牛膝9克，菟丝子9克，知母6克，黄柏6克，枸杞子6克，独活3克。

服药1剂,手痒大减,继服10剂,不但奇痒消失,而且丘疹、疱疹、脱皮、皮肤增厚干裂均霍然而愈。

2. 审其昼夜，合之脉证，知病在血，予养血活血祛风始愈

邹××，女，35 岁。

手掌脱皮痒痛 5 年多。医诊手癣。全身奇痒难忍 2 个多月。医诊皮炎。先用西药治数年不效，继又配合中药除湿清热散风数月而痒痛更剧。细审其证，手掌及指缝皮肤疱疹脱皮，间有部分皮肤增厚，全身奇痒，不住地用手搔抓，到处是血性抓痕，尤其是腋部、乳房皱襞、脐周、肩胛间区、肘窝、肛门周围更为明显，大小鱼际处有很深的裂口 6 个，裂口处并有血液渗出，烦躁不安，舌苔白，脉弦细。综合脉证，反复思考：手掌者心脾所主也，手掌奇痒干裂脱皮者血中燥热也；奇痒搔破有血印者，血燥生风也；脉弦细者，肝血虚也。治宜养血润燥祛风。处方：当归 12 克，生地 15 克，元参 30 克，熟地 10 克，丹皮 10 克，何首乌 15 克，白蒺藜 10 克，僵蚕 10 克，红花 10 克，甘草 6 克，独活 6 克，枸杞子 10 克，知母 10 克。

服药 6 剂，身痒大减，夜间已经可以入睡 2～3 小时，但手掌脱皮、干裂出血无甚改变；继服上药 12 剂，不但身痒全部消失，亦且手掌脱皮，干裂亦愈。

某医问：手癣、皮炎本是两个疾病，何以一方而皆愈？答曰：两病虽属两个截然不同的疾病，然其病因、病位却相一致，故一方治之而皆愈也。

3.胶泥湿热，不审脉证，不察标本，不知随证，因循固守，其病不愈

温××，女，50 岁。

两足趾缝间每至夏季即皮肤湿烂 8 年多，今年入夏以来更加严重。医诊脚癣。先用西药治疗 4 天，湿烂奇痒不但不减，

而且更加严重。继又邀中医治之，处以加减萆薢渗湿汤内服，外涂洗除湿清热之品，不但不减，反而更加严重。审其两足趾缝、足跖、足跟及足弓部皮肤均湿烂奇臭，其边缘皮肤鲜红既痒且痛，昼夜不能入睡，身热，舌苔白，质红，脉滑数。综合脉证，思之：足心者，肾之所主也，足跖热痛而红赤者，肾阴不足，火邪内炽也。脉滑数者，热也。阴虚火邪炽盛者，治宜滋阴降火。处方：元参30克，生地15克，麦冬10克。

服药1剂，湿烂、红肿、痒痛均大减，继服6剂，愈。

某医问：足癣湿烂前用加减萆薢渗湿汤等治疗3个月而更甚，今但用增液汤7剂即瘥，其故何也？答曰：足癣湿烂属湿热者恒多，故多以除湿清热之方治之，然今阴虚火炽反用除湿以伤阴津则火更炽盛，故不除而反甚也。王冰称此火只可壮水以制火，不可苦寒以降火，疏达以助火。前方之使病加剧者在于动而不静也。

4.胶于湿热，泥于火邪，不察其脉，不知寒变，阳虚作热，治之不愈

郑××，女，50岁。

两足足缝湿烂奇痒时轻时重2年多。医诊脚癣。近几个月来日渐加重。先以西药治疗6～7天，病情不但不减，反见更加严重，后又以中药燥湿止痒之剂外涂，湿烂奇痒的面积迅速扩大。又邀某医先予加减三妙，后予加减萆薢渗湿汤7～8剂，湿烂痒痛迅速扩大。细察其证，两足趾缝、足跖、足跟、足背两侧均痒痛湿烂，整个两足均红肿不能触地，味极臭秽，足心热痛难忍，舌苔白，舌质淡，脉沉细尺弱。综合脉证，思之：湿烂之证应属湿热，湿热之证应予除湿清热

治之，然其不效者何也？《内经》曾云：谨守病机，各司其属，有者求之，无者求之。此病发于足跗，足跗者肝肾所主，湿烂者虽多属湿热，然脉沉细尺弱，舌质淡，却为肾气不足。故先以补肾为要，至其阳复湿化其病可愈。处方：生地 24 克，山药 12 克，五味子 9 克，茯苓 9 克，泽泻 9 克，丹皮 9 克，附子 9 克，肉桂 9 克，元参 15 克，麦冬 15 克，车前子 12 克（布包煎），怀牛膝 10 克。

服药 1 剂，两足湿烂，红肿痒痛均明显改善，继服 8 剂，愈。

某医云：湿脚气诸书均云为脾胃湿热下注而成，主用萆薢渗湿汤加减，而本证却用之无效；十味地黄汤乃治肾虚虚火上浮之方，今用于此证反效者，其故为何也？答曰：湿热之证采用化湿清热、燥湿清热、利湿清热，这无疑是正确的治疗方法，但是湿热之证有湿热之邪所致者，有正虚而湿热内生者。若湿热之邪所致者，当除其湿热之邪；若正虚湿热内生者，则必须扶正以除邪。反之，若湿热者给予扶正则必然邪气更炽，正虚者给予祛邪则必然正伤而邪不除。补正以除邪湿法，有补肾、补脾之别，若肾虚而兼湿热者，又多阴阳俱虚，故以十味地黄汤补阴益阳，滋阴降火。

湿　疹

1. 胶于病名，固于湿邪，不审昼夜，不察脉证，血燥反用燥药，伤血损阴，风邪因生

霍××，女，成。

全身瘙痒，皮疹反复不愈十几年。医诊湿疹。先用西药治疗数年不效，继又用中药祛风除湿清热之剂 3 年多亦不见

功，不得已，改用中、西药联合治疗 3 个月，病情不但不减，反见日渐加重，特别是近 1 周来，病情更加严重。细审其证，全身满布小者如针尖，大者如高粱的斑丘疹，皮肤粗糙，夜间痒甚，常常非抓出血不能减轻痒感，舌苔白，脉沉细。综合脉证，思之：脉沉细，而夜间痒甚者，阴虚血燥生风之证也。治宜养血活血，凉血祛风。处方：丹参 15 克，当归 10 克，川芎 10 克，白芍 10 克，生地 10 克，银花 12 克，连翘 12 克，薄荷 3 克。

服药 4 剂，身痒稍减，继服 10 剂，诸症均失，愈。

某医问：湿疹诸医多主张采用除湿清热之法治之，而本病反治愈甚，其故何也？答曰：湿疹以湿热所致者为多，故多以除湿清热之剂治之，然而兼有血中燥热者亦有之，若兼血中燥热者，但予除湿清热而不兼予养血益阴，则非但湿热不能除，亦且血中燥热更甚耳，故今以养血润燥而得愈。

2. 审其脉证，知其气郁夹湿，予健脾除湿，理气散风始愈

靳××，男，69 岁。

尾骶部皮损如掌大一片瘙痒流水十几年。医诊慢性湿疹。先用西药治疗数年不效，后又配以中药清热燥湿解毒之剂治疗数年亦无功。特别是近 1 个月来，不但尾骶部湿疹有所扩大，而且全身各个部分都出现大量湿疹。细审其证，尾骶有一比手掌稍大的密集皮肤增厚，浸润，棕红色区，间有散在的丘疹、疱疹，全身到处是边界不清的水肿性红斑，红斑上有小丘疹，尤其是小腿、手、膝窝、足、肘窝、外阴、肛门等处更为严重，整日瘙痒不已，胃脘、大腹均胀满，舌苔白，脉沉。综合脉

证，思之：全身痒疹者风也；流汁水者湿也；脉沉，腹满者，气郁也。治宜健脾除湿，理气散风，清热。处方：羌活 6 克，防风 6 克，荆芥 6 克，川芎 10 克，厚朴 10 克，党参 10 克，茯苓 10 克，陈皮 10 克，甘草 6 克，僵蚕 6 克，藿香 10 克，苦参 12 克。同时外用：艾叶 10 克，苦参 30 克，花椒 10 克，水煎，外洗。

内外兼治 6 天之后，瘙痒大减，皮损亦有所减少，继服 12 剂，愈。

某医问：余亦曾用健脾燥湿、祛风清热之剂治之，然其不效者何也？答曰：本病非但有一脾虚，二湿热，三风邪，亦且有气滞耳。你所处方但治其三，而未治其四，即未予理气，故不愈也。

3. 知病位，审脏腑，明经络，其病得治

甄××，男，成。

肛门周围湿痒丘疹 8 年多。医诊湿疹。始以西药治之不效，继又配合中药燥湿清热之剂数年亦无明显改善。细审其证，肛门周围如掌大一片皮肤增厚区，间有湿烂小丘疹，瘙痒，胸脘满胀，心烦易怒，舌苔薄白，脉虚大弦紧。综合脉证，思之：弦大紧脉者，气阴两虚为本，湿热为标也。肛门者，亦称魄门，大肠所主也。合而论之：乃气阴两虚为本，脾虚湿郁，气血郁滞，湿热下注为标。治宜益气养阴以培本，燥湿健脾，理气活血以治标。处方：党参 30 克，麦冬 12 克，生地 30 克，苍术 15 克，白术 10 克，青皮 10 克，陈皮 10 克，三棱 10 克，莪术 10 克，柴胡 10 克，薄荷 6 克，夜交藤 30 克。

服药 4 剂，非但胸脘痞满好转，亦且肛门周围湿疹均愈。

某医问：加味一贯煎本为治疗肝、胃病方，今用于湿疹反愈者何也？答曰：加味一贯煎具有四个功能：一者补气养阴，二者燥湿健脾，三者疏肝理气，四者破气破血。今此病虽为肛门周围湿疹，然其病机不外是：一者气阴两虚，二者湿郁不化，三者血络瘀滞，四者肝气不舒，故以此方治之而获效。

带状疱疹

见病位知所主，察脉象知病性，治用理肝宣肺，清热解毒，愈

牛××，男，40岁。

右胁疼痛难忍，疱疹成串4天。医诊带状疱疹。先用西药治疗3天其症不减，继又配用中药清热解毒剂1天亦不效。细审其证，右侧胸胁部疱疹成片，并沿肋间分布，疼痛难忍，舌苔白，脉弦滑。综合脉证，思之：胸胁者，肝肺所主之位也；脉弦滑者，痰火郁结也。治宜宣肺理肝，解毒化痰。处方：柴胡10克，枳实10克，桔梗10克，赤芍10克，瓜蒌15克，橘叶10克，青皮10克，夏枯草30克，连翘10克。同时加用：耳针压痛点、外关，浅刺，留针2小时。

服药2剂，次日诸症全失，愈。

某医问：昼夜兼进2剂即疹退痛失，余未闻之也，请明示其理。答曰：根据经验，但予解毒而疹退者多留有疼痛之不解，审其机制多与：一不化痰，二不活血有关，今之所以疹与痛俱失者，恐在方中具有化痰、活血之药耳。

疥 疮

审其昼夜，知其在血，予养血活血，解毒而愈

张××，男，26岁。

全身皮疹，奇痒1年多。医诊疥疮。先以西药外涂久治不效，继又配合中药硫黄制剂外涂亦无明显效果。细审其证，两手指缝间、手腕、肘窝屈伸、腋窝、乳房下、腹部、脐周、阴部、大腿内侧呈散在的小丘疹、水疱及灰白色、浅灰色细纹线，夜间奇痒，到处是抓搔的血痂，舌苔白，脉弦细。综合脉证，思之：夜间痒甚者血分燥热生风也。治宜活血养血，凉血祛风。处方：丹参15克，当归10克，川芎10克，生地10克，白芍10克，银花10克，连翘10克，薄荷3克。

服药4剂，痒疹全失，继服4剂，愈。

某医云：诸书皆云硫黄善治疥疮，而本病用此久治不效者何也？答曰：硫黄者，杀疥虫之药也，故疥疮用此多奇效。然硫黄酸咸大热有毒，若病邪入于血分而血燥生风者，不宜用之，因其以热助热也。今以丹参银翘饮治之而愈者，因其养血活血，凉血解毒也。

斑 秃

审其病位，察其脉舌，知其病因，明其病位，治以养阴补肾，益气升阳，始愈

梁××，男，43岁。

头发、眉毛、胡须全部脱落3年多。医诊斑秃。先以西药治疗半年不效，后以姜片、补骨脂等外擦，中药清热凉血、

滋养肝肾、活血化瘀、疏通经络等剂，以及斑秃丸、梅花针、耳针等仍无功。细审其证，在 3 年多前头发、眉毛、睫毛、胡须、腋毛突然全部脱落后，至今皆无一根生长，他无所苦，舌苔白，脉虚弦。综合脉证，思之：发者，血之余，其突见脱落者风也；皮毛者，肺之所主，肺虚则皮毛不荣也。脉虚者，肺虚也；弦者，肝血不足也。且其病久必及肾命，而肾阴亏损。故治宜补气养阴。处方：黄芪 15 克，党参 10 克，白术 10 克，升麻 10 克，柴胡 10 克，陈皮 10 克，当归 10 克，甘草 6 克，生地 15 克，山药 10 克，山茱萸 10 克，茯苓 10 克，泽泻 10 克，丹皮 10 克。

服药 30 剂后，有少许白色很细的毛发长出；继服 30 剂，白色较粗的头发、眉毛、睫毛、胡须、腋毛大部长出，并有少许黑色毛发出现；又服上药 40 剂，所有毛发均变为黑色，愈。

某医云：遍查诸书多云血热生风者，治以清热凉血，滋养肝肾法，方宜乌发丸化裁。肝肾不足者，治宜补肝益肾，滋养精血，方宜神应养真丹化裁。瘀血阻络者，治以活血化瘀，疏通经络，方宜通窍活血汤化裁。而先生独不用之，其效反著者，何也？答曰：中医学的核心问题是辨证论治，诸书所论治法仅取其多见者而言也，而本证却属少见且遍请诸医治之无效者，今其脉证，实属气阴俱虚，故治以补气养阴而愈也。

颈 椎 病

调阴阳，理枢机，和其筋脉，其病得愈

李××，女，78 岁。

头晕、臂痛麻木 8 个多月。医诊颈椎骨质增生。先以牵引理疗治疗不效，后以按摩、中药活血化瘀之法亦无功。细审其证，头晕不能站立，右臂酸痛麻木不能写字、穿衣，失眠健忘，心烦背困，口苦口干，舌苔白，脉弦紧。综合脉证，思之：脉弦者，肝脉也；紧者，寒也。合之与证，乃痰饮内郁，肝木失达，筋脉不利。治宜调阴阳，理枢机，和筋脉。处方：柴胡10克，半夏10克，党参10克，黄芩10克，甘草10克，生姜3片，大枣5个，桂枝10克，茯苓15克，熟军3克，龙骨15克，牡蛎15克。

服药3剂，头晕、背困、臂痛、手麻等症均减，继服20剂，愈。

某医云：柴胡加龙骨牡蛎汤本为仲景治胸满烦惊方，何以用之于颈椎病而反效？答曰：柴胡加龙骨牡蛎汤方，一有理肝，二有化饮，三有调阴阳，四有和荣卫，五有助升降，六有和肝胆，七有镇惊止悸的功用，而本证从其病机来看，恰恰就是这些方面的问题，所以采用此方进行治疗。

颞颌关节脱位

谨遵脉证，随证治之，始获治愈

弓××，女，31岁。

碰伤下颚后张口困难半年多。医诊颞颌关节脱位。先以整复、理疗、针灸治疗无效，继又以中药活血化瘀之剂治疗亦无功。细审其证，除张口困难，不能咀嚼，只能进流质饮食外，并见头晕头胀，心烦失眠，恶心欲吐，口苦咽干，背困而痛，舌苔薄白，脉弦紧而数。综合脉证，思之：脉弦者，肝脉也；紧者，寒也，结也；紧数相兼，寒湿凝结也。合之与证，乃肝郁气结，水饮不化，郁而化风也。治宜疏肝化饮，熄风解痉。处方：柴胡 10 克，半夏 10 克，黄芩 10 克，党参 10 克，甘草 10 克，生姜 3 片，大枣 5 个，桂枝 10 克，熟军 4 克，茯苓 15 克，龙骨 15 克，牡蛎 15 克。

服药 2 剂，张口稍大，他证亦减，再服 5 剂，咀嚼、张口自如，继服 4 剂，愈。

某医云：柴胡加龙骨牡蛎汤能治颞颌关节脱位，吾未闻者也，而先生独用之而取效，其故何也？答曰：张口、闭口者，筋所主之者也，肝主筋，今湿郁肝胆，风邪因生，故从肝胆以治筋病也。

跟 痛 症

1. 谨察脉证，知其为脾肾俱虚，予培补脾肾药始愈

汪××，男，73 岁。

足跟疼痛 8 年多。医诊骨刺。先予西药、理疗治之不效，后予中药活血止痛，软坚散结之剂仍无功。且近 4 年多来，每服西药即腹痛泄泻，为此不得不用中药专治腹泻。细审其证，除足跟痛、腹痛泄泻外，并见纳呆食减，消瘦乏力，舌苔白，脉濡缓。综合脉证，思之：此脾肾俱虚，脾虚为主之疾，治宜健脾除湿，益肾壮骨。处方：党参 10 克，茯苓 10 克，白术 10 克，扁豆 10 克，陈皮 10 克，山药 15 克，甘草 6 克，莲子 10 克，砂仁 10 克，炒薏米 15 克，桔梗 10 克，黄连 6 克，干姜 10 克，补骨脂 10 克，巴戟天 10 克，白蔻仁 10 克，焦三仙各 10 克。

服药 4 剂，不但腹痛、泄泻俱减，而且足跟疼痛全部消失，继服 4 剂，诸症均除。

某医云：资生丸加减治疗泄泻诸家均称其有效，然何以足跟痛消失？答曰：脉证相参乃脾肾俱虚之候，故以培补脾肾而取效，因其足跟属肾也。

2. 谨遵脉证，参之经络，治之得愈

文××，女，51岁。

足跟疼痛6年多。医诊骨质增生。先以理疗、西药治之不效，继又以针灸，中药活血化瘀、软坚散结之剂亦不效。细审其证，除足跟疼痛难于着地外，并见小腿、腰、背及足跟跟腱亦痛，有时痛甚难于入睡，舌苔白，脉弦细而涩。综合脉证，思之：脉弦者，肝脉也；细者，血虚也；涩者，寒凝血滞也。合之于证，乃肝肾俱虚，寒凝气滞。治宜培补肝肾，温经理肝。处方：柴胡10克，当归10克，白芍10克，白术10克，茯苓10克，甘草6克，干姜3克，薄荷3克，狗脊30克。

服药4剂，足跟、小腿、腰、背疼痛均减，继服10剂，诸症消失。

某医云：逍遥散治疗跟痛症吾未闻之也，请明示之。答曰：足跟属肾，跟腱乃筋之属，隶取于肝，肝肾为病，故治肝肾而获愈也。

3. 凭所主，察病位，合脉象，定病性，治之始愈

霍××，女，65岁。

两足足跟疼痛11个月。经多个医院检查未确诊。先以理疗、针灸治疗4个月不效，后又配合中药培补肾气治疗6个多月亦无明显效果。细察其证，两足足跟、跟腱均痛，走路稍远时，两腿腓肠肌部亦疼痛难忍，且心烦失眠，舌苔薄白，脉弦稍紧。综合脉证，思之：足跟属肾，跟腱与小腿腓肠肌则属肝，

合之谓肝肾俱病。脉弦者，肝脉也；紧脉者，寒也。参之与证，当为肝肾俱虚，寒湿不化，肝木失达。治宜补肝益肾，舒筋理肝。处方：柴胡 10 克，当归 10 克，白芍 10 克，白术 10 克，甘草 10 克，干姜 4 克，薄荷 3 克，狗脊 30 克。

服药 4 剂，疼痛消失，继服 2 剂，愈。

某医云：逍遥散为疏肝养血之剂，其方尤为妇科医家所习用，内科疾病亦有用之者，然此足跟之痛竟用之，难解也？答曰：肝主筋之意，不但指的是筋爪之筋，而且指的是其他部位之筋，即如跟部之筋亦应属之于肝，所以治肝即可治跟腱之筋，因此用逍遥散治之者，不但包括胸胁，而且包括跟腱之筋也。

4. 谨察脉证，知其气阴俱虚，湿热不化，予补气养阴，除湿清热，愈

阎 ××，男，59 岁。

足跟疼痛，不敢着地 5 个月。医诊骨质增生。先予西药治疗 1 个多月不效，后予骨刺消痛、骨刺停等多种外用擦剂、膏剂与补肾药物治疗不效。细察其证，两足足跟疼痛，不敢着地，咽干咽痛，微咳，舌苔白，脉弦大紧数。综合脉证，思之：弦大紧数并见者，气阴两虚，湿热内蕴证也。治宜补气养阴，燥湿清热。处方：党参 10 克，甘草 6 克，黄芪 15 克，当归 6 克，麦冬 10 克，五味子 10 克，青皮 10 克，陈皮 10 克，神曲 10 克，黄柏 10 克，葛根 15 克，苍术 10 克，白术 10 克，升麻 10 克，泽泻 10 克。

服药 6 剂，不但咳嗽、咽干咽痛消失，而且足跟疼痛消减近 80%，继服 6 剂，愈。

某医云：清暑益气汤治足跟痛证，不可解也，请明示之？答曰：观其脉证，随证治之，此仲景之明训也。今脉既见弦大紧数，自可用补气养阴法治之，非拘于成方成法也。

肩关节周围炎

1.谨遵脉证，不拘成法，调理气饥，其病得愈

曹××，女，40岁。

右肩臂疼痛，抬举困难2年多。医诊肩关节周围炎。先以西药、理疗治之不效，后以按摩、针灸、中药祛风散寒、活血通络、补气养血之剂仍无功。细审其证，除右侧肩臂疼痛抬举困难外，并见头晕头痛，失眠健忘，心烦心悸，舌苔薄白，脉弦紧而涩。综合脉证，思之：肩臂疼痛拘急难抬者，筋之为病；筋者，肝之所主，且脉见弦，弦脉，肝之脉；紧者，寒脉；涩者，滞脉。合而论之，乃肝郁气结，寒滞肝脉也。治宜疏肝理气，温经除湿：处方：柴胡10克，半夏10克，党参10克，甘草10克，生姜3片，大枣5个，桂枝10克，茯苓10克，熟军3克，龙骨15克，牡蛎15克，黄芩10克。

服药4剂，不但头痛失眠，心悸心烦俱减，而且肩臂、项颈疼痛减半，继服10剂，愈。

2.但知其证，不知其位，其病难愈

邓××，男，45岁。

右侧肩臂疼痛，不能抬举3个多月。医诊肩关节周围炎。始以西药、理疗效不著，继又以中药补气养血、祛风散寒，针灸、按摩等仅稍效，但不解决根本问题。细审其证，除右肩不能抬举外，并见右侧颈项亦痛而不能回旋头部，舌苔薄白，脉

弦大紧。综合脉证，思之：脉弦大者，气血俱虚也；弦紧之脉者，风寒湿痹阻于筋脉也。治宜补气养血，祛风散寒。然诸医以补气养血，祛风散寒不效者何也，约未达其病所也，宜加姜黄以引经。处方：黄芪 20 克，当归 10 克，独活 10 克，续断 10 克，秦艽 10 克，姜黄 10 克，防风 10 克，细辛 4 克，川芎 10 克，生地 10 克，白芍 10 克，桂枝 10 克，茯苓 10 克，杜仲 10 克，川牛膝 10 克，党参 10 克，甘草 10 克。

服药 4 剂，痛减大半，继服 4 剂，疼痛消失，愈。

骨关节结核

胶执病名，随病处方，不审脉证，延误治病

成 ××，男，34 岁。

两踝关节肿痛 3 年多。医始诊为风湿性关节炎。先以西药治之不效，后又配合中药当归拈痛汤、上中下痛风方亦不效。再请数个医院骨科治疗，诊为骨关节结核。以西药抗结核药治疗半年，效仍不够显著。审其两踝关节肿痛，皮色不变，疲乏无力，舌苔薄白，脉虚大弦紧而数，尺脉尤甚。综合脉证，思之：脉虚大弦紧数者，气阴两虚，湿热内蕴也，尺脉大者，肾气不足也。治宜补气养阴，除湿清热，佐以益肾。处方：黄芪 20 克，当归 10 克，党参 10 克，麦冬 10 克，五味子 10 克，生地 15 克，苍术 10 克，茯苓 10 克，泽泻 10 克，肉苁蓉 10 克。

服药 7 剂，肿痛大减；继服 10 剂,肿痛消失；加全蝎 3 克，再服 20 剂，愈。

某医云：既为骨关节结核，何不用阳和汤治之？答曰：从临床来看骨关节结核主要有两型，一为阳虚型，宜用阳和汤，一为半阴半阳证中的气阴两虚型。本证既有气阴两虚，又有湿热内蕴，故不宜阳和汤，而宜遵其脉证用补气养阴，除湿清热法治之。

痔

1.肛门灼痛，时便鲜血，知其为火，予牛黄解毒丸愈

朱××，男，61岁。

肛门灼痛，时便鲜血1周，医诊混合痔。先以地榆槐角丸、痔根断、一次消2天，肛门灼痛略减，然而不解决根本问题。思之：牛黄解毒丸，既能燥湿清热，又能泻火解毒，何不以其作梃子塞于肛中以治之。乃将牛黄解毒丸1／3丸捏为梃子如蜜煎导法塞肛中，10分钟后，疼痛大减，20分钟后，疼痛消失，次日，诸症均解。

2.固于成法，不知审证，不知变化，久治乏效

戈××，女，20岁。

反复便血数年。医诊混合痔。先以地榆槐角丸、痔根断症状时有减轻，但仍时时反复发作，不得已，改用手术治疗，术后半年，一切情况良好。但半年后，又发现大量便血。医诊为内痔。再以痔疮膏、地榆槐角丸治之，约10天，便血不减。细审其证，除便血外，并见面色青黄如污尘状，舌质淡，苔白，脉濡缓。综合脉证，思之：脉濡缓而面污尘状者，湿热蕴结于大肠血分也。治宜活血祛瘀，除湿清热。处方：赤小豆80克，当归10克。

服药1剂，便血停止，继服10剂，追访5年，未见复发。

某医云：赤小豆当归散乃《金匮要略》治狐惑酿脓之方

也，何用其治痔？答曰：《金匮要略》赤小豆当归散方，一用于治疗狐惑病，二用于治下血之先血后便之近血。今用其治痔，因其能治大肠湿热灼伤血络，正如《金匮要略心典》所说："下血先血后便者，由大肠伤于湿热，而血渗于下也。大肠与肛门近，故曰近血。赤小豆能行水湿，解热毒，当归引血归经，且举血中陷下之气也。"

3. 固于成法，胶于成方，不审脉证，久治不效

董××，男，40岁。

腹痛便血十几年。医诊结肠息肉、内痔。先以中药归脾汤、黄土汤治之不减，继又以手术治疗而便血停止半年。但半年之后，便血又作，且血量较多，血色鲜红。医察息肉较前增多，内痔较前更为严重。患者因畏惧手术，再求中医治疗。细审其证，除腹痛便血之外，并见舌苔薄白，脉弦紧而涩。综合脉证，思之：脉弦紧者，寒也；涩脉者，瘀也。合而论之，乃寒凝血滞也。治宜温经、活血、止血。处方：炒灵脂30克，生灵脂30克，红糖30克。

服药1剂，便血腹痛停止；继服10剂，诸症消失，后果愈。

第三节　妇　科

扫码获取
更多中医知识

外阴白色病变

谨遵脉象，参之于证，明辨病机，方得和融

冯××，女，35岁。

外阴奇痒6年。医诊外阴白色病变。先以西药治疗1年

多不效，继又配合中药滋阴养血、健脾温肾、滋补肝肾，以及多种外洗剂治疗均无效。细察其证，除阴痒之外，别无所苦，舌苔白黄，脉弦紧。综合脉证，思之：脉弦紧者，风寒也。会阴者，肝经所络之位也；痒者，风也。舌苔白黄者，湿热也。合而论之，乃湿热夹风。治宜散风除湿清热。处方：当归15克，羌活10克，防风10克，荆芥10克，猪苓10克，泽泻10克，茵陈15克，黄芩10克，葛根15克，苦参15克，知母10克，甘草10克。

服药2剂，阴痒稍减，继服40剂，诸症消失，愈。

某医云：本方乃东垣当归拈痛汤也，东垣原用于脚气疮疡，后人用治诸疮甚验，今先生用于治阴痒者不知何故也？答曰：当归拈痛汤由五部分药物组成，一者风药，二者升提药，三者燥湿清热药，四者利湿热药，五者养血活血药。其主用于湿热久蓄下焦证。因久蓄下焦之湿热但用利湿、燥湿不得解，非升之不除也。

盆 腔 炎

1.诸因纷繁，难下决断，谨遵其脉，调之和之，实为上法

力××，女，34岁。

小腹冷痛，白带增多，外阴奇痒5年。医诊慢性盆腔炎、尖锐湿疣。先用西药治疗2年多不效，继又配合中药除湿清热散风、温经活血等剂与理疗等治疗3年仍不效。细察其证，除少腹冷痛，外阴奇痒外，并见胃脘烦热悸动，逆气上冲，冲则心胸烦乱，冲到头则全身汗出，头晕头痛，心烦心悸，

失眠健忘，口苦咽干，时或恶心呕吐，手足憋胀，指趾麻木疼痛，舌苔黄白厚腻，脉弦紧而数。综合脉证，思之：弦脉者，肝脉也；紧者，寒也，结也；弦紧相兼者，寒饮凝滞不化也。且其证见少阳，亦兼太阴，证见郁火，而兼寒湿。治宜宗《内经》所论和调之法。处方：柴胡10克，半夏10克，黄芩10克，人参10克，干姜3克，大枣5个，甘草10克，桂枝10克，茯苓10克，熟军3克，龙骨15克，牡蛎15克。

服药5剂，诸症均减，继服50剂，诸症全失，愈。

某医云：如此寒热俱见，虚实并存，病见少阳，而兼太阴之复杂证候，竟用柴胡加龙骨牡蛎而愈，其故何也？答曰：《内经》在论述复杂疾病的治法时，指出：有逆治，有从治，有从多，有从少，而从多从少必须"必伏其所主，而先其所因"，"逆之，从之，逆而从之，从而逆之，疏气令调，则其道也。"本病者，虚、实、寒、热俱有，少阳、太阴俱存，非和之不可，故取柴胡加龙骨牡蛎之有从，有逆，有和者治之。

2.腰痛腹痛，但抓主证，合之于脉，予以温经，其病得愈

文××，女，41岁。

小腹冷痛，白带增多，腰痛8个月。医诊慢性盆腔炎。先以西药、理疗治之不效，后以中药温肾补阳、调经止带亦效不显著。细审其证，腰骶重坠而痛，小腹冷痛，白带增多，月经或见涩少或见淋沥不断，舌苔薄白，脉弦涩不调。综合脉证，思之：腰骶重坠，小腹冷痛，白带增多，皆督带之病也。

脉弦者，肝脉也，寒脉也；涩脉者，寒也，滞也，瘀也。合而议之，乃寒凝血滞证，正如《金匮要略》所云："问曰：

妇人年五十所，病下利数十日不止，暮即发热，少腹里急，腹满，手掌烦热，唇口干燥，何也？师曰：此病属带下。何以故？曾经半产，瘀血在少腹不去。何以知之？其唇口干燥，故知之。当以温经汤主之。"处方：当归10克，白芍10克，桂枝10克，吴茱萸6克，川芎10克，干姜3克，半夏10克，丹皮10克，麦冬10克，党参10克，甘草6克，阿胶10克（烊化）。

服药7剂，腰痛、腹痛、白带均好转，继服20剂，诸症消失。

3. 谨察证舌，合之于脉，知其病性病位，予和解攻里，清热除湿，佐以温化始愈

郜××，女，48岁。

小腹胀痛8年。医诊盆腔炎。先用西药治疗不效，后与中药温经活血之剂而稍减。但近4个多月来，腹痛又突然加重，白带增多。医诊慢性盆腔炎急性发作。先以西药治疗效果不著，继又配合中药清热解毒之剂进行治疗，非但腹痛不减，反而更加剧烈。细察其证，除小腹胀痛，拒按，白带量多臭秽外，并见寒热往来，恶心欲吐，头晕头痛，心烦喜哭，口苦咽干，弯腰不能，大便不爽，舌苔黄白厚腻，脉弦滑数，并见促涩。综合脉证，思之：寒热往来，恶心欲吐，头晕头痛，心烦喜哭，口苦咽干者，少阳为病也。小腹胀痛，拒按，白带量多臭秽者，实热痛脓也。脉弦滑数者，少阳兼实热痛脓也。促者，热极也；涩者，寒滞也。治宜和解攻里，除湿清热，佐以温化。处方：柴胡15克，半夏12克，黄芩15克，枳实15克，赤芍15克，大黄4克，白芥子10克，干姜3克，败酱草40克，银花30克。

服药3剂，寒热往来，恶心呕吐消失，腹痛减轻六七，继服7剂，诸症消失。

4. 谨察其证，参之于脉，注意兼挟，始得合拍

洛××，女，38 岁。

发热呕吐，腹满胀痛 4 个月。医诊盆腔炎。先予西药 2 个月不但未见效果，反而出现尿脓、便脓、阴道流脓。经过认真检查诊为盆腔脓肿，阴道、直肠、膀胱瘘。细菌培养诊为绿脓杆菌、金黄色葡萄球菌、结核杆菌感染。再次改用针对性抗生素治疗 20 天，诸症仍然不见改善。不得已，又加用中药清热解毒之剂 10 天，诸症仍不见减。细察其证，寒热往来，体温 40.1℃，恶心呕吐，腹满胀痛，按之石硬，痛不可触近，白带量多臭秽，尿脓便脓，脉弦滑数，舌苔黄白稍腻。综合脉证，思之：腹满痛而按之硬者，仲景所谓之大结胸证也；寒热往来，恶心呕吐者，少阳证也，仲景曾云："伤寒十余日，热结在里，复往来寒热者，与大柴胡汤；但结胸，无大热者，此为水结在胸胁也，但头微汗出者，大陷胸汤主之。"今结胸而见大热，故只可以大柴胡汤，不可用大陷胸汤。又仲景云："伤寒六七日，结胸热实，脉沉而紧，心下痛，按之石硬者，大陷胸汤主之。"而本证脉不见沉紧而见弦滑数，只可宗小陷胸汤意，予消痈散结排脓。处方：柴胡 20 克，半夏 15 克，黄芩 15 克，枳实 15 克，白芍 15 克，大黄 3 克，白芥子 10 克，干姜 1 克，败酱草 30 克。

服药 2 剂，腹痛发热，恶心呕吐均减，体温 38.6℃；继服 2 剂，发热大减，体温 37.5℃，恶心呕吐消失，腹痛减轻 80%，尿脓、便脓、阴道流脓亦消失；再进 20 剂，诸症基本消失。

某医云：哪个药是治绿脓杆菌、结核杆菌的特效药？答云：不知也。中医治病的方法是辨证论治，不是辨病论治，余所宗者辨证论治耳。又问：如此之病竟用干姜1克，岂不使病情加剧乎？答曰：如此之重证当见舌质红，苔黄燥，而今反见舌质不红，舌苔不燥，此必夹有寒湿之微邪也，若不去其微邪，使阳气施化者，则痈脓难除也，故稍佐干姜1克于清热解毒药中，以促阳气之施化也。又问：何不用大剂清热解毒，消痈排脓药？答曰：前医已大用特用也。其所以不效者，就在于但用清热解毒而未注意调气，未注意阳施阴化也，故不宜大剂清热解毒予之也。

功能失调性月经紊乱

1.详察月经色质，参之与证，合之于脉，知其缓急，治之始愈

戈××，女，37岁。

月经淋沥不断，时而下血如崩，甚或出现失血性休克十几年。医诊功能失调性子宫出血。应用西药、刮宫等法治疗数年不效，继又以中药补气养血、健脾摄血、收敛止血、凉血止血、补益肝肾等治疗数年亦无明显效果。特别是近20多天来，虽然遍用中、西药物，但仍淋沥不断，且曾大量出血7天发生休克2次。细察其证，月经已淋沥不断20多天，经色紫黯，伴有大量紫黑血块，胃脘胀痛，腹满冷痛，纳呆食减，心烦不安，口苦咽干，舌苔黄白，脉弦紧滑涩，消瘦乏力。证脉合参，思之：此正虚邪实之证也。今脉见弦紧滑涩，弦紧之脉为寒凝血滞为主，还当急以活血止血温经为先。处方：炒灵脂40克，生灵脂30克，红糖250克。

服药2剂，经血大减，血块消失；继服4剂出血停止，

腹痛亦大减。细察苔、脉，见脉弦细而涩，舌苔薄白。综合脉证，思之：脉已由弦紧滑涩转为弦细而涩，弦细之脉者气血俱虚，脾胃虚寒也。邪实已减，正虚为主，当以补益。治以健脾温中，大补气血阴阳。处方：黄芪15克，肉桂10克，党参10克，白术10克，茯苓10克，炙甘草10克，生地10克，川芎10克，白芍10克，当归10克，麦冬10克，半夏10克，附子10克，肉苁蓉15克，生姜3片，大枣5个。

服药25剂，脘腹疼痛消失，精神、食欲正常。此次月经如期来潮，经量不多，但稍有隐痛感，又服红糖50克、炒灵脂10克，10剂，愈。

某医云：余亦曾用活血止血，补气养血，温中散寒之药治之，然其不效者何也？答曰：《内经》《金匮要略》两书为了解决这个问题均列专篇进行论述。你所应用药物恐未注意标本、缓急、先后也。标本、缓急、先后在诊断时应抓什么，应治什么，必须明确。根据我的经验，当数种病因、病机同时存在时，在诊断上要以脉为主，即脉表现什么证，就是什么证为急，脉表现什么证，就得先治什么证，然后再顾其他。否则，以症为主，以症为先，必然本末倒置，先后不分，治之不效。

2.病证繁多，中西乱投，不知标本，不审先后，其病不愈

古××，女，40岁。

风湿性心脏病、二尖瓣狭窄与闭锁不全、心房纤颤12年，慢性胃炎、十二指肠球部溃疡10年，血小板减少性紫癜5年，功能失调性子宫出血4年。医者先用西药治此害彼，治彼害此，

始终难于奏效，后又改用中药补气养血、健脾温中、养心安神等病情日渐加重。细察其证，脘腹胀痛，疲乏无力，心悸心烦，失眠健忘，紫斑成片，消瘦乏力，纳呆食减，月经3个月一直淋沥不断，并曾崩血大下7天，发生休克2次，经过抢救才脱离危险，且趾指厥冷，手心烦热，口苦口干，舌苔白，舌质淡，脉虚大弦紧涩结。综合脉证，思之：脉虚大者，气血大虚也；弦紧者，寒凝也；涩者，滞也；结者，寒凝气结也，阴阳俱虚也。合而论之，乃仲景所云："脉弦而大，弦则为减，大则为芤，减则为寒，芤则为虚，虚寒相搏，此名为革"意也。治宜健脾温中，补气养血，理气活血，阴阳并益。处方：黄芪15克，肉桂10克，当归10克，川芎10克，生地10克，白芍10克，人参10克，白术10克，茯苓10克，炙甘草10克，附子10克，麦冬10克，半夏10克，肉苁蓉15克，生姜3片，大枣5个。

服药5剂，食欲、精神、睡眠、脘腹冷痛均好转，经血减少；继服上药40剂，诸症消失，经血停止，体重增加5千克。又间断服药120剂，经过多个医院检查，除风湿性心脏病、二尖瓣狭窄与闭锁不全外，诸症皆愈。

某医云：此人病情繁杂，实难措手，余亦曾处方论治，然多一剂效，二剂剧，其故何也？答曰：此病气血阴阳俱虚，五脏俱病，然以中气虚寒为主，对于此类证候，东垣、谦甫多主张从脾胃论治，因其脾胃一生则诸脏从之也，今之所以采用十四味大建中汤治之者，即宗东垣、谦甫治法也。

第四节　儿　科

小儿肺炎

1.谨察其证，参之脉腹二诊，予理气化湿，温化寒痰而愈

龚××，女，5岁。

发热、咳嗽1个多月。医诊肺炎。先以西药治疗20多天不见好转。后又配合中药麻杏石甘汤加味治疗7天亦不见改善。细审其证，发热，体温37.8℃，咳嗽，腹微痛微满，舌苔白，脉弦缓。综合脉证，思之：脉弦缓者，寒湿郁滞也。腹满，咳嗽者，肺与大肠气滞，宣降失常也。治宜理气化湿，温化寒痰。处方：旋覆花5克（布包），细辛1克，半夏3克，甘草1克，紫苏2克，香附3克，陈皮3克，茯苓3克。

服药1剂，诸症消失，继服3剂，愈。

某医问：肺炎诸医均云宜用麻杏石甘汤辈治之，然先生却弃之不用者何也？答曰：患者前已久用此类方剂不效者一也，脉见缓而腹满者二也。又问：为何腹满，脉缓者不宜用麻杏石甘辈？答曰：肺炎而见腹满脉缓者，《伤寒论》有桂枝加厚朴杏子汤一法，言其腹满者大肠气滞也。大肠气滞，肺气不得肃降者，非理其气不得喘定也。今之所以用金沸草散加理气之品，因其腹胀，因其肺与大肠相表里。

2.审其喘逆之声，参之寸口之脉，不胶病名，但予宣肺化饮而愈

贺××，男，8岁。

发热咳喘 20 多天。医诊支气管肺炎。先以西药治疗十几天不效，继又配合中药清热解毒，宣肺定喘之剂 9 天仍不效。细察其证，发热，体温 37.6℃，咳喘，喉中有水鸡声，舌苔白，脉弦紧。综合脉证，喉中水鸡声者，寒痰也。脉弦紧者，风寒也，寒饮也。合而论之，乃寒饮蕴肺于里，复感风寒也。治宜温肺化饮，宣肺解表。处方：射干 6 克，麻黄 3 克，紫菀 4 克，细辛 1 克，五味子 1 克，款冬花 3 克，半夏 4 克，甘草 1 克，生姜 1 片，大枣 3 个。

服药 2 剂，诸症消失，继服 4 剂，愈。

某医云：射干麻黄汤，乃仲景《金匮要略》方也，其本为治疗哮喘而设，今先生反用肺炎者何也？答曰：仲景射干麻黄汤为"咳逆上气，喉中有水鸡声"而设，而并未云其为哮喘病而专设者也。今医诊肺炎而证见"咳逆上气，喉中有水鸡声"，其证之表现与所论者相同，故亦用之。

3. 谨察其脉，合之腹诊，参之于舌，知其秋季凉燥，予杏苏饮，愈

欧阳×，男，3 岁。

发热、咳嗽 20 多天。医诊肺炎。先以西药治疗十几天不效，继又配合中药麻杏石甘汤加味治疗 8 天亦无功。细审其证，病于秋末，久咳不止，腹微满，身微热，体温 37.6℃，舌苔白，脉浮缓。综合脉证，思之：秋季咳嗽者，秋燥为病也，治宜甘润辛凉，今反见腹微满，脉缓而浮，乃肺胃俱病，寒湿气滞也。治宜杏苏饮理气宣肺，解表止嗽。处方：杏仁 3 克，苏叶 3 克，陈皮 3 克，枳壳 3 克，前胡 3 克，半夏 3 克，葛根 4 克，木香 3 克，甘草 1 克，桔梗 3 克，茯苓 1 克。

服药 2 剂，诸症消失，继服 4 剂，愈。

某医问：杏苏饮乃吴鞠通《温病条辨》治秋燥方也，其用于感冒、支气管炎犹可，先生何用其治肺炎也？答曰：杏苏散为鞠通治秋燥而设之方，而未定其为治感冒、支气管炎之方。今脉证均符合鞠通所设之证，故用之而效。

厌 食

1. 不审病因，但予健脾消食，终难取效

和××，男，8 岁。

食欲不振 7 ～ 8 个月。医诊厌食症。先予西药治疗 3 ～ 4 个月不效，继又改用中药健脾消食和胃、消食导滞之汤、丸剂 3 ～ 4 个月亦无效。细察其证，患者久嗜冰糕，舌苔白，脉弦紧，纳呆不渴，手足微冷。综合脉证，思之：小儿者，稚阴稚阳之体也，稍冷则阳伤，稍热则火炽，故小儿之病多或见寒盛之慢脾风和热炽所致之急惊风。今患者久嗜冰冷之品，损其脾胃阳气而脾不得磨谷，故纳呆食减，且脉、舌均可征验也。治宜拟温中散寒。然小儿稚阳稍过则伤，故只可少量服之。处方：丁香 1 克，苏叶 1 克，神曲 3 克，肉桂 0.1 克。

服药 3 剂，饮食大增，嘱其再服 2 剂，果愈。

2. 稚阴稚阳，随拨随应，不可过用，过则为病

梁××，女，2 岁。

饮食不佳半年多。医诊厌食症。始用西药治之不效，继用中药健脾和胃、消积导滞之剂亦不效。询治于余。云：脾胃虚寒。其父遵意予附子理中汤 2 剂，效仍不著。再邀余治。察其纳呆，苔白，脉弦缓。综合脉证，思之：此乃脾胃虚寒证也。

治宜温中健脾。处方：宝宝一贴灵，贴脐部。

一贴，贴3天后，食欲正常，愈。

某医云：余遵师意用附子理中汤2剂，然仍不效者何也？答曰：小儿稚阴稚阳之体，随拨随应，不可过也。脾胃虚寒者，但用温热微助阳气尚可，若过剂则壅热不散，故你采用附子10克，党参10克，干姜10克，炙甘草10克，肉桂10克，丁香10克，砂仁10克不效，余仅小量温热之剂以助少火则愈也。

便 秘

1. 不思证脉，但予攻下，其病不解

梁××，男，4岁。

大便秘结1年多。医诊便秘。初以西药通便曾有十几天好转，然其后不再改善，继以中药七珍丹，以及攻下之剂，亦是开始有效，继再无功。细审其证，除大便秘结4～10天1次外，并见身体较瘦，食纳较差，舌苔白，脉弦紧稍数。综合脉证，思之：小儿稚阳之体，随拨随应，稍事攻伐，阳气必损，转运不能，故不通矣。治宜温阳通便。处方：厚朴3克，陈皮3克，甘草1克，香附2克，草豆蔻3克，木香1克，肉桂1克，大黄1克。

某医云：前医屡用大黄6克而不效，且久配芒硝之咸寒，软坚通便，尚见不效，你用大黄仅为1克岂能有效？答曰：《素问·灵兰秘典论》云："大肠者，传导之官，变化出焉。"《素问·六节脏象论》云："脾、胃、大肠、小肠、三焦、膀胱者，仓廪之本，营之居也，名曰器，能化糟粕，转味而入出者也。"

言其传化必赖于气。《素问·阴阳应象大论》云："少火生气。"今以微温之火以助阳气，稍佐大黄之苦降，阳气一行，其便自通。又问：大黄、芒硝均攻下之品，因何不效？答曰：久损阳气故耳。

药后，大便得行，又服1剂，大便1月内均正常。为巩固疗效，继用香砂六君加山药为方，服1周，果愈。

2.久用通下，克伐阳气，阳虚不转，其气不散

苏××，男，2岁。

大便秘结1年。医诊便秘。久用攻下、润下之品无效。审其体较瘦，纳较差，舌苔薄白，脉弦紧数。综合脉证，思之：久用通下克伐之品，阳气受损，转化不能，故大便不通也。治宜温化。其母云：患儿拒食中药怎么办？余云：患儿便秘较轻，正气尚盛，可用贴敷之药微助阳气。处方：宝宝一贴灵，外贴脐部。

贴敷后，次日大便得行，再敷3贴，果愈。

某医云：宝宝一贴灵乃治泄泻之剂，为什么用于便秘也效？答曰：泄泻、便秘全在于一阳气耳，故温阳既可通便，又可止泻。

痉挛性肠绞痛

不分寒热，不察虚实，以寒作热，以虚作实，其病不愈

安××，男，7岁。

脐腹绞痛，时轻时重1个多月。医诊痉挛性肠绞痛。始以西药治之稍效，但一停药又复如初，后以中药消食导滞等治之仍时轻时重。细察其证，脐腹疼痛，喜揉喜按，纳呆乏

味，指趾欠温，舌苔白，脉弦紧。综合脉证，思之：指趾厥冷，脉弦紧者，虚寒之证也。治宜温中健脾。处方：附子1克，肉桂1克，丁香1克，小茴香1克。

服药1剂，痛减纳增，继服1剂，诸症全失，愈。

蛔 虫 病

1.不分寒热，不分虚实，但予驱虫，损阳伤阴，其病不愈

张××，男，8岁。

脐腹疼痛时轻时重半个月。医诊蛔虫病。先以西药治之不效，后又予中药驱虫治之仍不效。细察其证，除脐腹疼痛之外，并见胃脘疼痛，纳呆食减，舌苔薄白，脉沉弦涩。综合脉证，思之：脉沉弦涩，腹痛者，脾胃虚寒也。治宜健脾温中。处方：桂枝4克，白芍8克，炙甘草4克，生姜4片，大枣5个，丁香1克。

服药2剂，腹痛消失，食欲正常，并便出蛔虫2条，愈。

2.久用驱蛔，脾气受损，腹痛吐涎，予以甘缓，始愈

夏××，女，7岁。

脘腹绞痛7～8天。医诊蛔虫病。先以西药驱蛔杀虫其痛愈剧，后以中药乌梅汤加减3剂痛亦不减。细察其证，脘腹绞痛，时见包块起伏，恶心吐涎，纳食全废，体瘦肢厥，舌苔白，脉紧而数大。综合脉证，思之：腹痛，脉紧数大者，蛔虫病也；毒药不止者，脾虚也。正如《金匮要略》所云："问曰：病腹痛有虫，其脉何以别之？师曰：腹中痛，其脉当沉若弦，反洪大，故有蛔虫。""蛔虫之为病，令人吐涎，心痛发作有时，毒药不止，甘草粉蜜汤主之。"处方：甘草15克，大米12粒，

蜂蜜 10 克。

服药 1 剂，痛止，次日便出蛔虫 35 条，愈。

过敏性紫癜

1. 不察脉舌，不思病位，但以成方，以实作虚，以气作血，终非其治

耿 × ×，男，6 岁。

衄血、便血、尿血、紫斑半年。医诊过敏性紫癜。先用西药治疗 4 个多月不效，继又配合中药清热凉血、凉血养阴治疗 2 个多月亦不效。细察其证，鼻衄齿衄，便血尿血，全身到处大片大片紫斑，血色素 50 克／升，面色青黄，舌苔黄燥，脉滑数有力。综合脉证，血色素 50 克／升当见脉虚大或沉细，而今反见滑数有力者，实火也。热入血分者，舌当见舌质红绛少苔而今反见黄燥者，病在气分，心胃实火，迫血妄行也。治宜清心泻火。处方：黄连 6 克，黄芩 6 克，大黄 4 克。

服药 2 剂，衄血、尿血、便血俱减；继服 4 剂，衄血、便血、尿血全止，精神、食欲大增，血色素 70 克／升；又服 20 剂，诸症全失，血色素 120 克／升。后果愈。

某医云：如此重症竟敢用黄连、黄芩、大黄，且又停用其他药物而取效，吾甚不解也？答曰：为什么竟敢但用大黄、黄芩、黄连？大黄、黄连、黄芩者，仲景之泻心汤也。其所用者，"心气不足，吐血，衄血"证也。心气不足，不足者何？泻心汤者何？既云心气不足，为何又用泻心之药？经过数十年的玩味，始知当心气不足而又心胃火旺者但用微量之泻火药即可效如桴鼓也。今所治者，血色素仅 50 克／升可谓之虚，然

又有心胃之火炽，故但予大黄、黄连、黄芩即可取效。至于为什么禁用其他任何药物，为排除各种干扰因素也。中医组方我们知道要有君臣佐使，其若各药均加其内，怎么知其君臣佐使，怎么知道其相反、相恶、相杀、相畏、相须、相使，故嘱其禁用他药也。

2. 不审脉证，但予清热解毒，凉血止血，损气伤阴，其病不愈

古××，男，12岁。

紫癜消退后，浮肿、蛋白尿半年，发热半月。医诊过敏性紫癜性肾炎、上呼吸道感染。先用西药久治不效，继又配合中药清热解毒、凉血活血等治疗亦不效。且近3个月反复感冒，近半月来感冒后一直不愈。细察其证，除尿蛋白+++，红细胞10～15个外，并见咽干咽痛，疲乏无力，微咳无痰，身热，舌苔黄白，脉虚大弦紧而数。综合脉证，思之：脉虚大弦紧而数者，气阴俱虚，湿热内郁，风邪外客之脉也。治宜补气养阴，燥湿清热，疏散风邪。处方：人参3克，甘草3克，黄芪5克，当归3克，麦冬3克，五味子3克，青皮3克，陈皮3克，神曲3克，黄柏3克，葛根6克，苍术3克，白术3克，升麻3克，泽泻3克。

服药4剂，发热、咽痛、乏力均解，尿常规-。继服肾康灵，1次2粒，1日3次，愈。

某医云：本病系过敏性紫癜性肾病，且又发热38.5℃已半月，前医又频用西药与中药清热解毒之剂不效，老师竟仅用清暑益气汤加减治之，吾久思不解也？答曰：发热一症，从中医来看，既有风热者，也有风寒者；既有热毒者，也有

气阴两虚者。若风寒者只可用疏风散寒，若气阴两虚者只可用补气养阴，绝对不可以清热解毒概治诸种发热也。今脉既见虚大弦紧数，那么自然只可采用补气养阴，除湿清热，散风之法治之，故以清暑益气汤治此证也。至于过敏性紫癜性肾病为何采用此法亦愈，因其脉证亦符合清暑益气汤证也。

阵发性睡眠性血红蛋白尿

审其脉舌，合之于色，辨证立方，治之而瘳

孙××，男，10岁。

疲乏无力，尿呈酱油样色1年多。医诊阵发性睡眠性血红蛋白尿。先以西药治疗半年，不但诸症不减，反见日渐加重，后又配合中药清热凉血之剂，诸症仍然不见改善。细察其证，面色㿠白无华，体倦乏力，血色素40克/升，尿夜间呈酱油色，下午尿色转清，舌质淡黯，舌苔薄白，脉沉细。综合脉证，思之：面色㿠白者，气阴两虚也。舌质淡黯者，血虚夹瘀也。脉沉者，郁证也。细者，气血俱虚也。合而论之，乃气阴两虚为本，气滞血瘀，湿热下注为标。治宜补气养血以培本，理气活血，利湿清热以治标。处方：生黄芪30克，生山药30克，红花3克，龟甲12克，黄柏5克，丹皮10克，当归6克，三七粉3克（另冲），牛膝9克，琥珀粉6克（另冲），土茯苓60克。

服药4剂，尿色稍清；服药6剂，尿色全清，食欲、精神大增；继服30剂，诸症全失，血色素增至150克/升，愈。

上呼吸道感染

1. 察其脉舌，审其二便，调其三焦，其病始愈

李×，男，8岁

持续高热 28 天。医诊上呼吸道感染。先用西药十几天不效，继又配合中药清热解毒之剂，其效仍不显著。高热，体温 39.9℃，咽喉干痛，神疲乏力，舌苔黄腻，大便干，小便赤，脉弦紧而数。综合脉证，思之：舌苔黄腻者，湿热蕴郁也。脉弦紧而数者，太少合病也。数者，热也。合之于证，乃为邪入膜原兼湿郁、表寒也。治宜达原饮加减为方。处方：厚朴 10 克，草果 10 克，槟榔 10 克，黄芩 10 克，知母 10 克，菖蒲 10 克，柴胡 10 克，白芷 10 克，蝉蜕 10 克，大黄 2 克。

服药 1 剂，发热即退，精神、食欲好转，继服 1 剂，愈。

某医云：前用输液、大剂抗生素、中药清热解毒药近 1 个月，体温一直不降者何也？答曰：表寒闭郁者必予辛温解表才可寒解热退，正如《伤寒论》之用大青龙汤于不汗出而烦躁用大剂麻黄发汗也。今证为表寒闭郁而反用寒凉更郁其表，故解热而热反不退也。今用柴胡达原饮而一剂热退者，一者其方有辛温解表之味能发散风寒，二者有除湿调理三焦之药以鼓阳气外达，三者有通腑之味以佐解表药使闭塞得通。

2. 表里俱病，但予清热，不予疏散，忽略通下，其病不愈

诸××，男，3岁。

高热不退 5 天。医诊上呼吸道感染。先以西药治之不效，继又配合中药清热解毒之剂仍不效。细察其证，身热如炭，

体温 39.9℃，神志时昧，咽干微痛，舌苔黄白，脉浮数。综合脉证，思之：脉浮数者，风热在表也；舌苔黄者，里有热也。合而议之，乃表里俱热，治宜双解可也。处方：蝉蜕 10 克，僵蚕 10 克，片姜黄 10 克，大黄 3 克，薄荷 6 克。

服药 1 剂，热退，神清，继服 1 剂，愈。

某医云：服药 1 剂，40 分钟发热渐退，1 小时退至正常，吾始怀疑中药能退热，今始信无疑。然前用中药何故其热不退，而今用小剂反退也？答曰：前用清热解毒但清卫分之热，今用升降散者，不但解表，而且清里，不但疏达，而且通腑，若邪在三焦者，此方最妙。正如《寒温条辨》所云："温病亦杂气中之一也。表里三焦大热，其证不可名状者，此方主之。"

第五节 眼 科

眼 外 伤

审查病因，不失脉色，不拘活血，治之得愈

高××，男，22 岁。

在劳动的时候，不慎钢丝刺入右眼，立刻出血不止，经眼科手术治疗后，虽然出血已经制止，但却至今不能复明，其后虽然多次手术去除瘀血，但至今视力不见一点改善，为此不得不改请中医以活血化瘀法治之，但至今已 4 个多月，不但不见改善，反而出现眼压增高、玻璃体轻度混浊，两眼俱痛，两眼俱赤。细审其证，除头痛眼痛，两目红赤外，并见舌苔薄白，脉右弦大，左弦缓。综合脉证，思之：脉右弦大者，气血俱虚也。外伤目赤者，瘀血也。合而论之，乃气血俱虚为本，气血瘀滞为标。治宜补气养血以培本，理气活血以治标。处方：黄芪 30 克，赤芍 10 克，当归 10 克，川芎 10 克，地龙 10 克，桃仁 10 克，红花 10 克，元参 15 克。

服药 2 剂，头痛、眼痛、目赤均减；继服 6 剂，头痛、眼痛、目赤均消失，且右眼在 1 米左右可见人影晃动；又服 10 剂，在 5 米左右可以清楚地看清人的五官。

某医云：前医应用赤芍、当归、桃仁、红花辈无效，今用赤芍、当归、桃仁、红花辈反效，其故何也？答曰：前人论述瘀血证时认为外伤后必有瘀血，故余治此病亦采用活血化瘀法进行治疗，但前医与余在如何活血化瘀上却有很大不同，前医在活血化瘀的同时又注重了清热止血，余在活血化瘀的同时又注意了补气养血与养阴泻火。所以都采用活血化瘀而疗效不同也。东垣论述杂病时力主右脉大于左脉者为气血虚，应予补益，就在于此也。

视乳头水肿

谨察其脉，从脉论证，疏肝理气，化痰泻火而愈

朱××，女，51 岁。

两眼突然失明 8 天。医诊视乳头水肿。先请西医诊治，因一直未确定病因，故只采用一些对症治疗措施。细审其证，两眼视力完全丧失，但不红无翳障遍目，头痛失眠，烦躁易怒，口苦咽干，舌苔白，脉沉弦滑数。综合脉证，思之：脉沉者，气郁也。沉弦者，肝经郁火也。滑数者，痰火也。合而论之，乃痰火阻滞，肝胆郁火。治宜疏肝理气，化痰泻火。处方：

柴胡 10 克，黄芩 10 克，龙胆草 10 克，竹茹 12 克，半夏 10 克，枳实 10 克，滑石 10 克，竹叶 10 克，夜交藤 30 克。

服药 4 剂，视力基本恢复正常，烦躁失眠大减；继服 4 剂，诸症消失，愈。

某医云：何如此之效速也？答曰：近世多云中药效果慢，西药效果快，实则不然也。今所以速效者，药证相符也，病起急骤也，故不数剂而愈。

病毒性角膜炎

谨察脉色，合之与证，知其风热客于肝胆，予清肝泻肝散风而愈

钱××，女，60 岁。

两眼疼痛，羞明，翳膜遮睛，视力下降 1 个多月。医诊急性疱疹性角膜炎。先以西药治疗 20 多天无明显效果，继又配合中药清热解毒之剂一周亦无明显改善。细审其证，两眼乌睛有一层薄薄的云翳遮盖，眼痛羞明，白睛微见红赤，舌苔薄白，脉浮弦。综合脉证，思之：目者，肝之窍也。弦脉者，肝脉也。浮者，风邪在表之脉也。合而论之，乃肝胆风热外客所致。治宜清肝泻火散风。处方：蝉蜕 9 克，桑叶 9 克，连翘 10 克，薄荷 3 克，夏枯草 9 克。

服药 4 剂，诸症消失，愈。

某医云：前用清热解毒不效者何也？答曰：脉浮者，表证也，表证当予解表疏散，故以清肝泻火散风而得愈。前用清热解毒不效者，未予疏散风邪而反闭其郁热也。

青光眼

审其脉，知其证，予平肝泻火，疏散风邪而愈

郝××，女，17岁。

头痛眼痛，瞳孔散大，视力下降20多天。医诊青光眼。先以西药点眼、内服，眼珠疼痛稍减，但继续应用则无明显效果。细审其证，除头痛眼痛，瞳孔散大，视力下降，恶心欲吐外，并见舌苔薄白，脉浮弦。综合脉证，思之：脉浮者，表证也，风邪也。弦者，肝脉也，肝火也。合而论之，乃肝火内郁，风邪外客。治宜内泻肝火，外疏风邪。处方：草决明15克，菊花10克，防风6克，车前子10克（布包），柴胡6克，薄荷6克，青葙子10克，蝉蜕9克。

服药4剂，头痛眼痛消失，视力增加，继服20剂，愈。

某医云：本证余曾用龙胆泻肝汤治之，然其不效者何也？

答曰：本证非但有肝火，亦且有风邪，故但予泻火不愈也。又问：青葙子者医家多云瞳孔散大者禁用，然先生却用之而取效者何也？答曰：高等医药院校教材《中药学》云："本品清热力强，且有扩散瞳孔的作用，肝肾虚及青光眼患者忌用。"对待这一句话，我的考虑是若肝肾虚的青光眼应忌用，若肝火夹风热者，因其清肝火血热，且有扩散瞳孔作用，若再配用疏风泻火之品非但无害，亦且有利，故用于肝火夹风热之急性青光眼常获卓效。

皮质盲

审其脉舌，知其乃精血亏损，予补肾填精始愈

邰××，女，5岁。

流行性脑炎后失明2年多。医诊皮质盲。先以西药治疗5个月无功，继配中药明目地黄丸、石斛夜光丸、黄连羊肝丸治疗半年仍无功。细审其证，除两眼已完全失明外，两眼外观无异常，精神、食欲正常，舌质嫩红无苔，脉虚数。综合脉舌，思之：目者，肝肾之所主也。舌质嫩红无苔者，阴精亏损也。脉虚数者，阴精亏损而有热也。合而论之：乃肝肾精血虚损不能上注于目所致。治宜补益肝肾，填精明目。处方：龟甲15克，鳖甲15克，何首乌10克，生地10克，白芍10克，覆盆子10克，五味子10克，牡蛎6克。

服药10剂，在近距离内可见人影晃动，继服40剂，视力恢复正常。

某医云：为何用明目地黄、石斛夜光等均无效，而改用龟甲、鳖甲之类取效耶？答曰：本病乃脑炎之后火灼阴精髓海受损所致，温病久踞下焦，消烁肝肾阴液者，非以龟、鳖、牡蛎入肝，镇潜之品不能复其肝肾阴液，故以龟、鳖、牡蛎镇潜之品，复佐滋补肝肾之品始愈也。

虹膜睫状体炎

细审脉证，知其阴虚肝郁，郁而化火，予滋补肝肾，解郁泻火，愈

朱××，男，50岁。

两眼困痛，视力下降半年余。医诊虹膜睫状体炎。先用西药治疗4个多月无效，继又配用明目地黄丸、杞菊地黄丸等治疗2个多月视力仍然不见增加。细审其证，两目微赤困痛，

两眼在 30 厘米内可以看见人影，头痛头胀，胸胁苦满，心烦易怒，舌苔薄白，脉弦。综合脉证，思之：胸胁苦满，头晕头痛者，郁证也。脉弦者，肝脉也。合而论之，乃肝郁血虚，郁而化火也。治宜养血疏肝泻火。处方：柴胡 10 克，当归 10 克，白芍 10 克，丹皮 10 克，栀子 10 克，生地 15 克，元参 60 克，薄荷 2 克，茺蔚子 10 克。

服药 7 剂，视力明显增加，在 3 米左右可以清楚地看清手指；继服 20 剂，视力恢复正常。

某医云：前用明目地黄、杞菊地黄不效，而改用上方何故取效？答曰：明目地黄、杞菊地黄从滋补肝肾来讲与上方是近似的，但在以下三点上却有根本区别：其一是本方疏肝之力胜于杞菊地黄、明目地黄；其二是本方泻火之力胜于杞菊地黄、明目地黄；其三是本方滋阴降火之力胜于杞菊地黄、明目地黄。这三个方面对于郁甚、火甚、阴虚甚者是至关重要的。所以以本方治之效，而用杞菊地黄、明目地黄不效。

第六节　鼻耳咽喉科

扫码获取
更多中医知识

鼻中隔偏曲

审其脉色，知其病在肺肾，予滋阴降火而愈

文××，男，25 岁。

反复发作性鼻衄十几年，鼻衄不止 20 天。医诊鼻中隔偏曲。先以西药治之不效，后以中药清肝泻火、清泻胃火之剂配合仍无功。细审其证，鼻衄，用药纱条堵住鼻孔后仍时见从口而出，血色素 60 克／升，舌苔白，面色㿠白无华，脉虚数。综合脉证，思之：脉虚者，肺虚也；数者，热也。面色㿠白无华者，肺阴不足。且久病阴虚相火上炎而灼肺金，故衄血也。治宜滋阴降火。处方：生地 15 克，元参 20 克，麦冬 15 克。

服药 1 剂，鼻衄得止。然思其面色㿠白，气阴仍嫌不足，乃予养阴益气治之，后果愈。

某医问：此方乃增液汤也，吴鞠通《温病条辨》用于无水舟停之便秘，何老师独用于鼻中隔偏曲之鼻衄也？答曰：生地、麦冬、元参三味为方，吴鞠通命其名曰增液汤，主用于无水舟停之便秘。钱镜湖《辨证奇闻》则因其善于滋阴降火，对衄血有奇效，而命其名曰止衄汤。今本病之衄血乃阴虚相火妄动所致，故用之。正如《辨证奇闻》所云："人在鼻中流血，经年经月而不止者，或愈或不愈，虽鼻中流血，较之口中吐血者少轻，然而听其流血而不治，与治之而不得其法，皆能杀人。盖吐血犯胃，而衄血犯肺，胃为浊道，肺为清道也。犯浊道则五脏尽皆反复，犯清道则止肺经一脏之逆也，然而犯清虽轻于犯浊，而气逆则一，逆则变证多端，故皆能杀人也。治法惟调其肺气之逆，但肺气何以致逆乎，亦成于肺金之火也，夫肺属金本无火也，肺金之火仍是肾水之火也，肾因心火之侵而肾水来救，久之肾水干涸，而肾火来助，火与火斗，而血乃妄行，从鼻而上越矣。然则调气之法，舍调肾无他法也，而调肾在于补水以制火。方用止衄汤：生地一两、麦冬三两、元参二两。水煎服。一服即止。麦冬直治肺金之匮乏，生地、元参以解肾中遏抑之火，火退而气自顺，气逆既顺，而血自归经矣。"

鼻前庭炎

谨察昼夜阴阳之不同，合之疼痛之差异，知其病位之脏腑，治以滋阴降火始愈

耶××，男，38岁，

两鼻孔前庭黏膜干痛，糜烂结痂1年多，医诊鼻前庭炎。先以西药外敷，内服治疗半年不效，继又配合中药清热解毒、疏风宣肺、健脾利湿等法治疗半年亦不效。细察其证，两侧鼻前庭糜烂结痂，皮肤干痛，破裂出血，夜间痛甚，且近20天来，鼻牙俱痛，有时疼痛不能入睡，有时痛醒，舌苔白，脉弦滑尺大。综合脉证，思之：昼轻夜剧者，肾虚火炎也。糜烂者，湿热也。治以养阴、除湿、泻火。处方：升麻1克，元参30克，地骨皮30克，羌活3克。

服药2剂，糜烂、肿痛均消失，继服6剂，愈。

某医云：清热解毒、健脾利湿、疏风宣肺均为治鼻前庭炎之有效方法，而本证却治之不效者何也？答曰：本证非但鼻烂而痛，亦且牙龈亦痛，此乃肺胃俱病，当肺胃同治，且夜间痛剧，非仅实火，亦且阴虚，故但治其肺，但治其胃，但泻实火，均不得愈。所以采用一滋阴，二除湿，三泻火，酌加引经之药而愈。

慢性鼻炎

审其脉，知其病，予泻火平肝始愈

王××，女，35岁。

鼻塞不闻香臭5～6年。医诊慢性鼻炎。先用西药治疗

不效，继又配合中药辛夷、苍耳子加减为剂治疗 2 年亦不见减。细察其证，除鼻塞不闻香臭之外，并见头晕心烦，每次生气后均见鼻塞、鼻不闻香臭加重，舌苔白，脉弦。综合脉证，思之：弦脉者，肝脉也。生气后鼻塞、不闻香臭加重者，肝火射肺，肺气不宣也。治宜疏肝泻火。处方：冰片 1 克（冲），栀子 10 克，酒军 3 克，当归 10 克，川芎 10 克，羌活 10 克，防风 10 克，薄荷 6 克。

服药 2 剂，鼻塞不闻香臭消失，继服 2 剂，竟愈。

某医云：此当归龙荟丸加减方也。当归龙荟丸清热泻肝，攻下行滞方也，主用于肝胆实火之头痛面赤，目赤目痛，胸胁胀痛，便秘尿赤，形体壮实，脉象弦劲，躁扰不安，甚或抽搐者，然今反用于慢性鼻炎者何也？答曰：中医治病在于理、法、方、药之合拍，在于理、法之相吻合，今慢性鼻炎之发生在于肝火之射肺，故采用治肝胆实火之方而愈也。

变态反应性鼻炎

1. 谨察诸症，合之于脉，予健脾理气，疏散风邪，愈

赵××，男，59 岁。

喷嚏流涕，身痒 1 年多。医诊过敏性鼻炎、荨麻疹。先以西药治疗半年多不效，后以中药散寒祛风、益气助阳、养血祛风等剂相配合亦无明显效果。细审其证，经常频发的鼻痒喷嚏，流清涕，头晕，全身酸困，脘腹满胀，遇冷或遇冷水则即刻身痒起片状皮疹，舌苔白，脉弦紧。综合脉证，思之：痒者，风也；遇寒冷或冷水则疹发者，寒湿也；腹脘满胀者，脾虚寒湿也；脉弦紧者，风寒也。证脉合参，乃脾胃寒湿为本，

风寒外客为标。治以健脾理气，疏散风邪。处方：羌活 3 克，防风 3 克，荆芥 10 克，川芎 10 克，厚朴 10 克，党参 10 克，茯苓 10 克，陈皮 10 克，甘草 6 克，僵蚕 10 克，蝉蜕 10 克，藿香 10 克，清茶 1 撮。

服药 2 剂，喷嚏、流涕，全身酸困消失，用冷水洗衣服时亦未见起疹；继服 4 剂，愈。

某医云：前用散寒祛风、益气助阳、养血祛风不愈，且时见加重者何也？答曰：本病脾虚夹湿为本，风寒外客为标，不健其脾则祛风必甚，但健其脾则风邪反而内入，所以治疗之时只可在健脾理气化湿的基础上，少佐祛风之品。至于为何散风祛寒而不愈，其因有二：一散风寒之力过大也，二健脾除湿之力不足也。至于益气助阳，养血祛风因何不效，乃因药证不符也。

2. 谨察其脉，合之于证，治以补气养阴，除湿升阳，愈

苏 ××，男，38 岁。

鼻痒、喷嚏、流涕频频而发十几年。医诊过敏性鼻炎。先以西药治疗数年不效，继以中药祛风散寒，调和营卫之剂相配合，治疗 4～5 年，亦无明显效果。细审其证，除频繁的鼻痒、喷嚏、流清涕外，并见头晕乏力，脉濡缓。综合脉证，思之：脉濡缓者，湿也，气阴两虚也；久久喷嚏流涕不愈者，气虚也。证脉合参，乃气阴俱虚，湿郁不化，清阳失升也。治宜补气养阴，除湿升阳。处方：升麻 10 克，葛根 10 克，蔓荆子 10 克，党参 10 克，黄芪 15 克，黄柏 10 克，白芍 10 克，甘草 10 克。

服药 3 剂，头晕乏力，鼻痒流涕均好转；继服 30 剂，愈。

某医云：此方乃东垣治疗目耳病方也，今先生却用于过

敏性鼻炎者何也？答曰：此方原为气阴不足，湿郁不化，清阳不升之耳目病方。今过敏性鼻炎亦气阴不足，湿郁不化，清阳不升所致者也，故亦用其治疗过敏性鼻炎也。

3. 谨察时令，合之脉证，予理气疏肝，化痰开肺而愈

索××，男，35岁。

鼻痒喷嚏流涕7～8年。医诊过敏性鼻炎。始以西药治之不效，继以中药散寒祛风、养血祛风相配合亦无效。细审其证，鼻痒、喷嚏、流涕仅发于秋季，且见胸满，舌苔薄白，脉沉缓。综合脉证，思之：秋季者，燥令也，收令也。脉沉缓，气滞湿郁也。治以理气除湿。处方：人参10克，紫苏10克，陈皮10克，枳壳10克，前胡10克，半夏10克，葛根10克，木香10克，甘草6克，桔梗10克，茯苓10克。

服药3剂，诸症好转；继服30剂，愈。

某医云：参苏饮本为《太平惠民和剂局方》中的治疗虚人外感风寒，内有痰湿之方。今反用于过敏性鼻炎者何也？答曰：秋令者，收令也，燥邪用事也，今肺胃气虚，复感凉燥，痰湿阻郁，故每至秋令则病发也，故治宜补胃肺之气，理气化痰可愈。参苏饮者，既能补肺胃之气，又能理气化痰，故予参苏饮亦可治过敏性鼻炎也。

4. 谨察时令，合之于脉，予补气养阴，燥湿清热，升清降浊而愈

王××，男，35岁。

鼻塞、流涕、喷嚏、眼耳发痒十几年。医诊过敏性鼻炎。先以西药治疗不效，继以中药益气聪明以及疏风散寒、养血祛风之剂加减相配合治疗数年亦无明显效果。细审其证，每

至夏季天热之时即反复感冒，鼻塞流涕，喷嚏连连，眼耳俱痒，头晕乏力，舌苔白，脉虚大弦紧。综合脉证，思之：夏令者，暑热也，暑令热邪，伤气伤阴，故气阴两虚之质尤易感受暑令之邪也。今脉弦大紧，亦气阴两虚之脉也。治宜补气养阴，除湿清热，升清降浊。处方：人参10克，甘草6克，黄芪15克，当归6克，麦冬10克，五味子10克，青皮10克，陈皮10克，神曲10克，黄柏10克，葛根15克，苍术10克，白术10克，升麻10克，泽泻10克，生姜3片，大枣5个。

服药2剂，诸症消失；继服15剂，追访4年，未见复发。

5.谨遵舌脉，知其枢机不利，营卫失调，治以柴胡桂枝汤得愈

徐××，男，成。

遇风冷或花香则鼻痒、眼痒，喷嚏流涕7年多。医诊过敏性鼻炎。先以西药治疗数年不效，后又以中药祛风、益气等药相配合治疗3年多亦无功。细审其证，除上述诸症之外，别无所苦，舌苔薄白，脉弦缓。综合脉证，思之：弦脉者，少阳枢机不利之脉；缓者，营卫失调之脉。合而论之，乃少阳枢机不利，营卫失调。治宜拟和解少阳，调和营卫。处方：柴胡10克，半夏10克，黄芩10克，党参10克，生姜10克，甘草10克，大枣5个，桂枝10克，白芍10克。

服药6剂，诸症全失，继服6剂，愈。

鼻窦炎

知冷热之微甚，合脉象之脏腑，知其肝火内郁，风寒外客，治以泻火平肝，疏风散寒，愈。

郭××，男，28 岁。

头晕头痛 8～9 年。医诊鼻窦炎。先以穿刺、西药治疗曾一度好转，但一年之后头痛如初，继以辛夷散、苍耳子散半年效仍不著。细审其证，前额、巅顶头痛，遇热或在太阳下走路时头痛尤甚，生气之后头痛亦剧，鼻塞涕多，烦躁易怒，且偶见耳聋耳鸣，舌苔薄黄，舌尖红，脉弦数。综合脉证，思之：头痛，遇热而甚者，火也。鼻塞涕多者，寒也。脉弦数者，肝胆实火也。合脉证论之，乃肝胆实火内郁，风寒闭郁于外也。治宜内清肝火，外散风寒。处方：龙胆草 10 克，栀子 10 克，黄芩 10 克，柴胡 10 克，生地 10 克，车前予 10 克（布包），泽泻 10 克，木通 10 克，甘草 10 克，当归 10 克，苍耳子 12 克，薄荷 10 克。

服药 3 剂，头痛大减；继服 30 剂，诸症消失。

某医云：为何用辛夷散、苍耳子散加减无效？答曰：脉弦数者，肝胆实火为主也，肝胆实火者当泻火平肝，故以辛夷散、苍耳子散等治肺者不效也。

脑脊液鼻漏

谨察其脉，合之于证，知其中气不足，清阳失升，治以补气升阳，愈

郝××，男，25 岁。

两侧鼻孔清水样涕不断溢出，视力下降，行动迟缓，对外界事物反应迟钝 5 个多月。医诊脑脊液鼻漏。先以手术治疗未成功，后以培补肾气之剂亦未效。细审其证，除两个鼻孔不断地流清水样的鼻涕外，并见视力明显下降，走路迟缓，

神情痴呆，听力下降，舌苔薄白，脉濡缓。综合脉证，思之：濡缓之脉者，气阴俱虚夹湿也；清水样涕者，虚也。合之于证，乃气阴俱虚，湿郁不化，清阳失升之证也。治宜补气养阴，除湿升阳。处方：蔓荆子10克，升麻10克，葛根15克，人参10克，黄芪20克，黄柏10克，白芍10克，甘草10克。

服药3剂，流涕减少，精神增加；继服30剂，诸症消失，并恢复工作。

耳咽管炎

1.审其脉证,知其内郁肝胆实火,外感风寒客邪,表里同病,予内泻肝胆相火,外疏风寒客邪,愈

汪××，女，35岁。

左耳突然憋胀疼痛，听力下降11天。医诊耳咽管炎。先以西药治疗7天不效，继又配合中药牛黄解毒丸、牛黄上清丸治疗3天诸症亦不见减。细审其证，右耳听力正常，左耳憋胀疼痛，听力降低达90%左右，且见鼻塞，咽喉干痛，发热头痛，舌苔白，脉浮弦数。综合脉证，思之：脉浮，鼻塞，咽喉干痛者，表证也；脉弦数，头痛者，肝胆实火也。合而论之，乃内郁肝胆实火，外感风寒客邪，表里同病之证也。急拟外疏风寒，内泻肝火。处方：防风10克，羌活10克，龙胆草10克，大黄5克，细辛5克。

服药3剂，诸症消失，愈。

某医云：既云有火何用泻火之牛黄上清丸不效？答曰：一者经络有异也，本病既病在肝胆，自当从肝胆论治，今反用治他经之法，故不效也。二者但泻其火而未散其寒也，寒

邪郁表必予辛温行散方解，若徒施泻火则郁者更郁故不解也。

又云：诸医又云龙胆泻肝汤为有效之方，然先生独不用之何也？答曰：泻肝胆实火之方有三：一者龙胆泻肝汤，二者当归龙荟丸，三者泻青丸。龙胆泻肝汤者，一者泻火，二者理肝，三者利湿热，若肝胆实火夹郁、夹湿热者用之尤佳。当归龙荟丸者，一者泻火，二者攻下行滞，若肝胆实热或肝胃实火者尤宜用之。至若泻青丸者，非但泻实火，亦且散郁火，故实火夹郁者尤宜用之。今本病既有表邪之闭郁，又有肝胆之实火，故只可用泻青丸法，否则则闭其热而不散也。

2. 细审病位，紧合其脉，知其肝胆火炽，外感风邪，予泻肝疏风得愈

霍××，女，36岁。

右耳、右偏头、咽喉均痛，听力下降5天。医诊耳咽管炎。先用抗生素治疗3天不效，继又配用中药清热解毒仍不效。细审其证，在右耳的下部、咽喉、头部均痛，右耳听力下降，全身酸痛，发热，体温38.6℃，舌苔白，脉浮弦数。综合脉证，思之：脉浮者，病在表邪；脉弦者，肝胆之火盛也。合而论之，乃肝胆火炽于内，风热外客于表，内外合邪之证也。治宜内泻肝火，外散风热。处方：夏枯草15克，蝉蜕15克，桑叶9克，连翘12克，黄芩9克，赤芍9克，薄荷10克。

服药1剂，诸症大减；继服1剂，诸症消失而愈。

某医云：前用抗生素与清热解毒之品为何炎症不清也？答曰：内外合邪者，若但予治里则表邪闭郁而病甚，若但予解表则内火必炽，故必予表里双解方可。前用清热解毒之不效者，乃未予解表所致也。

卡他性中耳炎

1. 仅以证论，不察其脉，以寒作热，以郁作炽，徒施泻火，终归不治

白××，男，38岁。

头晕头痛，耳鸣耳聋半年多。医诊慢性卡他性中耳炎。先以西药治疗4个月不效，继又配合中药清热解毒之剂3个月，诸症不但不减，反见日渐加重。细审其证，除耳鸣耳聋，头晕头痛之外，并见烦躁易怒，喷嚏时作，口苦咽干，舌苔黄白，脉浮弦紧。综合脉证，思之：脉浮紧，喷嚏者，风寒郁表也。烦躁易怒，口苦咽干，脉弦者，肝胆郁火也。治宜外散风寒，内泻肝火，佐用开窍。处方：防风10克，羌活10克，龙胆草10克，菖蒲10克，郁金10克，细辛2克，大黄3克。

服药4剂，头晕头痛，耳鸣耳聋等症大减；继服上药6剂，诸症消失，愈。

某医云：前用耳聋丸治之不效者何也？答曰：耳聋丸者，虽称有通窍之力，然其总以泻火见长，然本证者，以窍闭为主，肝火次之之证，故治之者，用耳聋丸不效，改易上方取效也。

2. 仅知开窍，不知审脉，仅知散风，不知除湿，久治难愈

吴××，女，29岁。

两耳憋闷，听力减退2个多月。医诊卡他性中耳炎。先用西药治疗1个多月不见好转，继又配合中药通窍耳聋丸、羌活胜湿汤近1月亦无明显效果。细审其证，除两耳发堵微聋之外，并时见两侧耳道有少量渗液流出，头晕头重，下肢

沉重，舌苔薄白，脉濡缓。综合脉证，思之：头重如裹，下肢沉重，脉濡缓者，湿也；阻于耳窍者，风也。合而论之，乃风湿夹热阻于耳窍也。治宜散风除湿清热。处方：羌活4克，独活4克，蔓荆子1.5克，甘草2克，防风1.5克，川芎1.5克，防己6克，藁本1.5克。

服药3剂，头重耳聋明显改善；继服5剂，诸症消失，愈。

某医云：此方乃羌活胜湿汤也。余亦曾用数剂，然其不效者何也？答曰：湿邪者，重浊黏滞之邪也，其在上者，当发之，散之，然发之、散之太过则但风气去湿气在，故只可小剂风药治之，然你所用者却大剂风药，故治之不效，余所用药量小而效者，即兼去风湿也。

3.但治主证，不治兼证，但知其症，不知其脉，不知弹琴，不知合协，治之不效

王××，男，60岁。

耳堵头重，听力减退3个多月。医诊卡他性中耳炎。先用西药治疗曾一度稍效，但继续应用则无效，后又以中药清热解毒、清热泻火药治之亦未见明显效果。细察其证，除耳堵，头重，听力减退外，并见胸胁苦满，时时叹气，心烦失眠，舌苔白，脉沉弦滑。综合脉证，思之：脉沉者，气郁也。滑脉者，痰热也。胸胁苦满，时时叹气，脉弦者，肝郁也。合而论之，乃肝肺气郁，痰湿不化，窍隧因之不利证也。治宜疏肝理气，宣肺化痰。处方：柴胡10克，枳壳10克，白芍10克，甘草10克，杏仁10克，郁金10克，苏叶10克，薄荷10克，黄芩8克。

服药3剂，耳堵大减，听力恢复60%；继服6剂，愈。

某医云：四逆散者乃疏肝理脾之方，今用于卡他性中耳炎者何也？答曰：本证肝肺气郁之所致者也，故以四逆散疏肝理脾，加杏仁、苏叶、郁金等以理肺，致肺气宣降得复，耳窍自通也。

慢性中耳炎

1. 表里合邪，新久并见，但知治标，不知察脉，急缓不明，久治不效

温××，女，32岁。

右耳白色清稀脓汁不断从耳道流出，有时突然剧痛而流出黄绿色脓汁30年。医诊慢性中耳炎。先用西药治之不效，继又配合中药内服、外用亦效果不著。最近1个月来，又发现两侧头部剧烈疼痛，左耳道疖肿堵塞耳道，寒战高热，恶心呕吐。先以西药抗生素治疗不效，继以中药清热解毒之剂仍无功。细审其证，左侧外耳道疖肿充满耳道，耳下、颈部淋巴结肿大，寒战高热，体温39.5℃，头耳剧痛，舌苔白，脉濡缓。综合脉证，思之：疖肿，寒热者，热毒也，热毒炽盛之脉当见滑数，今脉反见濡缓，濡缓之脉者，为痰湿，为气阴两虚。今宿疾、新感之疾同在，而脉见濡缓，乃气阴两虚，痰热阻滞为主。治当补气养阴，化痰理气，佐以泻火。处方：黄芪15克，当归6克，麦冬10克，党参10克，五味子10克，竹茹10克，枳实10克，半夏10克，茯苓10克，甘草6克，菖蒲10克，远志10克，元参15克，生地10克。同时，两耳周围外涂牛黄解毒丸。

服药3剂，耳道疖肿消失，淋巴结肿大消减80%，但口

唇部又发现一小的疖肿，体温 37.4℃；继服 6 剂，诸症消失。

某医云：既有慢性中耳炎，又有急性外耳道疖肿，且体温较高，为什么用清热解毒、抗生素等治之不效，而采用加减十味温胆汤反效也？答曰：《金匮要略》在说明既有痼疾，又有猝病的疾病治疗时，曾有如下两句著名的论断。其一是在一般的情况下应先治猝病，后治痼疾，其二是痼疾在整个发病过程中仍起主要作用时，还应治其痼疾。他说："夫病痼疾加以卒病，当先治其卒病，后乃治其痼疾也。""问曰：病有急当救里救表者，何谓也？师曰：病，医下之，续得下利清谷不止，身体疼痛者，急当救里；后身体疼痛，清便自调者，急当救表也。"这种观点在《伤寒论》的条文中更有充分的体现，故其治伤寒，脉结代，心动悸，不用麻黄、葛根、桂枝诸汤，而但用补益之品的炙甘草汤进行治疗。今之所以用加减十味温胆汤治之者，正因其虽有热毒炽盛之疖肿，而脉却见濡缓也。

2. 内外合邪，数疾并见，先审其脉，并及诸症，主次分明，治之始愈

于××，女，36 岁。

两耳流脓时轻时重 2 年多。医诊慢性中耳炎。先以西药治疗 1 年多不效，后以中药清热解毒配合治疗近 1 年亦无明显效果。近 1 个月来，又发现左侧耳、头、下颌关节疼痛难忍，不能张口，勉强张口亦仅能张至能够饮水，不能咀嚼食物。医诊慢性中耳炎急性发作，下颌关节炎。先用西药治疗 20 多天不见改善，继又配合中药清热泻火之剂半个多月仍然不见好转。细察其证，除左侧耳、头、颌关节疼痛外，并见双侧耳道不断有少量黄白色脓汁排出，张口困难，烦躁不安，舌

苔白，脉沉弦稍紧。综合脉证，思之：前以清热泻火解毒不效者，恐不对证之所致也。又思脉沉弦者，肝气郁结也；紧者风寒也。脓汁呈黄白者，热毒也。合而论之，乃肝胆郁火于内，外受风寒，内外合邪之疾也。治宜内解郁火，外散风寒。处方：当归10克，川芎10克，栀子10克，熟军4克，羌活10克，防风10克，蔓荆子10克。

服药2剂，疼痛消减近70%，唯头晕似有加重之势。思之：此散寒有余，泻火不足所致也。上方加熟军2克、龙胆草10克。

服药6剂，疼痛消失，张口自如，耳脓亦愈。

某医云：患者三病俱在，一药而皆愈者何也？答曰：从脉、证来看，病虽为三，然其病因则二也，故治以外散风寒，内泻肝火均愈。

3. 按脉审证，知其为肝肾亏损，耳窍蒙蔽，予滋补肝肾，佐以开窍而愈

黎××，男，15岁。

左耳流脓、听力下降14年。医诊慢性中耳炎、胆脂瘤。先以西药久治不效，继以中药清热泻火，滋阴补肾之剂相配合亦不效，特别是近1年来，左耳道流脓一直不止，近1个月来，又突发寒战高热，剧烈头痛，予抗生素治疗后，虽然寒战高热已减，但却发现左耳流出大量黄绿色脓汁，虽然继续采用抗生素及中药清热泻火、滋阴降火1个多月，始终不见效果。细审其证，左耳黄色脓汁不断流出，按其乳突部有压痛，精神、食欲正常，舌质淡黯，舌苔薄白，脉虚而缓。综合脉证，思之：阴虚火旺者，脉当细数，肝火者脉当弦数，今脉见虚缓，乃肾之阴阳俱虚也。治宜滋补肝肾，佐以开窍。处方：肉苁蓉

15 克, 菟丝子 18 克, 枸杞子 12 克, 煅龙骨 30 克, 煅牡蛎 30 克, 菖蒲 6 克, 怀牛膝 12 克, 白芍 15 克, 白蒺藜 3 克, 熟地 30 克, 五味子 9 克, 沙苑子 9 克。

服药 3 剂, 脓汁减少; 继服 20 剂, 竟愈。

某医云: 有的著作中说慢性化脓性中耳炎宜用滋阴降火, 然余用之不效者何也? 答曰: 耳流脓者, 似乎是火, 然其脉虚缓则非火也, 故治宜滋补肝肾, 佐以开窍, 而不宜泻火也。

神经性耳聋

1. 谨察脉色, 合之病程, 知其为气阴两虚, 痰火内郁, 治以补气养阴, 化痰泻火始安

邓 ××, 女, 40 岁。

听力日渐下降 6 年多, 近 1 年来连电话的声音也听不清楚, 不得不完全停止一切工作。医诊神经性耳聋。先用西药、针灸治疗 4 年多不效, 继又以中药培补肾气之剂近 3 年而日渐加重。细察其证, 两耳几乎听不见任何声音, 心烦失眠, 口苦咽干, 面色㿠白, 舌苔薄白, 脉虚弦滑。综合脉证, 思之: 《内经》曾云: 肾开窍于耳, 心亦开窍于耳。肾之阴虚可以引起耳聋耳鸣, 肾之气虚亦可引起耳聋耳鸣, 肾之阴虚者与滋阴补肾可愈, 肾之气虚者与培补肾气可瘥, 然本病滋肾不效, 益阳无功, 说明本病不在肾脏。今脉虚弦滑者, 病在心也, 面色㿠白, 脉虚者, 心之气阴两虚也, 滑数脉者痰火阻于心窍也。治宜培补心之气阴以扶正, 化痰开窍泻火以除其邪。处方: 黄芪 15 克, 当归 10 克, 麦冬 10 克, 党参 10 克, 五味子 10 克, 竹茹 10 克, 枳实 10 克, 半夏 10 克, 陈皮 10 克,

茯苓 10 克，甘草 10 克，菖蒲 10 克，远志 10 克，川芎 10 克。

服药 6 剂，耳鸣耳聋好转；继服 30 剂，诸症消失，愈。

某医云：既云有痰火，何不多用泻火之品，而反加一味川芎也？答曰：脉见弦滑者为痰火，故用温胆汤法以治痰火，然其脉不数且弦说明火邪不盛而兼肝气之郁，故以川芎之入肝解郁者相佐以启闭郁之气机也。

2. 谨察其脉，合之于舌，知其病在气阴之虚，湿热之郁，升降失职，治以补气养阴，燥湿清热，升清降浊而安

赵××，男，55 岁。

耳鸣耳聋 4～5 年。医诊神经性耳聋。先以西药治疗 2 年多不效，继又配合中药补肾、平肝、泻火，以及针灸、磁疗等仍无功。细察其证，两耳已基本上听不见任何声音，舌苔白腻，脉弦大而数，右脉大于左脉。综合脉证，思之：脉弦大者，气阴两虚或气血两虚。数者热也。左脉大于右脉者，肝邪盛也，外感也；右大于左脉者，气血两虚或气阴两虚也。舌苔白腻者，湿热也。舌、脉相参，知其乃气阴俱虚，湿热内郁，清浊升降失职也。治宜补气养阴以扶正，除湿清热，升清降浊以治标。处方：人参 10 克，甘草 6 克，黄芪 15 克，当归 6 克，麦冬 10 克，五味子 10 克，青皮 10 克，陈皮 10 克，神曲 10 克，黄柏 10 克，葛根 15 克，苍术 15 克，白术 10 克，升麻 10 克，泽泻 10 克。

服药 6 剂，耳鸣大减，左耳似能听见个别声音；继服 50 剂，耳鸣消失，听力恢复正常。

某医云：东垣之治耳鸣耳聋多注重升散补益，子和之治耳聋多注重痰火，完素之治耳聋耳鸣多注重火邪，其在临床上何以别之？答曰：神经性耳聋非但有虚，亦且有实，非但

有闭，亦且有脱，何以别之？脉象别之即可也。

3. 谨察其脉，合之经络，予养阴平肝，开窍宁神，愈

郝××，女，18岁。

听力全失十几年。医诊神经性耳聋。先以西药治疗数年不效，继以中药补肾、平肝、泻火之剂与针灸相配合2年亦不见明显改善。细察其证，除两耳全聋外，偶尔出现耳鸣和两耳堵塞难忍的感觉，舌苔白，脉沉涩。综合脉证，思之：耳者，心肾之开窍也，心气闭塞则两耳失聪。治宜养阴平肝，开窍宁神。处方：龟甲30克，鳖甲15克，远志15克，菖蒲30克，郁金10克，龙骨15克。

服药6剂，耳聋大减；继服6剂，听力竟基本正常，又服10剂以善后。

某医问：前从肾、肝论治久久不效，今但用上方竟霍然有效者何也？答曰：此脉沉涩，乃心窍之被蒙也，治当开其心窍，故以重剂菖蒲、远志而效也。

急性扁桃体炎

1. 只知解毒，不知通腑，壅热不解，其热不退

郑××，女，12岁。

咽喉肿痛，持续高热7天。医诊急性扁桃体炎。先以抗生素治疗3天其热不减，继又以中药清热解毒配合治疗4天，其热仍不见减。审其两侧扁桃体明显肿大，上罩白色脓点，舌苔薄白，体温39.8℃，脉浮数。综合脉证，思之：脉浮者，病在上也，在表也，在肺也。且咽喉者，肺胃所主，大肠与肺相表里，上以清热解毒不效者，肺胃大肠壅热不散也，非

泻其腑，解其壅，佐以疏散不解。处方：蝉蜕 10 克，僵蚕 10 克，片姜黄 10 克，连翘 10 克，大黄 4 克。

服药 3 小时后，发热全退，咽喉疼痛大减，继服 1 剂，愈。

某医云：大黄乃苦寒之泻下药，何用其治急性扁桃体炎而神效也？答曰：大黄本是苦寒泻下之品，而用于急性扁桃体炎者，因其能泻大肠与胃热也，今所以但用清热解毒而不解，乃因其肺胃大肠俱热，热邪壅郁也，而大黄配姜黄、蝉蜕、僵蚕，既可散邪，又可除壅，通下，故其热得解也。

2. 但知解毒利咽，不知疏散表邪，热邪闭郁，其病不解

焦 ××，女，28 岁。

咽喉肿痛，发热头痛 8 天。医诊急性扁桃体炎。先用抗生素等治疗 4 天不效，继又配合中药清热解毒之剂治疗 4 天仍无功。细审其证，除两侧扁桃体肿大，上罩白色脓点外，并见头晕头痛，寒热阵阵，舌苔白，质红，脉浮滑数。综合脉证，思之：脉浮者，表证也，舌质红者，热毒及于阴分也。治宜疏风清热，解毒养阴。处方：蝉蜕 10 克，僵蚕 10 克，薄荷 10 克，银花 10 克，连翘 10 克，元参 15 克。

服药 1 剂，微有汗出，头晕头痛，寒热等症俱解，咽喉肿痛亦消大半，继服 3 剂，愈。

某医云：余前用银花、连翘达 30 克，且配有板蓝根、山豆根、射干、马勃、黄连、黄芩均在 15 克以上，并每天注射青霉素，然治之数日不效，今先生仅用银花、连翘各 10 克却 1 剂减，4 剂愈，其故何也？答曰：表邪未散者一也，阴液未补者二也。

慢性扁桃体炎

但知消炎，频予解毒，痰滞不化，凝核不散，久延时日

于××，男，20岁。

两侧扁桃体肿大，几近闭合10余年。医诊慢性扁桃体炎。在急性扁桃体炎发作之始，每次用青霉素都有很好效果，但始终没有消掉扁桃体之肿大现象。1年后，不得不配用中药清热解毒、养阴润喉进行治疗，有时有效，有时无明显改善，至今日扁桃体仍然明显肿大。细审其证，除两侧扁桃体明显肿大，几近闭合外，并见其舌苔薄白，两脉濡缓。综合脉证，思之：久病而脉濡缓者，气阴两虚，痰气郁结也。治宜补气养阴以扶正，化痰理气散结以除邪。处方：黄芪15克，当归10克，麦冬10克，党参10克，五味子10克，竹茹10克，枳实10克，半夏10克，陈皮10克，茯苓10克，甘草6克，菖蒲10克，远志10克，生地10克。同时，毫针浅刺翳风后，留针3天。

服药1周后，扁桃体明显缩小；继服25剂，肿大之扁桃体完全恢复正常。

某医云：何用清热解毒之剂不但不效，反见加剧？答曰：此证之发生非仅有热毒，亦且有痰火，痰火者，不但治疗时应注意泻火，亦且应注意其用药过程中的化痰药，故前人的很多治疗方剂中常常配用化痰利咽的桔梗、蝉蜕、僵蚕、牛蒡子、元参等。由于有的医者仅注意泻火，而不注意化痰，致使痰凝成核而成慢性扁桃体炎，此即所以用清热解毒而不效之故也。

慢性咽炎

1. 胶于成方，泥于解毒，时或理气，脉证不合，岂能奏效

宋××，女，40岁。

咽干咽痛、咽部异物阻塞感10年。医诊慢性咽炎。先用喉片、抗生素治疗数年不效，继又配合中药草珊瑚、健民咽喉片、六神丸，以及中药清热解毒、理气化痰之剂6～7年亦无效。综合脉证，审之，除咽部干痛，咽部异物阻塞感外，并见脉滑数，尤以寸脉为甚。思之：寸脉者，上焦也；滑数者，痰火也。痰火蕴于上焦者，治宜清热化痰。处方：瓜蒌15克，胆南星10克，半夏10克，陈皮10克，杏仁10克，川贝母10克，黄芩10克，枳实10克，干姜1克。

服药3剂，咽部异物感消退；继服7剂，愈。

某医云：此清气化痰丸加减方也。原方原用于痰热内结之咳嗽痰黄，黏稠难咯，胸膈痞满，今何用于慢性咽炎而神效也？答曰：仲景在谈到中医的治病原则时指出："观其脉证，知犯何逆，随证治之。"今脉既为滑数而尤显于寸，知其乃上焦痰热所致，故治以清热化痰而愈。

2. 胶于四七，泥于理气，不思审脉，久延病期

商××，女，50岁。

咽干咽痛，时时有痰阻咽部感8年多。医诊慢性咽炎。医始以西药治之不效，继又以中药喉片、草珊瑚、六神丸以及四七汤加减配合治疗数年仍不效。细审其证，除咽部发干，有异物阻塞感外，并见头晕头痛，失眠健忘，疲乏无力，心

烦意乱，胸满气短，舌苔白，脉濡缓。综合脉证，思之：病久而脉濡缓者，气阴两虚，痰郁气结也。治宜补气养阴，理气化痰。处方：黄芪15克，当归6克，麦冬10克，党参10克，五味子10克，竹茹10克，枳实10克，半夏10克，陈皮10克，茯苓10克，甘草6克，菖蒲10克，远志10克，生地10克。

服药4剂，咽喉异物感消失，头晕头痛，失眠健忘，疲乏无力好转；继服20剂，诸症消失，愈。

某医云：此加减十味温胆汤也，近人中国中医研究院已故名老中医蒲辅周、岳美中先生，多用其治神经官能症，今先生独用其治慢性咽炎者何也？答曰：此证脉见濡缓，且又属久病，知其乃气阴两虚，痰气郁结所为，故治以补气养阴，化痰清热而愈。

3. 泥于理气化痰，忽略察脉知证，虚者祛邪，热者予温，其病不愈

王××，女，45岁。

咽干咽痛时轻时重，时有异物阻塞感7年多。医诊慢性咽炎。始予西药治之不效，继又予中药喉片、草珊瑚四七汤加减等配合治疗数年亦不效。细察其证，除咽干咽痛，咽部异物阻塞感外，并见疲乏无力，心烦心悸，舌苔黄白，脉弦大而数。综合脉证，思之：病久脉弦大而数者，痰湿内郁，气阴两虚，清升浊降失职也。治宜补气养阴，燥湿清热，升清降浊。处方：党参10克，甘草6克，黄芪15克，当归6克，麦冬10克，五味子10克，青皮10克，陈皮10克，神曲10克，黄柏10克，葛根15克，苍术10克，白术10克，升麻10克，泽泻10克。

服药 7 剂，不但诸症均减，且咽干咽痛，咽喉阻塞感大部消退；继服 10 剂，愈。

某医云：既为痰湿，为何理气化痰不愈？答曰：脉弦大而数者，证为气阴两虚为主，湿热阻滞为辅，故治应宗补气养阴、燥湿清热、升清降浊之清暑益气汤而愈也。

慢性唇炎

1. 但泥验方，不审脉证，不审寒热，不审比例，以寒作热，以热作寒，终归不效

弓××，女，49 岁。

两唇痒痛，肿胀流水，紫黯麻木 2 年多。医诊慢性唇炎。先以西药治疗 1 年不效，继又以中药牛黄解毒丸、黄连上清丸、牛黄上清丸，以及清胃散、玉女煎、泻黄散、甘露饮加减治疗 1 年亦未奏效。细审其证，两唇紫黯肿胀，不断有黄水流出，外罩黄色脓痂，痒痛麻木，胃脘痞满，脐上悸动，舌苔白，脉弦紧，左脉大于右脉。综合脉证，思之：脉弦者，肝胆三焦之脉也；弦紧相兼者，寒也。唇肿湿烂者，湿热也。脐上悸动，胃脘痞满者，寒饮也。证脉合参，乃肝郁气结，寒饮内郁，上热下寒也。治宜清上温下，解郁散结，温阳化饮。处方：柴胡 10 克，半夏 10 克，黄芩 10 克，党参 10 克，干姜 3 克，甘草 6 克，大枣 5 个，桂枝 10 克，熟军 3 克，茯苓 15 克，龙骨 15 克，牡蛎 15 克。

服药 4 剂，口唇肿胀、痒痛、紫黯、麻木均大减；继服 10 剂，愈。

某医云：柴胡加龙骨牡蛎汤乃《伤寒论》治"胸满烦惊，

小便不利，谵语，一身尽重，不可转侧者"方也，何用其于治唇炎也？答曰：柴胡加龙骨牡蛎汤确为伤寒下后烦惊谵语之方。但因本方桂枝配柴胡可使内陷之邪得从外解，加龙骨、牡蛎可以镇静而潜浮阳，大黄和胃气泻邪热，桂枝配茯苓、生姜、大枣可以化寒饮，故可用之能使错杂之邪得从内外而解，唇病得愈。

2. 观证察脉，知其所主，治以除湿清热，散风活血，愈

卜××，女，36岁。

上下口唇红肿，脱皮皲裂，流黄水 13 年。医诊慢性剥脱性唇炎。先用西药间断性治疗 8 年无效，继又配合中药清热解毒，清胃泻火，活血化瘀，以单方蜈蚣、全蝎、土元，中成药梅花点舌丹、锡类散等治 4 年多亦无明显效果。最近 1 年多以来，不但肿胀、脱皮、发痒、流汁水，而且经常发现皮肤皲裂，从裂口处流出血水。细察其证，上下口唇均肿胀，有的部位由黄水堆积而成一层厚厚的黄痂，有的皮肤脱落呈鲜红色，其间有多处裂口，裂口处有鲜血渗出，有黄水盖痂处奇痒难忍，有裂口处则疼痛异常，或时见麻木，舌苔白，脉弦缓。综合脉证，思之：流黄水者，湿热也；麻痒并见者，风湿热也；红肿流血水者，热入血分也；脉濡缓者，湿热也。合而论之：此湿热阻郁，郁而化风为主，血络瘀热为辅。治宜除湿清热，散风凉血。处方：藿香 10 克，甘草 10 克，栀子 10 克，防风 10 克，大黄 1 克。

服药 6 剂，肿胀痒痛好转，流水、流血消失；继服 6 剂，诸症均解，后果愈。

某医云：既云血络有瘀热，为何不用血分之药？答曰：

栀子、大黄虽然主入气分，然亦兼入血分，以除血分湿热，故云凉血也。

慢性牙周炎

1.审其所主，思其脉证，两相参合，知其病在肝肾，予滋阴降火，佐以散风愈

支××，男，16岁。

牙痛时轻时重,牙齿全部浮动,齿间疏豁,偶尔齿衄3年多。医诊慢性牙周炎。先请西医治疗2年多不效，后又配合中药清胃散、牛黄解毒丸、牛黄上清丸等治疗近1年亦未见明显效果。细察其证，除牙齿浮动，隐隐作痛，时有齿衄外，并见烦躁易怒，舌苔黄白，脉弦。综合脉证，思之：齿者，肾之所主，疏豁动摇，隐隐作痛者，阴虚相火上炎也。脉弦者，肝火也。合而论之：乃肾阴虚而火旺为主，兼有相火用事之证也。治宜滋阴降火，佐以泻肝。处方：升麻1克，白芷1克，防风2克，龙胆草13克，地骨皮40克。

服药7剂，牙齿浮动，隐隐作痛明显改善，用舌舔牙已不动摇；继服40剂，虽吃炒黄豆与花生米亦不动摇。

2.审其所主，察其昼夜，知其阴虚火旺，予滋阴降火愈

郑××，女，29岁。

齿衄时轻时重5年。医诊慢性牙周炎、维生素C缺乏症。先请西医治疗3年多不效,继又配合中药清胃泻火等剂亦无效。细察其证，除牙龈不断有鲜血渗出外，经常夜间睡醒后满口是血，且齿龈萎缩，牙根有血块，牙齿疏豁，头晕心烦，舌苔黄，脉弦细。综合脉证，思之：夜间齿血加重者，病在肾也。

治宜滋阴补肾降火。处方：元参 60 克，石斛 15 克，生地 15 克，怀牛膝 10 克。

服药 15 剂，齿衄大减；继服 20 剂，诸症俱失，愈。

某医云：为何应用怀牛膝？答曰：怀牛膝者，非但补肝，亦且补肾；非但滋补，亦且引火下行。故肝肾并损而虚火上炎者多用之。

3.察脉审证，知其病在肾命，予培补肾气始愈

弓××，女，成。

牙龈肿胀衄血时轻时重 13 年。医诊慢性牙周炎。先请西医治疗 7 ～ 8 年无明显效果，继又配合中药清泻胃火、滋阴降火数年亦无改善。细察其证，上下牙龈均肿胀，不痛，牙根部有少量血痂，牙缝处有少量鲜血溢出，用手按压牙龈则出血加重，用牙刷刷牙时全刷均呈红色，用牙一咬馒头则咬的部分全变鲜红，舌苔为血染色，脉沉细尺大而弦。综合脉证，思之：牙龈属胃，牙齿属肾，且脉见尺大乃肾之阴阳俱衰，虚火上浮也。治宜补肝肾，降虚火。处方：元参 15 克，麦冬 15 克，生地 15 克，骨碎补 15 克。

服药 12 剂，齿衄停止；继服 30 剂，愈。

某医云：骨碎补乃跌打损伤药也，齿病因何用之？答曰：骨碎补苦温，归肝肾二经，非但能活血续筋，亦且能补肾，治肾虚之牙痛、衄血也，故用之。

扫码获取
更多中医知识

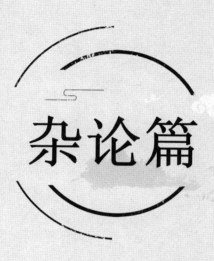

杂论篇

买书与读书

在最近一些年的带徒实践和临床教学中，有些医生问我："我们今后应该买什么书？读什么书？"我说："我记得在 1965 年的一次谈话中，曾经谈到过这个问题。"第一，应该熟读中医院校的通用教材。因为教材是经很多人研究才确立下来的，所以它既可以给人以规范，又可以给人以很多人通过研究得来的成功的东西，所以我特别主张要把教材读好，记好。第二，应该熟读历代医家都推荐的书，因为这些书是经过数代人的去粗取精、去伪存真才确立下来的，是最可靠的。第三，由于以上两类书籍优点的驱使，也带来了不可克服的重大缺陷。例如：某些先知先觉的人，通过他们的研究发现了某些规律、某些方法，而这些规律、方法在一定阶段，甚至是很长一个阶段，不但不被人承认，甚至被人排斥、打击、扼杀，即如我们目前多数人推荐的好书《伤寒论》《金匮要略》《素问》《灵枢》尚且遇到几百年的磨难，又何况其他书籍呢？而这些规律、方法恰恰表现在个人的专著中，因为要了解新的观点、新的方法，必须阅读个人专著。这些专著尽管有其不够完美的地方，但它确实说出极其关键的问题。因此要当一个好医生，必须学习研究这方面的书。"

当时我认为我说得就比较全面了，但是经过 30 多年的反复验证后，发现很多方面是不完整的。例如：

第一，在我谈到读教材时只谈了读教材的优点，而对目前教材中的缺点，甚至某些严重的缺点认识不足，现在看起来是应该说明的。在这方面大致归纳起来有两类：其一是现在的讲义过多地按照现在我们已知的知识进行着分类和说明，而对我们尚未认识的加以舍弃，这样有时就表现了对中医系统理论的割裂，有时就表现了对中医理论的歪曲，有时就表现了对中医某些精华的抛弃；其二是现在的讲义过多地注意了规范性，而忘记了与临床实践的符合与不符合，在这方面尤以临床各科教材为最突出。例如：在临床教材的辨证论治项目中都采用着如下的规范，即症状、治法、方药，而症状中都采用着自觉症状、舌象、脉象的三部曲写法。这种写法在规范方面固然是无可挑剔的，但是由于对症状不是如此，而舌、脉是如此时，是否可以用此治法，用此方药；症状如此，而舌、脉等不是如此时，是否可以用此治法，没有进行说明，常常使读者感到教材中所说的问题与事实不符合，而不能应用。为要解决这个问题，我劝大家读一读古代医家的医案、医话，因为古代医家的医案、医话中，主要就是写各个方面矛盾处理的方法和过程，在这个问题上，尤以疑难、复杂、危重的疾病为突出，因此要想学好治疗疑难、复杂、危重疾病的方法，就得学习医案、医话。

第二，在我谈到读个人著作时，只谈了读个人专著的必要性，而没有谈读什么人的个人专著和如何读个人专著。现在想起来有必要加以说明，通过反复思考，我认为应注意一个原则、两个方法。所谓一个原则就是实践性原则，即必须看其提出的理论与方法是否是通过临床的反复验证取得的，若是即可信，若不是就应打上一个问号；所谓两个方法，即是适用于临床所有的各科，还是只适用于某一科别，甚至某个疾病。例如：叶天士所著《温热病》提出的辨斑疹、白㾦法，察舌、验齿法，虽然文字并不多，但它确实是叶天士通过临床实践所得出的结晶，因此它是可信的。在方法上，由于它是通过众多温热疾病的临床实践得出的结论，所以它自然而然地适用于所有发热疾病的辨证。又如余霖所著《疫疹一得》提出的清瘟败毒饮的应用方法，由于它仅是通过治疗疫疹病取得结论，所以它只适用于疫疹病。下面我想从一具有普遍指导意义、对某类疾病具有指导意义、对某个病具有指导意义等方面，介绍几部参考书，供参考：

一、具有普遍指导意义的书

这类书建立或发展了中医理论，提出了具有普遍指导价值学说、方法。

《黄帝内经素问》	唐·王冰次注
《灵枢经》	宋·史崧编校
《类经》	明·张介宾
《类经图翼》	明·张介宾
《素问经注节解》	清·姚止庵撰
《诸病源候论》	隋·巢元方等
《难经》	秦越人
《五运六气》	任应秋著
《脉诀》	宋·崔嘉彦
《新著四言脉诀》	明·李中梓
《濒湖脉学》	明·李时珍
《四诊抉微》	清·林之翰
《本草纲目》	明·李时珍
《本草备要》	清·汪昂

《本经逢原》　　　　　清·张璐

《本草求真》　　　　　清·黄宫绣

《史载之方》　　　　　宋·史堪

《古今名医方论》　　　清·罗美

《医方集解》　　　　　清·汪昂

《成方切用》　　　　　清·吴仪洛

《古方八阵》　　　　　明·张景岳

《新方八阵》　　　　　明·张景岳

《汤头歌诀正续集》　　清·汪昂撰，严苍山增辑

《格致余论》　　　　　元·朱震亨

《医经溯洄集》　　　　元·王履

《医贯》　　　　　　　明·赵献可

《传忠录》　　　　　　明·张景岳

《景岳全书》　　　　　明·张景岳

《医寄伏阴论》　　　　清·田宗汉

《医林改错》　　　　　清·王清任

《脾胃论》　　　　　　金·李杲

《医宗必读》　　　　　明·李中梓

《血证论》　　　　　　清·唐宗海

《理瀹骈文》　　　　　清·吴师机

《三因极一病证方论》　宋·陈言

《素问病机气宜保命集》金·刘完素

《儒门事亲》　　　　　金·张从正

《脉因证治》　　　　　元·朱震亨

《医门法律》　　　　　清·喻嘉言

《医学心悟》	清·程国彭
《寓意草》	清·喻昌
《临证指南医案》	清·叶桂
《吴鞠通医案》	清·吴瑭
《丁甘仁医案》	丁甘仁
《清代名医医案精华》	秦伯未
《古今医案按》	清·俞震
《名医类案》	明·江瓘
《续名医类案》	清·魏之琇

二、对某类疾病有指导意义的书

（一）内科类

1. 对各种热病有指导意义的书

《伤寒论》	汉·张仲景
《注解伤寒论》	金·成无己
《伤寒论纲目》	清·沈金鳌
《伤寒总病论》	宋·庞安时
《重订通俗伤寒论》	清·俞根初
《温热论》	清·叶桂
《温病条辨》	清·吴瑭
《温热经纬》	清·王士雄
《温疫论》	明·吴有性
《广瘟疫论》	清·戴天章
《寒温条辨》	清·杨璇
《疫疹一得》	清·余霖
《时病论》	清·雷丰

《重订霍乱论》　　　　清·王孟英

2. 对内科杂病有指导意义的书

《金匮要略》　　　　　汉·张仲景

《金匮要略心典》　　　清·尤怡

《内科摘要》　　　　　明·薛己

《景岳全书·杂病谟》　明·张景岳

《症因脉治》　　　　　明·秦景明

《证治汇补》　　　　　清·李用粹

《金匮翼》　　　　　　清·尤怡

《十药神书》　　　　　元·葛可久

《红炉点雪》　　　　　明·龚居中

《慎柔五书》　　　　　明·胡慎柔

《理虚元鉴》　　　　　明·绮石

《风劳臌膈四大证治》　清·姜礼

《中风斠诠》　　　　　张山雷著

《中医内科证治备要》　朱进忠著

《丹溪心法》　　　　　元·朱震亨

《脉因证治》　　　　　元·朱震亨

《医学正传》　　　　　明·虞抟

《慎斋遗书》　　　　　明·周慎斋

《古今医鉴》　　　　　明·龚信

《医林绳墨》　　　　　明·方隅

《万病回春》　　　　　明·龚廷贤

《寿世保元》　　　　　明·龚廷贤

《石室秘录》　　　　　清·陈士锋

《张氏医通》　　　　　　清·张璐

《杂病源流犀烛》　　　　清·沈金鳌

《医彻》　　　　　　　　清·怀远

《类证治裁》　　　　　　清·林佩琴

《医醇剩义》　　　　　　清·费伯雄

《医学衷中参西录》　　　清·张锡纯

《赤水玄珠》　　　　　　明·孙一奎

（二）妇产科类

《济阴纲目》　　　　　　明·武之望

《妇科玉尺》　　　　　　清·沈金鳌

《景岳全书·妇人规》　　明·张景岳

《傅青主女科》　　　　　清·傅青主

（三）外科、皮科类

《外科正宗》　　　　　　明·陈实功

《外科大成》　　　　　　清·祁坤

《外科全生集》　　　　　清·王洪绪

《疡医大全》　　　　　　清·顾世澄

《外科钤》　　　　　　　明·张景岳

《外科心法》　　　　　　明·薛己

《外科发挥》　　　　　　明·薛己

《外科枢要》　　　　　　明·薛己

《疡科证治准绳》　　　　明·王肯堂

（四）眼科类

《审视瑶函》　　　　　　明·傅仁宇

《原机启微》　　　　　　元·倪维德

（五）儿科类

《小儿药证直诀》	宋·钱乙
《幼科发挥》	明·万全
《幼科准绳》	明·王肯堂
《幼科铁镜》	清·夏禹铸
《幼幼集成》	清·陈复正
《幼科释迷》	清·沈金鳌

第三，在我谈读书的三个方法时，还有目前情况下的一个普遍而又特殊的问题没有涉及，即如何阅读中西医结合书籍的问题。这类书籍读起来有以下两大优点，即：一是直观性。这类书让人读起来非常明确直观而易懂，使人读后即刻感到可用。二是规范性。这类书籍分类清晰，条理分明，使人读后感到非常明晰。但是由于目前多数医家在临床上应用中药治疗时往往合并应用西药，所以得来的结论往往有缺陷，因此读这类书后虽然立刻清楚，但一用到临床上即糊涂起来了，因此读这类书籍时一定要考虑其是否应用西药或其他药物，否则是会吃亏的。

第四，在我谈读书的三个问题时，还有一个过去中医界普遍应用且行之有效，而目前教育方法中经常忽视的问题，即如何经常结合实践中存在的问题去读书的问题。这个方法对解决一般临床中存在的问题最有效，而对复杂问题的解决单纯靠这种方法则不会解决问题。

绝对不能原谅自己

数十年前，作为一个临床医生，在治疗某个疾病屡屡无效，或久治不愈时，常常这样地原谅自己，说："国内的著名医家都治不好，我能有什么办法呢？""国际上对这病都没有办法，我怎么能治好呢？"在与一些同道的交谈中，我发现他们中的很多人也有这种看法。所以长期以来，我认为我的这种思想是对的。在一次与我院前副院长刘崇德的交谈中，他谈了他的观点：①没有治不好的病，只有我们治不好的病；②没有治不好的病，只有我们现在治不好的病；③只要辨证论治准确，就能治好这个病。我听后颇有意见，甚至认为其简直是信口雌黄的想法。事隔30多年以后，我翻检了一下我的著作、论文一看，过去认为根本不可治愈的病，现在却一个一个地治愈了，有的虽然不能治愈，但却取得了可喜的苗头。这是为什么呢？归纳起来，大致有以下数条：

其一，是否把这个病人看成了自己最亲爱的人，若是，就会千方百计地想办法，就会通过千方百计地想办法，找出切实可行的办法来。

其二，是不是把所谓的国际、国内水平看作了不可逾越的鸿沟，若是，就会把自己束缚住，若不是，就会使我们迸发出无限的创造力，充分利用我们的知识治疗此病。

其三，是否敢于向自己的微小过失开战，若是，就会使我们认真地检查自己的甚至是微小的过失，使我们在总结个人的成功与失败中，找出出路，找出办法，并创造出新的成果来。

总之，我们要想发明，要想创造，我们绝对不可原谅自己，绝对不可以以别人是如此为借口原谅自己。

历史与方向

中医数千年的发展史，是一部总结经验和利用现实科学成就去认识解释这些经验的历史，也是一个巩固成就、否定错误的实践——理论——实践上升史。

早在《内经》时代，中医就广泛应用当时的科学成就去认识、解释临床实践中发现的一些规律，例如：利用古代辩证法的哲学观点去认识病理、生理、诊断、治疗，利用古天文学、物理学、地理学、心理学去认识病理生理和与自然界的关系，提出："阴阳者，天地之道也，万物之纲纪，变化之父母，生杀之本始，神明之府也，治病必求于本"；"异法方宜"；"一病而治各不同……地势使然也"；"恬淡虚无，真气从之，精神内守，病安从来"；"和于阴阳，调于四时"；"凡人之惊恐恚劳动静，皆为变也，是以夜行则喘出于肾，淫气病肺，有所堕恐，喘出于肝，淫气害脾，有所惊恐，喘出于肺，淫气伤心"；"至而不至，未至而至……应则顺，否则逆，逆则变生，变则病……物生其应也，气脉其应也。"通过这种方法进行的研究，不但承认如解剖得来的直观的认识，而且也承认用直观不能解释的，如肺合大肠，心合小肠，脾合胃，肾主骨，肝主筋，脾主肌肉，肺主皮毛，心主血，"少阳属肾，肾上连肺，故将两脏"等现象和规律。

随着科学的不断进步和医疗实践的丰富，一些盲目乱碰的实践经验和错误的理论逐步被纠正，新的较为正确的理论渐渐建立。正如张仲景所说："感往昔之沦丧，伤横夭之莫救，乃勤求古训，博采众方，撰用《素问》《九卷》《八十一难》

《阴阳大论》《胎胪药录》，并平脉辨证，为《伤寒杂病论》合十六卷。"观今之医，不念思求经旨，以演其所知，各承家技，始终顺旧，省疾问病，务在口给，相对斯须，便处汤药……夫欲视死别生，实为难矣。"在《伤寒论》条文中纠正了《素问》中，一日太阳，二日阳明，三日少阳的机械的传变理论，提出"伤寒一日，太阳受之，脉若静者，为不传，颇欲吐，若躁烦，脉数急者，为传也。""伤寒二三日，阳明少阳证不见者，为不传也"的辨证的传变理论。并提出"辨"是认识治疗疾病的纲领，提出外感病的六经辨证学说，从而构成了比较完整的理法方药相统一的辨证论治观点。

但是由于客观条件的限制，张仲景不可能将很多问题都认识清楚，例如：温热病的感染途径，风热客表、热入营血、热入心包等都没有认识，神昏谵语也仅知道热入阳明、亡阳、热入血室、蓄血等原因，直到明、清两代的医家，如吴又可、叶天士等，才认识到温热病可以由口鼻而入，温邪的传变有卫气营血的不同阶段和热入心包，但是对湿热病的传变和温热后期的虚风内动还缺乏应有的认识，吴鞠通总结了前人的经验和个人的实践，提出了三焦学说和温邪久羁、虚风内动的理论及有效的方法，才使外感热病的理论比较完善。

在杂病领域里，中医的理论和临床经验也是不断发展的。例如：痰饮在《内经》中仅有"饮积""积饮""饮发"等名称，发病原因也主要集中在脾胃，张仲景才有了比较深刻的认识，指出："夫饮有四……有痰饮、有悬饮、有溢饮、有支饮""有留饮""有伏饮"，饮还有五脏之分，虚实之别，但是广泛应用于内外妇儿各科的不同疾病，都是后人逐步积累经验的过程中加深认识和完整起来的。瘀血理论的形成和发展也是如此，《内经》《伤寒》《金匮要略》阐发于前，后人发展于后，到王清任、唐容川才有了比较深入的认识。脏象学说，《内经》虽提出了脏象的基本内容，但对脾胃、肾的作用阐发得还不完整，而通过李东垣、黄元御对脾胃升降作用的研究，朱丹溪、赵养葵、张景岳等对肾的研究和其作用的阐发以后，才使我们对脏象学说有了一个系统的认识。

在一部分人利用古代辩证法的观点和当时科学成果研究中医时，另一部分人提出直观的研究方法。清代王清任经过对部分尸体的仔细观察，提出："尝阅古人脏象论及所绘之图，立言处处自相矛盾。""每日清晨，赴其义冢，就群儿之露脏者细视之……始知医书中所绘脏腑形图，与人之脏腑全不相合，即件数多寡，也不相符。""惟愿医林中人，一见此图，胸中雪亮，眼底光明，临症有所遵循……"一部分人指出"专病专药""截药"，如：常山、柴胡治疗疟疾，马齿苋、白头翁等治疗痢疾，最近姜春华又提出开展"截药"研究与利用辩证的观点研究方法相对抗，并指出某些药物对肠伤寒有特殊效果。通过这些研究，丰富了药物的品种和对某些脏腑系统的实质认识。虽然直观的、形式逻辑的推理研究，发现了一些规律，纠正了非直观研究中的一些错误，但是由于他们没有认识到人类眼界是有限的，有些客观真理不一定用直观的眼睛看到，直接的触觉摸到，视觉看到的不一定是客观真理的症结所在，从而有时得出一些幼稚可笑的结论。所以在王清任提出"医林改错"时，又有人指出《医林改错》中的"错中错"，在提出疟疾用常山时，又有人指出辨证论治的方法治疗疟疾，张景岳的何人饮等即是一个代表。近人姜春华提出卫气营血是错误的理论，阴就是阴，阳就是阳。阴中有阳，阳中有阴是错误的观点，沈仲圭提出了反驳的原因就在于此。

随着西洋医学和现代科学的传入，直观的研究方法对中医的影响日渐扩大，中医界某些人提出以阴阳学说的一分为二观点发展起来的研究方法是"迷信""不科学"的，利用中医理论去说明问题是"丢人"的事，也跟着某些人喊用"西医理论代替中医理论""废医存药"的腔调，另一部分人通过长期的临床观察，发现单用这些理论不能完全解释实践过程中发现的规律，不能指导实践，所以拼命抵抗各种直观论者从行政手段到学术观点方面的进攻，背着"复古""唯心"的高帽，"负隅顽抗""背水一战"，拼死命保护这一点科学阵地。但是由于科学发展的限制，人们认识能力的束缚，很多问题应用通俗的语言不能阐明，所以只得站在一个角落里喘粗气。运气学说中阐述的生理病理变化与时钟变化，季节变化、年与年之间的变化，至而不至，至而太过，不至而至的关系，子午流注的时间性针法，气功的呼吸吐纳对生理病理的影响，有的已被气象医学、生物的时钟现象、红外线摄影等的研究所证实，从而给这些喘着粗气的人输了点氧气，维持处于危机边缘的生命。随着科学的进步，我们眼界的不断开阔，认识问题更加趋于正确和全面，很少的一点氧气可能变成睡狮的苏醒剂，认清哪些看起来是五光十色的贝壳的宝贝实际上是石灰的原料，哪些是乱石中包着的碧玉。肯定——否定——再肯定——再否定，通过反复的实践检验，错误的被纠正，正确的被肯定，使医学不断地前进。

一、为什么要学习《伤寒论》《内经》《金匮要略》

有人说《内经》《伤寒论》《金匮要略》是一千多年前的东西，当时对中医的发展起了一定的作用，目前已进入到原子时代，是四个现代化的时代，再学习《内经》《伤寒论》《金匮要略》是复辟倒退，还有的人说当了多年中医就没有用过《内经》《伤寒论》《金匮要略》，甚至说《伤寒》《金匮要略》方没人用。我认为考虑时代是必要的，但它不是主要的，主要的是脚踏实地的实践。目前这个时代学不学《内经》《伤寒论》《金匮要略》主要看它有没有实践的意义。有，就学；没有，就不学。后一种人说没有学过《内经》《伤寒论》《金匮要略》照样看病了，是的，这确实是真的。这里我想提一个问题，当西医不学生理、病理、解剖、药理、微生物、组织胚胎学、生化等时能不能治病呢？能，肯定能。事实证明有的人就是没有学过，也每天治病。这能不能得出结论说，不学生理、病理、微生物、组织胚胎学呢？肯定不能，不但不能不学，反而更应该学习。

自《内经》《伤寒论》《金匮要略》问世一千多年来，经过频繁的战乱和朝代变迁，汉代以前的中医著作几乎绝迹了，唯独《内经》《伤寒论》《金匮要略》不但没有丢失，反而被广大医家视为珍宝，把《素问》《灵枢》视为经典，《伤寒论》《金匮要略》的作者张仲景尊称为医圣，有的注解，有的使用，直到今天仍被很多医家认为必读之书，它是行政手段形成的吗？肯定不是。因为它没有行政权力，所以它只能靠经过千锤百炼的理论去促进人们前进。历史的经验证明，凡是反复证明是真理的，人们就信得过，就夸奖它，否则就废弃它。《内经》《伤寒论》《金匮要略》的理论和经验已经过了一千多年的验证，我们为什么不可学习呢？

另一方面，从浩如烟海的中医著作来看，《内经》《伤寒论》《金匮要略》的原作及其注家的著作在中医理论和理论与实践相结合方面是比较全面而紧凑的，有的医家以《内经》《伤寒论》《金匮要略》为引子对中医理论和临床实践进行了大量阐发，丰富了中医的理论和临床知识，我们通过学习这些著作，不但可以学习一千多年来经过千锤百炼的理论和实践，而且可以学到很多医家的发展。

大量的系统阐述基础理论是《内经》的特点，后来一些临床医家把个人应用过的重点写入了个人的著作，但是很不系统，为了系统地了解中医基础理论的全貌，《内经》是比较好的一部书。《伤寒论》《金匮要略》在理法方药的辩证统一上是比较严格的，虽然《内经》《伤寒论》《金匮要略》有它错误方面和不完全的地方，但它不像后人的某些著作过偏，因此为了学好辨证论治，学习《金匮要略》《伤寒论》还是比较好的。

怎样学习《内经》《伤寒论》《金匮要略》呢？我认为应该首先将其原文进行阅读，并参考必要注解，对其涉及的问题进行归纳整理，通过实践进行观察验证，才能体会其实质。

二、学习《内经》《伤寒论》《金匮要略》的同时，还应学习后人的代表作

学习《内经》《伤寒论》《金匮要略》的原文和注解家的著作对于学习中医的基本理论和辨证论治体系虽然非常重要，但是仍有很多理论和实践经验没有被认识，后人通过广泛地实践进行了阐发和补充。例如：温病学说中的主要著作《温病条辨》，方剂学中的《医方集解》，脾胃学说中的李东垣、黄元御、叶天士著作，肾和命门学说中的朱丹溪、张景岳、赵养葵著作，痰饮著作中的朱丹溪、戴思恭、方隅、张景岳的著作，瘀血学说中的叶天士、王清任、唐容川、张锡纯的著作，专病专药中的李时珍著作，以及利用中医理论去认识中药的《本草求真》《本经逢原》《本草经疏》《本草正》等，都应该深入学习。

三、研究发展中医的途径和中西医结合问题

研究中医的什么？用什么方法进行研究？这是西洋医学传入中国后就存在的问题。有的人认为中医是在封建社会中逐步形成的，它是封建医，是不科学的，因此必须科学化，用西医代替中医。我认为中医是一门科学，如果把科学随便戴上封建主义、资本主义、社会主义的帽子是不合适的。至于什么叫科学、合不合乎科学，我认为科学的理论不在于自称科学的叫卖上，而在于其理论能否指导实践，在于它的生命力。因此我认为凡是指导实践的就是科学，否则就是谬误，就是不科学。

有的人说研究中医，必须用现代医学，凡是中医符合西医理论的就是科学，我认为这是不对的。如果以符合西医理论为标准，那么西医又以符合什么为标准呢？我们知道宇宙中的规律在目前情况下了解的虽然比过去多了一些，前进了一步，但离了解它全部的奥妙还相差很远，西医为了探测人体生理病理上的规律，不断地利用自然科学中发现的一些理论和科学成就，使西医大踏步地前进着，中医的研究如果仅

仅应用被移植过来的西医理论作为标准，那怎么前进呢？实践证明，西医在研究中发现了人体病理、生理规律性的一角，中医也发现了一角，如果用中医的一角去代替西医，或用西医的一角代替中医都是不行的，正如一些患者愿意找纯西医，一些患者愿意找西学中，一些患者愿意找纯中医看病一样，他们还不能互相取代。

那么究竟用什么办法去研究中医呢？我认为用行政的手段去肯定某一学派正确、某一学派错误，树立某一学派、砍掉某一学派都是不利于科学发展的。中医的发展证明利用二分法为研究方法去发展中医是可以前进的，可以发现很多规律，西医用直观的方法也发现了很多规律，通过两条不同道路进行深入研究的过程中，有的不谋而合发现了同一规律，有的西学中者通过互相渗透的理解也发现了一些规律，三种途径各有优劣，互相补充，互相促进，对人体的奥妙越来越了解，越来越深入。

有的人可能说这是"复古""倒退"，是否定西医学习中医的必要性，我认为帽子先不戴为好。实践证明，有些患者发现单纯请纯西医治疗一直无效，而改请西学中的同志治疗，很快即治愈了；有些患者反复请西学中同志治疗无效，而请中医治疗很快治愈了；有的请中医、西学中治疗一直不效，而请西医治疗很快治愈了。所以有的患者要求纯中医治疗，有的要求纯西医治疗，有的愿让西学中的治疗。为什么呢？我认为由于学术观点的不同，处理问题的角度不同，得到的效果也不同，也就是说他们在某些问题上的深度、广度不同。为了促进科学的发展，从各个不同的角度和广度去认识、处理问题是有好处的。

研究中医的什么呢？我认为利用中医的固有方法、西医的方法、现代科学的所有办法都是研究中医的方法，都可以促进中医的发展，但这些方法都有他们的条件和认识能力的限制，不可能对所有问题都认识清楚，因此根据一种方法去决定研究什么，去作为衡量研究什么的标准都是不正确的。正确的研究对象应该是实践过程中发现的规律性的东西，凡是符合实践真理的东西都应该研究。科学的发展历史证明，在这个时代被认为是谬误的东西，当科学发展至另一个时代的时候，通过证明又是完全正确的，因此我们不可因为在某些方面与目前的医学水平唱反调，与现代科学的某个方面唱反调而轻易地放弃它，而应该坚持实践第一的观点，在科学发展的长河中去验证它。

直观地利用现代科学的一切最新成就去探索已经发现的科学规律性的实质是非常必要的，它是促进我们认识机体病理、生理、诊断、治疗的重要手段，目前一切边缘学科的研究大大促进了中医已经发现的科学规律性的认识。但是由于目前科学水平的限制，一些复杂的规律，还缺乏必要的手段，因此还不能真正认识各种规律。辩证的、非直观的研究，可以发现很多规律，但是由于科学的实验手段难于设计，困难很大，因此很难进行，为了开展科学研究，还应该采用直观的、非直观相结合的方法进行研究。

有的同志说西医要在病上进行研究，中医要在证上研究，我认为这是研究中西医的一个办法，但它不是所有办法，因为中医不单纯是证，西医也不单纯是病，中医还有很多内容，如气象、地域、心理以及经络、藏象、阴阳等等，都没有很好解决，都需要研究。

中西医如何结合呢？什么时候结合呢？这个问题单纯依靠行政手段是不能解决的。实际上自从西洋医学传入中国后就开始了结合的工作，有些西医自动地利用中药去治病，有些中医自动地应用西药去治病，有些西医自觉不自觉地利用中医的理论观点去认识问题、解释问题，有些中医也自觉不自觉地利用西医的某些理论去解释问题，这种情况今天就更加明显。目前经常听一些西医同志说应用西药也得辨证，抗生素的应用也不能单纯靠敏感性试验去决定；中医治病时也往往问一问这是什么病，你量过血压没有，做过胸透、造影、心电图等没有，这都是结合，因此说中西医什么时候结合，我认为现在就正在结合着，而且有的现在就结合得很好。但是中西医什么时候就完全结合了，还是很遥远的事，因为科学的发展还很有限，认识的能力和实际情况的距离还相差很远，所以只能在中西医的发展中，科学的发展中去结合，否则依靠行政命令在某天突然宣布几年以后中西结合，保留一个医、废除一个医，就美其名曰中西医已经结合了，我认为这样的结合不如不结合，不如丢掉。

通过各种方法去进行研究，通过各种学派的努力，百家争鸣，百花齐放，通过中医、西医、中西医以及各方面科学工作者的努力，在科学发展的道路上的不断合分、分合，让它们自然而然地形成统一学派。

四、结语

中医的发展史是一个总结经验和利用现代科学成就去认

识解释这些经验的历史，是巩固成就，纠正错误的实践——理论——实践上升史。

历史上研究中医的方法，有直观的和辩证的两种，两种方法都各自发现了一定的科学规律。

研究学习《内经》《伤寒论》《金匮要略》等著作，对于研究学习整个中医理论和临床经验是非常重要的，但是也应该研究学习后人发展起来的理论和经验。

研究中医应该采用中医的、中西医结合的、西医的、现代科学的其他领域的不同方法进行研究，不应该肯定或否定一种方法。在采用不同方法研究的过程中，逐步探索病理、生理、诊断、治疗的客观科学规律性。

中西医结合创造统一的新医学、新药学是我们的理想，这种结合应该逐步地结合，能结合多少就结合多少，不能结合的就不要强求凑合，什么时候形成一个统一的新医学、新药学，要在中西医和现代科学发展的长河中逐渐形成，不应采用行政命令的形式进行。

相似·联想·纠偏·辨证论治

某医云：朱老，你是著名的疑难病学家，请你谈一谈治疗疑难病上的经验。余云：疑难者何？时弊之未明者也。科学上有科学上的疑难，政治上有政治上的疑难，经济上有经济上的疑难，医学上有医学上的疑难，西医上有西医上的疑难，中医上有中医上的疑难，如此等等，不胜枚举。细读科学上的科学发展史，经济上的经济发展史，革命上的革命发展史，医学上的医学发展史，西医上的西医发展史，中医上的中医发展史，不难看出任何科学发展中的疑难问题都有一个相似的规律，即时弊的潮流性。当这种时弊统治的时候，人们的思想就禁锢，所有与此有关的问题就疑难，就不能解决。而一旦这种时弊被认清，被打破的时候，则与此有关的所有疑难均会变成小问题。在中国医学的发展史上，由于以《内经》为代表的理论指导的正确，加之特别强调调查研究的"入国问俗，入家问讳，上堂问礼，临病人问所便"的盛行，所以使秦汉以前的医学取得了很大的发展；可是由于东汉以后，长期的思想禁锢，加之多数医家不去认真调查研究，盲目地使用汗、吐、下三法治疗疾病，结果严重地影响了中医的发展，张仲景著《伤寒杂病论》，除大倡研究调查之风外，又以精辟的语言指出了盲目使用汗、吐、下的弊端，从而促进了中医学的发展；但是由于宋以来长期思想的禁锢，又使中医落到新形势下经验主义的泥坑，从而又大大影响了中医的发展，为此刘完素提出了注意火，李东垣提出了注意脾胃，朱震亨提出了注意相火，并特别针对时弊，著成了《局方发挥》一书，除痛斥了时弊外，并提出了正确的应用《局方》的方法，从而促进了中国医学的发展；其后温病学派的出现，大肆针砭了温热病应用辛温药治疗的时弊，从而促进了医学的发展。那么当前中医界的时弊是什么呢？通过数十年来临床正反两方面的不断总结，认为主要的有下列几点：

1. 认为辨证论治是辨症状的论治方法和按病论治方法，而忽略脉象等的价值。

2. 认为发热（即体温高）的病都是热证，都必须用清热解毒、养阴清热、清热泻火的药进行治疗。

3. 认为西医所说的疑难病就是中医的疑难病，按照西医的思路方法套用在中医的治疗上。

4. 认为抓一个主要的问题即可解决所有问题，而不注意夹杂着的复杂问题，更不注意一种倾向掩盖着的另一种倾向。

5. 在治学上不严谨，不认真，常以想象和道听途说为根据去处理问题。

6. 教条主义泛滥，否认实事求是，不作调查研究，反而自以为是。

辨证论治是一个中医临证过程中的思想体系，它是一个系统工程，而绝不是像某些人所理解的那样简单和粗糙。当前中医界之所谓疑难病者，大多是时弊所成者，因此治疗疑难病时必须注意时弊。

尝治患者魏××，男，34岁。肺炎12天，持续高热不退，常在40℃~40.2℃之间浮动。遍用抗生素及中药无效。邀余诊治。审之发热呈寒热往来状，并见气短胸满，口苦咽干，烦乱不安，时或胸胁疼痛，舌苔白，脉弦滑数。余云：此少阳柴胡证也。治宜小柴胡汤加减为方。某医云：朱老，此病乃肺炎也，肺炎之疾诸医均云宜用麻杏石甘汤，并云此兼热毒也，宜加清热解毒之药治之，何独先生用小柴胡汤也？答曰：麻杏石甘汤者，仲景为汗出而喘无大热者设也，鞠通先生《温病条辨》虽对本方的应用有所发展，但仍没有脱离仲景之规范。今人见其麻黄定喘，石膏清热，列为肺炎之专方，虽在临床上常有取效者，然其不效者甚多，医者见其不效，囿于炎者热毒之禁锢，复加清热解毒之味以治之，岂不知诸种西药清热解毒不效，怎能用杯水之中药清热解毒者可效？此病之不效者正在于此种时弊之论所致也。余之所以用小柴胡者，因其证为少阳柴胡证，然其脉弦中兼有滑数，滑数之脉者痰热脉也，故处以柴胡28克，半夏10克，黄芩10克，瓜蒌30克，甘草10克，生姜3片，大枣7个。次日往诊。云：体温已降至36.8℃，且气短胸满，心烦口苦等症若失，并开始稍进饮食。三日后，诸症消失，出院。某医云：小柴胡汤者，治感冒之方也，先生何用其治肺炎乎？答曰：小柴胡汤者，仲景所创治疗热病之方也，并云："但见一证便是，不必悉具。"其并未说肺炎不可用也。今之炎症即热毒之说实乃想象与推理之见，不可胶黏于此也。

又如：患者郭××，男，32岁。患肥厚性心肌病，完全性束支传导阻滞，右心衰竭。前后在青岛、济南、北京、上海等数家医院治疗8个多月不效。来电求余处方救救其生命，余根据所述证候处方治之，半月后，在数人护理下来并求诊。云：服用15剂，不但寸效不见，反见恶心呕吐，呼吸困难加重。余细审脉证，思之：脉见濡弱，气短纳呆，咽干而有异物阻塞感，头晕而难于站立，且失眠心悸，与所用方剂应称合拍，其何故不效也？再询其服用其他中、西药否？答曰：此病如此之严重，中、西药均进耳。余云：中药处方前人特别强调配伍，其应君者为臣，臣者为佐尚且不效，今加大中、西药饵，何者为君？何者为臣？不知也。且夫俗语云：三个和尚无水吃，其怎能取效呢！余意应仅服此种中药，诸药均予停用耳。陪侍诸医云：不可也。我们西医治之尚且无效，岂可用中药单独治之！某医更声色俱厉地说：此乃重病，中西医结合尚且无效，你们中医怎敢独治。然因患者及其家属屡屡体会应用前医诸法不效，见余所言甚为中肯，便云：停用其他药，试试可也。连续服药 50 剂，诸症消失，恢复工作。某医云：朱老，你为什么要求停用其他药物？答曰：当前一个很大的时弊是在中西医会诊过程中认为西药是治病的，中药是可有可无的，所以中药治的实际是西药的副作用，而很多中医不注意这一点。有些中医一听西医说是什么病，也想从中找一个恰当的治疗方药，岂不知不但没有治了病，反而增加了西药的毒副作用，这样下去怎能取得应有的效果呢？余之所以要求停用其他任何中西药物，其目的是通过充分衡量疾病、药物之间的各方面关系，采用恰当的药物配伍方法，以取得应有的效果。事实证明这种想法是正确的。

又如：曾治患者崔××，男，6 岁。慢性扁桃体炎急性发作 10 天。医予抗生素大剂输液治疗 7 天，发热不减，又邀某医以中药大剂清热解毒养阴药配合治疗 3 天仍无功。审其体温 38.9℃，咽喉疼痛，扁桃体肿大，上罩白色脓栓。舌苔白，脉虚大弦紧而数。余云：仲景谈辨证论治时云应脉证并治耳。此病脉象明明已露气阴两虚，岂可但用清热解毒养阴之剂可取效，治宜补气养阴，予清暑益气汤 2 剂愈。某医云：朱老，你怎么想到用清暑益气汤治疗扁桃体炎？答曰：辨证论治中的一个重要内容是知时弊，今之时弊者何？但见炎症即予清热解毒而忘记脉证并治耳。

又如患者李××，男，62 岁。患冠心病、心肌梗死、心房纤颤 15 天。医以西药治疗后气短稍减，但心房纤颤未见改善，邀余诊治。审其症见头晕目眩，心悸气短，胸满胸痛，心烦喜呕，脉弦数而时兼涩。余云：此证乃少阳柴胡证也，可予小柴胡汤治之。某医云：余在某次学术讲座时，曾听先生介绍过此方，然余用之不效也。患者听后云：不但无效，而且有很多副作用。余问：您用的什么药？答曰：有柴胡、银花、连翘、川芎、丹参、当归、葛根、生石膏、绛香、桃仁、红花、赤芍、郁金等。余听后云：余所用之柴胡汤乃仲景之小柴胡汤也。乃处：柴胡10克，半夏10克，黄芩10克，人参10克，生姜4片，大枣7枚，甘草10克，瓜蒌15克。服药2剂，诸症大减，其后心房纤颤果然消失。某医问：何前用柴胡汤不效，后用柴胡汤取效也？答曰：前医之方非小柴胡汤，后用之方乃柴胡汤也。此时弊之病也。有云某汤者问其何药组成，不知也，或只知其中的一二味药，此前医之所云柴胡汤者即想当然也。因此辨证论治时必须知时弊也。

怎样学习和应用方剂

方剂是辨证论治过程中的重要环节，方剂组成的好坏直接影响辨证论治过程中的治疗效果，所以历代医家都很重视方剂学的研究。

中医古籍浩如烟海，所载方剂很多，再加上近代医家和每个医生所组成的验方就多而更多了，所以记忆难，应用就更难了。怎么办？我开始时一背就背了5000多个，但是仍然感到很多没有背过，一用就更难了，不知用哪个好，久久难于开方。后来，经过分析、归纳、对比，一下子开朗了很多，5000多个方不过400多个方类，结果确实做到了方中有方、方中有药、药中有方。不但在临床上的用方严格了，而且疗效也提高了。那么我是怎么学习和应用方剂呢？大致说来有以下几点：

一、学习的方法

1. 背过多数人认为有效的方剂。这些方剂不但要背过它的组成、功用、主治，而且要背过它们药物组成上的配伍方法、加减方法。只有这样我们才会做到举一反三地应用方剂。这些方剂从哪找？我的回答很简单：讲义、汤头歌诀中记载的即是多数人认为有效的方剂。

2. 善于观察众多方剂间的总趋势。例如银翘散、越婢汤、升降散，尽管药物组成根本不同，但它们间的总趋势都是辛凉解表。麻黄汤、荆防败毒散、九味羌活汤尽管药物组成根本不同，但它们间的总趋势都是辛温解表。因此前者都是治疗风热外感的，后者都是治疗风寒外感的。

3. 善于发现总趋势相同方剂中的特殊引经药。例如：独活寄生汤和三痹汤，从其总趋势来看，都是益气养血、祛风除湿，治疗风湿痹证的方剂。但是由于三痹汤多了黄芪的补气升阳，少了桑寄生的补腰肾，使其主要功用变成主治上半身，特别是肩臂风湿的方剂，而独活寄生汤则成了主治腰腿疼痛的方剂了。

4. 善于发现相似方剂间的不同用药和药物间的用量比例。例如：黄连汤和半夏泻心汤，两个方剂除一味药不同外，其余药味全部相同，但就是这一味药的不同，使这两个总趋势相同，即都用于寒热夹杂证痞满、泄泻的方剂，变成了一个用于寒多热少证，一个用于热多寒少证。又如：桂枝汤和桂枝去芍药汤，两方仅差一味芍药，但却变成了桂枝汤调和营卫，桂枝去芍药汤温通心阳。

5.善于发现组成药物相似中的不同点。例如：不同方剂中采用了不同的化痰止咳药，如一者采用了百部、紫菀、杏仁，二者采用了贝母、前胡，我们分析时，就要善于区别它们间的相异点，并找出这些药物的特点。如紫菀不但降气化痰，并且止咳通络；百部止咳甚佳，而有润肺之功，但无化痰之力；杏仁重在降气止咳，而稍能定喘；贝母除热痰，稍有软坚之力；前胡既解表，又降气化痰。应区别使用。

6.注意发现方剂组成药物间的协同和制约。例如：用于止咳化痰的紫菀、冬花，两药相配，可使它们的定喘止咳作用增强；黄柏、知母相配，可使它们滋阴降火的作用增强；黄柏、砂仁相配，可明显提高砂仁的涩精作用。

二、应用方法

1.选择方剂要严格要求，绝不马虎从事。例如：证见寒热往来，胸胁苦满，心烦喜呕，口苦咽干，脉弦的少阳证，就予小柴胡汤；厥阴头痛，干呕吐涎沫或呕吐者，就予吴茱萸汤，而不加减任何药物。

2.加减药味一定要严格。在这方面张仲景可以说是一个典范。例如：他在《伤寒论》中阐述小柴胡汤的适应证时，又明确指出："若胸中烦而不呕者，去半夏、人参，加栝楼实一枚；若渴者，去半夏，加人参合前成四两半，栝楼根四两；若腹中痛者，去黄芩，加芍药三两；若胁下痞硬，去大枣，加牡蛎四两；若心下悸，小便不利者，去黄芩，加茯苓四两；若不渴，外有微热者，去人参，加桂枝三两，温覆微汗愈；若咳者，去人参、大枣、生姜，加五味子半升，干姜二两。"假若随心所欲地加减药物，常常失掉原方含义。例如：

麻杏石甘汤是由麻黄、杏仁、石膏、甘草组成的方剂，其麻黄、石膏的用药比例为1：2，主要用于热壅在肺的汗出而喘无大热者，假若因为考虑是肺部炎症，而加大石膏用量，并增黄芩、黄连、黄柏、栀子、银花、连翘等清热解毒药，就不治肺，而成了清热解毒剂了。

3.选择用方时，一定要注意适其至所，不可太过不及。这里尤其注意的是药物的用量和归经问题，千万不可认为药量大就是好，因为有的药量过大反而过其病所而伤正，正如《素问》所说："勿使过之伤其正也。"所以喻嘉言说："不明脏腑经络，开口动手便错。"

4.加减药物时，一定要注意方中有方，药中有方。例如：真武汤由茯苓、芍药、生姜、白术、附子等组成，主用于肾阳衰微，水气内停，症见小便不利，四肢沉重疼痛，恶寒腹痛，下利，或肢体浮肿，与太阳病，发汗，汗出不解，其人仍发热，心下悸，头眩，身𪼦动，振振欲擗地者。若去生姜，加人参，则名附子汤，用于寒湿内侵，身体骨节疼痛，恶寒肢冷，脉沉细无力者。若不去生姜，但加人参，则非但具有真武汤之功，并且兼有附子汤之效，就是说虽然仅仅加入了一个人参，但却具有了加入附子汤之意，所以也就具有了加入附子汤的功用主治。若在真武汤中加入一味肉桂，则具有了茯苓甘草汤的功用主治，即非但具有真武汤的功用，并且具有茯苓甘草汤治奔豚之功。

问诊中存在的问题

在临床中，我们应该提倡严格准确的问诊内容，因为它是达到正确地进行辨证论治的基础。但是，由于以下的很多主、客观原因严重影响着辨证论治的准确性。例如：

1.由于患者是一个家庭的主要支柱，他的病情直接影响着家庭的经济来源，所以每个家庭成员都很关心他的病情，因此家属常常以夸大病情的方法陈述病情。

2.由于患者在家庭中被认为是无足轻重或带来累赘的人，所以家属常常以掩盖病情或大事化小的说法陈述病情。

3.由于某些患者过度信任前医的诊断，所以他在主诉上尽量围绕着该种诊断进行陈述，有些患者甚至只说病名而不说症状，致使重要的病情被掩盖。

4.由于某些患者过度信任某些非医务工作者的言语，所以在他的主诉中尽量围绕着这些怀疑进行陈述，而对其他重要的情况不予陈述。

5.由于患者不懂或缺乏医学上术语概念的准确含义，而却常常以医学上的概念进行阐述，致使病情的真实情况被掩盖。

6.患者治疗过程中应用的治疗方法和药物本应完整地进行说明，而某些医者或患者却因种种原因只对其中的几种进行宣扬，而对其他的药物和治疗方法却加以掩盖或不予陈述。

7.由于患者对我们的崇拜和敬仰，很希望能够得到信任医生的诊治，所以唯恐说出一些医生不愿听的话，所以常常掩盖一些病情加重或无效的陈述。

8.由于某些人士或某些医生对患者的影响，使患者有意或无意地夸大或贬低药物的真实疗效的陈述。

9.由于我们医者过度地以先入为主的主观性代替了客观

性，所以对与我们不相一致的任何陈述往往加以忽视。

所有这些都是影响问诊中准确性的大敌，因此必须加以克服。

为要克服影响问诊准确性的诸多因素，我认为可采用以下方法：

1. 尽量以主诉代替代诉，对主诉与代诉不相一致的病情陈述要以主诉为主。

2. 对于以病名代替症状表现的陈述，不管是主诉或代诉，都应以症状表现的陈述为主，以企通过询问发现问题。

3. 对于涉及的治疗过程与用药的陈述，一定要认真具体，对于所述药物与实际情况无关，而某些医生或患者认为有关的情况，一定要进一步追询其用药的全部情况。

4. 对于涉及治疗中的某些方剂的问题，一定要亲自看看其是否用的该方药，以免以错误的事实作根据去进行辨证论治。

中西药并用与药物七情

在与一些医者、患者，甚至政策的决定者的交谈中，经常遇见一些这样的意见，说："中医好，西医好，中西医结合岂不更好！""中药好，西药好，中西药并用岂不更好！"又说："为什么一些西医，一些中医，就是那么顽固？为什么一些老中医就是那么保守，坚持什么纯中医中药治病？"我说："这个问题很复杂，很难用一句话说清楚。"他们立刻就说："我们知道你是坚持中医治病的。"有的甚至说："你是新时代大学毕业的，你是学了很多现代科学、现代医学知识的人，你可千万不要像过去的老中医那样不开窍，顽固地坚持过去的中医那一套。"我说："科学不科学不是靠嘴说其是不是科学，而是靠其符不符合事实，靠其符不符合实践。我认为只有实践是检验真理，检验是否科学的唯一标准，而无其他。"至于中药好，西药好，中药西药并用是否更好；中医好，西医好，中西医一块儿治某个病是否更好的问题，我看还是具体事物具体分析为好。

例如：患者胡××，男，36岁。突然胸脘满痛，呼吸困难，心悸汗出，头晕。医诊冠心病。急以西医西药抢救，2日后，不见明显改善。邀余会诊。察脉弦紧数促并见，舌苔白。综合脉证，诊为寒饮中阻，心阳不振，肝木失达。为拟疏肝理气，温阳化饮。处以：柴胡10克，半夏10克，黄芩10克，人参10克，甘草6克，干姜4克，大枣5枚，苍术10克，厚朴10克，肉桂10克，陈皮10克，茯苓10克。昼夜兼进2剂，效果不著。患者家属问："每次患者服用西药之后均感症状加剧，是否可暂停西药？"答曰："过去曾遇一例患者停用西药后症状很快消失，你们不妨试一试。"患者果遵余意服药3剂，症状也果然大部消失。此时主管医生得知患者停用西药，立刻勃然大怒。曰："你们为什么竟然停用治病的药，中药又不治病，出现危险谁负责。"患者及其家属虽然不完全同意他的意见，但又觉得医生是好意，于是采用了既服西药，又服中药的方法治疗。两日后，诸症非但不减，反见加剧。于是患者又偷偷地停用了各种西药，15日后，诸症果然全部消失。若从这一例看，就不能说中药、西药并用就更好。

又如：一郭姓患者，男，56岁。双眼色素膜炎5年。左眼已基本失明，右眼在 1 米内可看见手动。邀余会诊。察其脉弦大紧数，舌苔薄白。综合脉证，诊为气阴俱虚，治以补气养阴。东垣清暑益气汤加减为方。服药 7 剂，不见改善。余云："中药应用过程中有一个重要的理论，就是配伍中的七情理论，这一理论要求除单味者外，还应注意配伍中的相须、相使、相恶、相杀、相反、相畏。既然我在开此方时考虑到了种种配伍中的关系，那么再加西药、中成药于其中将会形成什么结果呢？不知道。因此我的意见是暂时停用任何中、西药物。"服药 10 剂后，失明之左眼在 1 米内竟然可以看见手指晃动，右眼较前视物明显清楚。然因患者及他医多次规劝，又加用中、西药一周，诸症又剧，不得不再次停用其他中、西诸药。果愈。其后郭姓患者屡屡介绍患者来诊，且每每嘱咐云："千万不可既用西药，又用中药，以免使疗效降低。"

又如患者郑××系一偏僻山区农妇。一月前发现腹满胀痛，上腹有一肿物如手掌大，纳呆食减，身体日瘦，凑齐钱物来并治疗。经某院检查确诊为肝癌。要求其住院治疗，然因其无力支付任何费用，不得不转请余开具中药处方试治。2 年 7 个月后，其夫又携其来门诊治疗，云："服药 2 年，药进 300 余剂，症状全失，乃停药观察近 7 个月，近又感腹满纳呆，恐为反复，请再开方。"余问："2 年之内可曾服用其他任何药物？"答曰："因家贫无力诊病，非但未用任何西药，即如中药亦未连续应用耳。"再询其与其同来的几个肝癌患者尚在否？答曰："他们几个的家庭条件均较好，在你开具中药后均住入某院，且都于 3 个月左右故去了。"余思之："条件好的死了，条件差的活着，为什么呢？"再察门诊久治的几个膀胱癌、肺癌、前列腺癌、皮肤癌患者，大都经济条件较差，且紧紧抱着中药不放，而其他条件优越者，均已早离人世。其故何也？中、西药合用不对乎？条件优越即早逝乎？恐非也。于是我在临床中进行了更大面积地观察。

在与一些医者、药者，甚至是政策的决定者的交谈中，经常遇见一些人谈起如何才能科技兴国和如何才能利用我们自己的优势发展的问题。有人认为中医中药是我们的国宝，应该利用，应该发展。也有人认为中医中药虽是我国医药卫生界存在的客观现象，但它却没有什么优势可言，譬如中医、中药的科研成果和新药发展虽然很多，但很少有站得住脚的，很少有推广开的。还有人说我省自成立药品评审委员会以来，通过的准字号、健字号新药不下数十种，可是真正站住了脚，并取得巨大社会经济效益的却仅有几个品种，而你发明的几个品种都稳稳地站住了脚跟，并且日益扩大，这又是为什么呢？我说：这个问题很复杂，很难用几句话说清楚，但有一点我认为是很重要的，即当前我们中医的几乎所有科研成果，新药研制的临床基础几乎是一样的。也就是说都是在既用大量西药，又用大量中药的基础上完成的。而且西药、中药的种类常常不够固定。及至研究成功以后，又不说明附加条件，所以推广应用时，一旦患者、医者单独应用此法、此药，或配合其他药物治疗疾病时常常无效或获得不到研究者所取得的效果。至于我所发明的新药宝宝一贴灵、肾康灵胶囊为什么能取得较大的社会效益和经济效益，这里面的一个重要问题是遵守了科学研究的规则，遵守了中医理论的严肃性。我记得在 50 年前家父与家兄的一次谈话中，家父谈到他研究应用贴脐法治疗小儿秋季腹泻的问题，家父认为这种方法对秋季腹泻有卓越的疗效，家兄认为效果不好，当时我根本不明白这是为什么？其后数天，家兄突然告诉家父说，你说得完全对。事后我问家兄这到底是怎么回事。他说："以前我说不效的病例都用着别的药，今天我说有效的病例是仅用这一种贴脐膏。"这事虽小，但却对我的临床、科研的作风产生了极其重要的影响。例如：我在临床处方上绝对不随便加减一味药，绝对不随便增减每味药的一点用量，绝对不随便改变服药的时间与节律，绝对不随便嘱咐病人改变一点生活习惯，绝对不随便让患者应用任何治疗性或非治疗性的西药与中药成药，即使人们认为具有较好疗效的药物。如果加用必须进行严格且认真地观察，找出它们之间究竟是有协同作用，还是拮抗作用。至于肾康灵胶囊为什么会研制成功，重要问题是我注意了这一点。

《神农本草经》说："药有君臣佐使，以相宣摄……药有阴阳配合，子女兄弟。"又说："有单行者，有相须者，有相使者，有相畏者，有相恶者，有相反者，有相杀者。凡此七情，合和视之。当用相须相使者良，勿用相恶相反者。若有毒宜制，可用相畏相杀者；不尔，勿合用也。"中药与中药之间配伍应用尚有七情合和之利与害，中、西药之间合和岂能无有，今之临床研究成果与新药发明之所以不能推广者，恐亦在斯耳。

中医研究中的思路与方法

最近一些年来，一些中医界的同道问我："你是通过什么办法提出自己的独特观点，写出著作，并连续创造出能够经受住临床检验的新药的？"经过考虑，其经验大致有以下几点。恰当与否，请大家研究。

我们是中医药研究院，也就是名副其实的中医研究机构。中医研究机构，顾名思义，一是搞中医的，二是搞研究的。所谓研究，《联绵字典》称为"研礲穷究也。"《辞源》称之为"穷究事理。"《辞海》称之为"用严密的方法，探求事理，冀获得一正确结果者，谓之研究。"我对这一句话的理解有两种含义。其一是探求，追求。其二是发现新的正确的事理和结果。我们搞研究的，就得随时随地考虑我们的任务是研究，是穷究事理者，是用严密的方法探求事理并获得正确结果者，而绝不是应声虫，人云亦云者。我们是搞中医研究的，我们就应随时随地考虑我们的任务是中医研究，是穷究中医事理的，是用严密的方法探求并获得中医的正确结果的，而绝不是已知理论的简单的应声虫，人云亦云者。

宇宙是无限的、连续的，我们的认识是有限的、破碎的，因此才需要我们不断地有所发现，有所发明，有所创造，有所前进。我们是搞研究工作的，是搞有所发现，有所发明，有所创造的，因此我们必须不是守旧的。

有人说过去的就是落后的，就是不科学的，现在的就是先进的，科学的。这句话看起来很有道理，实际并不如此。因为：①它单纯依靠的是时间标准，而不是以实践作为检验真理的唯一标准。②它单纯依靠的是时间标准，而否定了科学发展道路上的螺旋式上升的事实。③它单纯依靠的是时间标准，而否定了世界地区科学发展不平衡和多源性的事实。

中国医药学是博大精深，蕴含丰富的一门科学。中国医药学是在吸收古代哲学、古代天文学、古代数学、古代植物学的成果的基础上建立起来，并在不断地吸收东方文化的最新成就的基础上发展起来的，因此它处处时时包括东方文化的成就。近百年来，随着西方科学、西方医学的传入，西方文化的思路和方法经常不断地与东方文化的思路和方法发生着碰撞，并同时与由东方文化为基础发展起来的中国医药学发生着矛盾，甚至提出如何对待中医，研究中医的问题。在这方面最具代表性的人物是民国年间的余云岫氏，他主张完全按照西医的模式研究中医，认为凡是不符合当时西医水平的中医理论、中医方法，都是谬误的，应当废除。可是他们忘记了西医在一定的时间内的发展是有限的，是不完全的，不是完美无缺的这一客观事实，近些年来，一些科学工作者鉴于应用西医的模式研究中医的不断碰壁，纷纷提出了应用多学科研究中医的问题，认为中医的那些理论与现代科学中的控制论、系统论相同，甚至有的提出中医早就有了控制论、系统论。这种研究方法固然可以解释中医理论中的与现代科学相同的问题，但是由于现代科学中某些理论的局限性，又常常使我们否定实质是科学的中医内容，甚至将中医引入歧途。部分医家鉴于以上两种研究方法的缺点，纷纷提出按照传统的方法研究中医的意见，认为按照中医理论和临床相结合的方法是最好的研究方法。这种方法虽有很多优点，但在中医如何走向世界上有很多不合拍的地方。因此我认为还是采用更加切实可行的办法为好。那么到底以什么方法为好呢？我认为：

必须树立实践是检验真理的唯一标准的观点，采用理论

→实践→理论→实践的循环往复方法，提出新的理论与方法才是最好的方法。数千年的科学发展史证明：任何新的理论，新的方法的提出都是从无到有的。无就是原来没有，没有怎么相同于有呢？所以我认为我们的研究工作最好不要在中医理论与临床实践和什么什么相同上下功夫，当然我们在具体研究上并不排斥借鉴科学的任何方法和思路，正如我们中医学的发展中不断地借助于任何科学的成就，马克思借助于费尔巴哈与黑格尔一样，但是我们绝不可囿于任何理论而不能自拔。

那么我们应该采用哪些具体方法去研究呢？我认为：

1. 首先的方法是我们对我们的每一个具体实践都归于有目的实践。在这方面我们一定要严格地要求自己，绝不可随心所欲地开一个方，一个药，一个用量，一个比例关系，一个用药剂型，一个用药方法，遇有复诊时，我们绝不可改变一个法，一个方，或加一个药，或减一个药，或加一个药的用量，或减一个药的用量。有人说，遇有危重病不用西药能行？不用西药保驾能行？我认为这句话不值一驳。因为西药、西医的办法既已达到了顶峰，那再研究有什么用呢？如果承认西医方法没有达到顶峰，不是绝对地有把握，那怎么谈得上保驾呢？我们是搞研究的，是创造较好的新方法、新理论的，同时我们是搞中医的，是创造中医新方法，新理论的，所以我们必须考虑我们每处理一个问题时，必须考虑我们想尽了方法没有，然后再考虑我们研究了没有。

2. 必须随时随地地注意发现一切可注意的苗头。在这里尤其要善于抓住与常法不同的理论、方法，而又在事实上证明有效的理论与方法不放。在注意抓苗头的时候，切记要避免成见，避免凡是不符合某些名家观点的意见都是错误的任何想法，切忌随便扣迷信的、非科学的帽子，一切都要以实践是检验真理的唯一标准去衡量。

3.要随时随地注意对苗头的追根究底。苗头是不是苗头，苗头能不能成为枝繁叶茂的参天大树，这是只看到苗头所不够的，历史上的很多科学家、发明家的例子说明，很多发现苗头的人并没有成为科学家、发明家，而承认这是苗头，并追根究底的人才成为了科学家、发明家。所以我们研究中医的就是善于追根究底，找出苗头问题的机制，并使其形成成果。

4.要慎重对待追根究底过程中的每一个失败。俗语说：失败是成功之母。我认为这句话是对成功者而言的，不是对失败者而言的。因为成功者通过锲而不舍的努力在一定阶段，一定时间内，虽然失败了，但他会对失败不断地总结、归纳，找出每个环节、每个阶段成功和失败的原因，把他作为前进的动力，并成为成功的催化剂。而失败者则不然，他们往往把苗头看得很大，甚至把苗头看成胜利的成果，当遇到实际困难时，或者立刻产生急躁情绪，或者垂头丧气，一蹶不振，这种情绪是我们研究者的大敌，尤其应该克服。

5.善于吸收各种学科合理的内核创造新的理论，发明新的有效方法。我们的先人吸收了古代科学合理的内核创造并发展了中国医学系统的完整的中医药理论和方法。在创造新的理论的时候，我们一定要善于吸收古今中外一切成就的合理内核，善于吸收群众实践的成绩，并要随时随地注意将各科理论、各种实践引发出的灵感给予记载、归纳，并上升为理论，只有这样才能创造出新的理论，找寻出新的方法来。

药物应用中的时间与节律

小女朱彦欣医生跟我说："我跟您学习了多年，一直稀里糊涂，有的方剂我亲眼看到您用得疗效很好，可是我一用到临床却不好，有的甚至无效。这是为什么呢？是我用的脉证不对吗？不是。在这方面我反复问过您，也在临床上反复追问过他们出现的每一个症状，并仔细检查过他们的脉象和舌象。是我用药有加减，用量有改变吗？也不是。因为我用的方完全是学习您的，用的药味和用量及其用量比例完全与您一样，可就是效果不一样，这个问题我一直不清楚，及至我注意了您告诉患者的服药时间与节律时，才算解决了这个问题。例如：一陈姓患者。急性扁桃体炎，咽喉肿痛，且已化脓，高热一直不退。开始用青霉素治疗效果不好，改用升降散加减方后，虽然较青霉素为好，但 7 天以后才获得了痊愈。前几天，陈姓患者又患急性扁桃体炎，其症状比上次还严重，但这次采用了您向患者嘱咐的 6 小时 1 次，昼夜连进 2 剂的方法，结果次日即症状全部消失。又如用肾康灵胶囊治肾病，我见您用得效果很好，但我用起来则不如您的效果好，及至也采用了您所嘱咐的空腹服后，果然效果明显增加。"我说："《素问·至真要大论》在阐述治疗问题时，除强调了'谨守病机，各司其属，有者求之，无者求之，盛者责之，虚者责之，必先五胜，疏其血气，令其调达，而致和平'之外，还强调了：①五味阴阳之用要'辛甘发散为阳，酸苦涌泄为阴，咸味涌泄为阴，淡味渗泄为阳。六者或收或散，或缓或急，或燥或润，或耎或坚，以所利而行之。'②'有毒无毒，所治为主，适大小为制也。'③'寒者热之，热者寒之，微者逆之，甚者从之，坚者削之，客者除之，劳者温之，——结者散之，留者攻之，燥者濡之，急者缓之，散者收之，损者温之，逸者行之，惊者平之，上之下之，摩之浴之，薄之劫之，开之发之，适事为故。'《神农本草经》在指出疗寒以热药，疗热以寒药时，还强调指出'病在胸膈以上者，先食后服药；病在心腹以下者，先服药而后食。病在四肢血脉者，宜空腹而在旦；病在骨髓者，宜饱满而在夜。'《伤寒论》在桂枝汤的服用方法上指出：'服已须臾，啜热稀粥一升余，以助药力。温覆令一时许，遍身漐漐微似有汗者益佳，不可令如水流离，病必不除。若一服汗出病差，停后服，不必尽剂。若不汗，更服依前法。又不汗，后服小促其间，半日许令三服尽。若病重者，一日一夜服，周时观之。服一剂尽，病证犹在者，更作服，若不汗出，乃服至二三剂。'在桂枝二麻黄一汤的服用方法上指出：'温服一升，日再服。'在五苓散的服法上指出：'捣为散，以白饮和服方寸匕，日三服。'在桃仁承气汤的服法上指出：'先食温服五合，日二服。当微利。'在抵当汤的服法上指出：'煮取三升，去滓，温服一升。不下，更服。'在抵当丸的服法上指出：'以水一升煮一丸，取七合服之。晬时当下血，若不下者，更服。'在桂枝甘草汤的服法上指出：'顿服。'在黄连汤的服法上指出：'昼三，夜二。'在十枣汤的服法上指出：'饮服十丸，日三服，渐加，以知为度。'在麻黄连轺赤小豆汤服法上指出：'分温三服，半日服尽。'在黄芩汤的服法上指出：

'温服一升，日再，夜一服。'《金匮要略》在蜀漆散服法上指出：'未发前以浆水服半钱。温疟加蜀漆半分，临发时服一钱匕。'在皂角丸方的服法上指出：'以枣膏和汤服三丸，日三夜一服。'如此等等。总之，从原则上看，如果仅仅注意了治则，而不注意方法中细节问题，也往往不能取得优良的疗效，因此我们临床工作者不但要注意大，而且要注意小。"

中药的疗效是快，还是慢？

中药的疗效是快，还是慢，对于这个问题我曾与很多同道进行过交谈。在一次畅谈中，某个医生说："有人说中药的疗效慢，副作用小，西药的疗效快，副作用大，所以治疗急性病、危重病时应尽量用西药，慢性病再用中药。"又说："在我开始看到你们宝宝一贴灵的研究报告中有4小时即可见效的说明时，我非常怀疑。因为我认为中药不可能那么见效快，更何况它是一个外用药呢？及至临床一应用，却屡屡发现患者反映：有的贴后3～4分钟即腹痛泄泻消失，有的一贴上即腹痛缓解，有的一贴上即上车旅行而不晕车。这才使我发现我的认识有偏见，有成见，有错误。通过这一事实的教育，使我不得不修正对中药疗效快慢的认识，不得不重新研究中药疗效发挥的时间问题。通过多年的研究逐步发现，中药对某些证候不但作用快，而且副作用少。这个快，有的竟达到了不可想象的程度，我看古人说的覆杯而愈一点也不夸张，这完全是客观的、现实的描述。"我说：你的观察是科学的，是实事求是的。对于中药疗效快、慢的认识，不但在中医界是件大事，而且在中、西医合作上也是件大事。因为：①对中药疗效快、慢的认识，不但关系到中医、中药能不能参加急性病、危重病的抢救，而且关系到中、西医合作抢救危急重病时能不能当主角。②对中药疗效快、慢的认识，不但直接关系到应用中药治疗过程中的疗效评价，而且关系到中、西医合作治疗疾病时中药作用有无的认识。③对中药疗效快、慢的认识，不但关系到对所用中药副作用的认识，而且关系到在中、西医合作治疗中，中药副作用的评价。④对中药疗效快、慢的认识，不但关系到中药配伍中的相反、相须、相畏、相使，而且关系到中、西医合作治疗疾病时的药物协同、拮抗作用的评价。⑤对中药疗效快、慢的认识，不但关系到对辨证论治中正确与错误的评价，而且关系到中、西医合作治疗中中药应用的正确与错误的认识。⑥对中药疗效快、慢的认识，不但关系到所用中药剂型正确与错误的评价，而且关系到中、西医合作治疗疾病时，应用中药剂型恰当与否的认识。⑦对中药疗效快、慢的认识，不但关系到对中药给药方法、给药时间正确与错误的认识，而且关系到中、西医合作治疗疾病时给药方法、给药时间正确与错误的评价。⑧对中药疗效快、慢的认识，不但关系到对所用中药给药途径正确与错误的认识，而且关系到中、西医合作治疗疾病时，对中药给药途径正确与错误的评价等等。

对于中医、中药能不能直接参加治疗急性病和抢救危重病的问题，早已通过中医药的数千年发展史得到了证明。对于中、西医合作治疗过程中中医药能不能当主角的问题，这在近百年来的医疗实践中也得到了证明：不但是可以的，而且很多是恰当的。

对于中医、中药疗效评价的问题，虽然已经通过历史画上了句号，但是由于中、西医的学术观点不同，某些西医对中药疗效的认识仍然存在着鸡叫天亮，鸡不叫天也亮的观点。这种观点固然与他们的学术观点和不以实践是检验真理的唯一标准的非科学态度有关，也与我们中医不够了解什么中药可以多长时间出现疗效，出现什么样的症状改善有关系。所以我们要想正确评价中药的疗效，必须深刻了解什么中药多长时间出现疗效，出现什么样的疗效。通过临床观察发现，中药出现疗效大致有以下几种规律：①局部用药出现的作用快，内服药出现的作用慢。其中局部用药疗效快者可见用药后的一刹那间即症状缓解，而内服药则需 15 分钟至 4 个小时才能出现疗效。②辛散药用药后出现的作用快，苦降药次之，甘缓药作用最慢。其中辛散药内服大致在 30 分钟至 1 个小时即可症状缓解；苦降药则需 30 分钟至 2 个小时，甚至 4 个小时才出现效果；甘缓药常常 1 小时以上，甚至 24 小时后才出现效果。③表证用药后疗效出现的作用快，里证用药后疗效出现的作用缓。其中快者常常在 2 ~ 8 个小时，慢者则需 8 ~ 48 个小时。④实证用药后疗效出现的作用快，虚证用药后疗效出现的作用慢。其中实证快者 15 分钟至 2 个小时，虚证慢者在 4 ~ 48 个小时，甚至以上。⑤寒证用药后药效出现的作用快，热证用药后疗效出现的作用慢。其中快者仅需几分钟，慢者则需 40 分钟至 48 小时方才有效。⑥气分证用药后疗效出现得快，血分证用药后疗效出现得慢，其中快者十几分钟即可见效，而血分证则必须 40 分钟以上方可有效。⑦亡阳证用药后疗效出现得快，亡阴证用药后疗效出现得慢，其中快者约需十几分钟，甚者1个小时；慢者则需40分钟，甚者2个小时至4个小时。

对于中药有无毒副作用的问题，在当前来说有两种观点。一种观点认为中药没有什么毒副作用，即使有也只能说很小；另一种观点则认为有的中药不但有毒性，而且有的有严重副作用。我本人同意后一种观点。但如何评价每味中药的毒副作用，还应具体问题具体分析。通过临床观察，大多：①胃肠道的毒副反应出现于用药后的一瞬间至1~2小时。②心悸心慌的毒副反应出现于用药后30分钟至1小时左右。③头晕、四肢麻木的毒副反应出现于用药后1个小时左右。④大汗不止的毒副反应出现于用药1个小时左右。⑤口干舌燥，咽喉肿痛的毒副反应出现于用药后1~2小时，甚至3~4小时以后。⑥烦躁狂乱的毒副反应出现于用药1个小时以后，甚至更长。⑦荨麻疹的毒副反应出现于用药后4~12小时，甚至48小时以后。⑧鼻衄、斑疹的毒副反应出现于用药后1~2小时，甚至48小时以后。反之，若不是在此时间内出现的毒副反应，则应考虑是不是中药引起的。

对于中、西药联合应用中的协同和拮抗作用的认识，更是一个极其复杂的问题，因为要想了解它们的联合作用，必须要首先清楚地认识中药、西药单独应用时的疗效发挥时间，而单独应用时的疗效发挥时间我们常常是不清楚的，所以对联合应用后的药效发挥时间就很难分析清楚其是发生了拮抗或协同，只要我们善于观察，认真观察，还是可以知道的。

对于辨证论治的认识，绝大多数医家认为它是中医的精髓。但是怎么衡量辨证论治中的正确与错误，则有两种观点。

一种观点认为反正是中药都疗效慢，因此不能在短期内说明其是有效，还是无效，只要继续服药就是了。另一种观点则认为不同的病，不同的证，不同的药，用药药效出现的作用时间是不同的，如果在应该出现药效的时间内没有出现应有的疗效，那么就应该说明该种辨证的认识是错误的，在此情况下，我们就应该继续根据观其脉证，知犯何逆，随证治之的原则处理。

关于中药剂型与疗效快慢的认识，前人早有汤者，荡也，丸者，缓也的论述。对于搐鼻催嚏的不同用药途径疗效等的评价，前人也有一定的论述，这些问题均需在临床上认真地总结经验。

以上这些意见仅是我数十年经验的初步总结，正确与否，还需同道们在实践中加以验证。

如何提高辨证论治的准确率

一、辨证论治过程中产生错误的原因

1. 抛弃中医理论，单纯强调套用西医。例如：高血压病，某些医者鉴于其部分患者是阴虚肝旺引起的，便把这部分经验套用到所有的高血压病患者身上，并称这就是中西医结合，而将所有的患者统统采用滋阴平肝法进行治疗。又如心肌梗死，某些医家鉴于其在研究中发现与瘀血有关，就统统认为是瘀血阻滞所致，并认为这就是中西医结合，而将所有的心肌梗死的患者采用活血化瘀法进行治疗。结果把很多非肝旺的高血压病，非瘀血阻滞所致的心肌梗死的患者采用了滋阴平肝、活血化瘀的治疗方法。

2.过度迷信专家、前人，不做认真调查研究。例如：某些医者在临床时只注意某某专家、某某大医院的诊断，而对患者叙述的与专家诊断相反的任何症状、任何体征不屑一顾，一听此病即立刻开出某某验方，结果常常不效。

3.不顾客观的实际，单纯追求验方。例如：肝炎，某些医者鉴于很多传染病院报道说传染性肝炎乃湿热所致，并云其采用除湿清热法是如何如何有效，因而也认为所有的肝炎患者都是此种证型，结果多数患者不效。他们忘记自己所处的环境不是传染病院，所治疗的患者大都是经传染病院治疗无效的事实，所以当然不会取得好的效果。

4.只注意该种疾病的普遍规律，不去探查该种疾病的特殊证候。例如：肺炎，某些医家只注意其痰热壅肺，而对所谓的凉燥犯肺的各种表现不予重视。又如：流行性乙型脑炎，只注意其多见清瘟败毒饮证，而对早已出现的肢厥脉微，泄泻，苔白，根本不去考虑等。

5.不是按照望闻问切去搜集资料，而是凭据想象处理问题。例如：钩端螺旋体病，当一遇见患者说是患钩端螺旋体病时，立刻认为其乃湿热所致，而根本不去考虑其证的恶寒发热，头痛身痛，脉浮紧数，致使本是大青龙汤一剂可愈的病，变为长期缠绵不愈。

6.不去理解中医特定术语的含义，而是自造术语歪曲原有的概念。例如：中医辨证论治术语中的证，本是各种证据的意思，而某些医者却把证仅仅理解为症状的代名词，并提出新的无证可辨说来否定辨证论治。

二、提高辨证论治准确率的方法

1. 严格地按照中医理论和方法进行辨证论治。这里所谓严格的，即不是有例外的，例如：西医诊断的某某所谓炎症，只要是我们通过严格的中医诊断方法确定其属于虚，属于寒，我们就认为其属于虚、寒，而不能因为其是炎症就认为其属于热，属于实。又如：大便秘结，只要是我们通过严格的中医诊断方法确定其属于虚、寒，那我们就不能因为其系大便秘结而认为其属于实热等。

2. 严格地按照中医的诊断步骤去诊查疾病。这里所谓的严格地按照中医的诊断步骤，即毫无例外地按照中医的望闻问切去检查，并根据其检查的所得证据去确定诊断，而绝不可有任何例外。例如：感冒，当患者说其是感冒一病时，我们不能因其是感冒而不去察脉，不去察舌，不去按腹，否则是很难确定其属于什么证候的。又如：低血压病，当患者说其是低血压病时，我们不能因其是低血压而诊为气虚清阳不升，而冒然采用补中益气等。

3. 认真地学习古代名家的医案，通过分析了解其成功的辨证论治方法。怎么巧妙地应用中医理论于临床，这是中医临床工作者最难掌握的问题，所以前人常有"熟读王叔和，不如临证多""净信书，不如无书"的警语告诫我们。怎么才能临证多？我认为第一应该多临床，第二是应该多学习前人的临床实践经验。在学习前人的临床实践经验方面，我认为也有两点：第一是直接跟着有经验的老师学习他们的成功经验，第二是从前人的有效验案中学习成功的经验。只有这样才能学到巧，才能真正地学会辨证论治的方法。

4. 认真地分析所谓的大和小，即所谓的大的问题和独处藏奸的关系。例如：有些过敏性紫癜患者，我们通过检查分析确定其属于热毒炽盛后，本来采用黄芩、黄连、黄柏、生石膏等应该有效，但一通过实践去检验却根本无效。这是为什么？这是我们忽略了其独处藏奸的寒。又如：某些癃闭，从其证中的尿急尿痛，口干口苦，身热来看，当属一个热证，但应用知母、黄柏却分毫无效，这是为什么？这是由于我们忽略了其中所谓的独处藏奸中的阳虚的结果。这个独处藏奸的问题看起来事小，但其常常是决定成败的关键，因此临床上一定要特别注意。

5. 临证处方时，不但要知药物的性味、功用、主治、归经，而且要知所处方剂是什么方，其主治证是什么？不但要知所处方药中是由哪些药味组成的，而且要知所处方药中包括了哪些前人的方剂？那些前人的方剂的主治证是什么？如此等等。

方中有药，药中有方

在我临床之余，经常求教于山西省中医研究所前所长、名老中医李翰卿先生。问：为什么有的患者别人用大方大剂不效，而老师用小方小剂却其效如神？答曰：要想做到处方用药精炼有效，必须做到处方时要方中有药，药中有方。再问：何谓方中有药，药中有方？答曰：所谓方中有药，药中有方，即：①我们每开一个处方，都应该知道这是前人的什么方？它的主治证是什么？②我们每开一个处方，都应该知道后人在这一方剂的主治证上有什么发挥？我们每开一个处方，都应该知道该方的组成药物的主治证、性味特点、升降沉浮、归经是什么？这是方中有药、药中有方原则的第一步。第二步，即所谓加减药物的问题，其中：①加减一个药物时，必须了解加减药物的性味、归经、升降沉浮、主治功用的特性。②加一个药物时，必须了解加一个药物可以与原方药物组成什么方？这个方的主治证是什么？③减一个药物时，必须了解减去该药组成的方剂及主治证。总之，不管加减什么药都应该不但知道药，而且该知道方的复杂变化。

还说：有的人所以用大方大剂不效，其原因有四：①处方时只注意了处方中单个药物的主治功用，没有注意单个药物的性味、归经、升降浮沉。②处方时只注意了单个药物的主治功用，没有注意药物组成方剂后所带来的变化。③加减药物时，只注意了单个药物的主治功用，没有注意单个药物所带来的升降浮沉、归经的变化。④加减药物时，只注意了加减药物的特性，没有注意到加减药物所带来的方剂组成和功能主治的变化。在这四个问题中重点是带来的方剂变化。

要想做到方中有方，方中有药，药中有方，必须在以下两个方面下功夫：①熟读药物学。在读药物学时，要切忌死背，要多在比较中下功夫，找出众多药物间的相同点和相异点。②多读方。要善于把众多医家主治相同、组成相同，主治相同而用药不同，主治不同而用药相同，药味相同而剂型不同的方剂进行纵横比较，并在比较中找出它们共性和特性。如此这般的钻研数年，就可达到心中有数。

更多中医知识
眼扫码获取

643 /

病重者应施以微药

　　1964 年冬，尝治一患者，男，78 岁。食后胃脘灼热疼痛，嗳气数年。医诊食管裂孔疝。遍用中、西药物治疗，其效不著，邀李翰卿先生诊治。先生云：饮食积滞所致。治宜消食导滞。乃处山楂化滞丸，1 次半丸，1 日 3 次。服药 3 天，诸症均减。患者云：如此小小丸药，每次仅仅服用半丸，哪能取速效？不如每次改为 3 丸，每日 3 次服之，余听后颇感有理，乃嘱其改为每次 3 丸，1 日 3 次服之。连服 3 日后，不但胃脘灼痛未减，且感到日渐气短乏力。于是再次求教于李翰卿先生。云：你不知《伤寒论》116 条之文乎？该文云：微数之脉，慎不可灸，因火为邪，则为烦逆，追虚逐实，血散脉中，火气虽微，内攻有力，焦骨伤筋，血难复也。诸家释文多云：微数之脉，即脉数而无力，多主阴虚火旺，治宜养阴清热，故谓慎不可灸。若误用艾灸，不仅不能疗疾，而反伤阴助热，则为烦逆。追虚逐实，是说火为邪，一面追正气之虚，而另一方面又逐邪气之实。即阴本虚，反用灸法则更伤其阴；热本实，反用灸法则助阳增热。这种追虚逐实的结果，则导致血液散乱于脉中，而受到严重损伤。可见灸火虽微，内攻却是有力，它可导致阴血难复，肌肤筋骨失却濡养，形成肌肤枯燥，焦骨伤筋等严重后果。通过举一反三之理，我们可以得出如下结论：任何疾病，只要是正气大衰而又邪实严重，都是攻补两难的疾病，稍予扶正则易使邪气更炽，稍予克伐则易使正气难支。故处方用药之时，只可扶正而不得助邪，只可祛邪而不得伤正，只可补阴而不得伤阳，只可补阳而不得伤阴。因此不管是祛邪，还是扶正，不管是补阳，还是益阴，只可小剂予之。今之患者，所以用半丸有效，3 丸不效者，因患者已年近八旬，可谓正衰邪实，故稍增祛邪则正气受伤，正如《伤寒论》所云之"火邪虽微，内攻有力"耳。余听后仍疑信参半，不以为然。

1965 年冬，尝治一患者，女，41 岁。风湿性心脏病，二尖瓣狭窄与关闭不全，心力衰竭 2 年多，遍用中、西药物治疗不效。查其浮肿尿少，胸腹积水，咳喘短气，不得平卧，心烦心悸，身热口渴，舌质红绛，苔净，脉细疾促而无力。急邀某医诊治。云：此心肾阴虚。宜加减复脉汤养阴清热。处方：生地 15 克，麦冬 15 克，五味子 12 克，白芍 12 克，人参 15 克，阿胶 10 克，天花粉 15 克，石斛 15 克，元参 15 克。药进剂，诸症加剧。不得已，改邀李翰卿先生治之，云：治宜真武汤加减。处方：附子 0.6 克，人参 0.4 克，茯苓 1 克，白术 0.6 克，白芍 0.6 克，杏仁 0.3 克。服药 2 剂后，诸症大减，尿多肿减，呼吸微平。此时患者家属见所用之药剂量既小，药味又少，乃怒斥我云：如此危重之疾，竟予些许小药，岂能治病！不得已，乃以原方 10 倍量为方予之，服药 2 剂，诸症加剧，家属亦慌恐备至。急求李翰卿先生再治，云：原方原量可也，不必改动。余遵嘱，再处原方。药后诸症果减。患者家属云：余只知重剂能挽危重证，实误也。尝治患者，苏××，女，53 岁。支气管哮喘合并喘息性支气管炎 30 余年。其始仅为遇见花粉、灰尘时喘咳发作。近 2 年来，诸症加剧，尤其是近七八个月以来，几乎昼夜时时俱喘，不得平卧，且饮食全废。医以中、西药物近万元，均不稍减。邀余诊治。查其除气短不足以息，整日端坐不得平卧外，并见指、趾、额、颏、耳壳均冷如冰，舌淡苔白，脉细而促。综合脉证，诊为心肾阴阳俱虚，阳虚为主，兼水饮不化。治以真武汤加减。处方：附子1克，茯苓1克，白术1克，白芍1.5克，人参1克，杏仁1克。服药2剂后，喘咳短气大减，并稍能平卧，微进饮食。某医见药味、药量既少又小，颇有微辞，云：前医所用诸方药物少者十五六味，多者竟达30余味，所用药量轻者10克，重者竟达40克，然服后均无效果。此方药物仅仅6味，药量重者才1.5克，如此重疾，用此小药，岂能济事！乃将原方药量增大10倍予之。4剂之后，诸症又明显加剧。乃再邀余前往治之。余诊后，云：此病阴阳俱衰，阳虚为主，治疗之时只可微培阳气以助少火之生长，若以10倍之附子则成壮火而耗气损阴矣，故仍宜原方小量服之。服药1剂，果然诸症大减。1个月后，诸症消失而出院。

耿××，女，50岁。流行性乙型脑炎，高热昏迷7个昼夜。医予西药和中药清瘟败毒饮、安宫牛黄丸、银翘白虎汤加减等治之不效。邀余诊治。查其神昏，二便失禁，舌苔薄白，舌质淡黯，肢厥脉微。综合脉证，诊为亡阳证。急处四逆汤为方：附子4克，干姜4克，炙甘草4克。服药1剂后，神清肢温，体温由38.9℃降到37.5℃。某医目睹此状，云：此病如此之严重，反用微剂微量治之，岂能挽生命于顷刻之间，为了对病人负责任，必须用大方大剂治之。且人参大补元气，亦当加之。乃处：附子40克，干姜40克，人参40克，炙甘草10克。药进1剂后，是夜又见神昏肢厥，身热，体温39.8℃。急邀余再次往诊。余云：此病正虚邪实，只可以微药以助少火，不可以大剂以实壮火，否则邪盛正衰难挽矣。先宜三甲复脉以补阴敛阳，后宜四逆微量以助少火。果愈。

适其至所

在临床过程中，经常遇见：①先用小方小剂无效，而改用大方大剂后取效者。②先用大方大剂无效，而改用小方小剂后取效者。③先用大方大剂有害，而改用小方小剂后取效者。④先用小方小剂无益而延误病期，而改用大方大剂后立起沉疴者。⑤有原方不予改动无效，而加入一二味药后始效者。⑥有原方不予改动有效，而加入一二味药后反无效者。⑦有原方不予改动无效，而减一二味药后却取效者。⑧有原方不予改动有效，而减一二味药后即无效者。何故？细究其原因有四：①未适事为故。②未求其属。③未疏令气调。④未适至其所。然其最多见者为未适其至所也。

察《素问·至真要大论》在阐述"寒者热之，热者寒之，微者逆之，甚者从之，坚者削之，客者除之，劳者温之，结者散之，留者攻之，燥者濡之，急者缓之，散者收之，损者温之，逸者行之，惊者平之，上之下之，摩之浴之，薄之劫之，开之发之"，"热因热用，寒因寒用，塞因塞用，通因通用"，"诸寒之而热者取之阴，热之而寒者取之阳"和"适事为故""疏令气调""求其属也"的同时，又专文指出这些方法的应用必须适其至所，即既不可太过，又不可不及。其曰："气有高下，病有远近，证有中外，治有轻重，适其至所为故也。大要曰：君一臣二，奇之制也；君二臣四，偶之至也；君二臣三，奇之制也，君二臣六，偶之制也。故曰：近而奇之，远而偶之，汗者不以奇，下者不以偶，补上治上制以缓，补下治下制以急。急则气味厚，缓则气味薄，适其至所，此之谓也。病所远，而中道气味之者，食而过之，无越其制度也。"并在该篇和《五常政大论篇》中谆谆告诫说无使过之，伤其正也。《五常政大论》说："病有久新，方有大小，有毒无毒，固宜常制矣。大毒治病，十去其六；常毒治病，十去其七，小毒治病，十去其八；无毒治病，十去其九；谷肉果菜，食养尽之，无使过之，伤其正也。"《至真要大论》说："夫五味入胃，各归所喜，故酸先入肝，苦先入心，甘先入脾，辛先入肺，咸先入肾，久而增气，物化之常也，气增而久，夭之由也。"

尝治患者苗××，男，55岁。胃脘胀痛，午后至夜间加重，稍遇冷或吃冷性食物则加剧。舌苔薄白，脉弦紧。余处以桂附理中汤加味治之。处方：附子6克，肉桂6克，党参6克，白术6克，苍术6克，干姜6克，木香6克，沉香6克，丁香6克。服药6剂，其效不著。改请白清佐老先生治疗。云：此脾肾阳虚，寒湿中阻。治宜桂附理中汤加减。处方：黄芪15克，附子30克，肉桂15克，党参12克，白术12克，苍术15克，厚朴12克，沉香10克，荜澄茄10克，木香10克，砂仁15克，小茴香12克。服药1剂，其证大减。余知其状，乃请教白老先生。云：你所用药力不及耳，必须大剂方可有效。余拜曰：治法对而药力不及亦难取效耳。谨记，谨记。

患者刘××，男，46岁。反复感冒5～6年。医有云气虚而予补益证反加重者，有云风寒予解表散寒而汗出难止者，有云风热予辛凉解表腹痛难止者，有云阴虚而予养阴痞满纳呆者。邀余诊治。查其证见全身酸困，头晕头胀，微咳、喷嚏、胸胁微满。舌苔白，脉沉缓。综合脉证，诊为肝郁脾虚，复感外邪。治以疏肝解表，佐以益气健脾。处以参苏饮加减为方：苏叶 0.3 克，党参 0.2 克，陈皮 0.2 克，枳壳 0.2 克，杏仁 0.2 克，茯苓 0.1 克，香附 0.1 克。诸医见方，大加非议。有的药店见其量小，不愿售药，然因患者屡服诸药不效，坚持服药以试之，药店才勉强付与之。不意，竟一剂知，三剂已。患者问：为何 5 分钱之药得愈，而数百元之药竟不效反剧也？答曰：此病正虚邪微，补正则助邪，祛邪则伤正，故可以小量达其病所耳，过者剧，伤其正而不达病所也。

患者乔××，女，50岁。右腿从臀至足麻木疼痛半年多。医诊坐骨神经痛。前医以药物封闭、按摩、针灸、中药治疗，诸症不减。邀余诊治。查其除疼痛麻木外，别无所苦。舌苔薄白，脉弦紧。综合脉证，诊为风寒湿痹。予独活寄生汤方：独活 10 克，桑寄生 15 克，秦艽 10 克，防风 10 克，细辛 3 克，川芎 10 克，当归 10 克，生地 10 克，白芍 10 克，肉桂 10 克，茯苓 10 克，杜仲 10 克，川牛膝 10 克，党参 10 克，甘草 6 克。2 剂后，痛麻俱减。因其本人及其爱人均知医，且其友人又多为外科医生或中医医生。认为既为风寒湿痹，何不再加祛风除湿之羌活以增加效力？乃于原方之中加入羌活 10 克。连服 3 剂，痛麻又剧。再求余治。云：羌活乃上半身引经之药，加之则药力反不得达其病之所在部位耳。宜去羌活为方。药后果然痛麻俱减。10 剂后，诸症俱失而愈。

数脉非仅主热

数脉者何？恐怕多数医家都会一致回答，曰："数脉者，来去快速，一息六至，每分钟超过 90 次。"如《脉经》云："数脉来去促急,一息六七至。"《濒湖脉学》:"一息六至,脉流薄疾。"至论其主病,恐怕大多数医家亦会一致回答,曰:"数脉主热证。其脉理是邪热亢盛而正气不衰,气血运行加快则脉来数而有力;久病阴虚生热,则脉来数而无力。"至于《中医诊断学》所云之"若阳虚外浮而见数脉,必数大而无力,按之豁然而空","阴不敛阳,虚阳外越,则脉来数而无力。"《伤寒论》所云之"若脉浮而数,按之不芤,此人本不虚,若欲自解,但汗出耳。""脉大而浮数,故知不战,汗出而解也。""脉浮数而微,病人身凉和者……此为欲解也。"《三因方》所云"数为热,为虚,为吐,为痛",则多不重视。

景岳所云:"数脉有阴有阳,今后世相传皆以数为热脉,及详考《内经》则但曰诸急者多寒,缓者多热,滑者阳气盛,微有热,曰粗大者,阴不足阳有余,为热中也,曰缓而滑者,曰热中,舍此之外,则并无以数言热者。而迟冷数热之说,乃始自《难经》,云:数则为热,迟则为寒,今举世所宗皆此说也。不知数热之说大有谬误。何以见之?盖自余历验以来,凡见内热伏火等证,脉反不数,而惟洪滑有力,如经文所言者是也。至于数脉之辨,大约有七:此义失真,此至相传遗害者,弗胜纪矣。兹列其要者如左,诸所未尽,可以类推。一外邪有数脉:凡寒邪外感,脉必暴见紧数。然初感便数者,原未传经,热自何来?所以只宜温散,即或传经日久,但其数而滑实,方可言热,若数而无力者,到底仍是阴证,只宜温中,此外感之数不可尽以为热也,若概用寒凉,无不杀人。一虚损有数脉:凡患阳虚而数者,脉必数而无力,或兼细小而证见虚寒,此则温之且不暇,尚堪作热治乎?又有阴虚之数者，脉必数而弦滑，虽有烦热诸症，亦宜慎用寒凉，若但清火必致脾泄而败。且凡见虚损者，脉无不数，数脉之病，惟损最多，愈虚则愈数，愈数则愈危，岂数皆热病乎？若以虚数作热数，则万无不败者矣。一疟疾有数脉：凡疟作之时，脉必紧数，疟止之时，脉必和缓，岂作即有火而止则元火乎？且火在人身，无则无矣，有则无止时也，能作能止者，惟寒邪之进退也。真火真热，则不然也。此疟疾之数，故不可尽以为热。一痢疾之有数脉：凡痢疾之作，率由寒湿内伤，脾肾俱损，所以脉数，但兼弦涩细弱者，总皆虚数，非热数也，悉宜温补命门，百不失一。其形证多火，年力强壮者，方可以热数论治，然必兼洪滑实数之脉，方是其证。一痈疡有数脉：凡脉数身无热而反恶寒，饮食如常者，或身有热而得汗不解者，即痈疽之候也，然疮疡之发，有阴有阳，可攻可补，亦不得尽以脉数者为热证。一痘疹有数脉：以邪毒未达也，达则不数矣。此当以虚实大小分阴阳，亦不得以数为热脉。一癥癖有数脉：凡胁腹之下有块如盘者，以积滞不行，脉必见数，若积久成疳，阳明壅实而致口臭牙疳发热等证者，乃宜清胃清火，如无火证而脉见细数者，亦不得认以为热。一胎孕有数脉：以冲任气阻，所以脉数，本非火也。此当以强弱分寒热，不可因其脉数，而执以黄芩为圣药也。”诸语则更少问津。致使寒者愈寒，虚者愈虚，病证缠绵，久久不愈，甚或不治而死。余临证之时，非但注意数脉之主热，亦且注意数脉之主寒，数脉之主虚，数脉之主正邪交争。非但注意数脉之数，亦且注意数脉之相兼，且多以兼脉论数脉之所主。如数脉之兼滑者则为痰热、实热；数脉之兼弦者则为肝胆之实火，数脉之兼紧者，则为寒热夹杂证中的寒多热少证或寒邪凝滞证；数脉之兼细涩者，为寒凝血滞；数脉之兼细者，则为阴虚有热，或血虚有热；数脉之兼弦细者，为心阳不足；数脉之兼濡者，为湿热或气阴两虚或痰热；数脉之兼洪大有力者，为阳明实火或暑热之邪；数脉之兼弦大者，为气阴俱虚或气血俱虚或阴阳两虚；数脉之兼促者，为心肾阳虚；数脉之兼实者，为实热；数脉之兼浮者，为表热等。

例如，霍××，女，49岁。风湿性心脏病，二尖瓣狭窄手术后，全心衰竭一直不能控制。转请中医治疗。医云：身热口渴，舌紫苔少，喘而短气，脉数时见促者，阴虚有热也。治宜养阴清热。处方：生地、麦冬、五味子、天花粉、石斛、玉竹、沙参、元参、黄连。1剂后，病情更剧，改请余诊。视之：全身高度浮肿，气短难续，神色慌张，口渴身热，舌质紫黯少苔，脉细数兼有促象。余云：细数之脉非为热脉乃虚脉也。时见促象者，非热之极，乃心阳之大虚也。其身热口渴，非为火证，乃虚阳外越也。宜急投真武汤加减治之。处方：附子、白芍、白术、茯苓、人参。服药1剂，诸症果减。

苏××，男，65岁。背部、胸胁烦热不适，气短心悸1年多。医诊冠状动脉硬化性心脏病，心肌梗死。先以西药久治不效，改请中医治之。医查其脉数，诊为气阴俱虚，阳明实火。予补气养阴，清热泻火治之。2个月后，诸症加剧。又改请某医治之。医云：脉滑而数尤见于寸部，乃痰热蕴肺也。治宜清化热痰。处方：胆南星、半夏、橘红、杏仁、贝母、瓜蒌、黄芩、枳壳、生姜。始服2剂，诸症稍减，继服2剂，诸症又剧。邀余诊视。查其全身烦热，口苦口干，恶心欲吐，胸满胸痛，脘腹隐隐作痛，心烦心悸，大便稀溏，1日3～4次，小便少，四肢颜面轻度浮肿，舌苔黄白厚腻，脉弦紧数时见促象。云：脉弦者肝胆脉也，紧者寒也结也；弦紧相合，肝胆为病，且兼寒饮凝结；紧数相合，非热也，乃寒饮凝结较甚，搏结不散也。治宜疏肝和胃，燥湿行水，温阳化饮。处方：柴胡、半夏、人参、黄芩、甘草、干姜、大枣、苍术、厚朴、陈皮、肉桂、茯苓。服药1剂，诸症稍减；20剂后，诸症大部消失。

吴××，男，68岁。阵发性逆气上冲，冲则心悸心烦，呼吸困难。医诊冠心病，心房纤颤。先用西药治疗4个多月不效，继又请某医以养心安神，滋阴益气之剂治疗2个多月仍无效验。邀余诊治。查其两脉乍疏乍数，数时兼见细弦，疏时兼见弦涩或结。综合脉证后，云：乍疏乍数者，阳虚也，寒盛也；弦涩而时兼结者，寒凝气滞也；又其脉见沉候，沉候者，气滞也。治宜理气温阳降冲。处方：人参、乌药、沉香、肉桂、甘草、半夏。服药2剂，诸症减；10剂后，诸症消失。

任××，男，4岁。发热咳嗽1周。医诊肺炎。予抗生素与中药清热解毒，宣肺止咳之剂治疗后，诸症不减。查其脉弦紧而数，纳呆食减，腹满微喘。乃云：弦紧之脉者，寒邪结于太阳少阳也；数脉虽可主热，然其兼弦紧之寒脉则不可尽以为热也。治宜达原饮加减。处方：厚朴、草果、槟榔、羌活、白芷、桂枝、柴胡、黄芩、知母。1剂后，热退证减。继进2剂，诸症消失。

郝××，女，25岁。3个多月来，身热汗出，心悸心烦，双侧甲状腺日渐肿大。医诊甲状腺炎。先用西药治疗1个月其证不减，继又用中药人参白虎汤及滋阴清热诸方1个多月，诸症反剧。审其除上证外，并见脉虚弦数，舌苔白。乃云：弦数相兼脉者，肝胆有热也；虚数相兼脉者，气阴俱不足也。治宜补气养阴，疏肝泻火。处方：柴胡、人参、麦冬、五味子、当归、白芍、半夏、黄芩、陈皮、青皮。服药 4 剂，诸症俱减；20 剂后，诸症俱失。

周××，男，40 岁。胃脘疼痛 3 年多。医诊溃疡病，十二指肠壅积症。先用西药久治不效，后用中药养阴清热，诸症亦不减。审其证见口干口苦，脘腹疼痛，纳呆食减，腰困腰痛，舌苔黄厚、脉弦大紧数尺脉尤甚。乃云：脾肾虚寒也。宜理中地黄汤加减。处方：附子、肉桂、党参、白术、干姜、甘草、熟地、山药、山萸肉、茯苓、泽泻、丹皮。服药 2 剂，诸症俱减；继服 10 剂，诸症消失。某医问：脉数为热，何老师反用附、桂？答曰：此数脉之见非数主热也，乃寒邪凝结之脉也。君不见此数与紧大之脉相兼乎？故以大辛大热之药以破阴邪也。

小大不利治其标，小大利治其本

余始读《素问·标本病传论》："先病而后逆者治其本，先逆而后病者治其本，先寒而后生病者治其本，先病而后生寒者治其本，先热而后生病者治其本，先热而后生中满者治其标，先病而后泄者治其本，先泄而后生他病者治其本，必且调之，乃治其他病。先病而后生中满者治其标，先中满而后烦心者治其本。人有客气有同气。小大不利治其标，小大利治其本。病发而有余，本而标之，先治其本，后治其标。病发而不足，标而本之，先治其标，后治其本"句，言诸病之治均予治本，惟中满与大小便不利治其标。感到甚难理解。其难理解者何？一者《素问·阴阳应象大论》早就有言治病必求于本，何此处又言治其标？且夫明·张景岳《景岳全书·传忠录》亦云："万事皆有本，而治病之法尤惟求本为首务。"此难理解者一也。二者中医基本理论中阐述治则时明言急则治其标，缓则治其本，而本论何独有治标者，此难理解者二也。及至读到《景岳全书·传忠录》："盖中满则上焦不通，大小不利则下焦不通，此不得不为治标以开通道路而为升降之所，由是则虽曰治标而实亦所以治本也。"《伤寒论》："少阴病，得之二三日，口燥咽干者，急下之，宜大承气汤。""少阴病六七日，腹胀不大便者，急下之，宜大承气汤"句，始知治标者，为促其升降之机也。

《素问·六节藏象论》云："凡十一脏取决于胆也。"李东垣云："胆者，少阳春升之气，春气升则万化安，故胆气春升，则余脏从之。"其言胆者乃言人体之气非升降不得安也。《素问·六微旨大论》云："成败倚伏生乎动，动而不已，则变作矣……出入废则神机化灭，升降息则气立孤危。故非出入，则无以生长壮老已；非升降，则无以生长化收藏。是以升降出入，无器不有。故器者生化之宇，器散则分之，生化息矣。故无不出入，无不升降。化有小大，期有近远，四者之有，而贵常守，反常则灾害至矣。"其小大不利，中满者，升降滞也。升降滞则气立孤危，故诸病之小大不利，中满者，先治其小大不利、中满，以复升降生化也。例如：曾治患者高××，男，30岁。流行性乙型脑炎持续高热昏迷7天。医始以大剂清瘟败毒饮、安宫牛黄丸与西药配合治疗不效。余察其深度昏迷，肢厥脉微，舌苔黄燥。询其家属，云：大便已 6 日不行。按其腹亦胀满。思之：此体厥证也。如此危重之证，不治其升降之机则生化息矣，急宜通腑以促升降。予大承气汤一剂。次日，神清，欲食。后果愈。又如：患者孙 × ×，女，28 岁。神经性呕吐 9 年。时或朝食暮吐，暮食朝吐，时或饮水或饭后即吐，时或数天饮食全废。为此只能靠输液、输血维持生命。为此遍用中、西药物均无效果。邀治于余。察其形销骨立，纳呆食减，畏寒肢厥，舌质淡黯，苔薄白，脉弦大紧。综合脉证，思之：脉弦大紧者，脾胃虚寒也。治宜健脾温中。处方：半夏 10 克，陈皮 10 克，人参 10 克，白术 10 克，干姜 10 克，甘草 10 克。服药 10 剂，寸效不见。因思《素问·标本病传论》云："小大不利治其标。"乃问：素日大小便通泰否？答曰：因素日饮食甚少，几乎一昼夜不小便一次。因悟，曰：仲景之治阳虚证必问小便利与不利，不利者，必利小便。此证之不效，恐在于斯也。乃处温中健脾，利水化饮。处方：人参 10 克，白术 10 克，干姜 10 克，甘草 10 克，附子 10 克，肉桂 10 克，泽泻 10 克，猪苓 10 克，茯苓 10 克。汤药入口，非但不吐，且胃脘觉舒。3 剂后，饮食后即时有不吐，且微有食欲；20 剂后，呕吐全止，饮食增加，每日吃 250 克左右；40 剂后，饮食如常，体重增加 20 千克。

战汗与过敏反应

在伤寒、温病的治疗过程中，常常发现一种所谓的战汗现象。伤寒、温病学家认为这是邪气长期逗留在气分不解，且正气又衰，无力抗邪，经过治疗，正气稍复，稍能聚力抗邪外出的一种现象。这种现象如兵家之大决战，故称战汗，此证在汗出以前，常常表现为突然战栗难止，如病情恶化状，继而汗出得解。这种情况，有一次发战而汗出即愈者，有二次，甚至数次发战始愈者。正如清·戴麟郊《瘟疫明辨》所云："明疫不论初起传变与否，俱以战汗为佳兆，以战则邪正相应，汗则正逐邪出，然有透与不透之分。凡透者，汗必淋漓，汗后身凉，口不渴，舌苔净，二便清，胸腹胁无阻滞结痛，始为全解之战汗，否则余邪未尽而复热，则有再作战汗而解者，有战汗须三四次而后解者，有战汗一次不能再战，待屡下而退者，有不能再作战汗再加沉困而死者，总视其本气之强弱何如耳。"

明·吴又可《瘟疫论》列狂汗一证,云:"狂汗者,伏邪中溃,欲作汗解,因其人禀赋亢盛,阳气冲击,不能顿开,忽然坐卧不安,且狂且躁,少时大汗淋漓,狂躁顿止,脉静身凉,霍然而愈。"并在书中列出了战汗时的注意事项。《瘟疫明辨》云:"凡战汗之时,不可服药,补则战止而汗出不透,留邪为患,汗下则太过而成虚脱,应听战汗透彻,再观脉证施治。当战汗时,或多与热汤饮之,助其作汗,战汗之时,脉多停止,勿讶,待战汗之后,脉自见也。大抵战汗之脉,以浮为佳,邪出于表也,虚散微濡应有变,煎独参汤以待之,防其脱也,贫者米饮聊待之,然必察其战后系邪净气欲脱方可用。凡战汗后,神静者吉,昏躁者危,气细者吉,气粗而短者危,戴眼反折者死,形体不仁水浆不下者死。战汗虽为佳兆,亦有吉凶,得战汗固由治得其宜,邪退正复而致,然不可强也。尝见服大发汗药毫不得汗,而饮冷水得汗者,又有用下药得战汗者，凉血活血得战汗者，生津益气得战汗者，种种不一，当知战汗乃阴阳交和，表里通达，自然而然，非可强致也。"

及至临床较久，发现不但伤寒、温病之应汗不汗、正气较虚者有战汗，即如其他诸科病证邪气留恋，正气较虚，用药之后，正气稍复，欲驱邪外出者，亦有出现烦乱不安，全身酸痛加剧，甚或战栗，咽痛，或汗出，或疹出之如战汗状，才得突然而解者。这种情况，有一次即愈者，有数次才愈者，有一次即脱者，种种不一。

例如：荨麻疹、湿疹、牛皮癣之于皮科，胃痛、痹证、郁证、失眠、浮肿、哮喘、内伤发热之于内科，崩漏、带下之于妇科等等，均可突然出现症状加剧，始得全解。

患者高××，男，35 岁。4 年多来，头痛头晕，肩背酸痛，口苦咽干，胸满心烦，时或全身窜痛，脘腹不适。中、西医久治不效。察其两脉弦紧稍数，舌苔黄白。综合脉证，诊为少阳枢机不利，湿郁不化，表里同病，虚实互见之证。治用和解泻热，除湿化饮，重镇安神。处方：柴胡 10 克，半夏 10 克，黄芩 10 克，党参 10 克，生姜 3 片，甘草 10 克，大枣 5 个，桂枝 10 克，茯苓 15 克，熟军 4 克，龙骨 15 克，牡蛎 15 克。服药 2 剂，头痛身痛，胸满心烦加剧，且出现咽喉疼痛，鼻干。继服 4 剂，诸症消失，愈。

耿××，女，35 岁。3 年多来，胸满心烦，咽喉不利，全身酸痛，头晕头痛，手足憋胀，时或全身窜痛，手足心烦热，失眠纳差。医诊神经官能症。前后以中、西药，以及针灸、按摩、气功等治疗，诸症不但不减，反见日渐加重。细审其证，除上述诸症外，并见昼夜不得入睡，舌苔白，脉沉缓。综合脉证，诊为肝胆气郁，湿郁不化，表里俱在，虚实互见之证。治以疏肝解郁，调理三焦，补虚泻实之剂。处方：柴胡 10 克，枳壳 10 克，桔梗 10 克，陈皮 10 克，青皮 10 克，郁金 10 克，黄芩 10 克，苏叶 10 克。服药 2 剂后，突然发现烦躁狂乱不安，全身疼痛，恶寒发热，欲吐不得吐，欲泻不得泻。急邀某医抢救。因该医不知其为何病，嘱其转院治疗之。医云：此中药中毒所致，应再找原来的医生追查之。恰在此时，患者突然全身汗出如珠，1 小时后，诸症俱失，仅感全身疲乏无力。次日，全身症状全失，再邀余诊。予原方 4 剂，3 年宿恙，霍然得愈。

周×，男，53 岁。贫血浮肿近 30 年。中、西医遍治不效。察其面色㿠白，疲乏无力，脉弦而大。血色素 6.5 克。综其脉证，诊为气阴两虚。治宜补阴益气煎加减。处方：升麻 10 克，柴胡 10 克，黄芪 15 克，人参 10 克，白术 10 克，陈皮 10 克，甘草 6 克，当归 10 克，熟地 15 克，山药 10 克，山茱萸 10 克，茯苓 10 克，泽泻 10 克，丹皮 10 克。服药 2 剂后，浮肿尿少明显加重，且见烦躁难眠，全身酸痛不适。继服 1 剂，尿量突然增加，浮肿全消，失眠烦躁及全身酸痛顿失，血色素亦增至 10 克。继服 10 剂，血色素增至 14 克，后果愈。

刘××，女，60 岁。胃脘疼痛 30 多年。医诊慢性胃炎。遍用中、西药物治疗无效。查其两脉浮而弦紧，舌苔薄白，头痛身痛，胃脘胀痛，心烦易怒，口苦咽干。予人参败毒散加减治之。处方：党参 10 克，茯苓 10 克，炙甘草 10 克，枳壳 10 克，桔梗 10 克，柴胡 10 克，前胡 10 克，羌活 10 克，独活 10 克，川芎 10 克，防风 10 克，薄荷 6 克，生姜 3 片。服药 1 剂之后，突然头痛身痛加剧，胃脘剧痛，愠愠欲吐，继而全身战栗，汗出身痒，全身大片大片荨麻疹样皮疹。急请某医治之。云：此乃中药中毒所致。宜急送医院求治。然因条件限制不能前往。其后突然诸症俱失，微微汗出。追访数年，宿疾俱愈。

观其脉证，知犯何逆，随证治之

汉·张仲景在说到辨证论治的方法学时，有这样一条，云：太阳病二三日，已发汗，若吐，若下，若温针，仍不解者，此为坏病，桂枝不中与之也。观其脉证，知犯何逆，随证治之。称在疾病的治疗与发展过程中：①必须随时注意观察疾病的脉与证的变化。②必须随时注意不同治法引起的不同证候。③必须注意辨证论治时的第一脉，第二证的辨证次序方法。④必须注意随时根据证的不同特点，采用不同的治疗方法。其后历代注家大都根据原文的基本含义进行比较正确的分析。例如：金·成无己《注解伤寒论》云：太阳病中，曾经发汗吐下温针，虚其正气，病仍不解者，谓之坏病，言为医所坏病也，不可复与桂枝汤。审观脉证，知犯何逆而治之。逆者，随所而救之。清·尤在泾《伤寒贯珠集》云：若与或同，言或汗，或吐，或下，或温针，而病仍不解，即为坏病，不必诸法杂投也。坏病者，言为医药所坏，其病形脉证不复如初，不可以原法治也，故曰桂枝不中与也。须审脉证，知犯何逆，而后随证依法治之。清·柯韵伯《伤寒来苏集》云：《内经》曰：未满三日者，可汗而已，汗不解者，须当更汗，吐下温针之法非太阳所宜，而三日中亦非吐下之时也，治之不当，故病仍不解。坏病者，即变症也。若误汗则有遂漏不止，心下悸、脐下悸等症，妄下则有结胸痞硬、协热下利、胀满清谷等症，火逆则有发黄圊血、亡阳奔豚等症。是桂枝症已罢，故不可更行桂枝汤也。桂枝以五味成方，减一增一，便非桂枝汤，非谓桂枝汤竟不可用。下文皆随症治逆法。近世医家亦有如此之论者。如成都中医药大学《伤寒论释义》云："太阳病三日，是太阳病已过数日，曾经发汗，或吐下温经等法治疗，而病仍不解，以为坏病。因太阳病施治不当，往往变为坏病。坏病治法，当观其脉证，并须知其所犯的何种误治，随证施治。"可是近人却有的将若字之或意改为肯定语气，将误治后引起的不同改变一律释为恶化，致使一条条活泼的辨证论治方法学的条文变成了死板的格式。又如南京中医药大学伤寒教研组编《伤寒论译释》云：太阳表证，用汗法本当有效，但有时或因病人体质关系，或因给药方法不当，如不能一汗而解的，只要表邪仍在，可再三汗之而解。现在医生见发汗后病仍不解，以为邪已入里，疑在上焦而用吐法，疑在中焦而用下法，或疑汤剂不行，更用温针逼汗，这样诸法杂治，以致变证纷繁，而无名可称，故称为坏病。此时已绝不是原来证候，所以说桂枝不中与也。至于救治方法上，应该根据病人的脉搏症状而辨证论治。一定要了解坏病的成因，是误汗、误下、误吐，还是误温针的，属于哪一方面，就可以从哪一方面施治。假如属于误汗，而发生汗出不止，或心下悸，或脐下悸等证，当分别以桂枝加附子汤（治汗出不止），苓桂术甘汤（治汗出过多，心下悸，欲得按），茯苓桂枝甘草大枣汤（治误汗后，脐下悸、欲作奔豚），真武汤（治心下悸，头眩身瞤动，振振欲擗地），芍药甘草附子汤（汗出恶寒者）等选择使用。

假使是属于误下而成结胸痞硬下利胀满等证，当分别以大小陷胸汤（误下邪陷热与痰水互结），诸泻心汤（误下后痞气内结），而下利当分协热，虚寒；胀满又当分虚实以治。假使误吐，则有不能食、心烦等症出现。误用温针，则有发黄、圊血、亡阳、奔豚诸症的产生。当用不同的具体治疗方法，即是条文中所说的随证治之了。病的变化是千头万绪，而方药的功效却具有一定的范畴，不可执一方一药以统治百病。如桂枝汤本是适应范围较广，而且疗效很好的方子，但它的作用是有一定限度的，它的特长是解肌发汗，用之于脉浮缓自汗属于表虚的病人，效果最著。假使脉浮紧发热汗不出的表实证就不可用，这是应用桂枝汤的必备常识。因为脉紧无汗是寒邪束缚肌肤，腠理闭塞的表现，假使误服了桂枝汤，势必促使邪气壅遏，而导致病变，所以仲景谆谆告诫常须识此，勿令误也。湖北中医药大学《伤寒论选读》云：太阳病经过数日，已用过发汗、吐、下、温针，不仅病证不除，而且反使病情恶化，是为坏病。坏病证候复杂，变化多端，难以六经证候指其名，治疗原则应根据脉证变化而定，不可拘守定法，故仲景指出观其脉证，知犯何逆，随证治之。

瘙痒与昼夜之变

　　痒是皮肤病的一个主要症状，因此治痒就成了治疗皮肤病的重大问题之一。《中医外科学》认为痒的发病原因有四：一者风，二者湿，三者热，四者虫。并指出它的辨证方法是："风胜：走窜无定，遍身作痒，抓破血溢，随破随收，不致化腐，多为干性。湿胜：浸淫四窜，黄水淋漓，最易沿表皮蚀烂，越腐越痒，多为湿性，或有传染。热胜：皮肤隐疹，掀红灼热作痒，或只发于暴露部位，或遍布全身，甚则糜烂，滋水淋漓，结痂成片，常不传染。虫淫：浸淫漫延，黄水频流，状如虫行皮中，其痒尤烈，最易传染。血虚：皮肤变厚，干燥脱屑，作痒，很少糜烂流水。"至论治法，称风寒证者宜疏风散寒，风热证者宜疏风清热，湿热或暑热证者宜清热利湿，热毒或血热证者宜凉血解毒，气滞血瘀证者宜凉血化瘀，虫积证者宜杀虫驱虫。余临床试用此法虽然常获佳效，然而常因辨证粗疏而难于下药。为此才不得不结合《灵枢·顺气一日分为四时》语而深究之，疗效果然有所提高。例如：患者赵××，男，20岁。皮肤各处皱褶部位，如指侧、指缝、腕关节屈侧，肘关节屈侧，腋窝前缘、少腹、外阴、臀沟、大腿内侧等处，出现针尖大小的丘疹及水疱4个多月。医诊疥疮。先予硫黄洗剂等中、西药外用，久治无效。审之：除上述诸症以外，并见全身遍布抓痕、结痂、黑色斑点，手指缝间有少许脓疱，夜间奇痒难忍，白昼大减，舌苔白，脉弦细。综合脉证，思之：夜间属阴，白天属阳，其证昼轻夜重者，血虚燥热也。治宜养血活血，清热解毒。处方：丹参15克，当归10克，川芎10克，生地10克，白芍10克，银花10克，连翘10克，薄荷3克。服药2剂后，痒疹大减。继服6剂，诸症俱失。某医云：疥疮者，虫淫之疾也，何用硫黄治虫而不效？而改用不治虫之剂反效呢？答曰：经云："正气存内，邪不可干"。此疾之虫淫为病者，因正气之不足耳。正气不足者何？血虚燥热也。故治以养血活血而愈。

又如患者骆××，女，10岁。从1周岁开始即经常在身上乱抓，睡眠不安，几乎每夜都需父母在身上搔抓半小时才能入睡，睡眠过程中仍见其手到处乱抓，有时因奇痒难忍而突然痛哭不止，不再入睡。稍长之后，见其经常诉说全身奇痒难忍，昼夜难于入睡。几乎每夜入睡之前均需抓得血迹斑斑。为此曾经到处求医诊治，但一直效果不明显。细察其所用药物，除西药外，中药大都为祛风除湿清热之剂。细察其证，除上述证候外，并见舌苔薄白，脉沉弦细。综合脉证，思之：血属阴，肝藏血，血虚燥热生风，则夜间痒甚，以手搔抓而证减者泄其风也。治拟养血活血，凉血散风。处方：丹参 15 克，银花 10 克，连翘 10 克，当归 10 克，川芎 10 克，白芍 10 克，生地 15 克，薄荷 3 克。服药 6 剂，其痒大减，且有时不抓亦可入睡。继服上药 24 剂，身痒消失，愈。某医云：前代医家反复告诫说：痒为风，故痒当从风治。然前医屡用祛风之剂不但不效，反见加重者何也？老师今仅用薄荷一味散风，且其量仅仅 3 克，祛风之力明显不足，而其疗效反著者何也？答曰：风者，有内、外之别。外风者，当疏散风邪，如桂枝、麻黄、消风等汤方者可也。内风者，尤当治内风之因，若血中燥热而生风者，当养血活血凉血，此即所谓养血祛风，治风先治血，血行风自灭意。反之，血中燥热者，不去养血、活血、凉血，但去散风以伤血，必使燥甚而风生，诸症加剧。该医再问：疥疮、皮炎夜间奇痒者可用养血凉血活血法治愈，它病如此者亦可用此方乎？答曰：可以。

例如：患者耿××，女，成。全身皮疹瘙痒 10 年。某院诊为慢性湿疹。先用西药治疗数年不效，后又请某中医以中药祛风除湿清热治疗 3 年仍不效。不得已，又用中、西药联合治疗半年,其证更剧。邀余治疗。细审其证：全身满布皮疹，小者如针尖，大者如高粱，奇痒难忍，夜间尤甚，有时非抓至出血不能减轻症状，舌苔白，脉沉细。综合脉证，诊为湿邪久久不解，入于血络，久损阴血所致。治以养血活血凉血。处方：丹参15克，当归10克，川芎10克，生地10克，白芍10克，银花10克，连翘10克，薄荷3克。服药4剂，其痒即减；继服10剂，诸症消失，愈。该医又问：皮炎之用养血活血，凉血解毒尚且可以理解，今湿疹之用清热除湿散风不效，而用养血活血凉血反效者，吾不得而解也？答曰：《素问·至真要大论》说："气有高下，病有远近，证有中外，治有轻重，适其至所为故也。"今本病已由气分入于血分，且夫见有血中燥热，故治气分之湿热不效，治血分反愈也。又问：辨证之法何如？答曰：《灵枢·顺气一日分为四时》言不入脏者宜从一日分为四时辨之，入于五脏者宜从脏气之所不胜时者甚辨之。云："夫百病者，多以旦慧，昼安，夕加，夜甚，何也？岐伯曰：四时之气使然。黄帝曰：愿闻四时之气。岐伯曰：春生、夏长、秋收、冬藏，是气之常也，人亦应之。以一日分为四时，朝则为春，日中为夏，日入为秋，夜半为冬。朝则人气始生，病气衰，故旦慧；日中人气长，长则胜邪，故安；夕则人气始衰，邪气始生，故加；夜半人气入脏，邪气独居于身，故甚也。"

昼夜的推移与辨证

数千年来，我国劳动人民和科学工作者发现某些生物的活动特性和人的病理生理学变化，具有明显的时间性特征，例如：公鸡按时鸣啼，合欢、首乌的茎叶按时开合，人体的疾病多以旦慧昼安，夕加夜甚。

那么这种现象是怎么发生的呢？古人认为在自然界中存在着一种既对立而又统一的气，这种气的相对静止部分称为阴，相对活动部分称为阳，并认为天地之间的阴阳和人体的阴阳之间有着一种相互感应的关系，这种感应常因人的体质和自然界的变化程度而有所谓的恍惚之数或严重程度的改变。正如《素问·金匮真言论》所说："平旦至日中，天之阳，阳中之阳也；日中至黄昏，天之阳，阳中之阴也；合夜至鸡鸣，天之阴，阴中之阴也；鸡鸣至平旦，天之阴，阴中之阳也。"人亦应之，而发生"昼则阳气在外也,平旦人气生,以日初生也；日中阳气隆，以日当午也；日西阳气虚，以日渐落也。"

古人还认为，不但自然界的阴阳和人体的阴阳有着相互感应的关系，而且昼夜的五行变化和人体病理生理上也有相互感应的关系。《素问·玉机真脏论》说："一日一夜五分之，此所以占死生之蚤暮也。"《类经》说："五分者，朝主甲乙，昼主丙丁，四季土主戊己，晡主庚辛，夜主壬癸。""人亦应之……朝则人气加，夜半人气入脏，邪气独居于身，故甚也。"

既然昼夜的阴阳、五行变化和人体病理生理的阴阳、五行变化是相互感应的，那么可以不可以利用这种变化去辨证论治呢？回答是肯定的。例如：发热中的长期低热不退，一般都认为是阴虚发热，但是治疗时又长期应用滋阴清热药不退，这是为什么呢？此时若能结合昼夜阴阳、五行的相互感应性常可获得解决。例如：郑××，男，成。前臂外伤感染后发热持续不退已有 2 个多月，虽用青霉素、链霉素、四环素、红霉素、卡那霉素和中药大剂清热解毒药治疗仍一直不效。经察其热甚于日晡，并兼胃脘痞满，舌苔白腻，脉濡缓。诊为湿热蕴结。予除湿清热，甘露消毒丹加减2剂后，身热乏力好转；10剂后，发热消失，愈。吴××，男，成。慢性支气管炎、肺气肿20多年。最近2个多月以来，感冒一直不解，除咳嗽气短外，并见长期低热不退。前医遍用抗生素及中药滋阴清热之品，一直不效。细察其证，除上述者外，并见五心烦热，夜间口干加重，心烦，上午身热乏力尤甚，脉虚大弦滑。综合脉证，思之：此证非但具有阴虚，亦且兼有气虚与痰气郁结。乃拟黄芪鳖甲散加减，补气养阴，化痰行气。2剂，发热即减；6剂，诸症均失七八。

长期不愈的咳嗽，一般均认为与痰饮、肺气不得宣降，或阴虚、气虚有关，但在临床上却长期采用此类针对性的药物无效。为什么呢？若能结合昼夜阴阳、五行的相互感应性，常可使我们迎刃而解。例如：虞××，女，3岁。咳嗽1个多月，遍用中、西药物治之不效。细审其咳尤甚于下午至前半夜，咳时喉中有回声，且伴有呕吐，舌苔白，脉弦滑。因思日晡属胃，子夜属肾，知其乃痰阻三焦为病。予薄荷、紫苏、半夏、陈皮、大黄、黄芩、杏仁、丝瓜络、神曲、百部。2剂后，咳嗽好转，8剂后咳嗽消失。王××，女，成。咳嗽气短，胸满胸痛，心烦心悸，头晕纳差，口苦口干2个多月。某院诊为心肌炎、急性支气管炎。久用中、西药物治之不效。细审其咳尤甚于夜间刚刚平卧入睡之时，且脉见弦滑而涩。诊为少阳枢机不利，痰饮阻肺。治拟柴胡、半夏、黄芩、干姜、五味子、紫菀。2剂后，咳嗽气短大减；12剂后，诸症俱失。

赵××，女，成。咳嗽气短，吐黄痰，身热乏力3个多月。某院诊为左肺中下肺不张。久用中、西药治疗不效。细审上午疲乏无力尤甚，五心烦热，口干甚于夜间，脉虚大弦滑。诊为气阴俱虚，痰热不化。治拟《济生》桔梗汤加减补气养阴，化痰清热。2剂后，诸症稍减；20剂后，诸症俱失，后果愈。

长期不愈的眩晕，医家多从阴虚阳亢论治，其见效者虽多，而不效者亦不少。如何分析？常常很难，此时若结合昼夜阴阳、五行的相互感应性常可明了。例如：张××，男，成。脑外伤经过抢救虽已大部恢复。但半年多以来，头脑一直眩晕不止，既不能起床，亦不能站立，有时勉强在床上坐起，即因眩晕太甚而摔至地下。医予西药与中药200余剂不效。细审其晕以早晨至上午10时为甚，中午至下午好转，脉虚大。诊为气虚清阳失升。治拟补中益气汤益气升阳。2剂后，头晕乏力大减；30剂后，诸症全失，愈。刘×，男，成。头晕失眠，记忆力衰退7～8年。中、西药久治不效。细审其晕，常常早晨严重得不能坐起，随着太阳的升起而逐渐好转，晚上通宵失眠，早晨疲乏思睡，脉沉细弦尺大。诊为肾督亏损，髓海不足。治拟补肾益督。参茸卫生丸、全鹿丸，一日各1丸。20天后，诸症俱失，愈。

烦乱而躁多从火论治，然亦有久治不效者。如何分析：察其昼夜阴阳、五行之感应关系，常可迎刃而解。例如：高××，男，成。脑血管意外，失语、偏瘫2年多。中、西药久治非但不减，且近3个多月以来又见烦躁不安，虽频用各种中、西药物不见好转。细察其证，烦躁不安均发于下午4～7时，发时掀被露体，不欲近衣被，怒目而视，至上午、夜间即安静而可以入睡。脉弦滑。综合脉证，诊为热炽阳明。拟予白虎承气汤清热通腑。1剂后，烦躁顿减；4剂后，诸症俱失。薛××，男，成。精神分裂症半年多。中、西药久治不效。细审其证，每至夜间即狂躁不安，力大无伦，甚至呼叫乱跑，毁物击人，有时一夜即跑出一百余里，至次晨即稍省人事，甚至可以入睡。脉弦滑稍数。综合脉证，诊为痰瘀互结，瘀热发狂。治拟抵当、陷胸合方通腑泄热，逐瘀。1剂后，狂躁顿减；6剂后，诸症全失，愈。

头痛一证，虚实俱见，阴阳并存，外感易治，内伤难疗，常常中、西药久用而毫无起色如何辨证？若结合昼夜阴阳、五行之相应，常可使心脑霍然开朗。例如：柳××，男，成。头痛8年多。医诊血管神经性头痛。遍用中、西药物治疗仍始终不效。细审其痛均发于早晨起床后半个多小时，其后自然缓解。舌苔白，脉弦大。综合脉证，诊为气虚清阳失升。拟补中益气汤加细辛、蔓荆子补气升阳。2剂后，头痛好转；30剂后，头痛消失。高××，女，成。头痛数年。医诊神经性头痛。频用中、西药治疗，不见改善。细审其头痛尤以下午为甚，且面色萎黄，舌苔白，脉沉细。综合脉证，诊为血虚阳亢。治拟四物汤加钩藤、龙骨、牡蛎、薄荷养血平肝。2剂后，头痛好转；20剂后，头痛尽失。

喘哮一证，虽痰饮所致者很多，然久治不愈者，虚证者亦不少，且五脏俱有，虚实常兼，故治之恒难。然若结合昼夜阴阳、五行感应之理，常可使病证得明，治疗有法。例如：张××，女，成。高血压病10余年，高血压性心脏病4～5年。中、西药久治不效。细审其喘每于早晨起床至10时发作，头晕亦以早晨至 10 时为重，其他时间明显改善，脉虚大弦数。综合脉证，诊为气虚清阳失升。治拟补中益气汤加麦冬、五味子益气升阳。2 剂后，气短而喘，头晕乏力好转；30 剂后，喘而短气消失，头晕乏力大减。血压由 220 ／ 120mmHg 降至 180 ／ 90mmHg。石××，男，成。慢性支气管炎 10 余年，肺气肿、肺心病 3 年多。中、西药久治不效。细审其 3 年来，一直咳喘不能平卧，夜间加重，浮肿尿少，发绀，舌苔白，舌质紫黯。综合脉证，诊为心肾阳虚，表寒内饮之证。治拟小青龙汤加附子、茯苓温阳化饮，宣肺定喘。2 剂后，咳喘好转；12 剂后，咳喘大减，浮肿好转；20 剂后，咳喘、浮肿均消失。

胃脘疼痛久久难解者，若能结合昼夜阴阳、五行之相应，常可辨明其病位与病性。例如：杨××，男，成。胃脘疼痛 2 年多。中、西药久治始终效果不著。经察其痛均发于夜间，有时夜间突然痛醒而不能入睡，且不能吃凉性饮食。脉沉弦。综合脉证，诊为寒凝血滞。治拟少腹逐瘀汤活血化瘀，温经止痛。1 剂后，疼痛大减；10 剂后，疼痛消失，愈。

腰腿疼痛以风寒湿痹为多，故常以独活寄生汤取效。然亦有久久不愈，补肾无功，活血难效者。何故？若能结合昼夜阴阳、五行之相应关系，常可一辨即明。例如：郜××，女，成。腰腿疼痛 3 年多，翻身活动均极困难。中西药物、针灸、按摩久治不效。细审其痛尤以早晨起床时为甚，随着天之渐渐明亮而逐渐好转。脉弦细尺大。综合脉证，诊为肝郁血虚，寒湿着于腰肾。治拟逍遥散加干姜、狗脊养血疏肝，温肾。1 剂后，疼痛大减；6 剂后，疼痛大部消失，后果愈。邢××，女，成。肺癌骨转移后腿痛难忍半年多。中、西药并用不能减轻一时之痛苦。细审其疼痛昼轻夜剧，尤以半夜为甚，口干，舌苔白，脉弦大而紧。综合脉证，诊为肾气不足。治拟十味地黄汤益肾补阳加淫羊藿、蜂房。2剂后痛减，10剂后疼痛竟失。

腹满是诸多疾病的一个常见症状，其久久不愈者，辨之诚难，然若结合昼夜阴阳、五行之变，常可迎刃而解。例如：赵××，女，成。腹胀不适，下肢浮肿，日渐肥胖3年多。中西药久治不效。细察其体重3年增加25千克以上，走路弯腰均感气短、心烦，午后至夜间腹满尤甚。舌苔白，脉沉滑。综合脉证，诊为痰湿气滞。治拟木香顺气汤加减理气化痰，温阳化湿。服药20剂后，腹满气短明显好转；60剂后，腹满消失七八，体重下降10千克，精神增加。陈××，男，40岁。肝硬化2年，肝硬化腹水反复出现1年多。第一次腹水经中、西药治疗2个多月，腹水消失。第二次腹水出现后2个多月来，频用中、西药治疗，一直无效。细察其腹大如鼓，腹胀尤以夜间为甚，齿衄鼻衄，目珠黄染，面色黧黑。舌苔白，舌质红，脉弦紧而大。综合脉证，诊为气阴两虚，湿热蕴结，肾阳亏损。治拟芪脉地黄汤补气养阴，燥湿清热，佐以温肾。服药4剂后，腹满、衄血均减；30剂后，诸症俱失。

其他诸症（尤其是疑难复杂病证），亦多如此。详细论述参见拙著《天人相应与临床应用》一书。

缓中补虚

予读《金匮要略·血痹虚劳病脉证并治第六》"五劳虚极羸瘦，腹满不能食，食伤、忧伤、饮伤、房室伤、饥伤、劳伤、经络营卫气伤，内有干血，肌肤甲错，两目黯黑。缓中补虚。大黄䗪虫丸主之"中的"缓中补虚"与"大黄䗪虫丸方：大黄十分（蒸），黄芩二两，甘草三两，桃仁一升，杏仁一升，芍药四两，干地黄十两，干漆一两，虻虫一升，水蛭百枚，蛴螬一升，䗪虫半升"的药物组成，久久不得而解。其补虚之药方何故无补虚之药而云其为补虚。及至检读一些医家之注文更使我昏昏蒙蒙如坠万丈深渊。程林《金匮要略直解》："此条单指内有干血而言。夫人或因七情，或因饮食，或因房劳，皆令正气内伤，血脉凝积，致有干血积于中，而虚羸见于外也。血积则不能以濡肌肤，故肌肤甲错，不能以营于目，则两目黯黑，与大黄䗪虫丸以下干血，干血去，则邪除正旺，是以谓之缓中补虚，非大黄䗪虫丸能缓中补虚也。"尤在泾《金匮要略心典》："虚劳证有夹外邪者，如上所谓风气百疾是也。有夹瘀郁者，则此所谓五劳诸伤，内有干血者是也。夫风气不去，则足以贼正气而生长不荣；干血不去，则足以留新血而渗灌不周，故去之不可不早也。此方润以濡其干，虫以动其瘀，通以去其闭，而仍以地黄、芍药、甘草和养其虚，攻血而不专主于血，一如薯蓣丸之去风而不着意于风也。喻氏曰：此世俗所称干血劳之良治也。血瘀于内，手足脉相失者宜之，兼入琼玉膏补润之剂尤妙。"张璐玉《张氏医通》："举世皆以参芪归地等为补虚，仲景独以大黄䗪虫等补虚，苟非神圣不能行是法也。夫五劳七伤，多缘劳动不节，气血凝滞，郁积生热，致伤其阴，世俗所称干血劳是也。所以仲景乘其元气未离，先用大黄、䗪虫、水蛭、虻虫、蛴螬等蠕动噉血之物；佐以干漆、生地、桃、杏仁，行去其血，略兼甘草、芍药以缓中补虚；黄芩以开通热瘀，酒服以行药势，待干血行尽然后纯行缓中补虚收功。"更有甚者，把"大黄䗪虫丸"称为补虚活血化瘀之剂，如李克光主编之《金匮要略讲义》称"大黄䗪虫丸是补虚活血化瘀的方剂。"及至读到江苏省中医学校著《金匮释义》云之"是大黄䗪虫丸之去瘀破积，对于虚劳干血症，实有其缓中补虚的作用。"我始有所悟。此所谓缓中补虚乃大法耳，非所谓大黄䗪虫是补虚活血化瘀的方剂意也。

曾治患者杜××，女，72 岁。失眠健忘，心悸怔忡 5~6 年。近 2 年来日渐加重。经常昼夜难于入睡 1 ~ 2 小时，且头晕头胀，脑鸣耳鸣，形销骨立，难进饮食，神疲难动，面色萎黄，说话乏力。医予归脾、建中、十全大补、天王补心、龟鹿二仙诸汤丸法治之，诸症反甚。邀余诊治。审其除上诸症之外，并见胃脘满痛，食之更甚，按之益加，舌苔黄白，脉弦细而涩。思之，此气血阴阳大衰为本，寒实中阻为标之证耳。治宜宗《金匮》"病痼疾加以卒病，当先治其卒病，后乃治其痼疾"法。处方：枳实 10 克，厚朴 10 克，大黄 4 克，干姜 4 克，草果 10 克，陈皮 10 克，木香 10 克。

服药 2 剂，胃脘胀痛好转，饮食稍进，惟头晕耳鸣，失眠乏力，心悸心烦更加严重。思之：前用诸方补则胃脘满痛有加，消之而正气虚而难支。难治之证也。又思仲景《金匮要略》虚劳篇曾有治虚劳用缓中补虚法（即缓消其实而即有补虚之意法），缓缓攻之，微祛其邪，何不用之。乃处：枳实 1 克，厚朴 1 克，大黄 0.2 克，草果 1 克，陈皮 1 克，木香 1 克。服药 2 剂，脘痛大减，精神倍增；继服上药 1 月，诸症竟消六七。

宋××，女，56 岁。

皮肤瘙痒，抓之呈条、块隆起，稍着湿冷之气即大片大片隆起丘疹数 10 年。医诊荨麻疹。先用西药治疗数年不效，后以中药养血活血、补气温阳之剂，以及秘方、验方数千剂亦无功。细审其舌脉：皮肤划痕试验阳性，隆起皮肤之色不变，舌苔薄白，脉弦紧稍缓。综合脉证，思之：此寒湿风邪所致也。治宜祛风散寒除湿。处方：羌活 10 克，防风 10 克，荆芥 10 克，厚朴 10 克，党参 10 克，僵蚕 10 克，蝉蜕 10 克，藿香 10 克，清茶 1 撮，川芎 10 克，陈皮 10 克，甘草 10 克，茯苓 10 克。服药 2 剂，全身奇痒加剧，到处是连片的皮疹隆起。思之：药证合拍耳，何其诸症反而更剧？久病正气大虚也。虚不任攻伐，故病更甚也。宜宗缓祛其邪即寓扶正补虚之意的缓中补虚法。处方：羌活 1 克，防风 1 克，荆芥 1 克，川芎 1 克，厚朴 1 克，党参 1 克，茯苓 1 克，陈皮 1 克，甘草 1 克，蝉蜕 1 克，僵蚕 1 克，藿香 1 克，清茶 2 片。服药 2 剂，皮疹明显减少，且瘙痒消减近 80%；继服 15 剂，诸症消失，愈。

少阳属肾，肾上连肺，故将两脏

予在讲授《灵枢·本输》："少阳属肾，肾上连肺，故将两脏"一段时，经常遇见医家有两种意见，其一曰少阳属肾之少阳一词即少阳，并注云："少阳，三焦也。"例如：张景岳《类经》云："少阳，三焦也。三焦之正脉指天，散于胸中，而肾脉亦上连于肺，三焦之下腧属于膀胱，而膀胱为肾之合，故三焦亦属乎肾也。然三焦为中渎之府，膀胱为津液之府，肾以水脏而领水府，理之当然，故肾得兼将两脏……中渎者，谓如川如渎，源流皆出其中也，即水谷入于口，出于便，自上而下，必历三焦，故曰中渎之府，水道出焉。膀胱受三焦之水，而当其疏泄之道，气本相依，体同一类，故三焦之下腧出于委阳，并太阳之正入络膀胱约下焦也。然于十二脏之中惟三焦独大，诸脏无与匹者，故名曰是孤之府也……惟三焦者虽为水渎之府，而实总护诸阳，亦称相火，是又水中之火府，故在本篇曰三焦属膀胱，在血气形志篇曰少阳与心主为表里，盖其在下者为阴，属膀胱而合肾水；在上者为阳，合包络而通心火，此三焦所以际上极下，象同六合，而无所不包也。观本篇六府之别，极为明显，以其皆有盛贮，因名为府。而三焦者曰中渎之府，是孤之府，分明确有一府，盖即脏腑之外，躯体之内，包罗诸脏，一腔之大府也，故有中渎是孤之名，而亦有大府之形。"马莳云："手少阳三焦者，属于右肾，而肾又上连于肺。本经经脉篇谓：肾脉从肾上贯肝膈，入肺中，正肾之上连于肺也。故左肾合膀胱，右肾合三焦，而将此两脏，必皆以肾为主耳。然此三焦者，为中渎之府，乃水道之所由出也。《素问·灵兰秘典论》曰：三焦者，决渎之官，水道出焉。正以下焦如渎，而此有以聚之决之，故曰决渎之官。又曰中渎之府也。彼膀胱合于左肾，即此三焦合于右肾，然三焦虽与膀胱为类，其实膀胱与肾为表里，而三焦不与肾为表里，乃与手厥阴心包络经为表里，非腑之孤者而何？由前观之，凡六腑之所与合者盖如此。"张志聪云："少阳，三焦也。水热穴论曰：肾者，至阴也，至阴者，盛水也。肺者，太阴也，少阴者，冬脉也。故其本在肾，其末在肺，皆积水也。是一肾配少阳而主火，一肾上连肺而主水，故肾将两脏也。三焦之脉，出于中胃，入络膀胱，约下焦而主决渎，故为中渎之府，水道出焉，而下属膀胱。夫三焦者，少阳之气，水中之生阳也。手厥阴包络之相火，出于右肾，归于心下之包络而为一脏，三焦为之腑，是两肾以膀胱为腑，三焦归于中，胃为包络之腑，故为孤之腑也。夫两肾者，主天一之水，地二之火，分而论之，犹两仪也，故少阳属肾，肾上连肺而为两脏。合而论之，阴阳相贯，水火互交，并主藏精而为生气之源，故皆以膀胱为腑，三焦上合包络，故乃为孤之腑也。再按三焦乃少阳之气，发于肾脏，游行于上下，通会于腠理，乃无形之气也。上焦出胃上口，中焦亦并胃中，下焦别回肠，此焦所归之部署也。故平脉篇曰：三焦不归其部，上焦不归者，噫而酢吞，中焦不归者，不能消谷引食，下焦不归者，则遗溲。是三焦之气，生于肾脏，而归于中焦之间。本经论三焦所出之处，即平脉篇所归之部属也。本无形之气，故能游行出入，归于有形之部，故为一腑而有经穴也。手厥阴包络之气，地二之阴火也，发原于肾脏，而归于包络，包络正在心下包裹心主所生之血，为君主之相，代君行血于脉中，其气本于肾，心下有形之包络，亦所归之部署也。故以先天之气论之，则少阳属肾，肾将两脏。以后天有形之脏腑论之，包络正在心下，三焦居中胃之间，而为一脏一腑也。"

其二曰：少阳属肾，肾上连肺，故将两脏之少阳字乃少阴之误。如《甲乙经》云："少阴属肾，上连肺。"《黄帝内经太素》云："少阴属肾，肾上连肺，故将两脏矣。"并注云："足少阴脉贯肝入肺中，故曰上连也。肾受肺气，肾便有二，将为两脏。八十一难曰：五脏亦有六者，谓肾有两脏也。"贾得道著《黄帝内经选编》认为："《甲乙》作少阴属肾，上连肺似更妥。"程士德编《内经讲义》更将少阳属肾之少阳字改为少阴属肾句，更明确地说："少阴，原本误作少阳，今依《太素》改之。"并注释云："将，统率的意思。这是说少阴经脉属于肾，从脏腑相合来说，肾合膀胱，而又上连于肺，故曰其将两脏也。《素问·水热穴论》说：少阴者，冬脉也，故其本在肾，其末在肺。"

　　两种意见，何者正确？何者谬误？久思不解。因为如果按程士德、贾得道之见，虽可说明少阴之将两脏为肾与肺，但不能说明为什么在原文中讲相合的同时，接着出现了少阴属肾，肾上连肺，故将两脏一句，且紧接着又补充出了三焦者，中渎之府也，水道出焉，属膀胱，是孤之府也，是六府之所与合者一句。又且很难说明为什么在治疗水、饮阻滞所引起的疾病时，不但要治肺、治肾、治膀胱，而且同时必须兼顾三焦，兼顾少阳的升发，否则很难取得应有的效果，这种现象尤其是在疑难的水饮疾病中更为多见。如果按杨上善《黄帝内经太素》之见，虽可说明少阴即指两肾，但其不能说明《内经》中并无两肾之说，且亦不能说明临床上为什么在治疗水饮疾病时，不但要治肺、治肾，而且必须兼顾三焦，否则很难取得应有的疗效。如果按张景岳《类经》所注少阴是少阳，少阳即三焦，三焦能总护诸阳，包罗诸脏，非且上连肺，亦且下连肾与膀胱之解释，不但能说明《灵枢·本输篇》原文之先后次序的含义，亦且能说明临床治疗水饮病必须遵循的规律。根据实践是检验真理的标准这一科学定论来看，张景岳的注释应是正确的。至于马莳所注："左肾合膀胱，右肾合三焦，而将此两脏，必皆以肾为主耳。"之左、右肾说，颇有不符《内经》之义,但其所云少阳即三焦却与张景岳之说相同。

曾治患者卞××,女,26岁。咳而微喘7个多月。某院诊为支气管炎。先予抗生素及中药止咳化痰、宣肺定喘之剂不效。邀余诊治。询其咳嗽微喘,阵发性加剧,尤以夜间平卧时为甚,口苦而干。思之:夜间平卧时加剧者,痰饮蕴于肺也,治以宣肺化饮。小青龙汤加减。处方:麻黄6克,干姜6克,桂枝6克,白芍6克,甘草6克,细辛3克,半夏6克,五味子6克。服药4剂,寸效未见。再寻其脉弦而稍涩。因思病程已久,非仅病肺,亦且及肾,非但治肺所能得愈。再询其证,咳重之时亦且腰背酸痛。且夫《灵枢·本输篇》云:"少阳属肾,肾上连肺,故将两脏。三焦者,中渎之府也,水道出焉,属膀胱,是孤之府也,是六府之所与合者。"因拟化饮止咳的同时,佐用调理三焦,且兼敛肺敛肾之法。处方:柴胡10克,半夏10克,黄芩10克,干姜3克,五味子10克,丝瓜络10克,紫菀10克。服药2剂,咳嗽大减;继服4剂,诸症消失,愈。

患者李××,女,54岁。趾、指、腕、踝、肘、膝关节肿痛5年多。医诊类风湿性关节炎。医予抗风湿药、激素等,开始时稍有好转,但长期应用后,非但无效亦且日渐加重。改请中医治疗。先用中药汤剂祛风散寒、活血通络,后用滋补肝肾,除湿化痰,补气养血,以及尪痹冲剂、蚂蚁丸等均无明显效果,邀余诊治。始以蠲痹宣痹汤、大秦艽汤、三痹汤、上中下痛风方等诸方加减不效,继以活络效灵丹、桂枝芍药知母汤等亦无功。因思关节者,筋之会也,骨之属也。痹者,闭也,风寒湿杂至合而为之也。祛风除湿散寒,活血通络、益气养血,滋补肝肾法应该有效,然其却不见功者,何也?《灵枢·本输篇》曰："少阳属肾，肾上连肺，故将两脏。三焦者，中渎之府也，水道出焉，属膀胱，是孤之府也，是六府之所与合者。"前用诸方之治肺、治肾均不效者，未调理少阳三焦也。且夫《素问·六节藏象论》曰："凡十一脏取决于胆也。"胆与三焦皆少阳也，和其少阳，肺、肾之通调水道功能自复也。故治宜调理三焦。处方：柴胡 10 克，枳壳 10 克，白芍 10 克，甘草 6 克，香橼 10 克，佛手 10 克，玫瑰花 10 克，代代花 10 克，黄芩 3 克，合欢花 15 克。服药 4 剂，非但指、趾、腕、踝、肘、膝疼痛有减，且头痛、胸痛、背痛减轻六七。继服 30 剂，诸症俱失而竟愈。

　　患者张××，男，14 岁。高度水肿、大量蛋白尿 3 年多。医诊肾病综合征。先以激素等西药治疗半年不效。继又以中药利水消肿、清热解毒、活血化瘀、益气利水、补肾利水等均无效。邀余诊治。审其高度水肿，纳呆食减，咽干咽痛，尿少而色黄有泡沫，舌苔黄白而腻，脉虚弦滑数。思之：前医之治，或从肺以补气，或从肾以滋阴，然其却久久不效者何也？未理其三焦也。《灵枢·本输篇》曰："少阳属肾，肾上连肺，故将两脏。三焦者，中渎之府也，水道出焉，属膀胱，是孤之府也，是六府之所与合者。"余所研制的肾康灵非但补气以益肺，亦且补阴以益肾，且有调理三焦，交通心肾之药饵，何不与之。因拟肾康灵 1 次 4 粒，1 日 3 次。半月之后，浮肿全消，饮食增进，尿蛋白由 ++++ 减至 ++。继服上药 2 月，诸症俱失，愈。

相似与临床

综观中国医药学的数千年发展史可以看出，中国医药学之所以长盛不衰，就在于它有正确的思维方式作指导。翻开《内经》《神农本草经》《伤寒论》《金匮要略》等经典著作，审视具有卓越成就医家的创新史，不难看出，中国医药学中的相似论，即所谓的取类比象学说，与中医学的发展有密切的关系。

一、中国医药学相似论的基本内涵

中国医药学的相似论是中国医药学的基本的思维方法，这一方法是在辩证唯物主义思想指导下形成的一种思维方式。这一思维方式认为，通过对大量的主、客体的相互类似现象的分析，可以找出各种各样的规律性。并认为各种各样的规律性中，第一位的应该找出的是阴阳、五行规律，即所谓哪些是属于阴、哪些是属于阳；哪些是属于五行中的木，哪些是属于五行中的火，哪些是属于五行中的土、金、水。正如《素问》所说："阴阳者，天地之道也，万物之纲纪，变化之父母，生杀之本始，神明之府也。"所以治病必求于本。

其次，认为在诸多的相似成分中，以系统的、局部的、运动的、静止的相似性为最多，并认为在这四种相似成分中，以系统的、运动的相似为最重要，且其相似物质间的相似成分越多，其性质就越相近。

再次，认为在众多的相似物质之间，不但存在着相似，而且存在着相似间的相互感应性，并且认为相似的物质间的相似成分越多，其相互感应性就越大。所以我们医学工作者，可以通过症状、体征在系统、局部、运动、静止中相似性的多少和它们之间，以及与自然界变化的相互感应性，去发现系统的、局部的、运动的、静止的规律性，并根据这些规律性去治疗疾病。

二、中国医药学相似论的应用

那么中国医药学是怎么应用相似论去发现问题和解决问题呢？综合起来，大致有以下两点：

（一）将相似论作为发现不同规律性的方法

1.将相似论作为发现新的病因的方法。清代以前的医家中，众多医家对病因中的燥邪一直缺乏深刻的认识，明末清初著名医家喻昌在相似论观点的启发下，根据病因中的相似之理，明确地提出病机十九条独遗燥气。他说："燥之与湿有霄壤之殊，燥者天之气也，湿者地之气也。水流湿，火就燥，各从其类，此胜彼负，两不相谋。春月地气动而湿胜，斯草木畅茂，秋月天气肃而燥胜，斯草木黄落，故春分之后之湿，秋分以后之燥，各司其政。今指秋月之燥为湿，是必指夏月之热为寒然后可，奈何《内经》病机一十九条独遗燥气，他凡秋伤干燥，皆谓秋伤于湿？历代诸贤，随文作解，弗察其讹。"

2.将相似论作为发现新的生理功能的方法。明代以前，众多医家对命门的认识大多局限于《难经》："命门者，诸神精之所舍，原气之所系也。"而对命门在生理上的重大作用缺乏深刻的认识，至明代赵养葵根据相似论之理，才对命门有了充分的认识。他说："命门为十二经之主。肾无此，则无以作强，而技巧不出矣；膀胱无此，则三焦之气不化，而水道不通矣；脾胃无此，则不能蒸腐水谷，而五谷不出矣；肝胆无此，则将军无决断，而谋虑不出矣；心无此，则神明昏，而万事不应矣，正所谓主不明则十二官危也。余有一譬焉，譬之元霄之鳌山走马灯，拜者，舞者，飞者，走者，无一不具，其中间惟一火耳，火旺则动速，火微则动缓，火熄则寂然不动，而拜者，舞者，飞者，走者，躯壳未尝不存也，故曰汝身非汝所有，是天地之委形也。余所以淳淳必欲明此论者，欲世之养生者、治病者，的以命门为君主。"

3. 将相似论作为发现治则的方法。清代医家徐灵胎通过兵法相似之理对各种治疗原则的确立进行了深刻的剖析，并发现了每种治疗原则的内涵。他说："圣人之所以全民生也，五谷为养，五果为助，五畜为益，五菜为充，而毒药则以之攻邪。故虽甘草、人参，误用致害，皆毒药之类也。古人好服食者，必有奇疾，犹之好战胜者，必有奇殃。是故兵之设也以除暴，不得已而后兴；药之设也以攻疾，亦不得已而后用。其道同也。故病之为患也，小则耗精，大则伤命，隐然一敌国也。以草木之偏胜，攻脏腑之偏胜，必能知彼知己，多方以制之，而后无丧身殒命之忧。是故传经之邪，而先夺其未至，则所以断敌之要道也；横暴之疾，而急保其未病，则所以守我之严疆也。夹宿食而病者，先除其食，则敌之资粮已焚；合旧疾而发者，必防其病，则敌之内应既绝。辨经络而无泛用之药，此之谓响导之师；因寒热而有反用之方，此之谓行间之术。一病而分治之，则用寡可以胜众，使前后不相救，而势自衰；数病而合治之，则并力捣其中坚，使离散无所统，而众悉溃。病方进，则不治其太甚，固守元气，所以老其师；病方衰，则必穷其所之，更益精锐，所以捣其穴。若夫虚邪之体，攻不可过，本和平之药，而以峻药补之；衰敝之日，不可穷民力也。实邪之伤，攻不可缓，用峻厉之药，而以常药和之；富强之国，可以振威武也。然而选材必当，器械必良，克期不衍，布阵有方，此又不可更仆数也。孙武子十三篇，治病之法尽之矣。"

4. 将相似论作为发现不同病机的方法。曾治一人，男，45 岁。食管灼痛，吞咽时更甚 5 年多。医诊食管炎。先用西药治疗 2 年多不效，后又以中药，或活血，或泻火，或疏肝，或健脾等法治之约 3 年亦无效。邀余治之，前后予药 40 余剂无明显改善。一日突然来家造访，见其面色㿠白无华，顿悟，云：白色属肺，必肺阴不足所致耳。乃拟养阴润肺之剂。处方：百合 40 克，乌药 10 克，麦冬 10 克，4 剂后，竟痛减五六，继服 20 剂，愈。

5. 将相似论作为组成新的方剂的认识方法。曾治一人，女，50 岁。严重失眠 2 年多，始予镇静催眠之西药尚能入睡片刻，但近半年来，虽遍用西药与中药安神养血、平肝泻火、疏肝解郁之剂不效。邀余诊治。询其病史，云：由于工作长期繁忙，加之又长期精神不够愉快，致使逐渐烦躁失眠。再询其证，云：除严重失眠外，并见胸满气短，时时叹气，头晕乏力，烦躁不安。综合其证，思之：病发于郁，郁者，当调气疏肝。乃予疏肝调气之剂 10 余剂，寸效不见。再思历代医家曾有思郁宜补之论，乃改用归脾汤 7 剂治之，不但不效，反见加剧。不得已，乃告患者另请高医治之。数月之后，患者又邀余治。云：诸医之药均无微效，请再处方以试之。正在此时，一医来访，并云：近治一高血压病患者，遍用养阴平肝，清肝泻火之剂不效，不得已，在上方中加入了黄芪一味，不曾想到患者诸症却明显改善，血压亦随之下降，为此曾遇数医的非议，请师一解。答曰：黄芪乃补气升阳之品，高血压病大多为肝阳上亢所致，因此高血压病大多不可用黄芪。此证原用平肝泻火之所以不效者，恐为过用寒凉之品郁其阳气所致，所以此时稍予黄芪之甘温，以助郁阳之升发，则清阳可升，浊阴可降，而病解。该医走后，我对以上失眠患者的治法，亦顿然而悟，此患失眠之所以久治不效，乃前用诸方中舒者不补，补者不舒耳。再察其脉弦而大，乃处补中益气与六味地黄合方。服药2剂，竟睡眠达8小时，又服20剂，愈。

6.将相似论作为发现药物新的功用的方法。清代以前对茯苓之赤、白与皮的功用不同，虽然稍有论述，但很不深刻。至黄宫绣著《本草求真》一书，应用相似之理才阐述明白。他说："茯苓，色白入肺，味甘入脾，味淡渗湿。故书皆载上渗脾肺之湿，下伐肝肾之邪，其气先升后降。凡人病因水湿而见气逆烦满，心下结痛，呃逆呕吐，口苦舌干，水肿淋结，忧恚惊恐，及小便或涩或多者，服此皆能有效。故入四君，则佐参术以渗脾家之湿，入六味，则使泽泻以行肾邪之余，最为利水除湿要药，书曰健脾，即水去而脾自健之谓也；又曰定魄，即水去而魄自安之意也，且水既去，则小便自开，安有癃闭之虑乎？水去则内湿已消，安有小便多见之谓乎？故水去则胸膈自宽，而结痛烦满不作，水去则津液自生，而口苦舌干悉去。惟水衰精滑，小便不禁，非由水湿致者切忌，恐其走表泄气故耳。茯苓有赤、白之分，赤入小肠，白入膀胱，白微有补，赤则止泻湿热，一气一血，自不容混如此。至皮专治水肿腹胀，以皮行皮之义。"

（二）将相似论作为进行辨证论治的方法

1. 伤寒、温病、温疫

（1）高热不退以时气相似之理推知其为寒包火证，予解表清里始安。曾治患者李×，男，45岁。1个月前突然恶寒发热、头痛身痛。先予西药治疗1周不效，乃改请中医治疗。医云：近世有人死抱住《伤寒论》一书不放，实际临床上没有一例伤寒，所以只能用银翘散加减治疗。并拟银翘散加减方十余剂治之，药后发热不但不减，反而更甚。患者又易医治之。云：患者体温39.5℃，如此高热怎可用银翘散，只可予白虎汤。服药4剂，诸症仍不见减。邀余诊视。察其证见恶寒发热，头痛身痛，无汗烦躁，脉浮紧而数。乃云：此乃伤寒表寒闭郁至甚之大青龙汤证也。处方：麻黄18克，桂枝9克，杏仁9克，甘草6克，生姜9克，大枣12个，生石膏15克。1剂后，全身汗出，体温降至37.5℃。乃以半量再服1剂，愈。

某医云：前医曾说当今只有温病而无伤寒，而老师却用伤寒之方取效甚速，其故为何？答曰：此病发于小寒大寒之间，乃时令之寒所加所致，根据相似之理辨知其为伤寒无疑，表寒者当予辛温解表，故以大青龙汤一剂得愈。

（2）肺炎咳喘以时令相似之理辨知其为凉燥犯肺，予杏苏散加减而愈。曾治患者张×，男，8岁。咳嗽阵阵而作，喘而气短，平卧时加甚一个多月。某院诊为肺炎。始予抗生素治疗无功，继又配合中药麻杏石甘汤仍无效。查其体温37.8℃，鼻翼微见煽动，口鼻微干，舌苔薄白，脉浮紧。又思本病正发于秋季，根据相似相应之理，诊为凉燥犯肺，内伏微饮。治拟杏苏饮加减。处方：杏仁6克，紫苏9克，半夏9克，陈皮6克，茯苓6克，枳壳6克，前胡6克，葛根10克，甘草3克，桔梗6克。服药1剂，发热即消，喘咳大减；继服2剂，愈。

2. 内科

（1）口眼㖞斜以春夏相似相应之理辨知出其为阴血不足，风邪外客，予养血祛风始安。曾治患者陈×，女，成。口眼㖞斜1个多月。前医以针灸、理疗与中药牵正散、乌药顺气汤加减治之不效。细审其脉浮，口微干，左眼不能闭合，口涎时时从口角流出。根据春夏相似相应之理，审其病发于夏初春末，知其为血虚风热外客，予养血祛风法，1剂减，6剂愈。

（2）贫血尿血以昼夜相似相应之理辨知其病在血分。曾治患者苏×，男，12岁。1年多以前即经常感到疲乏无力，自汗盗汗，尿有时呈酱油色，5个多月以前转入某院进行治疗。诊为阵发性睡眠性血红蛋白尿。中、西药联合治疗一直不见效果。审其面色㿠白无华，自汗盗汗，尿血仅发生在夜间，脉弦而大。根据相似相应之理，综合脉证，诊为气阴两虚为本，瘀血阻滞，湿热下注为标。拟用补气养血，凉血活血，燥湿清热。服药6剂，精神增加，盗汗自汗减少，尿血消失，继服40剂愈。

3. 妇科

（1）崩漏数年以相似相应之理辨知其病为脾肾俱虚，予脾肾双补，益气养血而愈。曾治患者苏×，女，成。子宫出血数年，冬重夏轻，今年入冬以来，血出尤甚。某院以大量的输血与中、西药联合治疗，始终不效。审其脉虚大弦紧，面色㿠白微露黄意，并见神疲乏力，言语低微，腹痛喜按，趾指厥冷，形体消瘦。因思冬在闭藏，其相似相应在肾，命门火衰，闭藏失职。脾者，后天之本也，运化不足，摄血失统。故治宜补后天，益先天，养血益气。处方：黄芪 15 克，当归 10 克，川芎 10 克，熟地 10 克，党参 10 克，白术 10 克，茯苓 10 克，炙甘草 10 克，麦冬 10 克，附子 10 克，肉苁蓉 15 克，肉桂 10 克，半夏 10 克，鹿角胶 10 克，芡实 10 克，生姜 3 片，大枣 5 枚，阿胶 10 克。服药 2 剂后，腹痛崩血大减，食纳增加，精神改善；继服 4 剂，崩血停止，为巩固疗效，又服 20 剂，愈。

（2）曾治患者林×，女，26 岁。月经失调，时或月经淋沥不断 6 年多。此次月经提前十几天，至后已十数天不止。前医除西药外，并先后应用过丹栀逍遥散、少腹逐瘀汤、胶艾四物汤、芩连四物汤、归脾汤、升阳举经汤等进行治疗，然多不见效果。细审其证，脉见弦涩不调，少腹满痛，午后至夜间加剧，胸胁苦满，乳房胀痛，头晕头痛，五心烦热，尿热尿痛。因思此乃肝郁血虚，郁而化火之证，然午后至夜间腹满尤甚，结合相似相应之理，应为脾肾虚寒。故治拟养血疏肝，佐以温肾之品。处方：丹栀逍遥散去生姜，加干姜、肉桂、生地。2 剂后，经血止，他证减；继服 1 月，诸症消失，愈。

4. 外科

（1）胆囊切除术后疼痛不能收口一月，以相似相应之理辨知其为肝胆气郁，寒凝血滞，予疏肝理气，温经活血，愈。曾治患者朱×，女，64 岁。胆石症胆囊切除术后，局部一直疼痛不止，昼轻夜重，切口一直不能愈合。前医始以大剂抗生素无功，后又配合中药清热解毒之剂 7 剂亦无效。细审其除疼痛外，并见切口部有少量脓汁不断排出，头晕恶心，心烦腹满，体温38℃，舌苔白，脉弦紧而数。综合脉证与相似之理，知其为肝胆气郁，寒凝血滞，热毒蕴结之证。治拟疏肝理气，温经活血，佐用解毒清热。处方：柴胡10克，半夏10克，党参10克，黄芩10克，干姜3克，大枣5枚，当归10克，赤芍10克，香附10克，乌药10克，败酱草40克。服药2剂后，发热消退，腹胀减半，创口脓汁消退；继服6剂，诸症消失，愈。

（2）皮炎奇痒以相似相应之理辨知其为血燥生风，予养血润燥，活血祛风，愈。曾治患者周×，男，22岁。全身奇痒难忍10余天。医先予西药内服，外用治疗无效，后又改用中药祛风清热之剂3剂而更甚。细审其奇痒难忍，全身抓得到处是血痕，昼轻夜重，不能睡眠，舌苔白，脉沉弦细。综合脉证与昼夜的相似相应之理，知其乃血虚燥热生风所致。为拟养血润燥，活血祛风。处方：生地30克，熟地10克，生首乌10克，当归10克，丹皮10克，元参10克，白蒺藜6克，僵蚕6克，红花10克，甘草6克。服药1剂，其痒即减；继服6剂，诸症消失，愈。

5.耳鼻喉科

（1）秋季咽痛以相似相应之理辨知其为少阴咽痛，予猪肤汤始缓。叶天士治患者陈姓，阴阳交虚，营卫欹斜，为忽冷忽热，周身骸骨皆痛，百脉皆损，秋本天气已降，身中气反泄越，汗出喉痹，阳不入于阴，致自为动搏耳。夫喉咽之患，久则喉痹喉宣，妨碍受纳，最不易治，从少阴咽痛例，用猪肤汤旬日，喉痛得缓，对症转方。

（2）频发鼻衄 10 余年，秋冬轻春夏剧，以相似相应之理，辨知其为肺肾阴虚，予养阴之剂而安。曾治患者张×，男，19 岁。从 3 岁开始即经常鼻衄，至今不愈。开始几年，西医耳鼻喉科诊为鼻中隔偏曲，发病前几年一用堵塞或电灼即可缓解，近 7~8 年来，每至春夏即经常感冒，一感冒就发生鼻衄，这次鼻衄已经十几天，虽用中、西药多种药物仍然不见改善。因思春季者肝木之令也，且发病于感冒之后，以相似相应之理，乃阴虚外风所致。处方：麦冬 10 克，生地 10 克，元参 30 克，桑叶 15 克。服药 1 剂而衄止，后果愈。

6. 眼科

（1）睡起眼赤肿以相似相应之理辨知其为血热，予生地而愈。《古今医案按》云：一人患眼疾，每睡起则眼赤肿，良久却愈，百治莫效。师曰：此血热，非肝病也。卧则血归于肝，热血归肝，故令眼赤肿也，良久却愈者，人卧起血复散于四肢故也。遂用生地黄汁浸粳米 250 克，渗干，曝令透骨干，三浸三干，用磁瓶煎汤令沸，下地黄米四五匙，煎成薄粥汤，放温，食半饱后，饮一二盏即睡，如此两日，遂愈。

（2）眼睑下垂久治不效，以相似相应之理，辨知其为痰热，予化痰泻火而安。曾治患者史×，男，35 岁。眼睑下垂数年，眼裂日渐缩小。医先以新斯的明治疗好转，继用之不效，后又以补中益气汤加减治之仍不效。特别是近 3 个月来，看书，写文章，甚至走路均感困难，尤其是在太阳下走路时常因不能睁眼而到处碰壁。细审其除上述诸症外，并见胸满心烦，口苦口黏，失眠健忘，舌苔黄白而腻，脉弦滑。综合脉证，并结合相似相应之理，诊为痰热内郁，肝木失达。治以柴胡陷胸汤加减 30 剂。

三、结语

中医相似论是中医学中按照诸多相似现象去分析认识中医问题的方法。它不但是认识发现问题的方法，而且是辨证论治的重要手段。所以提高对相似论的认识不但具有重要的历史价值，而且具有重要的现实意义。

天人相应与临床

中国医药学的天人相应学说是在中国医药学的相似论的指导下形成的。这一学说认为，客观存在的繁多的自然现象，不仅是繁多的自然现象，而且是引发人体生理、病因、病机、症状改变的条件，因此医务工作者在考虑人体的生理、病理、病因、症状时必须注意自然现象的改变，并将其纳入辨证论治的范畴。

一、应用天人相应学说于辨证论治时的思维方法

由于天人相应学说是在中国医药学的相似论的指导下形成的，所以它的思维方法也基本上是相似论式的。

中国医药学的相似论认为，在繁多的、客观存在的不同现象中，有大量的现象是相似的，在这些相似的现象中，不仅存在着相互之间的相似，而且存在着规律性，并认为不同范围的相似规律中，不但存在着相互类似的现象和规律，而且存在着相互之间的感应性，所以我们可以用这种感应性去影响另一种相似规律性的物质，甚至改变它的特性。

中国医药学还认为，在众多的不同的相似规律中，阴阳、五行的相似是诸多规律中的基本相似，系统的、局部的、运

动的、静止的相似是一般的相似。相似相应，即相似规律物质间的相互感应是相似中的第三个重要规律。

天人相应是相似论中相互感应规律中的自然与人体的相互感应部分。这一部分不但是相似论中的部分内容，而且是相似论在具体应用上的发展。

天人相应学说认为，通过自然界、气象等的影响，不但可以引起人体阴阳、五行规律的变化，而且可以引起人体病理、生理、病因、症状在系统、局部、运动、静止规律上的改变，并进而应用这些规律去辨证论治和观察疾病的预后。

二、应用天人相应学说于临床上的方法

在相似的规律之间可以引起相应和只有相似规律之间才可能相互感应的基本观点指导下，古代医家通过研究认为，可以通过以下五个方面去指导临床应用。

1. 诸年运气相互感应。前人认为，诸年的阴阳、五行规律的变化使诸年的气候发生相应的规律性的改变，例如：甲年、己年土运主之，乙年、庚年金运主之，丙年、辛年水运主之，丁年、壬年木运主之，戊年、癸年火运主之。子年、午年少阴君火司天，阳明燥金在泉；丑年、未年太阴湿土司天，太阳寒水在泉；寅年、申年少阳相火司天，厥阴风木在泉；卯年、酉年阳明燥金司天，少阴君火在泉；辰年、戌年太阳寒水司天，太阴湿土在泉；巳年、亥年厥阴风木司天，少阳相火在泉。其中司天主前半年，在泉主后半年。这种变化从宏观来说可以引起人体系统的、运动的相应性改变。《素问·气交变大论》说："岁木太过，风气流行，脾土受邪，民病飧泄食减，体重烦冤，肠鸣腹支满……甚则忽忽善怒，眩冒巅疾。""岁火太过，炎暑流行，肺金受邪，民病疟，少气喘满，血溢血泄注下，嗌燥耳聋，中热，肩背热……甚则胸中痛，胁支满，胁痛，膺背肩胛间痛，两臂内痛，身热骨痛而为浸淫。""岁土太过，雨湿流行，肾水受邪，民病腹满，清厥意不乐，体重烦冤……甚则肌肉萎，足痿不收，行善瘈，脚下痛，饮发中满食减，四肢不举。""岁金太过，燥气流行，肝木受邪，民病两胁下少腹痛，目赤痛眦疡，耳无所闻……体重烦冤，胸痛引背，两胁满且痛引少腹……甚则喘咳逆气，肩背痛，尻阴股膝髀腨胻足皆痛。""岁水太过，寒气流行，邪害心火，民病身热烦心躁悸，阴厥上下中寒，谵妄心痛……甚则腹大胫肿，喘咳，寝汗出憎风。""岁木不及，燥乃大行，生气失应……民病中清，胠胁痛，少腹痛，肠鸣溏泄……病寒热疮疡痱疹痈痤……咳而鼽。""岁火不及，寒乃大行，长政不用……民病胸中痛，胁支满，两胁痛，膺背肩胛间及两臂内痛，郁冒蒙昧，心痛暴喑，胸腹大，胁下与腰背相引而痛，甚则屈不能伸，髋髀如别……病鹜溏，腹满，食饮不下，寒中，肠鸣泄注，腹痛，暴挛痿痹，足不任身。""岁土不及，风乃大行，化气不令……民病飧泄，霍乱，体重，腹痛，筋骨繇复，肌肉𥆧酸，善怒……胸胁暴痛，下引少腹，善太息。""岁金不及，炎火乃行，生气乃用……民病肩背瞀重，鼽嚏，血便注下……阴厥且格阳，反上行头，脑户痛，延及囟顶发热……民病口疮，甚则心痛。""岁水不及，湿乃大行，长气反用……民病腹满，身重濡泄，寒疡流水，腰股痛发，腘腨股膝不便，烦冤，足痿清厥，脚下痛，甚则胕肿……筋骨并辟，肉𥆧瘛，目视𥆡𥆡……肌肉胕发，气并膈中，痛于心腹。"《素问·至真要大论》说："厥阴司天，风淫所胜……民病胃脘当心而痛，上支两胁，鬲咽不通，饮食不下，舌本强，食则呕，冷泄腹胀，溏泄，瘕，水闭……病本于脾。""少阴司天，热淫所胜……民病胸中烦热，嗌干，右胠满，皮肤痛，寒热咳喘……唾血，血泄，鼽衄嚏呕，溺色变，甚则疮疡胕肿，肩背臂臑及缺盆中痛，心痛，肺膜，腹大满，膨膨而喘咳，病本于肺。""太阴司天，湿淫所胜……胕肿骨痛，阴痹。阴痹者，按之不得。腰脊头项痛，时眩，大便难，阴气不用，饥不欲食，咳唾则有血，心如悬，病本于肾。""少阳司天，火淫所胜……民病头痛，发热恶寒而疟，热上皮肤痛，色变黄赤，传而为水，身面胕肿，腹满仰息，泄注赤白，疮疡，咳唾血，烦心，胸中热，甚则鼽衄，病本于肺。""阳明司天，燥淫所胜……民病左胠胁痛，寒清于中，感而疟，大凉革候，咳，腹中鸣，注泄鹜溏……心胁暴痛，不可转侧，嗌干面尘，腰痛，丈夫癫疝，妇人少腹痛，目昧眦疡，疮痤痛……病本于肝。""太阳司天，寒淫所胜……血变于中，发为痈疡，民病厥心痛，呕血血泄，鼽衄善悲，时眩仆……胸腹满，手热，肘挛腋肿，心澹澹大动，胸胁胃脘不安，面赤目黄，善噫嗌干，甚则色炲，渴而欲饮，病本于心。"

2. 诸年异气相互感应异气，王叔和称为时行之气，吴又可称为乖戾之气或疫气，认为它是发生瘟疫的原因。吴又可说："瘟疫之为病，非风非寒，非暑非湿，乃天地间别有一种异气所感。"至于异气的偏寒偏热则与所谓暴然所至之气有关，故王叔和说："从春分之后，至秋分节前，天有暴寒者，皆为时行寒疫。"

3. 四时主气相互感应每年都有春温、夏暑、长夏湿、秋燥、冬寒和春生、夏长、长夏化、秋收、冬藏的变化，所以通过相似相应发生不同季节的时令病和诸种时令疾病的改变。正如《时病论》说："春伤于风，谓当春厥阴行令，风木司权之候，伤乎风也。夫风邪之为病，有轻重之分焉，轻则曰冒，重则曰伤，又重则曰中。如寒热有汗，是风伤卫分，久曰伤风病也；鼻塞咳嗽，是风冒于表，名曰冒风病也；突然昏倒，不省人事，是风中于里，名曰中风病也。""夏伤于暑者，谓夏季小暑大暑之令，伤于暑也，其时天暑地热，人在其中，感之皆称暑病。夫暑邪伤人，有伤暑、冒暑、中暑之分，且有暑风、暑温、暑咳、暑瘵之异。伤暑者，静而得之为伤阴暑，动而得之为伤阳暑；冒暑者，较伤暑为轻，不过邪冒肌表而已；中暑者，即中暍也，忽然昏倒，如中风状；暑风者，须臾昏倒，手足遂抽；暑温者，较阳暑略微轻可；暑咳者，暑热袭肺而咳逆；暑瘵者，暑热劫络而吐血。又有霍乱之证，因暑气夹风寒湿食扰乱于中。""大暑至白露，正值湿土司权，是故谓之秋伤于湿……因湿为病者有六，一曰伤湿，一曰中湿，一曰冒湿，一曰湿热，一曰寒湿，一曰湿温。盖伤湿者，有表里之分焉，在表由于居湿涉水，雨露沾衣，从外而受者也；在里由于喜饮茶酒，多食瓜果，从内而生者也。中湿者，卒然昏倒，颇与中风相似；冒湿者，因冒早晨雾露，或冒云瘴山岚；湿热者，夏末秋初感受为多，他时为少；寒湿者，先伤于湿，后伤于冷；湿温者，湿酿成温，温未化热，最难速愈。""冬伤于寒，谓交立冬之后，寒气伤人，其能周密者何伤之有！一有不谨，则寒遂伤于寒水之经，即病寒热无汗，脉来浮紧，名曰伤寒是也。一交春令，便不可以伤寒名之。然冬令受寒，有浅深之别焉，深者为中，浅者为冒。盖中寒者，寒邪直中于三阴之里，故有吐泻腹痛，急宜热剂祛寒；冒寒者，寒邪冒于躯壳之外，则有寒热身痛，不难一汗而愈。"俞根初说："秋深初凉，西风肃杀，感之者多病风燥，此属凉燥，较严冬风寒为轻；若秋晴无雨，秋阳以曝，感之者多病温燥，此属燥热，较暮春风温为重。"《素问·脏气法时论》说："肝主春，足厥阴，少阳主治……心主夏，手少阴、太阳主治……脾主长夏，足太阴、阳明主治……肺主秋，手太阴、阳明主治……肾主冬，足少阴、太阳主治……病在肝，愈在夏，夏不愈，甚于秋，秋不死，持于冬，起于春……病在心，愈在长夏，长夏不愈，甚于冬，冬不死，持于春，起于夏……病在脾，愈在秋，秋不愈，甚于春，春不死，持于夏，起于长夏……病在肺，愈在冬，冬不愈，甚于夏，夏不死，持于长夏，起于秋……病在肾，愈在春，春不愈，甚于长夏，长夏不死，持于秋，起于冬。"

4.六气的太过不及相互感应。一年四季各有其所主的风寒暑湿燥火，一日昼夜各有其所主的风寒暑湿燥火，这些风寒暑湿燥火在正常的范围内可以通过相似相应的关系促进人体的生长发育，假若太过和不及，或因正气不能适应这种变化时，就变成了致病的条件，故《内经》说"虚邪贼风，避之有时"，"正气存内，邪不可干"。

5.昼夜阴阳、五行相互感应昼夜的阴阳、五行变化，使"昼为阳，夜为阴"。"平旦人气生，日中而阳气隆，日西而阳气已虚。"木旺于寅卯平旦时，火旺于巳午中午时，金旺于申酉日入时，水旺于亥子夜半时，土旺于未申日西时，故其通过相似相应可以引起相似系统、相似运动的病理、生理、症状的改变。

三、天人相应学说临床应用举隅

1. 诸年运气相似相应案。1984 年适逢甲子，在门诊过程中，经常遇见一些久治不愈的所谓感冒患者，症见身热乏力，咳嗽，舌苔薄白，脉浮紧。因思甲子中运湿土，少阴君火司天。予化湿祛痰，稍佐祛暑之品治之，均见二三剂愈。

2. 异气相似相应案。雍正癸丑，疫气流行，抚吴使者，属叶天士制方救之。叶曰：时毒疫气，必应司天，癸丑湿土气化运行，气交阳光不治，疫气大行，故凡人之脾胃虚者，乃应其疠气，邪从口鼻皮毛而入，病从湿化者，发热目黄，胸满丹疹，泄泻，当察其舌色，或淡白，或舌心干焦者，邪犹在气分，甘露消毒丹治之；若壮热旬日不解，神昏谵语斑疹，当察其舌绛干光圆硬，津涸液枯，是寒从火化，邪已入营矣，用神犀丹治之。

3. 四时主气相似相应案

（1）四时主气相应发病案

苏××，女，成。

一个多月来，身热乏力，头晕，口渴喜饮，纳呆食减，汗多。医诊为感冒。先予感冒清热冲剂、感冒通等不解，继又以输液、抗生素、病毒唑治之仍不效。审之，神疲乏力尤甚，脉弦大紧。思之：病发于夏天暑热之季，乃暑病也。东垣主用清暑益气汤，鞠通亦列于《温病条辨》中，应宗之。清暑益气汤原方 2 剂，果愈。

（2）四时主气相应加重案

李××，男，成。

20多年来，每到冬天则发生呕吐，其他季节自然消失。每次发病，少则每日呕吐数口，多则每日数次，一次即盈盆盈碗。医诊神经性呕吐。始用西药治疗不效，继又用中药降逆止呕亦不效。此次发病虽然已经一个多月，但始终不见其效。细审其舌苔薄白，脉弦大紧。综合脉证，思之：冬季阳虚寒盛之令，复遇脾胃阳虚，寒饮中阻之体，两寒相应，胃失和降，故而呕吐频作。治宜温中化饮，桂附理中合五苓散。处方：附子10克，肉桂10克，党参10克，干姜10克，甘草10克，白术10克，泽泻10克，茯苓10克，猪苓10克。服药2剂，呕吐即止。次年冬季又复发，但程度较轻，继服6剂，愈。

邢××，女，成。

20多年来，每至春季则颜面出疹，如小米大，奇痒，其他季节自然消退。遍用中、西药物治疗不效。思之：春季者，肝木所主之时也，肝藏血，血虚则风动，风动则痒，此即痒为泄风之意。拟用养血清热祛风。处方：丹参15克，当归10克，川芎10克，生地10克，白芍10克，银花10克，连翘10克，元参10克，薄荷3克。服药30剂，瘳。

苏××，女，成。

崩漏数年，夏轻冬重。今年入冬以来，经血大下，腹痛拘急，饮食全废。医者或以固涩收敛，或以归脾摄血，然均无功。某院除用西药外，仅仅输血即达1500毫升，但仍不止。察其脉虚大弦紧，面色㿠白而微透黄色，神疲乏力，言语低微，腹痛喜按，指趾厥冷。证脉合参，因思：冬主闭藏，其主在肾，命门火衰，则闭藏失职。又肾者主水，受五脏六腑之精而藏之，肾火不足，脾土失养，则统血不能。此必脾肾两脏亏虚所致耳。治拟补脾益肾，以助先后二天。处方：黄芪 15 克，当归 10 克，川芎 10 克，熟地 10 克，党参 10 克，白术 10 克，茯苓 10 克，麦冬 10 克，半夏 10 克，附子 10 克，炙甘草 10 克，肉苁蓉 15 克，肉桂 10 克，鹿角胶 10 克（烊化），芡实 10 克，生姜 10 克，大枣 5 枚，阿胶 10 克（烊化）。服药 4 剂，经血止；继服 20 剂，愈。

4. 昼夜六气相似相应案

（1）昼夜六气发病案

王××，女，55 岁。

4 天来恶寒发热，头痛身痛。予西药和中药感冒清、银黄口服液等不效。察其除体温在 38.9℃外，舌苔薄白，脉弦紧。思之：病虽发生于暑热之季，然脉证属风寒客表之象，宜宗有是证用是药，疏散风寒，九味羌活汤 1 剂，愈。

李××，男，15 岁。

吃冰糕后，突然发现腹部剧痛不止，时而包块起伏，急至某院诊治。医云：肠梗阻。先予复方大承气汤 1 剂，不效，继又予萝卜芒硝汤一剂仍不效。不得已而欲手术治疗，但家属拒绝手术，而再恳服中药。察其除上述诸症外，并见其腹痛得温而稍减，脉弦紧。综合脉证，思之：《素问·举痛论》云："寒气客于脉外，则脉寒，脉寒则缩蜷，缩蜷则脉细急，则外引小络，故卒然而痛，得炅则痛立止。"此病发于吃冷食之后，必寒邪直中之证也。急予温中散寒。处方：丁香 10 克，小茴香 10 克，川椒 10 克，肉桂 10 克，木香 10 克，良姜 10 克。药刚入腹约 10 分钟，腹痛即减，半小时后痛减六七，2 小时后疼痛全失，愈。

（2）昼夜六气相应加剧案

耿××，女，成。

8个多月来，低热乏力。某院除查其有结核菌素试验阳性外，余无任何阳性发现。先予抗结核药治疗3个多月无效，继又以中药养阴清热治疗2个多月仍不见好转。询之：发热甚于午后，至夜反减，每次发热之前先感心胸烦热，继而全身发热无力，热甚之时体温可达38.6℃，上午与夜间一般最高不超过37.3℃，而且精神较好，脉弦而滑。思之：阴虚之热虽午后较甚，而前半夜应更甚，而此证反前半夜发热减轻。又思：午后日晡乃脾湿所主之时，脉又见弦滑而非细数，则非阴虚而乃心胸湿热郁滞也。治宜栀子豉汤解郁热。处方：栀子10克，豆豉10克。药进6剂，发热尽解，愈。

刘××，女，50岁。

突然全身奇痒难忍。医予消风散三剂治之，其痒更剧。至某院皮科诊治，云：皮炎，治疗十余天非但无功，反更严重。细询其证：夜间奇痒，白天即减，每次发痒非抓至到处出血不得稍减，脉弦细。思之：痒发于夜间，夜为阴，昼为阳，营为阴，卫为阳，营血不足，燥热生风，乃痒也。治宜养血活血，凉血散风。处方：生地30克，熟地10克，生何首乌10克，当归10克，丹皮10克，元参30克，白蒺藜6克，僵蚕6克，红花10克，甘草6克。服药1剂痒即大减；继服6剂，愈。

苏××，女，26岁。

6年多来，月经不调，有时提前十几天，月经至后经常淋漓不断10～30天才止，经量时多时少，此次月经虽已10天，但仍淋漓不断。细审前医所用之方，有云肝郁化火予丹栀逍遥散者，有云瘀血阻滞予失笑散加味者，有予芩连四物、胶艾四物、归脾汤者，然均无效。细审其脉弦涩不调，少腹满痛，午后至夜间加剧，胸胁苦满，乳房胀痛，头晕头痛，五心烦热，尿热尿痛。证脉合参，诊为肝郁血虚，郁而化火，热迫血行。又思：午后至夜间腹满尤甚，乃脾肾虚寒，湿郁不化之证。若但予泻火清热则寒湿更甚，非温肾散寒相佐而难解。因拟丹栀逍遥散养血疏肝，清热泻火，去生姜，加炮姜、肉桂以温肾散寒。2 剂后月经量减少，6 剂后经血止，他症亦减大半。

四、结语

天人相应学说是在中医相似论的指导下形成的气象、医学相关学说，因此它的思维方法也是相似论的思维方法。

天人相应学说是中医进行辨证论治时的重要依据之一，它所应用的方法主要有诸年运气相互感应、诸年异气相互感应、四时主气相互感应、六气太过不及相互感应、昼夜阴阳五行相互感应法 5 种。

天人相应式的辨证论治方法常常补充我们辨证论治时的思路不足，所以我们治疗疑难复杂疾病时，应该结合天人相应的观点去进行，并把天人相应学说中的几个规律作为重要的论证去研究。

能冬不能夏　能夏不能冬

在我进入疑难病辨证论治规律性的实质性研究时，发现疑难病的大量症状改变与季节性的变化有关。例如：感冒病，有的患者一到冬季即反复感冒，至夏季则诸症全然不作；而另有一部分患者则与此截然相反，每到夏季即反复感冒，一到冬季则全然不作。咳嗽病，有的患者一到冬季即不断地咳嗽，虽治难愈，但在夏季则全然不作；而另一部分患者则与此相反，患者一到夏季即反复咳嗽，一到冬季则不治亦愈。哮喘病，有的患者一到冬季则哮喘发作，虽治难效，而到夏季则不治自愈；但有的患者与此恰恰相反，一到夏季则哮喘大作，虽治难效，而一到冬季则不治亦愈。胃痛病，有的患者一到冬季则必然反复疼痛，而一到夏季则不治亦愈；另一部分患者则与此相反，每到夏季则疼痛必发，冬季自愈。如此等等，不胜枚举。

这些症状的出现有没有一个共同的规律性呢？可不可以应用这一规律性去认识疾病的病机，并应用这一规律性去辨证论治呢？

当我读至《素问·阴阳应象大论》中的一段按照阴阳法则辨证论治的论述时，始而稍有所悟，它说，"能冬不能夏"是由于"阳盛"，"能夏不能冬"是由于"阴盛"。但是怎么应用于临床仍甚渺茫。及至详读王冰所注"阳胜故能冬，热甚故不能夏。""阴胜故能夏，寒甚故不能冬。"始知辨体质的阳胜、阴胜时，凡能耐受冬季之气候者为阳盛体质的人，治疗时应很好地考虑阳胜，予以清热泻火；而凡能耐受夏季气候者为阴胜体质的人，治疗时应多考虑阴胜，予以温阳散寒。但是从临床上看，真正阳胜、阴胜者少，所以很难指导临床实践。及至读到张介宾《类经》所注，始而大有所悟。他说："阴竭者，得冬之助犹可支持，遇夏之热，不能耐受矣。""阳衰者，喜暖恶寒，故耐夏而不能冬也。"言疑难之病，若阴虚者则夏甚冬止，阳虚者则夏止冬剧。验之临床，其效果然大增。

例如：郭姓患者，女，32岁。十几年来，喘咳不止。医诊支气管哮喘。先用西药治疗数年而发作更甚，后又用中药补肾纳气、宣肺定喘、补气定喘治疗数年，证亦不减。细询其咳喘夏季必发，冬季自愈，夜间口干，舌苔白，脉濡弱。予养阴润肺之加减麦门冬汤10剂症解，50剂愈。某医不解其故。问曰：何如是之显效也？答曰：能冬不能夏者，阴虚也。阴虚之证反久用补气、温肾、化饮、宣肺以耗津劫液岂能得愈，今以养阴而愈者乃辨证无误也。又如：一徐姓患者，女，54岁。崩血大下已一月矣，虽采用输血、予止血药均不愈。询之，血色素已下降至3克。察其面色萎黄乏神，舌质淡，脉虚大弦紧数。再询其素有何疾？曰：冬季则怯寒畏冷，四肢不温，夏季则手足俱热难于忍耐。因云：冬季怯寒者，阳虚也；夏季畏热者，阴虚也。前用诸方之所以不效，或凉而伤气，或温而伤血，故不愈也。因拟十四味建中汤加鹿角胶以大补气血阴阳，后果愈。

凡治病必察其下

自从《素问·五脏别论》论及"凡治病必察其下"之后，后人莫不把二便情况的治疗看作是至关重要的问题，称"此治病之四要也。下言二阴，二阴者，肾之窍，胃之关也。《脉要精微论》曰：仓廪不藏者，是门户不要也，得守者生，失守者死，故二便为胃气之关锁。"（《类经》）所以仲景在《伤寒论》中，除对阳明腑实便秘采用泻下法，太阳腑证采用利尿法治疗外，又在膀胱蓄血、少阴危证中采用了利水、通下的方法进行治疗，及至金元四家之一的张子和更列下法为治病之大法，称："《内经》之所谓下者，乃所谓补也。陈莝去而肠胃洁，癥瘕尽而荣卫昌。不补之中，有真补者存焉。"明·张景岳认识到二便的重要性，更在《十问篇》中专门提出问二便进行论述，称："二便为一身之门户，无论内伤外感皆当察此，以辨其寒热虚实。盖前阴通膀胱之道，而其利与不利，热与不热，可察气化之强弱。凡患伤寒而小水利者，以太阳之气未剧即吉兆也。后阴开大肠之门，而其通与不通，结与不结，可察阳明之实虚。凡大便热结而腹中坚满者，方属有余，通之可也，若新近得解而不甚干结，或旬日不解而全无胀意者，便非阳明实邪。观仲景曰大便先硬后溏者，不可攻，可见后溏者虽有先硬已非真热，矧夫纯溏而连日得后者又可知也。若非真有坚燥痞满等证，则原非实邪，其不可攻也明矣。""凡小便人但见其黄便谓是火，而不知人逢劳倦小水即黄，焦思多虑小水亦黄，泻利不期小水亦黄，酒色伤阴小水亦黄。使非有或淋、或痛，热证相兼，不可因黄便谓之火。余见逼枯汁而毙人者多矣。经曰：中气不足，溲便为之变。义可知也。若小水清利者，知里邪之未甚，而病亦不在气分，以津液由于气化，气病则小水不利也，小水渐利则气化可知，最为吉兆。""大便通水谷之海，肠胃之门户也。小便通血气之海，冲任水道之门户也。二便皆主于肾，本为元气之关，必真见实邪，方可议通议下，否则最宜详慎。不可误攻，使非真实而妄逐之，导去元气，则邪之在表者反乘虚而深陷，病因内困者，必再泄而愈亏。所以凡病不足，慎勿强通。最喜者，小便得气而自化；大便弥固者弥良。营卫既调，自将通达，即大肠秘结旬余，何虑之有？若滑泄不守，乃非虚弱者所宜，当首先为之防也。"清·吴鞠通著《温病条辨》仅论利下固涩便者即数十条之多，亦可见诸病均应重视二便也。

必先去其血脉而后调之

在 20 世纪 60 年代初的一些门诊患者中，经常有些所谓虚不受补的患者，其中间亦有用补而获愈者，何以故？细究其治疗过程，皆因治有先后不同耳。先后何有不同？曾予活血逐瘀之法治之耳。

因读《素问·三部九候论》曰："必先度其形之肥瘦，以调其气之虚实，实则泻之，虚则补之，必先去其血脉而后调之，无问其病，以平为期。"言凡是虚者应补，实者应泻，若有瘀血在脉而为壅塞者，必先去其壅滞之瘀血，而后再予调虚实方可也。仲景之治虚劳"虚极羸瘦，腹满不能饮食，食伤，忧伤，饮伤，房室伤，饥伤，劳伤，经络营卫气伤"者，不先用补，而先用活血逐瘀者，即先去其血脉之壅滞，无问其病之意也。

再察虚不受补之患者，以虚证之表现详述者多而又多，故医者多认为虚而又虚，治以补而再补，然因壅塞之血脉因补而愈壅，病证非但不减而反更剧，故成虚不受补之顽疾。《医林改错》一书，这病主张是瘀血，那病也主张是瘀血，看之颇多偏见之词，而医者多用其方而取效者，亦在于先去其血脉而后调之，无问其病，以平为期也。

独　说

　　近世之言中医诊断者，恒以非四诊结合不能言病的话论说之，粗看其言甚是有理，细研其论则甚感泛泛而不能用。试问编著该书者，哪一个著名医家诊病是看而又看，问而又问，闻而又闻，切而又切才下断语？才列处方？试问哪一个名老中医半天看三四十人次而有时间去左看右看，左问右问，左闻右闻，左切右切？不能也，不可也，不是也。

　　余自幼愚陋，且喜读书，又喜学而即用，初学小试，半天只看一人而尚难下定断语，更谈不上处方用药了。再观名老中医诊病之法，均不如是也，询之患者，服药效否？皆曰：甚效。何以故？医者曰：善于抓特点也。

　　及读《素问·三部九候论》："帝曰：何以知病之所在？岐伯曰：察九候，独小者病，独大者病，独疾者病，独迟者病，独热者病，独寒者病，独陷下者病"，始稍有悟。及读《景岳全书》独论篇才真悟其理——诊病之道在于取独字，在于抓特点也。

　　《景岳全书·脉神章》言取独法有：一曰部位之独，二曰脏气之独，三曰脉体之独。他说："独之为义，有部位之独也，有脏气之独也，有脉体之独也。部位之独者，谓诸部无恙，惟此稍乖，乖处藏奸，此其独也。脏气之独者，不得以部位为拘也，如诸见洪脉皆是心脉，诸见弦者皆是肝脉，肺之浮脾之缓，肾之石，五脏之中各有五脉，五脉互见，乖者病，乖而强者即本脏之有余，乖而弱者即本脏之不足，此脏气之独也。脉体之独者，如经所云：独小者病，独大者病，独疾者病，独迟者病，独热者病，独寒者病，独陷下者病，此脉体之独也。

余读其论仍感泛泛而难于掌握，不如取以下方法：一取色之独特，二取脉之独特，三取腹诊之独特，四取舌象之独特，五取天人相应之独特，六取相似相应之独特，更为好用。例如：皮炎，但若夜间奇痒者，即可诊为血燥生风，治以养血活血祛风；十二指肠壅积症，但见其尺脉大者，即可诊为脾肾虚寒，治以温补脾肾；慢性胃炎合并胃下垂，但见胃脘压痛，即可诊为寒实结滞，治以温中导滞；高热不退，但见其舌质红绛无苔者，即可诊为热入营血，治以清营凉血。

四肢八溪之朝夕

四肢者，上下肢也。八溪者，肘、腋、髋、膝也。正如张介宾《类经》所说："四支者，两手两足也。八溪者，手有肘与腋，足有髋与腘也。此四支之关节，故称为溪。其全身之气血变化正如海水变化见于潮汐而见于八溪也。"正如《素问·五脏生成篇》所云："诸脉者，皆属于目；诸髓者，皆属于脑；诸筋者，皆属于节；诸血者，皆属于心；诸气者，皆属于肺。此四支八溪之朝夕也。"所以欲知全身气、血、筋、髓、脉盛衰强弱可从八溪察之；欲调全身气、血、筋、髓、脉的盛衰强弱，可调腋、肘、髋、腘；欲健康无疾者，可调腋、肘、髋、腘；针灸、按摩欲调全身气、血、筋、髓、脉亦应从腋、肘、髋、腘之溪谷入手，否则则不可也。余少年、青年时代，常百病缠身，今日肺痨缠身，明日肝炎又至，腿足疼痛医诊为脉管炎，视物不清诊为眼底出血，胃脘胀痛医诊胃下垂，种种不一，难于尽述。自遵北京中医学院夏汉三老师体育锻炼，经常活动四支八溪之后，诸病皆退。其后，凡见气、血、筋、脉、髓病之久治不愈者，往往嘱其经常活动四肢，且其久久锻炼不断者，往往获愈。

五脏不和则七窍不通，六腑不和则留为痈

《灵枢》在谈到七窍与脏腑的关系和治疗七窍发病的治疗原则时，明确指出五脏不和则七窍不通，治七窍之病首重五脏，它说："肺气通于鼻，肺和则鼻能知香臭矣；心气通于舌，心和则舌能知五味矣；肝气通于目，肝和则目能辨五色矣；脾气通于口，脾和则能知五谷矣；肾气通于耳，肾和则耳能闻五音矣。五脏不和则七窍不通。"所以后世医家治七窍之病莫不从五脏入手进行治疗。

《灵枢》在谈到壅滞所致疾病时，明确指出壅滞为患者当从六腑论治，它说："六腑不和则留为痈。故邪在腑则阳脉不和，阳脉不和则气留之，气留之则阳气盛矣。阳气太盛则阴脉不利，阴脉不利则血留之，血留之则阴气盛矣。阴气太盛则阳气不能荣也，故曰关。阳气太盛，则阴气弗能荣也，故曰格。阴阳俱盛，不得相荣，故曰关格。"所以丹溪之用越鞠丸治六郁者用治腑也，李东垣治热毒壅郁大头瘟用大黄者用治腑也，《金匮》治痰饮壅郁用芒硝、茯苓者用治腑也，《金匮》之用治瘀血以大黄、茯苓、芒硝者用治腑也。

曾治患者刘××，男，59岁。全身牛皮癣近30年。其皮肤损害几近全身皮肤的99％，皮肤增厚而硬，汗出不能，心肝肾功能均异常，诸医治之均不效，余亦遣药250余剂无功。思之，《灵枢·脉度篇》云："六腑不和则留为痈。"因于前方

中频加大黄、芒硝通其腑，使其大便日 2~3 行，3 个月后，不但癣病得愈，且心电图正常，肝肾功能亦恢复正常。

标 本

自《素问》以来，历代医家莫不重视标本二字，然何者为本，何者为标，大都不甚了了。

细读《素问》"标本病传论"和"至真要大论"，其论标本者，一曰阴阳与六气关系的标本，二曰病因病机关系的标本。至论治法，若阴阳六气关系的标本，由于阴阳中的少阳转化为六气时表现为火，太阴转化为六气时表现为湿，少阴转化为热或寒，太阳转化为热或寒，阳明转化为湿，厥阴转化为火，所以在治疗上有从调体内阴阳和治六气的不同办法。正如《素问·至真要大论》所说："六气标本，所从不同……少阳太阴从本，少阴太阳从本从标，阳明厥阴不从标本，从乎中也。故从本者化生于本，从标本者有标本之化，从中者以中气为化也。"张介宾《类经》说："六气少阳为相火，是少阳从火而化，故火为本，少阳为标。太阴为湿土，是太阴从湿而化，故湿为本，太阴为标。""少阴为君火，从热而化，故热为本，少阴为标，是阴从乎阳也。太阳为寒水，从寒而化，故寒为本，太阳为标，是阳从乎阴也。""阳明为燥金，从燥而化，故燥为本，阳明为标。厥阴为风木，从风而化，故风为本，厥阴为标。但阳明太阴为表里，故以太阴为中气，而金从湿土之化。厥阴与少阳为表里，故以少阳为中气，而木从相火之化，是皆从乎中也。"《素问·至真要大论》说："是故百病之起，有生于本者，有生于标者，有生于中气者，有取本而得者，有取标而得者，有取中气而得者，有取标本而得者，有逆取而得者，有从取而得者。逆，正顺也；若顺，逆也。故曰：知标与本，用之不殆，明知逆顺，正行无问，此之谓也。"若病因病机关系的标本，在治疗上除中满、二便不利、泄利之外，一般均应从治病因着手。《素问·标本病传论》云："夫阴阳逆从标本之为道也……先病而后逆者治其本，先逆而后病者治其本，先寒而后生病者治其本，先病而后生寒者治其本，先热而后生病者治其本，先热而后生中满者治其标，先病而后泄者治其本，先泄而后生他病者治其本，必且调之，乃治其他病。先病而后生中满者治其标，先中满而后烦心者治其本，人有客气有同气，小大不利治其标，小大利治其本。"

张景岳另著《标本论》于《景岳全书》中更明确说明："病有标本者，本为病之源，标为病之变。"所以主张治病只有一法即治本也。并在《求本论》一文中说："万事皆有本，而治病之法尤惟求本为首务。所谓本者惟一而无两也。盖或因外感者本于表也，或因内伤者本于里也，或病热者本于火也，或病冷者本于寒也，邪有余者本于实也，正不足者本于虚也，但察其因何而起，起病之因便是病本。万病之本，只此表里寒热虚实六者而已，知此六者，则表有表证，里有里证，寒热虚实无不皆然，六者相为对待则冰炭不同，辨之亦异。"充分地阐明了若论病因病机关系者治疗之时应从治本。至若由阴阳而六气之变者，治本尤当调其阴阳，他在《类经》治病必求于本注释中说："本，致病之源也。人之疾病，或在表，或在里，或为寒，或为热，或感于五运六气，或伤于脏腑经络，皆不外阴阳二气，必有所本，故或本于阴，或本于阳，病变虽多，其本则一，知病所从生，知乱所由起，而直取之，是为得一之道。"但是什么时候治本从病因，什么时候治本从阴阳，还是不够明确。余思四十余年，今始得解：即急病之从本者从病因，久病之从本者从阴阳也。

胃者五脏六腑之海

自《内经》阐明"胃者，五脏六腑之海也"以后，历代医家都很重视脾胃在人体的重要性，金·李杲更著《脾胃论》以阐明之，称"则元气之充足，皆由脾胃之气无所伤，而后能滋养元气，若胃气之本弱，饮食自倍，则脾胃之气既伤，而元气亦不能充，而诸病之所由生也。"并称脏气之升降亦有赖于脾胃，所以强调脾胃一病则五脏六腑四肢九窍俱病，然其诸脏发病损及脾胃者又当如何？大多医家绝少论及。余从临床诸病观之，若诸病之引起脾胃异常，或纳呆，或呕吐，或泄泻者，大都为由轻转重，若脾胃之证日渐恢复者，则为由重转轻，此脾胃为五脏六腑之海含义之二也。

治有缓急

自《素问·至真要大论》提出"治有缓急"之后，张仲景又在《伤寒论》一书中明确地阐明了具体的治有缓急应用方法，称：一表里证俱在者，一般应先解表后治里，但若里证急者，又当先治里后解表。他说："太阳病，外证未解，不可下也，下之为逆；欲解外者，宜桂枝汤。""太阳病先发汗，不解，而复下之，脉浮者不愈。浮为在外，而反下之，故令不愈。今脉浮，故知在外，当须解外则愈，宜桂枝汤。""伤寒，不大便六七日，头痛有热者，与承气汤；其小便清者，知不在里，仍在表也，当须发汗。若头痛者，必衄，宜桂枝汤。""阳明病，脉浮，无汗而喘者，发汗则愈，宜麻黄汤。""下利，腹胀满，身体疼痛者，先温其里，乃攻其表，温里宜四逆汤，攻表宜桂枝汤。""伤寒，医下之，续得下利清谷不止，身疼痛者，急当救里；后身疼痛，清便自调者，急当救表。救里，宜四逆汤；救表，宜桂枝汤。""病发热头痛，脉反沉，若不差，身体疼痛，当救其里，宜四逆汤。""本发汗而复下之，此为逆也，若先发汗，治不为逆。本先下之而反汗之，为逆，若先下之，治不为逆。"二虚实证俱在者，若里实特急而危及生命者，当急攻其实邪，如仲景云："少阴病，得之二三日，口燥咽干者，急下之，宜大承气汤。""少阴病，自利清水，色纯青，心下必痛，口干燥者，急下之，宜大承气汤。""少阴病六七日，腹胀不大便者，急下之，宜大承气汤。"若实证为主虚证为次，当采用祛邪的缓中补虚法，仲景云："五劳虚极羸瘦，腹满不能饮食，食伤，忧伤，饮伤，房室伤，饥伤，劳伤，经络营卫气伤，内有干血，肌肤甲错，两目黯黑。缓中补虚，大黄䗪虫丸主之。""妇人乳中虚，烦乱呕逆，安中益气，竹皮大丸主之。"若虚证为主，实证仅居次要地位，应补其正气，缓者可采用补中佐泻法。其后医家论述急缓者亦多，然总以正气的盛衰为根基。

方有大小

偶睹彭泽民先生之处方均用仲景原方原量之斤、两治病，后又见山西省中医研究所名老中医白清佐、王雅轩之处方用量，不但方方常至斤许，而且每味药物动辄至两，甚者半斤，观其疗效亦常显著。再察东垣先生之处方，药味虽多而用量甚少，而山西省中医研究所名老中医李翰卿、韩玉辉先生，非但每味药物量小，亦且药味极精，常以几钱至1两为一方，而其疗效极佳。何者正确？何者错误？难下定夺，亦难遵从。

细读《吴鞠通医案》言陈氏所列治法与吴鞠通同而效却异，乃因药量不同所致，颇受启发，再品《伤寒》《金匮》诸文之味，才更明白，若邪大盛而正不虚者宜大药，若正虚邪微者宜小药。曾治患者刘姓，男，45岁。久患腹满感冒，诸医治疗数年不效，余亦处方20余次无功。思之正虚邪亦微，何能用大药，何不小药治之，处以苏叶1分、陈皮1分、甘草1分，3剂，竟得痊愈。患者云：诸药店、医院医药人员，均讥笑此方处之甚愚，然余坚持服下，不意，3剂竟愈矣。其后，但见此证者，恒以此意处治，往往获效。

适事为故

在治病的时候，用不用毒药？怎么用？用多少？常常是临床工作者非常重视的问题。

有人说：毒药不但用，而且要大用特用。因为毒药不但能治病，而且能治大病，治沉疴，所以要想力挽沉疴者，非用毒药不可。然而由于毒药有毒，稍用不慎轻则致害，重则害命，所以应用起来有很多值得注意的地方。根据《内经》的所言，其应用时的注意点大致有五：一正治，即逆其病用毒药。《素问·至真要大论》说："寒者热之，热者寒之，微者逆之，甚者从之，坚者削之，客者除之，劳者温之，结者散之，留者攻之，燥者濡之，急者缓之，散者收之，损者益之，逸者行之，惊者平之，上之下之，摩之，浴之，薄之，劫之，开之，发之。"二反治，即采用与症状相同的治法，这种治法的关键在于伏其所主，先其所因。《素问·至真要大论》说："帝曰：反治何谓？岐伯曰：热因寒用，寒因热用，塞因塞用，通因通用，必伏其所主，而先其所因。"三药量与配伍。《素问·至真要大论》说："有毒无毒所治为主，适大小为制也……君一臣二，制之小也；君一臣三佐五，制之中也；君一臣三佐九，制之大也。"四程度，毒药治病只可见效即止，不可太过。《素问·五常政大论》说："帝曰：有毒无毒服有约乎？岐伯曰：病有久新，方有大小，有毒无毒固宜常制矣。大毒治病，十去其六；常毒治病，十去其七；小毒治病，十去其八；无毒治病，十去其九。谷肉果菜，食养尽之，无使过之，伤其正也。"五有故始用。《素问·六元正纪大论》说："有故无殒，亦无殒也……大积大聚其可犯也，衰其大半而止，过者死。"总之，毒药要用必须注意有是证才能用是药，用是药必须恰当，正如《素问·至真要大论》所说："观其事也""适事为故"。

调 和 法

《内经》治病，一者用毒药以攻邪，二者调和，并称调和之法为诸法之最神圣者。云："凡阴阳之要，阳密乃固。两者不和，若春无秋，若冬无夏，因而和之，是谓圣度。"（《素问·生气通天论》）

《内经》谓所谓调和者乃调其气也，调其气者，调其气之阴阳也。《素问·至真要大论》曰："辛甘发散为阳，酸苦涌泄为阴，咸味涌泄为阴，淡味渗泄为阳，六者，或收，或散，或缓，或急，或燥，或润，或软，或坚，以所利而行之，调其气，使其平也……帝曰：善。气调而得者何如？岐伯曰：逆之，从之，逆而从之，从而逆之，疏令气调，则其道也……调气之方，必别阴阳，定其中外，各守其乡，内者内治，外者外治，微者调之，其次平之，盛者夺之，汗之下之，寒热温凉，衰之以属，随其攸利，谨道如法，万举万全，气血正平，长有天命。"

有人问：朱老，何以您在《难病奇治》一书中强调调肝以治疑难之病？答曰：《素问·六节藏象论》曰："凡十一脏取决于胆也。"李杲云："胆者，少阳春生之气，春气生则万化安，故胆气春升，则余脏从之，所以十一脏取决于胆也。"肝者，与胆相表里也，所以肝胆气郁则诸脏随之而郁，因此疏其肝胆，调其肝胆之气的阴阳则诸脏之气随之调和而无疾，所以调肝胆以愈百病也。

气增而久，夭之由也

临床过程中，经常遇见一些患者，虚证用补而益虚，实证用泻而益实，热证用清而愈炽，寒证用热而愈寒的患者，究其所因，大致有三：一者，不知其所属也。《素问·至真要大论》说："诸寒之而热者，取之阴；热之而寒者，取之阳，所谓求其属也。"《类经》云："诸寒之而热者，谓以苦寒治热而热反增，非火之有余，乃真阴之不足也。阴不足则阳有余而为热，故当取之于阴，谓不宜治火也，只补阴以配阳，则阴气复而热自退矣。热之而寒者，谓以辛热治寒而寒反甚，非寒之有余，乃真阳之不足也，阳不足则阴有余而为寒，故当取之于阳，谓不宜攻寒也，但补水中之火，则阳气复而寒自消也。故启玄子注曰：益火之源以消阴翳，壮水之主以治阳光。又曰：脏腑之原有寒热温凉之主，取心者不必齐以热，取肾者不必齐以寒，但益心之阳，寒亦通行，强肾之阴，热之犹可，故或治热以热，治寒以寒，万举万全。"二者，治其王气也。《素问·至真要大论》说："帝曰：善。服寒而反热，服热而反寒，其故何也？岐伯曰：治其王气是以反也。"《类经》云："治其王气者，谓病有阴阳，气有衰王，则治之反甚。如阳盛阴衰者，阴虚火王也，治之者不知补阴以配阳，而专用苦寒治火之王，岂知苦寒皆沉降，沉降则亡阴，阴愈亡则火愈盛，故服寒而反热者，阴虚不宜降也。又如阳衰阴盛者，气弱生寒也，治之者不知补阳以消阴，而专用辛温治阴之王，岂知辛温多耗散，耗散则亡阳，阳愈亡则寒愈甚，故服热反寒者，阳虚不宜耗也。此无他，皆以专治王气，故其病反如此。"三者，久而增气也。《类经》云："凡五味必先入胃，而后各归所喜之脏，喜攻者，谓五味五脏各有所属也。如九针论曰：病在筋无食酸，病在气无食辛，病在骨无食咸，病在血无食苦，病在肉无食甘，犯之者，即所谓五味属也。"又说："凡五味之性各有所入，若味有偏用，则气有偏病，偏用既久，其气必增，此物化之常也。气增而久，则脏有偏胜，则必有偏绝矣。此致夭之由也。"《素问·至真要大论》说："夫五味入胃，各归所喜攻，酸先入肝，苦先入心，甘先入脾，辛先入肺，咸先入肾。久而增气，物化之常也，气增而久，夭之由也。"

　　近世医家多不重视三种情况，而妄言虚而不受补，实而不受泻，热而不受寒者多矣。

壮火散气，少火生气

予读《素问·阴阳应象大论》中："壮火之气衰，少火之气壮；壮火食气，气食少火；壮火散气，少火生气"一节，阅张景岳《类经》注："火，天地之阳气也。天非此火，不能生物；人非此火，不能有生。故万物之生，皆由阳气。但阳和之火则生物，亢烈之火反害物，故火太过气反衰，火和平则气乃壮。"马莳《黄帝内经素问注证发微》注："气味太厚者，火之壮也。用壮火之品，则吾人之气不能当之而反衰矣，如乌、附之类，而吾人之气不能胜之，故发热。气味之温者，火之少也。用少火之品，则吾人之气渐尔生旺，血亦壮矣，如参、归之类，而气血渐旺者是也。"所论之火时，颇感费解。其所谓壮火、少火者何？是大地之火？是人之火？是药物之火？药物之火中，壮火者何？少火者何？乌、附既为壮火者，何仲景反用附、桂于肾气丸中而补少火？参、归之为少火，何子和反畏之如虎蝎？反复阅读《素问·阴阳应象大论》首句："阴阳者，天地之道也，万物之纲纪，变化之父母，生杀之本始，神明之府也，治病必求于本。"与《血证论》"阴阳二字，即是水火"之论时，始稍有悟。所谓火者，既非仅指自然之火，亦非仅指药物之火。壮火，少火者，既非仅指天地之壮火、少火、人之壮火、少火。药物之壮火、少火，既非仅指乌、附为壮火，亦非仅指参、归为少火。然而究竟何谓壮火？何谓少火？仍然不甚明了。

后来，通过临床反复体会，才对壮火、少火之含义有了进一步的理解。30年前，曾遇一患者，女性，40岁。因风湿性心脏病，二尖瓣狭窄，反复咳血，在某院行二尖瓣分离术。术后虽然咯血已经停止，但却出现心房纤颤，全心衰竭。症见气短心悸，水肿尿少等。前后住院近 4 年，病情未能控制，转请中医治疗。某医云：身热口渴，舌质红少苔，脉细数，为心阴不足，气血大衰，处以养阴清热，补心安神之剂：生地 13 克，天花粉 15 克，人参 15 克，麦冬 15 克，五味子 15 克，知母 15 克，元参 9 克，炒枣仁 30 克，玉竹 15 克，茯苓 15 克。次日，家属来诉：服药 1 个多小时以后，见其气短不足以息，神色慌张，时或神迷。急请某西医以西药抢救之，始能维持至今晨。病情危重，吾急邀恩师李翰卿，老师正要外出开会，不能出诊，嘱可用真武汤加减治之。处方：附子 15 克，白芍 15 克，茯苓 15 克，白术 15 克，人参 15 克，杏仁 9 克。当日下午再诊。家属代诉云：服药之后气短心悸更甚，且滴尿皆无。再察患者，见其气短不足以息，浮肿至甚，神志时清时昧。复求师诊，云：患者阴阳大衰，水邪又甚，稍益其阴则阳气不支，稍补其阳则阴精不济，前方之不效者恐在此耳。《内经》曾云：壮火之气衰，少火之气壮；壮火散气，少火生气。前方用附子 15 克，人参 15 克，显系壮火，不如减量用之，以助少火。处方：附子 0.3 克，白芍 0.6 克，茯苓 0.6 克，白术 0.6 克，人参 0.3 克，杏仁 0.3 克。次日往诊，患者云：昨夜服下本药第一煎 1 个小时以后，自感气短心悸开始好转，至夜间 2 时左右，感到气短心悸明显好转，并连续排尿数次，浮肿、腹胀减轻。服第二煎后，今晨精神大见改善，并有饥饿感。其后，又以本方治疗 30 天，浮肿基本消失，精神、食欲明显改善。当时，因我接受新的工作，不能再诊。改由某医诊治，谓病重药轻，岂能医重疾。处方：附子 12 克，白芍 12 克，白术 15 克，茯苓 15 克，人参 15 克，五味子 15 克，天花粉 15 克，生地 30 克。5 天后，突然逝世。家属云：服该医之方的次日，患者突然感到气短胸满如窒息状，浮肿无尿，身热口渴，进而神志不清而死亡。余闻之三思：附子、人参均有少火、壮火之分，人体亦有少火、壮火之别，贵在用药之量与证相吻合耳。

一久泻患者，男性，39 岁。泄泻 2 年多，每日排便 10～30 次，并兼里急后重，体重渐减轻，疲乏无力。医始诊为慢性痢疾，予西药治之微效；易医诊为溃疡性结肠炎，再以中西药合用而不效；又请某医，诊为直肠癌，治之仍不效。余审其形销骨立，腹痛下利，里急后重，脉象弦细，先予乌梅丸为汤煎服 10 剂不效。再察其脉弦细而涩，诊为寒积不化，易温中导滞法治之，处方：附子 12 克，肉桂 12 克，党参 12 克，白术 12 克，干姜 12 克，炙甘草 12 克，枳实 12 克，厚朴 12 克，大黄 9 克，焦山楂 30 克，炒山药 45 克。服药一煎之后，腹部绞痛难止，泄泻加重，难于离厕。急请某医以阿托品、吗啡治之。3 天后再邀余治，详审病情，思考再三，治则无误，何故病情加重？此非《内经》所云壮火、少火未加注意乎？附、桂、干姜量大则为壮火可耗气，大黄苦寒又损阳耗阴，不可再予。当用小量以补少火，稍佐大黄以祛邪，遂处方：附子 0.9 克，肉桂 0.9 克，木香 0.3 克，干姜 0.9 克，人参 0.9 克，白术 0.9 克，炙甘草 0.9 克，大黄 0.3 克，焦山楂 3 克，炒山药 3 克。并嘱其隔日服 1 剂。4 日后来诊，云：服上药 1 剂后，腹痛渐止，饮食稍进，大便减为 1 日 5～6 次，服第 2 剂后，精神大增，大便减为1日3次。

　　某患者，男性，50岁。胆囊切除术后，腹满胀痛持续不断3年多，先用西药、理疗治之不效，后又配合中药理气消胀之剂仍不效。审其两脉弦紧，夜间胀痛尤剧，诊为脾胃虚寒，予健脾温中之剂治之，处方：附子6克，肉桂6克，党参6克，白术6克，木香6克，砂仁6克，乌药6克。服药10剂，寸效不见。改由白清佐先生治之。处方：黄芪15克，党参13克，附子30克，肉桂30克，干姜15克，小茴香15克，木香15克，砂仁15克，沉香9克，荜澄茄15克，白术15克，苍术15克。服药1剂，诸症大减。患者问：你与白老均诊为脾胃虚寒，均用附、桂之大辛大热，何故你所处方无效，而白老之方有效？余答曰：《内经》谓"壮火散气，少火生气。"白老之用附、桂达30克，且有小茴香、荜澄茄之助乃壮火也，壮火散气有余，故气滞得行；余所用附、桂仅6克，乃少火也，少火生气，故胀满不减，而甚或胀满更甚。患者说：服你的药后确见胀痛加重，所以才请白老治疗。

　　近两年来，经常遇见一些食欲不振而长期便秘的患儿，频用通下之剂不效，及至改用宝宝一贴灵贴脐之后，非但食欲大增，且大便亦转为正常。某医问：小儿乃纯阳之体，又见便秘纳呆，你却用温热之品的宝宝一贴灵取效，其故安在？答曰：宝宝一贴灵虽为健脾温中之品，但其量小热微则为少火，《内经》云：少火之气壮，少火生气。大肠者，传道之官，变化出焉。其能变化者在于阳气。小儿为稚阴稚阳之体，随拨随应，过用克伐则阳衰，补阳不当则助火而为邪。小儿便秘久用克伐之品而损阳气，则非但纳呆，而便更难矣。故用宝宝一贴灵微益阳气以补少火，纳呆、便秘俱愈。

肝与疑难疾病

所谓疑难疾病，我认为应该包括两个概念：一是久治不愈的疾病，二是前人缺乏恰当治疗方法的疾病。笔者经过数十年的临床研究发现，肝在疑难疾病的发生发展中有着举足轻重的作用，在治疗时只要抓住肝这个环节即常常可以使久治不愈的疾病获得转机，甚或步入彻底痊愈的坦途。

一、从肝在人体的重要性看肝与疑难疾病的关系

肝是人体中的一个重要脏腑，前人称其为五脏的特使，将军之官，与少阳胆相表里，而少阳胆为十一脏生化的关键，所以肝在生化气血、协调脏腑、抵御外邪方面起着重要的作用，并对疑难疾病的形成有很大的关系。

1. 生化气血脏腑，宣通脏腑气机肝属木，应春阳升发之气，与少阳胆相表里，而少阳胆为五脏六腑生化之主宰，所以脏腑气血经络的生化无不依赖于肝胆，正如李东垣所说："胆者，少阳春升之气，春气升则万化安，故胆气春升，则余脏从之。"若肝气郁滞，或亢或衰，则诸脏受累而发生气血生化失职，出现各种复杂的疾病，正如沈金鳌所说："故一阳发生之气，起于厥阴，而一身上下，其气无所不乘，肝和则生气，发育万物，为诸脏之生化，若衰与亢，则能为诸脏之戕贼。"所以《素问》在大声疾呼主不明则十二官危的同时，又强调指出："凡十一脏取决于胆也。"

2. 协调脏腑气机，调节三焦水道肝与胆相表里，胆之经为足少阳，少阳之气上连于肺，下连于肾，少阳胆气通泰则

肾气升，肺气降，若有郁滞，或亢或衰，则肾气不升，肺气不降，故《灵枢·本输》篇说："少阳属肾，肾上连肺，故将两脏。"心为君火，肝为相火，在五行之中，心属火，肝属木，木火相生，称为母子，故肝气通则心气通，肝气郁则心气结，肝火亢则心火旺，肝气衰则心气虚，正如徐用诚所说："肝气通则心气和，肝气滞则心气乏，此心病先求于肝，清其源也。"三焦与胆同属少阳，少阳与厥阴相表里，厥阴属肝，三焦为上中下三焦水谷之道路，故肝气调和则水谷之道路调达，津液得以敷布，正如沈金鳌所说："上焦如雾者，状阳明化物之升气也，云中焦如沤，又云如沥者。状化时沃溢之气也；云下焦如渎者，状挤泌流水之象也，古人诚见乎三焦之气化，一皆胃之气化，一皆相火之所成功耳。"所以历代医学家在强调气化的时候，无不注重肝的升发、郁结，无不重视因郁而生的疾病，正如朱震亨所说："气血冲和，百病不生，一有怫郁，百病生焉。"

3. 抵抗外邪侵入，和调表里营卫。肝为将军之官，出卫气，以抵抗外邪的侵入，正如《素问·灵兰秘典论》所说："肝者，将军之官。"《灵枢·营卫生会》篇："人受气于谷，谷入于胃，以传于肺，五脏六腑，皆以受气，其清者为营，浊者为卫，营在脉中，卫在脉外……'营出中焦，卫出下焦。"下焦者，肝肾也，所以肝气失调则卫气从之。卫气是一种运行于脉外的气，它的主要功能有三点：一是护卫肌表，防御外邪的侵入；二是温养脏腑、肌肉、皮毛；三是调节控制腠理的开合、汗液的排泄，维持体温的相对稳定。《灵枢·本脏》篇说："卫气者，所以分肉解利，皮肤润柔，腠理致密矣。"所以肝气调和则外邪不得侵入，表里得以协调而无疾。反之，则外邪得入，表里失和而发生感冒、身痛、汗出之病。

4.促进脾胃运化，协调脾胃升降。肝主疏泄，肝主升降。脾胃一主水谷之运化，二主升清降浊，三主统摄血液，而其运化、升降、统摄无不依赖于肝的疏泄升清，正如唐容川所说："木之性主于疏泄，食气入胃，全赖肝木之气以疏泄之，而水谷乃化；设肝之清阳不升，则不能疏泄水谷，渗泄中满之症在所难免。"所以肝气郁滞，或清阳失升，或肝木亢盛太过则出现脾胃的升降失常，运化失职，而产生腹满、胁痛、恶心、泄泻、便秘。

5.贮存血液，调节血量。《灵枢·本神》篇说："肝藏血。"就是说具有贮藏、调节血量的作用，正如王冰所说："肝藏血，心行之，人动则血运行于诸经，人静则血归于肝脏。"通过肝的调节，使脏腑、经络、肌肉等的血量达到相对的恒定。血是构成人体和维持人体生命活动的基本物质，它循行于脉中，内至脏腑，外达肌肉筋骨皮毛，可使脏腑、经络、肌肉、皮毛得到营养，而其营养运行又靠肝去调节，所以血虚、瘀血等疾病多求之于肝。

6.藏魂主怒，调节情志。情志活动虽然主要由心所主导，但由于肝藏魂，主怒，情志活动又主要依赖于气血，肝主疏泄，而藏血，且能宣通三焦气机，故肝气郁结，或亢或衰，则五脏情志随之而抑郁，或亢或衰，发生易怒、易惊、易烦等症。

二、从疑难疾病的症状表现看疑难疾病与肝的关系

疑难疾病的症状表现尽管是多种多样的，但从总体上看大都具有以下特征：

1.症状异常复杂，难于抓住重点。如有的患者既有头晕头痛，纳呆食减，心烦心悸，又有腹部悸动，逆气上冲，烦热汗出；既有口苦咽干，燥躁失眠，尿热尿痛，又有少腹冰冷，白带量多；既有脉象的紧，又有脉象的兼数。很难用一脏一腑，一经一络，一虚一实，一寒一热去说明。又如有的患者既有疲乏无力、自汗畏风，又有腹满纳呆、发热、恶心欲吐，既有大便秘结、小便黄赤，又有气短神疲；既有脉象之虚，又兼缓而且滑等。这些不但症状复杂，而且很难用哪一种病因病机去解释。

2.症状多变，或冷或热，或上或下，或有或无。如有的患者在叙述症状过程中，当说到头痛时，又说不痛；当说到左侧头痛时，又说好像在右侧；当说到头痛异常剧烈时，很快又说不清；有的患者说到关节痛时，又说好像在肌肉，好像在胸胁；当说到灼热疼痛时，又说好像有时像冰块触及样冷等。

3.症状甚少，固定而持久。有的患者主诉的症状甚少，或者仅有一个症状，或者没有什么自觉症状，仅是别人的一个偶然发现，才使患者引起注意。如有的患者仅感气短，别无任何自觉症状，但用宽胸理气、补气益肺等法治疗后却一直不见好转；又如有的患者仅感疲乏无力，别无任何自觉症状等。

4.症状常突然出现而又很快消失，不久又出现相同的症状。如有的眩晕患者，突然发作站立不稳，或恶心呕吐，但不久症状消失，数日或数月后又重复出现；有的某个部位的疼痛突然发作，但不久又停止，其后又在其他部位或原部位重复发生。

5.诸气、诸血、诸脏、诸腑、诸经、诸络的症状共存。有的患者从其症状来看，几乎所有的脏腑、经络、气血等均有表现，如有的术后肠粘连，既有少腹疼痛不移，又有胸胁胀满，气短纳呆，头晕头痛，既有心烦，又有心悸等。

6.治疗过程极长，用药又非常复杂。有的患者既长期应用过西药，又长期应用过中药；既长期应用过理疗、针灸，又长期应用过气功、按摩。在西药中既长期应用过治疗剂，又长期应用过安慰剂。在中药中，既长期应用过寒凉剂，又长期应用过温热剂；既长期应用过补益剂，又长期应用过泻下剂等，但临床效果却不够理想。

疑难疾病的表现尽管是多方面的，但从病机上看大多具有一个共同的特点——气机升降的失常，而气机升降失常的关键脏腑是肝胆，所以说从疑难疾病的症状表现看都与肝有不可分割的关系。

牛黄解毒丸新用

牛黄解毒丸是一个治疗火热内盛所致咽喉肿痛、牙龈肿痛、口舌生疮、目赤肿痛的市售内服中成药，由牛黄、雄黄、石膏、大黄、黄芩、桔梗、冰片、甘草等组成。余根据其功用具有清热、燥湿、解毒，又根据外用即内治之理，广泛用于疖肿、丹毒、肛裂、痔、湿疮等疾病，常获奇效。例如：刘××，男，21岁。项部多发性疖肿，此起彼伏，少则2～3个，多则5～6个。近1个月用抗生素治疗20多天，曾有数天消失。近1周来，又在项部发生4个疖肿，红肿疼痛，其中 2 个已自行溃破流出白色脓汁，另外 2 个也已化脓，发热，脉滑数。牛黄解毒丸，冷水溶化，外涂。委中放血。10 分钟后，疼痛消失，次日愈。袁××，女，40 岁。8 天前，突然发现两足食趾、中趾红肿疼痛，寒战高热，次日即两腿均红肿疼痛。医诊丹毒。8 日后，体温虽然稍退，但仍红肿疼痛，体温 39℃，邀余诊治。思其前医之药均称合拍。乃嘱其冷水溶化牛黄解毒丸外涂患处。干则易之，1 日数次。4 小时后，肿痛大减，体温降至 38.1℃，8 小时后，体温降至 37.1℃，3 天后，肿痛消失，体温正常，愈。原××，男，57 岁。左腿肿胀疼痛 20 多天，医诊血栓性深静脉炎。先以抗生素、中药清热解毒之剂，效果不佳。察其左腿从臀以下至足均肿胀疼痛，舌苔白腻，脉弦紧数。综合脉证，诊为湿热蕴阻。嘱其除再服原药外，外以牛黄解毒丸冷水溶化外涂，干则易之，1 日数次。次日，疼痛、浮肿均减，1 周后，诸症消失，愈。朱××，男，60 岁。5 日来，肛门肿痛，便血。医诊混合痔。先以痔根断 1 天，诸症不减。乃停药，改用牛黄解毒丸，以 1/3 丸用手捻作梃子，塞肛中，5 分钟后，疼痛消失，次日，诸症俱失。储××，男，59 岁。便血，大便时呈撕裂样疼痛 3 天。医诊肛裂。嘱其以牛黄解毒丸为梃子，塞肛中，3 分钟后，疼痛消失，次日诸症俱解。

宝宝一贴灵新用

宝宝一贴灵外贴药，原用于小儿的急慢性腹泻和厌食症。余根据其药味具有温中散寒、化浊和胃之功和外治即内治之理，试用于虚寒证的痛经、腹痛及晕船晕车症，常获卓效。例如：

患者高××，女，成。脘腹突然剧烈疼痛。经查无任何阳性体征，因无其他药物，急贴宝宝一贴灵于脐部，1分钟后，疼痛消失。

朱××。女，35岁，素有晕车船之疾，所以每次外出时均需服用晕车药以减轻晕车之苦，但每次药后均感全身不适，疲乏无力，且1～2天后才能恢复体力，为此不得不拒绝外出坐车。嘱其外贴宝宝一贴灵于脐部，每次坐车均未出现头晕呕吐症。

沈××，女，25岁，痛经10余年，遍用诸药其效不著。嘱其每次月经来潮之前贴宝宝一贴灵，2天换药1次，3个月后，疼痛果止。

麻　黄

山西省中医研究所前所长、名老中医李翰卿先生说："诸家都云麻黄辛苦而温，宣肺气，开腠理，透毛窍，散风寒，具有发汗解表之功，是发汗作用最强的药物，若与桂枝相配则发汗的作用更强，虚人用之不慎，可使漏汗不止。"又说："《伤寒论》的注释家们论麻黄的作用时，说到它的发汗作用时说得简直比蛇蝎还厉害，所以我长期不肯应用。可是有一年，突遇大量的伤寒证，先用小剂麻黄汤治疗，结果未见1剂发汗，不得已，将麻黄增至18克，结果仍然一例也不见发汗，其后细察药店所售之麻黄皆十数年之陈久者，于是改为从野地现采新鲜之麻黄试之，结果均1剂汗出得愈，始知麻黄新旧药效不同耳。"

大 黄

历代医著均云大黄为泻下之剧药，临床用之亦有非如此之效者，细审其因，多与下列因素有关：

1.产地西宁大黄比四川大黄泻下的作用强。

2.加工生用泻下作用比炮制的作用强。

3.配伍：与理气药、泻下药配伍，泻下作用强，与利水药配伍泻下作用弱。

4.证候实热津伤证的泻下作用弱,阳虚寒湿的泻下作用强。

5.用药次数第一次比第三、四次强。

为了收到泻下作用的效果,其用量常常在 1 ~ 160 克之间。

毒性·功用·体质

在临床的过程中，经常发现有的患者应用某些药物的量极大而不发现中毒反应，而有的患者虽然用量极小却发生了中毒反应。有的患者用量极大则有很好的疗效，有的患者用量极小则有很好的疗效。例如：川乌、草乌、附子，有的患者用至 250 克，不但不发生中毒反应，而且症状明显好转；有的仅仅用至 0.5 克却发生了麻木、抽搐、心悸、昏迷。大黄，有的患者用量达 200 克而不出现腹痛泄泻，而有的患者仅仅应用 0.5 克却发生严重的腹痛泄泻。熟地，有的患者虽用至 250 克而无腻膈之害，而有的患者仅仅用至 3 克却发生了明显的胃脘胀满。白术，有的患者虽用微量即出现便秘，而有的患者虽用大剂而却更加泄泻。红花，有的患者应用 0.5 克即发生堕胎，而有的患者应用 15 克后却出现了固胎之效。麻黄，有的患者用量达 60 克却无汗出，而有的患者虽然仅仅用了 0.3 克却出现了心悸、汗出不止，如此等等。这若仅仅应用药量的大小去说明，是不能解释清楚的。

细读前人之中药著作，在论述每个药物时，大都将性味、归经、功效、临证应用放到一起进行论述，而不分列性味、归经、功效、应用，且大都不列用量、不列条目。写功效时必写证候性质，写毒性时亦列体质与证候性质。就是说列功效、列毒性时，无不与体质和证候性质相联系，无不把体质、证候性质作为功效大小、毒性大小的指标。所以研究、审查每个药物的功效、毒性时，必须与体质、证候性质相联系。

药物功用的两重性

每个药物都有两重性，不过有的比较明显，有的不太明显就是了。例如：大黄既能泻下通便，又能收敛止泻；胡桃肉既能涩肠止泻，缩尿止遗，又能润肠通便，滑窍消石。因此，临床上应用某个药物的某一作用时，常常采用炮制的方法消除或减低其相反成分，以达到某种用药目的。例如：大黄在临床应用时为了减少其泻下通便作用常常加工成熟军，肉豆蔻为了减少其润便作用常常加工成煨肉豆蔻等。

有些药物的两重性是通过它的性味、归经、功用来体现的。例如：硫黄的润肠通便和补火止泻是通过它的性味酸温，归经入命门、大肠，补火助阳体现出来的；人参、白术的通便和止泻作用是通过它的人参性味甘微苦微温，归经入脾肺，功用补益脾肺，白术性味甘苦温，归经入脾胃，功用补脾益气体现出来的；肉苁蓉的通便和止泻作用是通过它的性味甘咸温，归经入肾大肠，功用补肾壮阳体现出来的。因此，临床应用某个药物进行治疗时，尤应重视它的性味、归经、功用，而不应过多地拘于其能治某某病证。

有些药物的两重性是通过其对某些证候的特性表现出来的。例如：菟丝子诸书很少记载其有通便和止泻的作用，但在应用于肝肾俱虚，阴阳不足的患者身上时，却表现出了很好的润便和止泻作用；山茱萸、五味子诸书均明确列明其有收敛固涩之功，而殊少列有其有利小便之效，而在临床上应用于肾气亏损致小便不利的患者身上却表现出很好的利尿作用；防风、独活，诸书多仅列防风散风解表，胜湿止痛，祛风解痉，独活祛风胜湿止痛，散寒解表，而殊少列其有止泻、通便之效，而在临床上应用于风邪入里的泄泻、便秘时，却表现出了很好的止泻、通便作用；砂仁，诸书均列其有行气止痛、温胃止呕的作用，而殊少提到其有收敛固涩之效，然其用于湿热或寒湿泄泻、遗精、遗尿时，却表现出了很好的收敛固涩作用；栀子、黄连，诸书均云栀子泻火除烦，泄热利湿，黄连清热泻火，清热燥湿，而殊少提到其能致泻、致吐的副作用，而在临床上应用于脾胃虚寒的患者时，却经常出现呕吐、泄泻的副作用。因此临床应用每个药物时必须首先考虑证候的性质。

有些药物的两重性中的某些特性只能通过药物之间的配伍才能体现出来。例如：苏叶本是一个以发表散寒，行气宽中见长的药物，但在与黄连配伍之后，却明显表现出了止吐之效，若与神曲配合，用于食滞不化的呕吐，常常获得意想不到的效果；陈皮与甘草诸书均不列其能通便，而两药配伍常可收到通便之效。如此等等，不胜枚举。

总之，每个药物都有其两重性，所以临床应用每个药物时，一定要注意采用恰当的办法去发挥其有效的功用。

药疹·功用·疗效

遍查清代以前医药学家之著作，未见其有药疹之记载，近查中医药学杂志之报道，云：中药引起过敏反应，特别是药疹者不少。余临床 40 余年，亦有时见药疹出现者，其疹如粟米晶莹透明者，有如小小出血点者，有如荨麻疹大片大片出现者。

对于这种情况，广大医家有两种不同的见解。一者认为，既然中医药著作中没有中药过敏反应之说，那么它一定是最安全的，最无副作用，最无过敏反应的，因此有些医药学家为了炫耀其安全性，常常加上纯中药制剂标样。另一者则认为，由于中医过去观察病情不细致，所以脱漏掉了药物过敏反应的记载，近世由于对某些病情进行了认真细致地观察，所以也发现了中药的过敏反应，因此认为那种炫耀纯中药制剂的说法是错误的，不科学的。

以上两家的认识，哪个正确，哪个错误，作为一个科学工作者，必须要有明确的态度。但是怎么明确地表态就是难上加难了。因为药疹这种现象数千年来广大医家肯定是发现过，但他们为什么不记载呢？其中必有深刻的道理存在。近世为什么记载呢？其中也必有深刻的道理存在。

1951 年秋，治一患者，女，45 岁。脘腹经常阵发性剧烈疼痛，月经失调。经北京、保定诸家医院检查诊为慢性胃炎、慢性盆腔炎。先用西药治疗数年不效，后又用中药治疗数年亦不效。近数日来，突患感冒，头痛，身痛，脘腹疼痛。邀余诊视。察其两脉弦紧而数，舌苔白。综合脉证，诊断为风寒外感。急予人参败毒散 1 剂。药后 3 小时，突然发现头痛，身痛，腹痛加剧，继而腹痛、身痛、头痛顿减，而全身却出现了连片连片的荨麻疹样皮疹。患者及家属均惶恐备至，急邀余往诊。一医云：此乃药物过敏所致之药疹也，应急治之，否则入冥冥之乡矣。吾亦惶恐不知所措。家父朱好生诊后云：此如战汗之作，乃病邪由里达表欲除之象也，非药物之过敏反应，勿惧。约 1 小时，患者疹退痒止，头痛、身痛、腹痛均失，其后诸症尽失，愈。又如：1965 年冬，一男性患者，38 岁。脘腹、头身均痛 7 ~ 8 年。遍请中、西医诊治，始终乏效。邀白清佐先生诊治。予药 10 剂均不效，忽一日头、身、脘、腹疼痛加剧，且烦乱难于忍耐，自述有欲死之状，约 1 小时，突然遍身出疹，奇痒难忍。乃急赴某院急诊。云：此药物过敏所致之药疹也，乃中医误治所为耳，应再请中医诊治。余适值班，亦感难于措手足，不得已，再邀白老先生会诊。云：非药疹也。乃药证相符，正气欲驱邪外出之证耳，勿治之，候其气来复可自愈也。然而亦有数次外出始愈者，可再予原方服之，药后果然又疹出遍身，诸症尽失而愈。1993 年底，治一人，女，50 岁。十几年来，头晕目眩，阵发性加剧，胸满胸痛，气短心烦，心悸。医诊冠状动脉硬化性心脏病、脑动脉硬化、内耳眩晕症。久用西、中药物治疗不效。审其脉濡缓，舌苔白。诊为气阴两虚，痰郁气结。予补气养阴，理气化痰，加减十味温胆汤治之。服药至第四剂时，突感心胸烦乱闷痛甚剧，数小时后，即在全身发现大量的小如针尖大小的皮疹，2天后，才开始逐渐消退，并见诸症大部消失，后果愈。

因阅前人战汗之说，张景岳《景岳全书》云："战与栗异，战由乎外，栗由乎内也。凡伤寒欲解，将汗之时，若其正气内实，邪不能与之争，但汗出自不作战，所谓不战，应知体不虚也。若其人本虚，邪与正争，微者为振，甚则为战，正胜邪则战而汗解矣。故凡邪正之争于外者则为战，战其愈者也。邪正之争于内者则为栗，栗其甚者也。论曰：阴中于邪，必内栗也。夫战为正气将复，栗则邪气肆强，故伤寒六七日，有但栗不战，竟成寒逆者，多不可救，此以正气中虚，阴邪内盛，正不胜邪，而反为邪气所胜，凡遇此证，使非用大补温热之剂，及艾灼回阳等法，其他焉得而御之。"清·戴天章《瘟疫明辨》云："时疫不论初起传变未否，俱以战汗为佳兆。以战则邪正相争，汗则正逐邪出。然有透与不透之分，凡透者，汗必淋漓，汗后身凉，口不渴，舌苔净，二便清，胸腹胁无阻滞结痛，始为全解之战汗，否则余邪未净而复热，则有再作战汗而解者，有战汗须三四次而后解者，有战汗一次不能再战，待屡下而退者，有不能再作战汗，再加沉困而死者。总视其本气之强弱何如耳。"药物过敏，前人所以不予记载者，亦如是之理耳。若正气内实者，但药后病除也，若其人本虚，药后邪与正争，微者全身不适，甚者则遍身出疹，正胜邪则诸症获愈。总之，药疹得出者为正气将复，而非有害矣。若正气中虚，阴邪内盛，正不胜邪，反为邪气所胜者，则有疹后厥逆，甚有呜呼者，亦不可不注意耳。

危重疾病必须诊腹

脘腹是脾胃所居之所。脾胃为后天之本，居中焦，通连上下，是升降运动的枢纽，肝的升发，肺的肃降，心火的下降，肾水的上升，肺的出气，肾的纳气，无不是在脾胃升降运动的协助下才完成的，所以李东垣说："脾胃虚则九窍不通""胃虚则俱病"。因此除腹部疾病和伤寒、温病应重视腹诊外，危重疾病的诊断治疗也应重视诊腹部的虚实及其虚实所在的部位。

例如：厥脱证中的休克病，如果不按其脘腹常常很难分辨其虚或实证。曾治患者段××，男，50岁。冠状动脉硬化性心脏病，心绞痛3年多。昨夜9时许，腹部又突感不适，泄泻2次，急服黄连素2片，2小时后，不但诸症不见改善，而且更加严重。急送医院治疗。察其大便如黑色墨汁状，神志呈朦胧状态，四肢、耳壳、前额均厥冷如冰。血压50／30mmHg，大便潜血++++。急予西药治疗，至今日下午4时左右，诸症不见改善，又加用中药三七、云南白药配合治疗，至6时左右仍不见改善。急邀余诊。察其神志不清，前额、下颏、耳壳均冷，足冷至膝，手冷至肘，舌苔薄黄，舌质淡黯，脉沉微欲绝。按其腹从剑突下至少腹均柔软。综合脉证，思之：此乃阳气大衰欲绝之证，夹有郁热之故。拟急温心脾肾阳，佐以泻火。处方：人参10克，附子10克，白术10克，干姜10克，甘草10克，黄连10克，肉桂9克。次日下午往诊，神志清，二便正常，四肢温，血压100／70mmHg；又连服2剂，愈。

又如患者和××，女，36岁。异位妊娠，肠梗阻，休克。前用输血、独参汤剂治疗，诸症不见改善。急邀会诊。察其除肢厥，前额、耳壳、下颏厥冷如冰，神志不清，脉微欲绝外，并见其腹满大，胃脘部有明显的抵抗感及压痛。综合脉证，诊其为元气大衰，腑实夹瘀血证。乃拟人参大补元气，枳实、厚朴破气行滞，桃仁活血，二丑通下。次日即神志转清，血压由 40 / 20mmHg 升至 100 / 78mmHg。

关格证中的肠梗阻，近世医家宗六腑以通为顺意，力主通下之法以治肠梗阻，但临床用之多有不效，细思其因未辨虚实寒热耳。而虚实寒热之辨尤应诊腹。曾治患者耿××，男，78岁。患小肠疝气数十年，过去每次发病一用手托即很快好转。但 2 天前，因为走路较多，又突然腹痛不止，大便不行，呕吐不止。医始以手法上托不效，继又以复方大承气汤、黑豆油灌肠治疗仍不效。察其神志不清，手足厥冷，腹部胀大，但按之尚濡软，呕吐呃逆，饮食物不断由口角流出，舌苔白，脉虚数。综合脉证，思之：腹胀大而按之柔软者，虚而夹气滞也。治宜拟温中健脾，理气消胀。处方：厚朴24克，人参10克，干姜12克，生姜10克，炙草10克。服药1剂，矢气甚多，大便得行，腹胀大减；继服1剂，诸症消失，愈。

又如患者侯××，男，12岁。吃冰糕后，突然腹部剧痛，矢气不能。医予复方大承气汤、萝卜芒硝汤治之不效。邀诊于余。察其腹痛甚剧，时见包块起伏，但按其腹肌尚柔软，舌苔白，脉弦紧而数。综合脉证，思之：此乃寒邪直中脾胃，非实证。治宜温中散寒。处方：丁香10克，木香10克，肉桂10克，小茴香6克，吴茱萸10克。服药1剂，即愈。

昏迷证中的流行性乙型脑炎，医家一般认为其属于中医的暑温，治宜白虎、清瘟败毒，昏迷者加用安宫牛黄丸、紫雪丹。但临床所见并不完全如此，此时若不结合腹诊常常使我们手足无措。曾治患者甄××，男，24岁。流行性乙型脑炎高热昏迷7天，医予西药及中药白虎、清瘟、败毒、安宫牛黄丸等治疗不效。察其神志昏迷，体厥，舌苔黄燥，脉伏，按其腹胀大硬痛。综合脉证，诊为腑实热厥之体厥证。治拟苦寒攻下。处方：大黄24克，芒硝10克，枳实15克，厚朴16克，元参40克。服药1剂，大便通，神志清。

　　又如患者靳××，女，25岁。流行性乙型脑炎昏迷高热5天。先用西药、中药清瘟败毒饮、安宫牛黄丸等治疗不效。邀余诊治。察其神昏，二便失禁，体厥不温，舌质淡，舌苔薄白，脉微欲绝，按其腹濡软空虚。诊其为阳气败绝，阴盛格阳。急予回阳救逆。处方：附子6克，干姜6克，甘草6克，人参6克。服药1剂，神志清，肢体温，体温恢复正常。

　　癃闭证中的尿潴留，诸医多主张通阳利水去进行治疗。临床所见，除部分患者采用以上方法有效外，余皆不效。细思其因，多因未注重腹诊所致。曾治患者赵××，女，32岁。骨盆骨折，膀胱破裂手术后，二便一直不通。近又因泌尿系感染而出现身热多汗，头晕乏力，气短腹胀大，口渴喜饮，体温39℃，频用中、西药治之不效。细审其舌质红，苔薄黄，脉虚大滑数，按其腹尚柔软。诊为气阴两虚为本，膀胱湿热，气化不利为标。治以补气养阴，除湿清热。处方：升麻10克，柴胡10克，桔梗10克，枳壳10克，知母10克，麦冬10克，黄芪20克，肉桂2克。服药1剂，身热减，二便通；继服3剂，诸症大部消失。

又治患者申××，女，45岁。泌尿系感染，尿潴留。先以西药、导尿、中药清热通淋之剂治之不效。细察其证，除发热恶寒，恶心呕吐，腹胀满痛，尿少尿闭，头晕头痛外，并见烦躁不安，舌苔黄，脉弦滑数。按其腹肌紧张而硬痛。综合脉证，诊为少阳阳明合并证。治拟和解攻里。处方：柴胡20克，白芍10克，半夏10克，黄芩10克，枳实10克，大黄10克，乌药10克，生姜4片，苏叶6克。服药1剂，诸症减，二便通；继服4剂，诸症大部消失。

痰饮中的肺源性心脏病，医家恒以温肺化饮、温阳利水治之。然余用之亦多不效，究其原因，大多与不明虚实有关。曾治患者葛××，男，45岁。慢性支气管炎40年，肺心病3年。除西药外，仅服中药化痰定喘，强心利水之剂达千剂，然始终不见其效。细审其证，除咳喘而外，并见浮肿尿少，手足厥冷，舌质紫黯，舌苔黄白，脉细数促结。按其腹微见胀大，腹肌紧张有压痛，稍加重按则气短难于接续。综合脉证，思之：此非但心肾阳虚，亦且水饮凝结于中焦耳。治宜木防己汤斡旋阴阳，化饮定喘。处方：防己10克，桂枝10克，人参10克，茯苓10克，杏仁10克，苍术10克，大黄2克，生石膏15克。服药2剂，诸症俱减；继服15剂，竟大部症状俱失矣。

又治患者武××，女，75岁。左肺切除后，又因右肺慢性支气管炎、肺气肿、合并感染而继发肺心病。医遍用中、西药治之不效。察其神志时清时昧，时或呢喃妄语，气短难于接续，汗出遍身，浮肿尿少，口唇、指趾紫黯，舌光无苔，质紫黯，脉虚大滑数促结。按其腹如舟状，柔软而无弹性。综合脉证，诊为气阴欲脱，痰饮阻肺。治以补气养阴，化痰定喘。处方：黄芪 15 克，人参 10 克，紫菀 10 克，茯苓 10 克，柴胡 10 克，半夏 10 克，知母 10 克，生地 10 克，白芍 10 克，麦冬 10 克，肉桂 10 克，甘草 10 克，地骨皮 10 克。服药 1 剂，神志即清，他证均减；继服 20 剂，诸症消失七八。

痰饮病中的心力衰竭，医家多云用真武汤治之有效，亦有介绍用己椒苈黄丸治之者，何以鉴别，腹诊也。曾治患者岳××，女，25 岁。风湿性心脏病，二尖瓣狭窄与闭锁不全，心房纤颤 5 年，心力衰竭半年，经过西药、中药真武汤、苏子降气汤、小青龙汤加减治疗，虽然开始曾有改善，但其后 5 个月来，不再改善。细察其证，喘咳气短，浮肿尿少，口唇、指趾紫黯，舌苔黄白，脉沉细促结。按其胃脘硬痛。综合脉证，诊为气血俱虚为本，气滞血瘀、痰实结滞为标。治以补气养血以培本，理气活血，燥湿化饮以治标。处方：黄芪 30 克，当归 10 克，人参 10 克，丹参 30 克，生地 10 克，黄精 10 克，苍术 15 克，白术 10 克，青皮 10 克，陈皮 10 克，柴胡 10 克，三棱 10 克，莪术 10 克，薄荷 3 克，桂枝 10 克，防己 10 克，夜交藤 30 克,生石膏 15 克；服药 1 剂,其证俱减；继服 30 剂，诸症全失。

危急重症诊断时应抓什么

危急重症是一种发病急骤，病情危重，变化迅速的疾病，稍有不慎常常造成不可弥补的后果，因此要求医生必须能够在短期内做出正确的判断，并确定治疗措施。

为了正确地做出判断，很多医家根据个人的临床经验和体会提出了切实可行的办法，例如：《内经》提出的抓病因法，抓二便法，抓脉诊法，《伤寒论》提出的抓六经法，张景岳提出的抓六要法，叶天士提出的抓舌象、斑疹法都是如此。

作者通过反复的临床实践，认为抓以下问题比较合适。

一、抓主诉法

这里所说的抓主诉法，是指抓患者本人的病情陈述法，是指抓患者对病情陈述前几句话的方法，这种方法要求重点抓患者对病情陈述的前几句，而对患者对病情陈述的大量补充材料仅作为参考资料，至于患者以外的其他人的陈述则更仅作参考了。例如：一高热患者，当我们医生询问病情时，如果患者陈述病情的第一二句是恶寒身痛，我们就应首先确定其是一个表寒证，至于体温有多高我们都不应顾及，如果是寒热往来我们就应确定其属于少阳半表半里证，但热不恶寒，就应确定其属于里热证；又如：心律失常患者，如果患者陈述的第一二句话是胃脘悸动，逆气上冲，就应确定其为寒饮，如果患者陈述的第一二句话是心前区悸动，就应确定其属于肝郁，如果是胸骨后悸动则应考虑其属于心阳虚等。在这里需要说明的是：①千万不能以其他人的替代叙述作为标准，因为其他人的叙述常常以想象代替事实。例如，有的人夸大病情，有的人缩小病情的严重性，从而引导我们医生误入歧途。②千万不可以患者陈述症状的补充意见作为主要考虑依据。因为患者陈述的补充意见常常受着其他因素的影响，或者以歪曲事实的方法陈述，或者以其他人的诊断作为陈述的内容，结果常常引导我们医生误入歧途。③千万不可以某某西医病名作为中医的主要考虑内容，而不考虑中医的诊断。例如西医诊为休克，我们即认为是虚证，这种不看实际情况的寒热虚实法，常常铸成大错。④千万不可以某某仪器的检查作为我们衡量中医诊断的指标。例如：以体温计的读数高低衡量其属寒属热、属表属里等。

二、抓病因

这里所说的抓病因指的是引起该种疾病的直接原因。例如：生气后突然引起昏厥、休克，我们诊断时都应该考虑这个因素，即"郁"这个基本发病原因，否则就很难取得效果。又如：饮酒之后突然呕吐，或昏迷或昏厥者，我们考虑其任何诊断时都应考虑饮酒这个因素。至于服毒、煤气中毒等就更不用说了。在这里需要说明的是：①千万不可就症状论症状而盲目下诊断、定治法；②千万不可放弃历史而论症状，而将某些疾病的进一步恶化简单地认为是某些原因所引起；③千万不可将某些疾病的第二种病因简单地认为是该种疾病的恶化，而放弃抢救的机会。

三、抓腹诊

由于脾胃是气机升降的枢纽，又是后天之本，所以危急重症抓腹诊是至关重要的。从临床经验来看，如果不按腹就不能确定危急重症的虚实。这里必须注意以下几点：①千万不可不按腹即判断为虚证而予补益；②千万不可以按腹的虚实而确定为寒证、热证；③千万不可不注意病位的虚实，如《伤寒论》中所说：正在心下，从心下至少腹等必须明确。

四、抓脉诊

《内经》认为诊断疾病微妙之处的方法是脉诊，《难经》认为诊断五脏六腑死生吉凶的方法是脉象，因此判断危急重症时必须审查脉象。所以张仲景在《伤寒论》《金匮要略》中均指出要想判断疾病的性质，必须首先抓脉象，但是危急重症的诊脉，必须注意：①千万不可根据脉象而确定诊断，因为一种脉象可以由多种原因引起，所以根据脉象而不结合其他诊法，常常不知所措；②千万不可不注意脉象中的夹杂现象，而只求主脉；③千万不可忽略脉象而仅注意症状，不能发现疾病的真正原因。

五、抓二便

《内经》指出危急重症尤当注意二便，因为二便是了解五脏六腑虚实表里的关键，在这里尤其注意的是便秘与失禁。例如：昏迷而二便失禁者为虚，昏迷而二便不利者为实，否则虚实倒置，实证予补，虚证予泻，必使病情加重。但是危急重症的诊断单纯靠便秘与失禁又常造成虚者予泻，实者予补的现象，为了克服这方面的缺陷，我认为还应注意：①千万要与腹诊相结合。即如腹满压痛且便秘者为实，腹软喜按便秘则为虚。②千万要与脉诊相结合。例如：便秘，腹痛拒按者，若不与脉结合则很难确定其属寒属热。

六、抓神志

由于神为心之所主，心为君主之官，所以了解神志的昏迷、呆痴抑或是清醒，对了解疾病的轻重、病位、性质非常重要。因此危急重症诊断时，神志的改变常常作为抢救疾病成功与失败的标志，但是作为判断疾病预后标准的神志，不可只注意神志的改变，还应结合其他诊断，以防将除中证误认为是痊愈的现象。为此在抓神志的同时，还应注意：①千万与其他诊断方法相结合；②千万与病因相结合。

七、抓汗

汗的有无不但是衡量一般危急重症的虚实、在气在血、闭证脱证的重要依据，而且是衡量预后的关键。例如：发热一症，若汗出者，或为虚，或为阳明实热；无汗者，或为表寒实证，或为半表半里证。昏迷后见汗者，或为气脱，或为气阴两脱；无汗者为实证、闭证等。在衡量汗出的价值时还应注意：①汗出的部位，如但头汗出则或为郁热，或为实热，或为肾不纳气；全身汗出则或为阳明气分实热，或为气脱，或为气阴两脱。②汗出的冷热，若冷汗为阳脱，热汗或为实热，或为阴脱。③汗出有无的同时存在的其他症状。④汗出的时间和特点，如午后潮热汗出为阳明实热。

八、抓四肢冷热

由于脾主四肢，清阳实四肢，所以危急重症的四肢冷热，对于衡量阳气、脾胃的盛衰极其重要，因此危急重症必须抓四肢。一般来讲：①热证之四肢热者为热，四肢冷者为寒，但先热后冷者多为热深厥深，先冷后热者为热减之象。②杂证之温为阳复，冷为阳虚。但是抓四肢冷热时还应与脉象、腹诊、二便相结合，否则容易造成错误的判断。

九、抓舌象

舌诊在温热病的诊断上尤其重要，从危急重症来讲，一般应注意舌象的三个方面：①舌苔的润干：若润者为寒为饮为湿，燥者为热为津伤。②苔色：一般主要有黄白二种，至于其所主病还应结合润干才能确定，如黄干属实热，白干属津伤等。③质色：淡白而润的属寒，为阳虚；红为热，绛为热在营血；紫为瘀，为寒。在抓舌象时，我认为在危急重症中应注意：①千万要与脉象、腹诊相结合。②千万要注意但见此舌必有此证。

十、抓斑疹

危急重症的斑疹有无是衡量病邪在气分，还是在血分的重要标志。其中斑属胃、疹属肺，斑属血分者恒多、疹属气分者不少句尤应重视。但在具体应用时，还应结合：①舌象的变化，如舌质无明显变化者主要在气分，舌质红绛者主要在血分。②腹诊：即腹硬痛者为腑实热证，腹无满痛者非为腑实热证。③大便：便溏不臭者为阴斑，便秘腹满者为实热。④脉象：即滑数者为实热，虚大者为气血俱虚或气阴两虚，迟涩者为虚寒等。

夹杂证怎么诊断

从临床中的大量事实来看，虽然有一些所谓的单纯的虚证、实证、寒证、热证、表证、里证、阴证、阳证，但为数极少，其中杂病更是如此。因此，如何检查、诊断、治疗夹杂证，就成了诊断、治疗疾病中的重要问题。

从虚证中找出夹有的实和从实证中找出夹有的虚，以及从寒证中找出夹有的热，从热证中找出夹有的寒，从表证中找出夹有的里，从里证中找出夹有的表，从阴证中找出夹有的阳，从阳证中找出夹有的阴，并从中找出它们的比例，然后按照这些不同的比例去处方用药，是提高疗效的重要方法。例如：脾胃病中的半夏泻心汤证和黄连汤证，都是寒热夹杂证，但由于它们有寒热多少的不同，所以有寒多热少的半夏泻心汤和热多寒少的黄连汤，温脾汤证和九痛丸证都是脾胃病中的虚实夹杂证，但由于证有虚多实少和实多虚少，所以有补多于泻的温脾汤和泻多于补的九痛丸。桂枝人参汤证和桂枝加附子汤证都是外感病中的表里夹杂证，但由于证有里多表少和表多里少，所以有里多于表散的桂枝人参汤和表散多于里的桂枝加附子汤。八味地黄丸证和十味地黄汤证，都是肾虚病中的阴阳夹杂证，但由于证有阴虚多于阳虚和阳虚多于阴虚，所以有补阳多于补阴的八味地黄丸和补阴多于补阳的十味地黄汤。

在检查、诊断虚实、寒热、表里、阴阳夹杂证时，除注意有无夹杂和它们之间的比例关系外，还应注意其所在的经络、脏腑以及它们的比例。例如：寒热夹杂证，若是在脾胃，就可用黄连汤、半夏泻心汤，若是在肝胆则应予黄芩汤加干姜、芍药。

那么怎么检查、诊断虚证中的实，实证中的虚，寒证中的热，热证中的寒，表证中的里，里证中的表，阴证中的阳，阳证中的阴呢？根据李翰卿先生的经验和我个人的体会，大致可以归纳为如下几点：

1.应用各种检查手段进行全面检查。由于脏腑、气血、阴阳等的功能很多，变化相当复杂，所以要想得出正确的诊断，必须进行全面的检查，正如喻嘉言所说："凡治病，不合色脉，参互考验，得此失彼，得偏遗全，只名粗工，临证模糊，未具手眼，医之罪也。"

2.在检查时要特别注意发现一些微小的异常现象。例如，一个从很多方面看是大实大热的证候，要特别注意其热象的特点、舌苔、舌质、脉象。假若发现有恶寒身痛，那么这就有可能是夹有一点表寒；假若发现舌质淡暗，舌苔白而润，那就是夹有里寒；假若发现有脉微欲绝，那么就是虚阳浮越，阴盛格阳等。

3. 在检查复杂疾病的表现时，尤应特别注意客观指标的检查。主诉症状虽然在辨证上具有重要的价值，但它和脉象、舌象、腹诊等客观指标比较起来，确有所次要。例如：一久泻久利的患者，当你按其胃脘有压痛时，就考虑其为实滞；一个淋证患者，当你发现其脉象为细涩，舌质淡暗时，就应考虑其兼寒证；一个四肢厥逆，神昏的患者，当你发现其脉沉微欲绝，腹满压痛时，就应考虑其为实证等。

4. 在分析疾病时要特别注意治疗过程中的用药反应。例如，从表面看完全是一个实热证的疾病，应用寒凉药反不减，一个表面上看完全是虚寒的疾病，应用温补药反加重等。这些反应有的可能是本质的反应，有的可能是夹杂证中的表现，所以必须认真地检查。

当通过以上检查方法，发现了不同的夹杂证时，为了更正确地确定治疗措施，还应确定出各种夹杂证的比例。根据经验，归纳起来，大致有以下几点方法：

1. 归纳方法。在辨证时首先把相同性质的证候进行归纳，一般来讲占据多数的就是主要的，少数的就是次要的。例如：薯蓣丸所治的感冒，从症状、面色、脉象来看都是以虚证为主，而表证则居于次要地位，所以《金匮》云："虚劳诸不足，风气百疾，薯蓣丸主之。"而人参败毒散证，则从全身症状、脉象看，都以表证为突出，虚证表现则居于极次要地位，所以主用解表，佐以补益的方法治疗。

2. 重视客观体征。例如，当自觉症状、舌苔舌质、脉象、腹诊等的结果看起来没有明显的特殊时，一般以脉象、舌苔舌质、腹诊的结果为主。譬如寒热夹杂的泄泻，若脉见弦涩不调时，则为寒多热少证，脉见滑时，则为热多寒少证。

3. 取多数法。当症状、舌苔舌质、面色、腹诊、脉象等诸方面相一致的占多数时，即所占的比例较大。例如，胃脘冷痛，遇劳遇冷则发病，面色萎黄，舌苔白质淡，脉沉细等虚寒证为主时，兼见口苦口干，胃脘有压痛，则实热为次，治疗时就应采用补为主，攻为辅的治疗方法。

表里的辨别和应用

表里不但是伤寒、温病病位内外、浅深的标志，而且是内伤诸病病位内外、浅深，以及病势转变的标志，所以仲景在《伤寒》《金匮要略》中，不但以大量篇幅阐述了表里证的表现，而且以大量篇幅阐述了表里的具体使用方法，后世医家以辨证总纲的形式确定其为内伤、外感诸症的总纲之一。

那么我们怎么确定病位的表里和应用这一概念去进行治疗呢？我认为：

一、表里的辨证方法主要有三条

1. 抓症状法。不管是外感，还是内伤，只要是病位在皮毛，在太阳经，在肺经，并具有这些病位症状的，都称为表证。例如《伤寒论》所称之"太阳之为病……头项强痛而恶寒"证，陈平伯《外感温病篇》所称之"风温证，身热畏风，头痛咳嗽"证。至若病位深在，在气血，在脏腑，在骨髓者，总称为里证。如张介宾《景岳全书》之"里证者，病之在内在脏也。凡病自内生，则或因七情，或因劳倦，或因饮食所伤，或为酒色所困，皆为里证。"若始为表证，而后出现在内，在脏腑症状者，则为由表入里证。《伤寒论》说："本太阳，初得病时，发其汗，汗先出不彻，因转属阳明也。伤寒发热无汗，呕不能食，而反汗出濈濈然者，是转属阳明也。"若始为里证，而后出现在表，在经症状者，则为由里出表，《温疫论》云："里证下后，脉浮而微数，身微热，神思或不爽，此邪热浮于肌表。"一般来讲，若由表入里者，为由轻转重，若由里出于表者，为由重转轻。

2. 抓脉象法。不管是外感，还是内伤，只要是脉见浮的，均称为表证，脉沉的均称为里证。正如《伤寒论》所说："太阳之为病，脉浮。"《外感温病篇》："风温证……脉浮数……邪在表也。"《濒湖脉学》："脉沉主里。"《医学心悟》："一病之表里……脉息浮，此表也……脉息沉，此里也。"

3. 抓舌象。一般来讲，表证不会引起舌质的变化，舌质颜色发生变化时则为五脏发病，而舌苔的厚薄则往往是在表，在里，或由表入里，或由里出表的标志。正如邓铁涛先生所编之《中医诊断学》中所指出的那样："其实无论外感、内伤，察其苔之厚薄，足以了解邪气之深浅轻重。如苔薄多为疾病初起，邪气尚浅，病位在表；苔厚则属病邪入里，病位较深，邪气较重；舌绛为热入营血，病位更深，病情更重。"

二、表里证的治法

表里证的治法主要的就一句话：即在表者当解表，在里者当治里。即是说，不管是外感，还是内伤，只要是病在表者，即应采用解表法，只要是病在里者即采用治里法，正如《素问·阴阳应象大论》所说："其在皮者，汗而发之。"也就是说不管是外感病中的伤寒、温病，还是内科、外科、妇科、儿科、眼科、耳鼻喉科、皮肤科，只要是病邪在表的，都可应用中药中的麻黄、桂枝、紫苏、生姜、荆芥、防风、羌活、白芷、藁本、苍耳子、葱白、薄荷、牛蒡子、蝉蜕、桑叶、菊花、葛根、升麻、浮萍、细辛，方剂中的麻黄汤、葛根汤、桂枝汤、大青龙汤、九味羌活汤、香薷饮、桑菊饮、银翘散、败毒散、柴葛解肌汤等进行治疗。但在具体应用上又需注意以下问题：

1. 病邪的性质。即风者当予疏风解表，如采用防风、桂枝、桑叶、薄荷、菊花、蝉蜕等；寒者当予散寒解表，如采用麻黄、桂枝、细辛、独活、羌活、防风、白芷、藁本等；暑者当予祛暑解表，如采用香薷、藿香、佩兰、紫苏、薄荷等；湿者当予除湿解表，如采用羌活、独活、防风、白芷、苍术等；燥者当予辛润解表，如紫苏、薄荷等。

2. 病邪所在的部位。即病邪所在的经络、上下、皮肌等。如在太阳经者治宜羌活、藁本，在阳明经者治宜升麻、白芷、葛根，在少阳经者治宜川芎、柴胡、薄荷，在皮者治宜浮萍，在肌者治宜葛根、升麻，在上者治宜羌活、白芷、藁本、蔓荆子、川芎，在下者治宜独活等。

3. 兼夹与并合。即合并存在的不同邪气，以及数经同时发病的情况，此种情况《伤寒论》称为合病或并病。

4. 病邪与正气的关系。这里所指的正气既指阴，又指阳，既指气，又指血，既指五脏，又指六腑，在衡量正、邪的关系时，既要区别正气的性质，又要区别正、邪之间的不同关系。

5. 指的表证与各种因素的比例关系。例如：表寒与表湿的关系，阳虚与表邪的比例关系等。

脉弦数，有寒饮，冬夏难治

自《金匮·痰饮咳嗽病脉证并治篇》"脉弦数，有寒饮，冬夏难治"句出现之后，一些医家解释为寒饮夹热，一些医家解释为冬夏时令的冷热，而用其理论去指导临床常常难于收功。及读《内经》运气学说和田云槎先生《伏阴论》一书，始有所悟。田云槎云："天地之道，一阴一阳，阳升则阴降，阳沉则阴浮……盖阳气升于春，浮于夏，降于秋，沉于冬。"说明邪气不但受着春夏秋冬升降浮沉的影响，就是正气亦受着春夏秋冬升降浮沉的影响。本证所谓冬夏难治者，乃因冬季寒气外加，阳气沉潜，肺居上焦而主皮毛，故寒饮蕴肺者，冬季喘咳加剧；夏季暑热外加，阳气浮越，肺热阴伤，故肺阴不足，或气阴俱虚者，夏季加甚，所以冬季喘甚者，治宜温肺化饮；夏季喘甚者，治宜补气养阴。若三焦调适，阴阳升降有序，则痰湿不生，正如《圣济总录》所说："三焦调适，气脉平均，则能宣通水液，行入于经，化而为血，灌溉周身，若三焦气塞，脉道壅闭，则水饮停滞，不得宣行，聚成痰饮。"冬夏俱甚之咳喘，既有气阴俱虚，又有阳虚痰饮，既有心火之盛，又有三焦之郁，因此治疗起来较之单纯的寒饮或气阴两虚者难治。临床之时有鉴于此，必须补其心肺，化其痰饮，佐以疏肝才能解。例如：赵××，女，50岁。咳喘30多年，冬夏剧，春秋瘥，发作时昼夜不能平卧，近一个月来尤为严重，先以中、西药治疗无效。审视其证，除喘咳不能平卧外，并见胸胁苦满或窜痛，心烦易怒，心悸失眠，腰背酸痛，纳呆食减，日渐消瘦，畏寒怕热，舌苔黄白而质稍红，口苦而干，脉弦大滑数。证脉相参，诊为气阴俱虚，痰饮蕴郁，三焦失序，木火刑金。乃拟黄芪15克、党参9克以补脾肺之气，半夏9克、茯苓9克、甘草6克以化寒饮，紫菀9克以化痰通络定喘，知母9克、地骨皮9克以清热，麦冬9克、生地9克以养肺胃之阴，肉桂4克、麦冬9克相配以交心肾，柴胡9克、半夏9克、白芍9克、甘草6克相配以解肝郁，理三焦。服药2剂，喘咳略平，他证俱减，再进10剂，咳喘停止。其后，为了彻底治愈，以上方为丸，服药2年而愈。

桂枝去芍药加蜀漆牡蛎龙骨救逆汤

《伤寒论》云："伤寒脉浮，医以火迫劫之，亡阳，必惊狂，卧起不安者，桂枝去芍药加蜀漆牡蛎龙骨救逆汤主之。"《金匮要略》云："火邪者，桂枝去芍药加蜀漆牡蛎龙骨救逆汤主之。"历代注释者，多以火邪来论，致使本方少见使用。余细思其组方之意，既有化痰之蜀漆，又有助心阳之桂枝去芍药汤，试用于心阳不足，痰浊阻滞的惊狂或睡中易惊者恒效。例如：患者徐××，男，5岁。10日前在玩耍的过程中，突然受惊，其后即时见胆小，惊哭不安，不敢出门，不敢离开父母，有时在睡梦中突然大哭，每昼夜发3～5次，舌苔白，脉弦涩不调。综合脉证，诊为心阳不足，痰浊内阻。为拟桂枝去芍药加蜀漆牡蛎龙骨救逆汤。处方：桂枝3克，生姜2片，甘草3克，大枣5枚，常山3克，牡蛎6克，龙骨6克。药进1剂，诸症未作，继服1剂而愈。

木防己汤

曾治患者高××，男，57岁。咳喘20多年，冬季加重，夏季减，但今年七八个月来，从冬至夏一直咳喘气短不止。某院诊为慢性支气管炎合并感染，肺气肿，肺源性心脏病。曾先后住院2次，中西药遍用均未见效。审其证，除气短而喘外，并见浮肿尿少，发绀，胁下、胃脘满胀，舌质紫黯、舌苔黄白，面色黧黑，脉沉紧。综合脉证，诊为心下停饮，上逆迫肺之证，为拟苦辛并用，行水散结，木防己汤。处方：防己12克，桂枝6克，生石膏12克，党参12克。药进6剂，喘咳、短气等症大减。患者云：服药200剂没有一剂像此方之见效。某医问云：此方定喘止咳之药未见，而却效果如神者，何也？答曰："仲景云：膈间支饮，其人喘满，心下痞坚，面色黧黑，其脉沉紧，得之数十日，医吐下之不愈，木防己汤主之。虚者即愈，实者三日复发，复与不愈者，宜木防己去石膏加茯苓芒硝汤主之。此证虽喘而短气，但患者主诉却以心下痞坚为主，心下痞坚阻遏阳气之升降，肺气不降则喘，故治宜从中焦脾胃，而不宜从肺论治，中焦痰饮一除，则清气得升，浊气得降，而后自愈，此所以以木防己汤就在于一辛一苦，助其中焦之升降，化中焦之痰饮。"药进10剂，浮肿消失，喘咳得止。

又思，既然木防己汤可散结聚之水，助清气之升，浊气之降，可否试用于下肢水气结聚之证呢？余久久试之，亦颇有效。曾治患者张××，女，25岁。两腿浮肿疼痛，某院诊为静脉炎，先用西药治疗20多天，后又用中西药配合治疗

20 多天，均无明显效果。审其证，除两下肢高度浮肿，左下肢为甚外，并见口苦而干，舌苔黄白，大便秘结，小便微黄，脉沉紧。乃予木防己汤去石膏加茯苓芒硝汤加减。处方：防己 12 克，桂枝 10 克，党参 15 克，芒硝 6g（冲），茯苓 12 克。药服 2 剂，大便得通，浮肿大减；继进 4 剂，浮肿、疼痛消失八九；又进 4 剂，诸症消失而愈。

白 虎 汤

白虎汤是汉·张仲景创立的一个方剂，原用于治疗阳明气分之伤寒，后人承其意用于治疗温病。例如，吴鞠通说："太阴温病，脉浮洪，舌黄，渴甚，大汗面赤，恶热者，辛凉重剂，白虎汤主之。""太阴温病，脉浮大而芤，汗大出，微喘，甚至鼻孔扇者，白虎加人参汤主之。""形似伤寒，但右脉洪大而数，左脉反小于右，口渴甚面赤，汗大出者，名曰暑温，在于手太阴，白虎汤主之。""手太阴暑温，或已发汗，或未发汗，而汗出不止，烦渴而喘，脉洪大有力者，白虎汤主之。"而很少见到用于妇科盆腔炎证。余宗其具有清热除烦之意，试用于急性盆腔炎证，甚效。例如：患者耿××，女，成。高热，白带增多一个多月。某院诊为急性盆腔炎，先用多种抗生素不效，继又配合中药清热解毒之剂仍不效。审其脉证，高热（体温 40.2℃），汗出，神昏谵语，手足躁扰，时而循衣摸床，舌苔黄燥，脉洪大滑数。综合脉证，诊为热入阳明气分，急以辛凉重剂，白虎汤加减。处方：生石膏 120 克，知母 15 克，甘草 10 克，粳米 30 克。服药 1 剂，热退（38.6℃）神清，但仍见烦渴喜饮，微汗；继进 1 剂，发热消失八九（体温 37.6℃）。因其脉仍洪大，口渴，改予人参白虎汤 4 剂而愈。

水气病的标本先后

《金匮要略》云："病者苦水，面目身体四肢皆肿，小便不利，脉之不言水，反言胸中痛，气上冲咽，状如炙肉，当微咳喘，审如师言，其脉何类？师曰：寸口脉沉而紧，沉为水，紧为寒，沉紧相搏，结在关元，始时尚微，年盛不觉，阳衰之后，营卫相干，阳损阴盛，结寒微动，肾气上冲，喉咽塞噎，胁下急痛。医以为留饮而大下之，气击不去，其病不除。后重吐之，胃家虚烦，咽燥欲饮水，小便不利，水谷不化，面目手足浮肿。又与葶苈丸下水，当时如小差，食饮过度，肿复如前，胸胁苦痛，象若奔豚，其水扬溢，则浮咳喘逆。当先攻击冲气，令止，乃治咳，咳止，其喘自差。先治新病，病当在后。"余读此文数十次不解其意，及至有的讲义将其放于附录之后，更少问津。曾治一例，患者郑××，男，55 岁。慢性支气管炎，咳喘时作 20 多年，近 2 年多来咳喘日渐加重，全身浮肿，发绀，腹胀腹痛，气短。医诊为肺源性心脏病，前后住院 3 次，均因不见好转而出院，改用中西药治疗，亦常因服后心悸心烦，气短加剧而数更医求治。不得已，转来太原，视其证：咳喘气短，全身浮肿，面、唇、手指甚至整个皮肤均显紫暗之色，舌质紫暗，舌苔白黄而腻，脉沉紧而数，手足冰冷，询前医之所用方剂，多为小青龙、射干麻黄、苏子降气、葶苈大枣泻肺汤加减。综其脉证，诊为心肾阳虚，水饮上泛，急予真武汤加减 2 剂，药后效果罔然，再察前医之药及其效果，大都使病情加重，不得已，重读《金匮》痰饮咳嗽篇，反复琢磨上述原文，始而有悟。再问患者，云：腹满逆气上冲，冲至胸咽其病则剧，食后亦剧，下肢浮肿，而根本不谈咳喘气短之证，余虽采用诱导暗示之语，诱其谈咳喘气短之苦，患者亦不谈及。综合脉证乃断曰：水饮结于中焦之故耳，宜宗先治新病，病当在后之意，以木防己汤：木防己10克，生石膏15克，桂枝6克，党参12克，茯苓6克。服药4剂，浮肿、腹满、气短等症均大减。患者云：数年服药无一剂有效者，此方虽药廉而效宏，真良剂也。继服10剂，浮肿消失，精神倍增，紫绀亦明显改善，前后服药26剂，症状消失80%左右后，暂停服药。

若水气心下坚大如盘者，但除其水而不理其气，亦难奏功。曾治患者，马××，男，15岁。浮肿尿少3个多月，某院先诊为急性肾炎，与西药及中药清热解毒，利水消肿药治疗，不效，转入某院。一周后，浮肿尿少更加严重，腹大如鼓，恶心呕吐，恶寒发热，咳喘难卧，唇鼻青紫。经检查，诊为肾病综合征、肺炎、心力衰竭。改用红霉素、青霉素、地塞米松，治疗一周仍然不效。邀请中医诊治，云：脾虚湿盛，给予健脾和胃，利水止吐之剂治之。一剂后，不但不效，反见高热寒战，体温升至40.2℃。乃又停止中药，改用单纯西药治疗。2日后，诸症不减，又改邀笔者会诊。查其证见恶寒发热，浮肿至甚，两眼睁开时仅有一线可见，视物模糊，腹大如鼓，唇青鼻扇，喘而短气，神疲懒言，头热耳冷，足厥口苦，舌质淡，舌苔黄，脉沉而紧。综其脉证，乃心肾阳虚，水饮上泛，凌犯心肺之重证，今复感寒，内外合邪，表里同病，正虚邪实，桂枝去芍加麻辛附子汤证也。仲景云："气分，心下坚，大如盘，边如旋杯，水饮所作，桂枝去芍药加麻辛附子汤主之。"故拟：麻黄9克，桂枝12克，炙甘草9克，附子12克，细辛6克，知母9克，防己15克，生姜4片，大枣7个。药进1剂，是夜咳喘、恶寒发热顿减，尿量增加，体温38.2℃，次日呕吐停止，食纳少进，精神倍增，尿蛋白亦由++++减至++，继进7剂，浮肿全消，喘咳、发热停止，纳食大增。再询其证，咽喉干痛，痰多不利，舌苔薄黄，脉滑数，证脉合参，诊为痰热阻肺，改予清热化痰，四逆散加味：柴胡9克，枳壳9克，白芍9克，桔梗9克，杏仁9克，牛蒡子9克，黄芩9克，蝉蜕9克，苏叶6克，薄荷6克，瓜蒌15克，甘草6克。连续服用14剂，患者突然头晕头痛，如坐舟船，查血压180／140mmHg，停服激素，改加环磷酰胺，一周后血压恢复正常，但此时尿蛋白又增至++++，并见红细胞10～30个，白细胞100，颗粒管型2～3个，又改为激素配合中药治疗。半月后，尿常规：蛋白+～++，红细胞5～10个，白细胞30，但因库欣综合征日渐严重，不得已停用一切西药。改用中药：黄芪30克，白术9克，防己9克，瞿麦9克，茅根30克，益母草30克，服药20剂未见进退。再审其证，舌苔薄白，质淡，脉弦滑。乃云：肾阳式微，湿热蕴结，拟附子2克，肉桂2克，黄柏12克，知母12克，服药10剂，尿检正常，又服30剂而愈。

弘扬中医文化
传承中医技能

本书专属二维码：为每一本正版图书保驾护航

01 扫码获得正版专属资源

微信扫描下方二维码，获得正版授权，即可领取专属资源。

盗版图书有可能存在内容更新不及时、印刷质量差、版本版次错误造成读者需重复购买等问题。请通过正规书店及网上开设的官方旗舰店购买正版图书。

02 智能阅读向导为您严选以下专属服务

学【中医理论】为中医学习打下坚实基础
听【中药知识】熟悉中药药理作用的机制
看【药材图谱】学会中草药的辨识与应用
诵【方剂歌诀】帮助你高效记忆常用方剂

品【名医故事】感悟中华传统医药文化精髓
记【读书笔记】记录中医学习中的心得体会
加【读者社群】与书友们交流探讨中医话题
领【书单推荐】为中医从业者提供进修资料

03 操作步骤指南

微信扫码直接使用资源，无需额外下载任何软件。如需重复使用，可再次扫码。或将需要多次使用的资源、工具、服务等添加到微信中的"收藏"功能。

扫码添加
智能阅读向导